国家卫生健康委员会全科医学规划教材
供全科医生学历继续教育、转岗培训、农村订单定向医学生培养使用

全科医生练习题集

第3版

主　编　任菁菁

副主编　王以新

人民卫生出版社

·北　京·

图书在版编目（CIP）数据

全科医生练习题集 / 任菁菁主编. —3 版. —北京：
人民卫生出版社，2023.5
国家卫生健康委员会全科医学规划教材
ISBN 978–7–117–33751–9

Ⅰ. ①全… Ⅱ. ①任… Ⅲ. ①家庭医学 – 职业培训 –
习题集 Ⅳ. ①R499–44

中国版本图书馆 CIP 数据核字（2022）第 188643 号

人卫智网	www.ipmph.com	医学教育、学术、考试、健康，购书智慧智能综合服务平台
人卫官网	www.pmph.com	人卫官方资讯发布平台

全科医生练习题集
Quanke Yisheng Lianxitiji
第 3 版

主　　编：任菁菁
出版发行：人民卫生出版社（中继线 010-59780011）
地　　址：北京市朝阳区潘家园南里 19 号
邮　　编：100021
E - mail：pmph @ pmph.com
购书热线：010-59787592　010-59787584　010-65264830
印　　刷：保定市中画美凯印刷有限公司
经　　销：新华书店
开　　本：710 × 1000　1/16　　印张：35
字　　数：766 千字
版　　次：2012 年 5 月第 1 版　　2023 年 5 月第 3 版
印　　次：2023 年 6 月第 1 次印刷
标准书号：ISBN 978-7-117-33751-9
定　　价：89.00 元
打击盗版举报电话：010-59787491　E-mail：WQ @ pmph.com
质量问题联系电话：010-59787234　E-mail：zhiliang @ pmph.com
数字融合服务电话：4001118166　E-mail：zengzhi @ pmph.com

编　者（按姓氏笔画排序）

丁海霞	江苏省人民医院
万宇辉	安徽医科大学公共卫生学院
马军庄	新疆生产建设兵团第一师医院
王以新	首都医科大学附属北京安贞医院
王志翊	温州医科大学附属第二医院
朱　瑾	杭州市第一人民医院
任菁菁	浙江大学医学院附属第一医院
刘　青	北京大学第三医院
刘　颖	浙江大学医学院附属第一医院
刘铮然	包头医学院
李开军	丽水市中心医院
李亚军	西北妇女儿童医院
李建英	广西医学科学院 广西壮族自治区人民医院
吴　京	南方医科大学南方医院
张永辉	北京市海淀区花园路社区卫生服务中心
张含之	同济大学附属杨浦医院
周　炜	浙江省台州医院
周　颖	上海市徐汇区中心医院
赵　冬	首都医科大学附属北京潞河医院
姚卫海	首都医科大学附属北京中医医院
唐国宝	厦门大学附属第一医院

秘书
胡梦杰	浙江大学医学院附属第一医院
程　雯	首都医科大学附属北京安贞医院大屯社区卫生服务中心

出版说明

为了贯彻落实党的二十大精神，充分发挥教育、科技、人才在全面建设社会主义现代化国家中的基础性、战略性支撑作用，全面推进健康中国建设，加快全科医学人才培养，健全公共卫生体系，加强重大疫情防控救治体系和应急能力建设，加强重大慢性病健康管理，提高基层防病治病和健康管理能力，在对上版教材深入调研和充分论证的基础上，人民卫生出版社组织全国相关领域专家对"全科医学规划教材"进行第三轮修订。

本轮教材的修订和编写特点如下：

1. 旨在为基层培养具有高尚职业道德和良好专业素质，掌握专业知识和技能，能独立开展工作，以人为中心、以维护和促进健康为目标，向个人、家庭与社区居民提供综合性、协调性、连续性的基本医疗卫生服务的合格全科医生。

2. 由国内全科领域一线专家编写，编写过程紧紧围绕全科医生培养目标；注重教材编写的"三基""五性""三特定"原则；注重整套教材的整体优化与互补。

3. 为积极应对人口老龄化的国家战略，结合全科医学发展、全科医生能力培养、重大传染病防控等方面的需求，本次修订新增3种（社区卫生服务管理、全科老年病临床实践、全科常见未分化疾病诊疗手册），共计12种教材。

4. 充分发挥富媒体优势，配备数字内容，通过随文二维码形式与纸质内容紧密结合，满足全科医生移动阅读的需求；同时，开发中国医学教育题库子题库——全科医学题库，满足当前全科医生多种途径培养和考核的需求。

5. 可供全科医生学历继续教育、转岗培训、农村订单定向医学生培养等各类全科医生培训使用。

本轮教材修订是在全面实施科教兴国战略、人才强国战略，培养和建设一支满足人民群众健康需求和适应新时代医疗要求的全科医生队伍的背景下组织编写的，力求编写出符合医学教育规律、服务医学教育改革与发展、满足基层工作需要的优秀教材，希望全国广大全科医生在使用过程中提供宝贵意见。

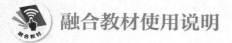 **融合教材使用说明**

■ 融合教材即通过二维码等现代化信息技术，将纸书内容与数字资源融为一体的新形态教材。本教材以融合教材形式出版，读者在阅读纸书的同时，通过扫描书中的二维码，即可免费获取线上数字资源和相应的平台服务。

获取数字资源步骤

① 扫描图书封底二维码，打开激活平台。

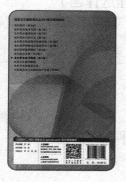

② 注册或使用已有的人卫账号登录，输入刮开的激活码。

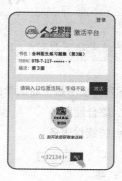

③ 激活成功后，下载 APP 浏览资源。

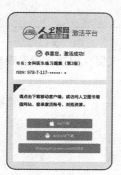

④ 使用 APP"扫码"功能，扫描书中二维码即可浏览数字资源。

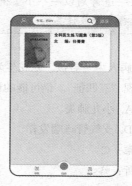

APP及平台使用客服热线　400-111-8166

题型说明

　　《全科医生练习题集》（第3版）采用课后练习中广泛认可的标准题型（A1、A2、A3、A4和B1型题）和少量主观性题型（名词解释和简述题），以期达到配套练习用书、考核用书和参考用书的目的。

　　选择题包括了多种类型标准题型，答题说明和举例如下：

A1型题（单句型最佳选择题）

答题说明

　　每一道考题下面有A、B、C、D、E五个备选答案，请从中选择一个最佳答案。

　　1. 下列哪项**不是**全科医学的特征

　　　A. 综合性服务　　　　　B. 可及性服务　　　　　C. 以疾病为中心

　　　D. 持续性服务　　　　　E. 以社区为基础

　　答案：C

　　解析：略。

A2型题（病例摘要型最佳选择题）

答题说明

　　每一道考题以一个小案例出现，其下面都有A、B、C、D、E五个备选答案，请从中选择一个最佳答案。

　　1. 病人为一男孩，吃花生米后突然出现惊慌，气促，抱送急诊发现患儿吸气极度困难，出现"三凹征"。最可能的诊断为

　　　A. 小儿肺炎　　　　　　B. 胸膜炎　　　　　　　C. 气管异物

　　　D. 支气管哮喘发作　　　E. 受环境惊吓

　　答案：C

　　解析：略。

A3型题（病例组型最佳选择题）

答题说明

以下提供了若干病例，每个病例下设若干个与病例有关的问题，每个问题下面都有A、B、C、D、E五个备选答案，请从中选择一个最佳答案。

病例中提供了回答问题所需要的相关信息，要根据病例回答问题。问题与问题之间都是相互独立的。

【1～3题共用题干】

病人，男性，25岁，自幼就有心脏杂音，曾有心力衰竭史。5年前患乙型肝炎，肝功能反复异常。最近2个月出现纳差乏力、右上腹疼痛伴腹部逐渐增大及踝部水肿。

1. 首先怀疑应是

    A. 右心衰竭   B. 肝炎复发   C. 肝硬化

    D. 肝癌   E. 肠梗阻

答案：C

解析：略。

2. 腹部逐渐增大的最可能的原因是

    A. 肝大   B. 肠胀气   C. 转移性肿块

    D. 梗阻的肠段   E. 腹水

答案：E

解析：略。

3. 引起踝部水肿应考虑是

    A. 局部静脉回流受阻   B. 低蛋白血症   C. 心力衰竭

    D. 营养不良   E. 蛋白丢失过多

答案：B

解析：略。

A4型题（病例串型最佳选择题）

答题说明

以下提供了若干个病例，每个病例下设若干个与病例有关的问题，每个问题下面都有A、B、C、D、E五个备选答案，请从中选择一个最佳答案。

病例中提供了回答问题所需要的相关信息，要按照题目呈现的先后顺序来回答问题。问题与问题之间都是相互独立的。

有时在试题中提供了与病例相关的辅助或假定信息，要根据该题提供的信息回答问题，这些信息不一定与病例中的具体病人有关。

【1～3题共用题干】

病人，男性，70岁，反复冬春季节咳嗽、咳白痰10余年，胸闷、气短加重半天。

1. 最可能的诊断是

   A. 支气管扩张   B. 慢性纤维空洞性肺结核   C. 慢性肺脓肿

   D. 慢性支气管炎   E. 硅沉着病

答案：D

解析：略。

2. 如果右下肺语颤减弱、叩诊鼓音、呼吸音减低，最可能出现的并发症是

   A. 气胸   B. 肺炎   C. 胸腔积液

   D. 重症哮喘   E. 呼吸衰竭

答案：A

解析：略。

3. 下列哪项检查作为首选

   A. 胸部X线片   B. 胸部CT   C. 纤维支气管镜

   D. 肺功能   E. 诊断性穿刺

答案：A

解析：略。

B1型题（标准配伍题）

答题说明

以下提供若干组考题，每组考题共用在考题前列出的备选答案，请从中选择一个与问题关系最密切的答案。某个答案可能被选择一次、多次或不被选择。

【1～4题共用备选答案】

   A. 稽留热   B. 弛张热   C. 间歇热

   D. 波状热   E. 不规则热

1. 大叶性肺炎的特点是

答案：A

解析：略。

2. 支气管肺炎的特点是

答案：E

解析：略。

3. 布鲁氏菌病的特点是

答案：D

解析：略。

4. 败血症的特点是

答案：B

解析：略。

主编简介

任菁菁　　教授，主任医师，博士研究生导师。现任浙江大学医学院附属第一医院全科医疗科主任，2019年吴阶平全科医生奖获奖者，中华医学会全科医学分会委员，海峡两岸医药卫生交流协会全科医学专业委员会常务委员，中国医师协会全科医师分会常务委员，中国医师协会全科医生教育培训专家委员会委员，中国医疗保健国际交流促进会全科医学分会副主任委员，中国老年医学学会公共健康服务分会副会长，浙江省医学会全科医学分会候任主任委员，浙江省数理医学学会全科未分化疾病专业委员会主任委员。

从事全科临床、教学与科研工作二十余年，曾赴美国西弗吉尼亚大学与西澳全科教育培训中心等机构学习。主持国家自然科学基金、国家科技重大专项等多项课题研究，获得浙江省科学技术奖一等奖，发表文章百余篇，主编、参编多部书籍与教材，担任中国医学教育题库（住院医师规范化培训题库）主编及多个杂志编委及审稿专家。

副主编简介

副主编简介

王以新

　　教授，主任医师，博士研究生导师，首都医科大学附属北京安贞医院全科医学科首席专家。海峡两岸医药卫生交流协会理事及全科医学专业委员会常务委员，中国老年保健协会养老健康科技创新分会副会长，全国家庭医生联盟专家委员会专家，北京妇女儿童发展基金会副理事长，北京女医师协会常务理事。

　　擅长妇产科疾病及孕产妇合并心脏病诊治、全科慢病管理等，创建并参与三级医院全科医学住院医师规范化培训基地建设，推进紧密型医联体建设。主持参与科研课题24项，发表论文百余篇，参与编撰教材5部、社会科普图书4部。荣获"全国三八红旗手""北京市三八红旗手"、中国医师协会优秀全科专业指导医师奖、吴阶平全科医生奖等荣誉。

前　言

经过近30年的不断探索和实践，我国全科医生队伍建设取得了一定的进展，但仍面临缺乏合格全科医生的现状。为培养具有高尚职业道德和良好专业素质，掌握全科医学专业知识和技能，能独立开展工作，以人为中心、以维护和促进健康为目标，向个人、家庭与社区居民提供综合性、协调性、连续性的基本医疗卫生服务的合格全科医师，《全科医生练习题集》第3版作为全科医生规范化培训的系列教材应运而生。

《全科医生练习题集》第3版在第2版的基础上，调整了内容框架，新增和删减了部分试题，并且根据最新的指南修订试题、知识点及解析。同时，作为全科医生规范化培训的系列教材，本教材扩大了受众面，将读者定位为本科生、研究生、住培医师和转岗医师等，可用于协助培训组织者落实培训任务的教学内容和考核标准。

来自全国各省市的20余位全科领域专家参编本教材。本教材紧扣全科医生素质提高和能力培养的主题，旨在启发和引导本科生、研究生、住培医师、转岗医师等读者理解居民健康"守门人"角色，注重全科医学教育中的理论性和实践性要求。总体分为两个部分，第一篇为全科医学与社区卫生服务理论，第二篇为全科医学临床与实践，前者占40%，后者占60%。书中所引案例基本来源于社区一线，注重全科临床思维训练，同时新增"未分化疾病"一章，整合了基层医疗、公共卫生服务与管理要求。

在编写过程中我们得到了编委以外专家的大力支持：高杰、闫巍、康晨瑜、李书琴、李迎春、陶兴永、王琪、王春梅、邵双阳、于彩果、张宝玉、曲剑华、冯妍、张颖、滕尧树、高月秋、楼响瑜、秦万里、施璇、陈林江、王涵菁、单莉、白瑞苗。在此向所有参与试题编写、整理和校对的专家同仁们致以衷心的感谢！

由于编者水平有限，难免有不足之处，希望广大读者给予理解。若发现错误或存在疑问，敬请广大读者予以批评指正，我们全体编委将深表感谢。

任菁菁

2023.2

目 录

第一篇

全科医学与社区卫生服务理论

　　全科医学是一个面向个人、社区与家庭，整合临床医学、预防医学、康复医学以及人文社会学科相关内容于一体的综合性临床二级专业学科；其范围涵盖了各种年龄、性别、各个器官系统以及各类健康问题/疾病。合格的全科医师应具有专业知识和技能，成为医疗保健提供者、保健方案决策者、健康知识传播者、社区健康倡导者及健康资源管理者。在全科医学专业规范化培训中，掌握全科医学与社区卫生服务相关理论，对指导全科医疗实践具有重要意义。

第一章　全科医学的特征与基本原则

全科医学的特征与基本原则

全科医学是一个面向社区与家庭，整合临床医学、预防医学、康复医学以及人文社会学科相关内容于一体的综合性医学专业学科，是一个临床二级学科。其范围涵盖了各种年龄、性别、各个器官系统以及各类疾病。经过规范化培训的全科医生按照全科医学"强调以人为中心、以家庭为单位、以社区为范围、以整体健康的维护与促进为方向的长期综合性、负责式照顾，并将个体与群体健康融为一体"的主旨，在全科领域完成全科医疗工作，满足人群的健康需求，构建高质量的、全方位全周期的健康体系，民生福祉达到新水平，努力完成国家"十四五"规划。

第一节　全科医学的特征

本节知识点以全科医学特征为指导思想，在全科医疗工作中如何充分体现出全科医学的特征开展医疗服务。

A1 型题

1. 答案：E

1. 全科医疗服务的基本特征是
   A. 主动性服务
   B. 持续性服务
   C. 可及性服务
   D. 综合性服务及协调性服务
   E. 以上都正确

2. 答案：D

2. 关于全科医学基础性照顾的主要表现，下列哪项是**错误**的
   A. 基础医疗保健　　　　　　B. 专病诊治问题
   C. 特色医疗问题　　　　　　D. 疑难病例诊治
   E. 患者关怀

3. 全科医疗"连续性服务"体现在

    A. 全科医生对社区中所有人的生老病死负有全部责任

    B. 全科医生在病人生病的过程中均陪伴在病人床边

    C. 对病人的所有健康问题都要由全科医生亲手处理

    D. 全科医生对人生各阶段以及从健康到疾病的各阶段都负有健康管理责任

    E. 如果全科医生调动工作,就必须将自己的病人带走

4. "以病人为中心"的服务原则**不包括**

    A. 建立以全科医生为核心的工作团队

    B. 重视疾病的同时,更重视病人的患病感受和价值观

    C. 满足病人提出的各种要求

    D. 尊重病人的权利

    E. 注重提供临床预防服务

5. 以人为中心的服务要求,**不包括**

    A. 以病人的健康和服务需求为导向

    B. 以预防为导向提供服务

    C. 建立长期稳定的医患关系

    D. 以病人为中心组建照顾团队

    E. 每个病人每次应诊时间不得少于20分钟

6. 下列关于"以人为中心的健康照顾"**错误**的是

    A. 重视病人的主观医疗服务需求永远甚于客观需要

    B. 在治疗期间与病人保持良好的医患关系

    C. 为病人的家庭成员提供健康咨询

    D. 为病人提供方便周到的居家照顾

    E. 教育病人掌握自己所患疾病的必要知识

7. 对"以家庭为单位的照顾"的描述,最佳的是

    A. 全科医生将家庭访视作为其日常工作中的最主要内容

    B. 全科医生为社区内所有家庭建立家庭健康档案

    C. 全科医生负责管理每个家庭所有成员疾病的诊疗及康复

    D. 全科医生为家庭及其成员提供健康照顾时,充分

---

3. 答案:D

解析 全科医疗的特征之一:全科医生对人生各阶段以及从健康到疾病的各阶段都负有健康管理责任。

4. 答案:C

5. 答案:E

6. 答案:A

解析 全科医学重视人胜于重视疾病。病人不仅是疾病的载体,而是有生命、有感情、有权利和个性的人。以人为中心的健康照顾是指全科医生从(全科医生的服务对象包括病人和健康人两部分,还是建议改"病人的"为"人的")病人的整体生活质量的角度考虑其生理、心理、社会需求并加以解决,同时调动病人的主动性,使之积极参与健康维护和疾病控制的过程。

7. 答案:D

考虑家庭背景并利用家庭资源进行健康与疾病的管理

E. 全科医生在接诊病人时，首先了解并记录其家庭情况

8. 答案：C

8. 对"以社区为基础的照顾"的描述，正确的是

A. 对辖区内全体居民进行健康登记

B. 在社区内设立全科医学诊室

C. 以一定的人群健康需求为基础，提供个体和群体相结合的服务

D. 对社区内所有居民进行健康状况普查

E. 组成医－护－公卫团队每天巡回于居民区

9. 答案：C

9. 以下何种属性**不是**全科医疗与专科医疗的区别

A. 对服务对象责任的持续性与间断性

B. 处理疾病的轻重、常见与少见

C. 对服务对象的责任心

D. 是否使用高新昂贵的医疗技术

E. 服务人口的多少与流动性

10. 答案：E

10. 全科医疗中病人管理的原则**不包括**

A. 充分利用社区和家庭资源对病人进行合理的处置

B. 向病人详细解释病情、治疗的内涵和预期的结果

C. 治疗要考虑副作用和花费

D. 考虑伦理学的相关问题

E. 不使用现代医学以外的医疗方法

11. 答案：D
解析 全科医疗的基本原则包括：①人格化照顾；②综合性（六位一体）（医疗、预防、保健、康复、健康教育和计划生育技术指导）照顾；③连续性照顾；④协调性照顾；⑤可及性服务；⑥以家庭为单位的照顾；⑦以社区为基础的照顾；⑧以预防为导向的照顾。

11. 全科医疗的基本原则**不包括**

A. 以门诊为主体的照顾

B. 为个体提供从生到死的全过程照顾

C. 为服务对象协调各种医疗资源

D. 提供以急诊室和家庭病床为主的服务

E. 提供社区群众易于利用的服务

简 述 题

1. 简述全科医疗的特征。

答案　全科医疗的特征：①是一种基层医疗模式；②是以门诊为主体的；③为社区所有的人提供初级卫生保健服务；④是一种连续性、协调性、综合性、个性化和人性化的医疗保健服务；⑤是一种高素质的医疗服务，体现医疗服务全面性，科学思维完整性。

2. 简述预防-医疗-康复整体性的特征。

答案　第一，从服务内容上讲，全科医疗是以医疗为核心，担负集医疗和预防保健、康复、健康教育等为一体的全方位的卫生服务；第二，从服务机制上讲，全科医学强调以人为中心、以家庭为单位、以社区为范围，建立以整体健康的维护与促进为方向的长期负责制，并在工作中将预防、医疗、康复与健康促进有机结合，将个体保健和群体保健融为一体；第三，从协调性上讲，全科医学服务实现了医疗、预防、保健、康复的一体化。

3. 简述持续性服务的内涵。

答案　持续性服务是全科医疗区别于其他专科医疗的一个十分重要的特征。

持续性服务需要通过一些特定途径来实现，这种服务包括：一是建立家庭保健合同，保持医患双方的相对长期稳定的关系；二是建立预约就诊制度，保证病人就诊时见到自己的全科医生；三是建立慢性病的随访制度，使任何一个慢性病病人可获得规范化的管理；四是建立急诊或24小时电话值班制度，使全科医生对病人的首诊得到保证；五是建立完整的健康档案及全科医疗病历，使每个服务对象的健康疾病资料获得完整和准确的记录并得到充分利用。

名词解释

协调性照顾

答案　协调性照顾是指针对每一个病人的要求而进行调整，组合保健服务的过程，包括协调提供预防性服务和健康监护、及时提供健康促进和对病人的宣传教育。

（张永辉）

第二节　全科医学的基本原则

本节知识点：明确全科医学的基本原则，用全科医学独特的理论和知识体系展现出全科医学与其他学科不同的价值观和方法论。

A1型题

1. 答案：B

2. 答案：A

3. 答案：A
解析　美国罗切斯特大学医学院精神病学和内科学教授恩格尔（Engel GL）在1977年*Science*杂志上发表了题为"需要新的医学模式：对生物医学的挑战"的文章，批评了现代医学即生物医学模式的局限性，指出这个模式已经获得的教条地位，不能解释并解决所有的医学问题。为此，他提出了一个新的医学模式，即生物-心理-社会医学模式。

4. 答案：B
解析　当管理一位糖尿病病人时，医生不仅要处理高血糖这一病理问题，还要把病人看成一个有家庭、职业、社会责任以及各种情绪困扰，持有特定健康信念的人。生物-心理-社会医学模式的整体观要求在全科医学与全科医疗服务中体现得全面彻底。

5. 答案：C
解析　全科医生必须善于调动和发挥病人的主观能动性，应该从"授之以鱼"转向"授之以渔"。通过健康教育，促使病人为自己的健康负责，达到病人主动改变不良的生活习惯、生活境遇和行为方式的目的。

1. 下列关于全科医学的基本原则，描述错误的是
   A. 是全科医生作为"守门人"的基础
   B. 是全科医生发展的原则
   C. 是全科医学学科的总纲
   D. 是全科医疗行业的准则
   E. 是全科医生应该"怎么做"，如何做好"健康守门人"的指导原则

2. 关于全科医学基本原则的描述中，哪项是不正确的
   A. 体现了诊断—治疗—预防的连续性
   B. 体现了科学、技术与人文相统一
   C. 体现了以生物-心理-社会医学模式为基础
   D. 体现了个人-家庭-社区一体化
   E. 体现了预防—医疗—康复的整体性

3. 生物-心理-社会医学模式的提出者是
   A. 美国恩格尔
   B. 英国恩格尔
   C. 古希腊恩格尔
   D. 古希腊希波克拉底
   E. 美国马斯洛

4. 当管理一名社区病人时，全科医生应把其看作一个整体，除了需要考虑某一疾病的病理问题外，下面哪项不在考虑范围
   A. 家庭
   B. 医保份额
   C. 职业
   D. 社会责任
   E. 各种情绪困扰

5. 全科医生通过健康教育，调动和发挥病人的主观能动性，下列哪项不是期望的内容
   A. 病人为自己的健康负责
   B. 病人主动改变不良的生活习惯
   C. 病人被动建立的健康观念
   D. 病人主动改变不良的生活境遇
   E. 病人主动改变不良的行为方式

简 述 题

1. 在医疗保健服务中，全科医生需要掌握与实践的全科医学基本原则有哪些？

答案　全科医生是为某个人群提供可及性、连续性、综合性、协调性的医疗保健服务，而不是以性别、疾病或器官系统来分科。因此，全科医生应在以下六大领域中掌握与实践全科医学的基本原则：①病人就诊的原因是什么？②我正认真倾听病人试图告诉我的事情吗？③疾患对病人的意义是什么？④疾患对家庭的影响是什么？⑤为这个人的疾患提供合适范围的服务是什么？⑥可以利用什么资源来帮助处理这种疾患？

2. 全科医生应达到的基本能力是什么？

答案　①作为首诊医生应具备的能力；②沿着人的生命周期提供以人为中心照顾的能力；③着眼于社区人群的健康维护、疾病预防和疾病控制的能力；④良好的协调与沟通能力；⑤信息收集、利用与管理的能力；⑥社区卫生服务和全科医疗服务管理的能力；⑦自我学习和发展的能力；⑧基本的教学能力。

3. 简述生物-心理-社会医学模式与生物医学模式相比具有的优势。

答案　①生物-心理-社会医学模式是生物医学模式的延伸，而不是它的替代。生物-心理-社会医学模式是建立在生物医学模式的基础上，并在此基础上对生物医学模式进行补充和发展；②生物-心理-社会医学模式强调健康与疾病同人的关系，认为健康与疾病是同时共存于人体的，任何时候都可以采取措施提高自身及他人的健康状况，使人们能更积极地采取措施维护健康；③生物-心理-社会医学模式使人们对健康的理解不再绝对，而是从生物、心理、社会三个方面对健康进行考查，将健康问题放在个人所处的自然环境和社会环境中去理解和认识，寻求综合性措施维护个人及群体的健康。

4. 简述全科医学把以病人为中心的健康照顾作为基本原则的含义。

答案　至少应包括以下四方面的含义，一是全科医生必须具有尊重生命、珍爱生命、敬畏生命的人道主义精神，首先把病人看成一个人；二是全科医生必须确立人的整体观；三是全科医生必须懂得，人既有共性又有个性；四是全科医生必须善于调动和发挥病人的主观能动性，通过健康教育使病人为自己的健康负责，主动改变不良的生活习惯、生活境遇和行为方式。

5. 简述全科医学以社区为范围的健康照顾的特征。

答案　第一，有利于消除健康隐患，营造良好的社区健康环境；第二，有利于充分利用社区资源，为社区民众提供综合性服务；第三，有利于提高基础医疗的针对性和全科医疗的整体水平。

6. 简述全科医学预防—医疗—康复整体性原则的体现。

答案　第一，服务内容，以医疗为核心的全方位的卫生服务；第二，服务机制，长期负责式照顾；第三，协调性，实现了医疗、预防、保健、康复一体化。

名词解释

1. 以家庭为单位的健康照顾

答案 是指在家庭的背景上来评价个人的健康问题，把家庭作为影响个人健康的重要因素，作为病人最重要的生活背景和生活关系，深入分析个人与家庭之间的相互影响和相互作用。

2. 家庭生活周期

答案 家庭生活周期是指家庭遵循社会与自然的规律所经历的产生、发展与消亡的过程。

（张永辉）

第三节 以人为中心的照顾

本节知识点围绕全科医学服务中关注健康还是关注疾病这一焦点问题，以常见慢性非传染性疾病健康管理与评价为切入点，诠释全科医疗的健康照顾模式。

A1型题

答案：E
解析 全科医学服务强调以人为本，医生对病人的关注并不只是单纯的躯体病痛的处理，还包括彼此的沟通、交流，并为病人提供健康咨询、健康体检等多方面的帮助。

病人对医生的期望是

A. 需要医生为之解除病痛

B. 需要医生提供健康体检、健康咨询及其他方面的帮助

C. 要求与医生能相互理解

D. 要求与医生有情感交流

E. 以上均是

名词解释

健康信念模式

答案：健康信念模式是指运用社会心理学方法解释健康相关行为的理论模式，即人如何看待健康与疾病、如何认识疾病的严重程度和易感性、如何认知采取预防措施后的效果和采取措施所遇到的障碍，以及其在人们是否采取疾病预防措施中所起到的作用。

（王以新）

第四节　以家庭为单位的照顾

本节知识点涉及在社区卫生服务中如何以家庭为单位开展健康照顾，围绕家庭功能及其评价诠释家庭医学服务。

A1型题

1. 以下对家庭的定义，较为完整的是
   A. 一对通过婚姻而结合的男女所组成的生活单元
   B. 一对通过婚姻而结合的男女、有或没有孩子所组成的生活单元
   C. 一对通过婚姻而结合的男女、有或没有孩子、有或没有健在父母所组成的生活单元
   D. 通过生物学关系、情感关系或法律关系连接在一起的一个群体
   E. 通过生物学关系联系在一起的可以提供情感支持的一个群体

   1. 答案：D

2. 功能健全的家庭应包括的家庭关系是
   A. 婚姻　　　　　　B. 社会化
   C. 感情　　　　　　D. 人口生产
   E. 以上都是

   2. 答案：E
   解析　正常的家庭关系包括：婚姻、血缘、亲缘、感情、伙伴、经济、人口生产、社会化等关系。

3. 关于家庭功能叙述正确的是
   A. 家庭必须具备满足个人和社会的全部功能
   B. 家庭功能具有多样性、独立性
   C. 家庭功能具有广泛性
   D. 家庭最基本的功能是满足社会生活需要
   E. 家庭功能与文化的发展关系不大

   3. 答案：B
   解析　家庭功能的特征包括：基础性，即个人生存的基本需求；多样化，即生理、心理、经济、社会；独立性，即独立满足社会生活需要。

4. 决定家庭外部结构的是
   A. 家庭成员的成分和数量
   B. 家庭成员之间的相互关系
   C. 家庭成员的健康状况
   D. 家庭成员的收入及受教育水平
   E. 家庭成员的价值观

   4. 答案：A
   解析　外部结构即家庭的类型，主要指家庭成员的组成。

5. 答案：B
解析 主干家庭是由一对已婚子女同其父母、未婚子女或未婚兄弟姐妹构成的家庭，包括父和/或母和一对已婚子女及其孩子所组成的家庭，以及一对夫妇的家庭同其未婚兄弟姐妹所组成的家庭。

6. 答案：A
解析 核心家庭规模小、人数少、结构简单、关系单纯，家庭内部只有一个权力和活动中心。但核心家庭可利用资源少，家庭关系存在着亲密和脆弱的两重性。

7. 答案：D
解析 联合家庭规模大、人数多、结构关系复杂、权力和活动中心多。

8. 答案：B
解析 核心家庭是指由父母及其未婚子女组成的家庭，也包括夫妇二人，或养父母及养子女组成的家庭，只有一个权力中心。主干家庭有一个权力中心和一个副中心，而联合家庭有多个权力中心。

9. 答案：A
解析 联合家庭是由两对或两对以上同代夫妇及其未婚子女组成的家庭，联合家庭规模大、人数多、结构关系复杂、权力和活动中心多。但家庭内、外资源的可利用性大，抵御危机能力强。

10. 答案：A
解析 目前我国家庭小型化明显，由父母及其未婚子女组成的核心家庭占多数。

5. 由一对已婚子女及其父母、未婚子女所构成的家庭称为
   A. 核心家庭　　　　　　　　B. 主干家庭
   C. 联合家庭　　　　　　　　D. 传统家庭
   E. 现代家庭

6. 下列哪项**不是**核心家庭的特征
   A. 家庭内部资源丰富，可利用性大
   B. 规模小
   C. 成员之间的关系较单纯
   D. 结构简单
   E. 相对容易达成一致意见

7. 通常，以下哪类家庭的关系最复杂
   A. 核心家庭　　　　　　　　B. 单亲家庭
   C. 主干家庭　　　　　　　　D. 联合家庭
   E. 单身家庭

8. 下列说法**错误**的是
   A. 核心家庭只有一个权力及活动中心
   B. 主干家庭有两个权力及活动中心
   C. 联合家庭可同时存在几个权力及活动中心
   D. 核心家庭可以仅由一对夫妇两人组成
   E. 核心家庭可以包括未婚子女

9. 下列关于联合家庭，叙述正确的是
   A. 结构相对松散，家庭难以作出一致决定
   B. 家庭仅有一个权力和活动中心
   C. 是由其父母及其未婚子女组成的家庭
   D. 又称直系家庭或扩展家庭
   E. 可由一对已婚子女同其父母、未婚子女构成的家庭

10. 目前我国占主导地位的家庭类型是
    A. 核心家庭　　　　　　　　B. 主干家庭
    C. 直系家庭　　　　　　　　D. 联合家庭
    E. 单亲家庭

11. 全科医学"以家庭为照顾单位"的原则意味着
    A. 家庭访视是全科医生日常工作中的最主要内容
    B. 全科医生必须走访社区内所有家庭，并建立家庭健康档案
    C. 每个家庭所有成员的疾病管理都应由一个全科医生负责
    D. 全科医生应了解家庭情况，利用家庭资源进行健康与疾病的管理
    E. 全科医生在接诊病人时首先应了解并记录其家庭情况

11. 答案：D
解析　以家庭为单位的健康照顾强调把家庭作为整体，从家庭的角度认识和处理人的健康问题和需求。

12. 全科医生应该把家庭看成是
    A. 重要的背景　　　　　　B. 重要的资源
    C. 重要的场所　　　　　　D. 一个服务单元
    E. 以上所有

12. 答案：E
解析　家庭是社会的基本构成单位，是全科医生开展医疗服务的重要场所和服务单元，是家庭成员健康的重要影响因素，也可为家庭成员健康问题的解决提供资源支持。

13. 家庭的内在结构**不包括**
    A. 家庭角色　　　　　　　B. 家庭人数
    C. 家庭权力结构　　　　　D. 家庭沟通
    E. 家庭价值观

13. 答案：B
解析　内部结构包括家庭角色、权力结构、沟通方式和家庭价值观等。

14. 当婆媳吵架，作为儿子和丈夫的男子夹在其中不知所措，这属于
    A. 角色学习　　　　　　　B. 角色期待
    C. 角色认知　　　　　　　D. 角色冲突
    E. 角色丛

14. 答案：D
解析　角色冲突是指因角色期待的矛盾而使个体在角色扮演中左右为难的现象。

15. 一般发生在家庭功能不良晚期的沟通障碍是
    A. 情感性沟通受损　　　　B. 机械性沟通中断
    C. 掩饰性沟通　　　　　　D. 代替性沟通
    E. 直接性沟通

15. 答案：B
解析　家庭功能不良早期表现为情感沟通受损，中度不良表现为替代性和掩饰性沟通，严重障碍表现为机械性沟通中断。

16. 某家庭历来都由男性掌握家政大权，这个家庭属于哪种权力结构
    A. 工具权威型　　　　　　B. 感情权威型
    C. 分享权威型　　　　　　D. 传统权威型

16. 答案：D
解析　传统权威型为社会传统确认的家庭权力结构类型。

E. 转换权威型

17. 答案：D

解析 家庭价值观指家庭对客观世界的态度，是一种认识观，它与家庭成员的行为方式、家庭成员对外界干预的反应性有关。

17. 对家庭成员的就医、遵医行为和生活方式起决定性影响的因素是
    A. 家庭评估　　　　　　　　B. 家庭照顾
    C. 家庭功能　　　　　　　　D. 家庭价值观
    E. 家庭访视

18. 答案：E

解析 家庭的基本功能包括：满足感情需要、满足生殖和性需要、抚养和赡养、社会化服务、经济功能、赋予成员地位。

18. 哪项**不是**家庭的基本功能
    A. 抚养或赡养功能　　　　　B. 满足情感需要
    C. 社会化服务　　　　　　　D. 经济功能
    E. 预防疾病

19. 答案：E

解析 儿童会模仿家庭其他成员的生活和行为方式。

19. 有调查显示，父亲吸烟的家庭，其孩子吸烟的比例明显高于父亲不吸烟的家庭，这是家庭对健康的哪方面影响
    A. 遗传方面　　　　　　　　B. 疾病传播方面
    C. 疾病发病与死亡方面　　　D. 疾病预后方面
    E. 生活方式与行为方面

20. 答案：C

解析 家庭生活周期分为新婚期、第一个孩子出生期、有学龄前儿童期、有学龄儿童期、有青少年期、孩子离家期、空巢期、退休期。

20. **不属于**家庭生活周期发展阶段的是
    A. 新婚期　　　　　　　　　B. 有学龄儿童期
    C. 恋爱期　　　　　　　　　D. 退休期
    E. 空巢期

21. 答案：D

解析 因上学与父母分离而产生焦虑是学龄儿童的问题。

21. 以下哪项**不是**青少年期的特点
    A. 第二性征明显
    B. 身高、体重快速增加
    C. 开始追求独立、自我认同
    D. 因上学与父母分离而产生焦虑
    E. 好冒险，但心理与行为尚不成熟

22. 答案：A

解析 家庭评估是针对原因不明、与家庭相关的个体、家庭健康问题进行评估。

22. 家庭评估的主要目的是
    A. 发现家庭健康问题　　　　B. 进行家庭生活干预
    C. 了解家庭发展历史　　　　D. 了解家庭的生活状况
    E. 进行家庭治疗

23. 家人对成员的关怀及精神支持，属于
    A. 经济支持　　　　　　　B. 维护支持
    C. 医疗支持　　　　　　　D. 结构支持
    E. 情感支持

23. 答案：E
解析　家庭内部资源中，情感支持指家人对成员的关怀及精神支持，满足家人的感情需要。

24. 家系图是
    A. 对家庭结构、遗传史及重要事件的描述
    B. 对家庭功能进行描述
    C. 描述家庭生活周期
    D. 描述家庭资源
    E. 对家庭人际关系情感的描述

24. 答案：A

25. 家系图一般由几代组成
    A. 二代　　　　　　　　　B. 三代
    C. 四代　　　　　　　　　D. 五代
    E. 没规定

25. 答案：B

26. 以下关于家系图的描写，**错误**的是
    A. 一般由三代组成
    B. 长辈在上，子辈在下
    C. 同辈中，年长者在右，年幼者在左
    D. 夫妇双方的家庭都应包含在内
    E. 一般可在5~15分钟内完成

26. 答案：C
解析　家系图中，年长者在左，年幼者在右。

27. 家系图是医生在一页纸上总结与家庭有关的大量信息的工具，可用来描述
    A. 家庭资源、家庭结构、家庭功能
    B. 家庭功能、家庭问题、家庭重要事件
    C. 家庭资源、遗传性疾病
    D. 家庭结构、医疗史、疾病的遗传状况
    E. 家庭资源、遗传性疾病、家庭重要事件

27. 答案：D
解析　家系图的主要功能是用来描述家庭结构、疾病史、家庭成员疾病间有无遗传的联系、家庭关系、家庭重要事件等，使医生快速掌握该家庭的重要信息。不能有效反映家庭资源和家庭功能。

28. 家庭圈反映的是
    A. 家庭问题　　　　　　　B. 家庭破裂
    C. 家庭危机　　　　　　　D. 家庭压力
    E. 家庭结构与关系

28. 答案：E
解析　家庭圈主要反映家庭的结构和家庭成员间的关系。

29. 答案：C

解析　连续性家庭访视指对患慢性病的病人或家庭病床提供连续性的照顾。

30. 答案：B

解析　家庭内在资源包括：经济支持、维护支持、医疗处理、情感支持、信息和教育。外在资源包括：社会资源、文化资源、宗教资源、经济资源、教育资源、环境资源、医疗资源。

31. 答案：B

解析　APGAR量表即家庭功能评估表，包括适应度、合作度、成长度、情感度和亲密度5项指标。

32. 答案：C

解析　家庭权力结构反映权力在家庭内部的分布情况，即家庭进行决策时谁的作用最大，谁的作用次之，以及作出决定时家庭成员之间的相互作用方式。家庭权力结构包括传统权威型、工具权威型、分享权威型和感情权威型，其中分享权威型是现代家庭所提倡的。

33. 答案：B

解析　角色期待指社会或家庭期望在其中扮演某个角色或占有某种地位的人所应该表现出来的一组特殊行为。

34. 答案：D

解析　家庭访视主要包括评估性、连续性、急诊性和随机性4种类型。

35. 答案：C

解析　家庭评估主要有：家庭基本资料的收集，家系图，家庭圈，家庭关怀度指数（APGAR量表），家庭适应度及凝聚度评估量表等。

29. 对患慢性病或行为受限的病人提供定期的家庭访视属于

　　A. 评估性家庭访视　　　　　B. 随机性家庭访视

　　C. 连续性家庭访视　　　　　D. 急诊性家庭访视

　　E. 干预性家庭访视

30. 下列哪项属于家庭内在资源

　　A. 社会资源　　　　　　　　B. 情感支持

　　C. 环境资源　　　　　　　　D. 宗教资源

　　E. 文化资源

31. APGAR量表用于评价

　　A. 家庭权力结构　　　　　　B. 家庭功能

　　C. 家庭类型　　　　　　　　D. 家庭沟通

　　E. 家庭价值观

32. 现代家庭所追求的家庭权力结构是

　　A. 传统权威型　　　　　　　B. 工具权威型

　　C. 分享权威型　　　　　　　D. 感情权威型

　　E. 以上都不是

33. 父母希望儿女努力学习小提琴，将来成为音乐大师，这属于

　　A. 角色学习　　　　　　　　B. 角色期待

　　C. 角色认知　　　　　　　　D. 角色冲突

　　E. 角色丛

34. 家庭访视的种类不包括

　　A. 评估性家庭访视　　　　　B. 连续照顾性家庭访视

　　C. 随机性家庭访视　　　　　D. 日常性家庭访视

　　E. 急诊性家庭访视

35. 关于全科医疗中常用的家庭评估方法，不包括

　　A. 家庭基本资料的收集　　　B. 家系图

　　C. 邻里访谈　　　　　　　　D. 家庭圈

　　E. 家庭关怀度指数

36. 家庭生活压力事件的常见形式**不包括**
    A. 个人生活压力事件
    B. 工作生活压力事件
    C. 经济生活压力事件
    D. 家庭生活压力事件
    E. 感情生活压力事件

36. 答案：E

37. 家庭沟通三大环节组成
    A. 医疗机构、社会、家庭
    B. 发送者、信息、接受者
    C. 医务人员、家庭、家庭成员
    D. 语言、关系、方式
    E. 沟通者、沟通方式、沟通内容

37. 答案：B
解析　家庭沟通通过发送者、信息、接受者三个环节完成，任何一个环节出现问题都会影响沟通的效果。

38. 教师王某刚退休，现与早她两年退休的丈夫相依为伴。该家庭将可能面临的问题是
    A. 教育孩子，使孩子社会化
    B. 把孩子从家庭释放到社会，继续为其提供支持
    C. 面临各种老年疾病，适应和应对多种丧失，如工作、配偶、朋友
    D. 巩固婚姻关系，计划退休后生活
    E. 进入父母角色，存在经济和照顾孩子的压力

38. 答案：C

39. 下列哪项属于家庭外在资源
    A. 环境资源   B. 维护支持
    C. 情感支持   D. 信息和教育
    E. 结构支持

39. 答案：A
解析　家庭外在资源包括：社会资源、文化资源、宗教资源、经济资源、教育资源、环境资源、医疗资源。

40. 引起家庭危机发生的原因是
    A. 家庭资源充足   B. 家庭资源不足
    C. 家庭调适良好   D. 家庭功能不平衡
    E. 家庭生活事件长期作用

40. 答案：D
解析　异常家庭生活事件作用于家庭后，如果家庭资源不足或缺乏，或者家庭生活事件长期作用，家庭没有足够的应对能力，家庭的重新适应不良，便会出现家庭危机。家庭危机实际上是家庭功能被破坏，家庭平衡被打破的状态。

41. 下面哪项**不符合**家庭评估的原则
    A. 评估的重点放在患病的家庭成员上
    B. 评估家庭问题的同时掌握家庭的优点

41. 答案：A
解析　家庭评估的对象包括所有家庭成员。

C. 使家庭参与包括评估在内的整个健康促进过程

D. 尽可能收集综合的资料,正确地解释和判断

E. 对家庭的多种性和可变性观点进行评估

42. 答案:C
解析 正常的家庭沟通方式是清晰、直接的沟通。

42. 家庭交往与沟通主要采取的方式是

A. 掩饰性的沟通   B. 替代性的沟通

C. 直接的沟通   D. 间接的沟通

E. 机械的沟通

43. 答案:C
解析 把家庭作为对象,调查家庭外资源有关成分的有无及多少,并记录各种成分与家庭的联系强度,然后进行归类汇总,可以用ECO-MAP图来表示。图中圈的大小表示资源的多少,不同的连线表示联系的强弱。

43. ECO-MAP图的用途是

A. 家庭结构的评估   B. 家庭功能的评估

C. 家庭外资源的评估   D. 家庭内资源的评估

E. 家庭成员关系的评估

44. 答案:E
解析 家庭治疗过程包括五个基本步骤:会谈、观察、家庭评估、干预、效果评价。家庭治疗是以上过程交替进行、逐渐达到改善家庭功能目的的一种系统支持程序。

44. 下列哪项**不属于**家庭治疗过程

A. 会谈   B. 观察

C. 家庭评估   D. 家庭干预

E. 督促

A2型题

1. 答案:B
解析 主干家庭又称直系家庭,由一对已婚子女同其父母、未婚子女或未婚兄弟姐妹构成的家庭,包括父和/或母和一对已婚子女及其孩子所组成的家庭,以及一对夫妇同其未婚兄弟姐妹所组成的家庭。

1. 小明,男性,7岁,与他一起居住的还有爸爸、妈妈、奶奶和未婚的小姑。小明所在的家庭类型是

A. 核心家庭   B. 主干家庭

C. 联合家庭   D. 重组家庭

E. 单亲家庭

2. 答案:A
解析 家庭功能中的社会化功能,是家庭承担将其成员培养成合格的社会成员的责任。家庭具有引导其年轻成员学习社会规范、树立生活目标的职能,成年人具有传授给未成年人社会常识、基本技巧和知识的义务。

2. 一名5岁男孩,一向受到家里父母、祖父母的宠爱,他一不称心就大发脾气、摔东西,家人也只好多哄哄他。如今,他在幼儿园里也常常大闹,老师、同学们都不喜欢他。该家庭哪项功能最突出

A. 社会化   B. 满足情感需要

C. 抚养或赡养   D. 满足生殖和性需要

E. 赋予成员地位

简 述 题

1. 简述家庭生活周期的基本组成。

答案　家庭生活周期可根据家庭的发展过程分为8个阶段，包括：新婚期、第一个孩子出生期、学龄前儿童期、学龄儿童期、青少年期、孩子离家期、空巢期、退休期。

2. 家庭的内在资源有哪些？

答案　家庭内在资源包括：①经济支持，指家庭对成员提供的各种金钱和财物的支持；②维护支持，指家庭对其成员名誉、地位、权利和健康的维护和支持；③医疗处理，指为家人提供及安排医疗照顾；④情感支持，指家人对成员的关怀及精神支持，满足家人的感情需要；⑤信息和教育，指为家人提供医疗咨询及建议，包括家庭内部的健康教育；⑥结构支持，指家庭住所或设施的改变，以适应患病成员需求。

3. 简述家庭访视的适应范围。

答案　家庭访视的适应范围：①发生紧急事件的病人；②行动不便、长期困于家中的病人；③有心理社会问题的病人及不明原因，不遵医嘱的病人；④新成为服务对象的病人；⑤临终的病人及其家庭；⑥产褥期家庭；⑦需要实施家庭咨询与治疗者；⑧患多种慢性病的老人。

4. 家庭评估的目的有哪些？

答案　家庭评估的目的包括：①了解病人的家庭环境和特点；②了解家庭成员间的关系；③了解家庭的重大事件及可能解决的程度；④分析病人可能得到的帮助；⑤找出家庭问题的根源；⑥分析家庭内外资源的可利用性；⑦了解家庭的功能。

5. 简述家庭治疗的原则。

答案　①注重感性与行为，淡化原因和道理：家庭问题不能单凭说理找原因或者处罚家庭成员来解决问题，主要是靠家庭成员间的相互关爱、理解和坦诚；②注重现在：注重调适改善目前所发生的困难与问题，忽略过去问题和纠缠；③强调优点、忽视缺点：帮助家庭成员理解体谅家人的长处、优点和良苦用心，促使情绪好转，有利于情感、身体的恢复；④只提供协助、辅导，不代替做决策：在家庭治疗的过程中，家庭医生只能够提供意见，帮助分析家庭问题及可能发生的结果，最后的决定终究是要由家庭中的成员自行决定。

名词解释

1. 家庭

答案　家庭是通过生物学关系、情感关系或法律关系连接在一起的社会团体。

2. 家庭结构

答案　家庭结构包括家庭外部结构和内部结构，外部结构即家庭的类型，内部结构包括家庭角色、权力结构、沟通方式和家庭价值观等。

3. 家庭权力结构

答案　家庭权力结构反映权力在家庭内部的分布情况，即家庭进行决策时谁的作用最大，谁的作用次之，以及作出决定时家庭成员之间的相互作用方式。

4. 家庭角色

答案　家庭角色是家庭成员在家庭中的特定身份，代表着其成员在家庭中所应执行的职能，反映其在家庭中的相对位置和与其他成员之间的相互关系。

5. 角色冲突

答案　角色冲突是指因角色期待的矛盾而使个体在角色扮演中左右为难的现象。

6. 家庭价值观

答案　家庭价值观是指家庭对客观世界的态度，是一种认识观，它与家庭成员的行为方式，家庭成员对外界干预的反应性有关。

7. 家庭生活周期

答案　家庭生活周期是指家庭遵循社会与自然的规律所经历的产生、发展与消亡的过程。

8. 临终关怀

答案　临终关怀是指通过为临终病人及其家属提供特殊的护理和支持性治疗，以减轻他们在躯体、情感、社会和精神方面的痛苦，维护临终病人的尊严。

9. 家庭评估

答案　家庭评估是针对原因不明、与家庭相关的个体、家庭健康问题进行评估，涉及整个家庭的功能状态，需要调动家庭资源和所有家庭成员的参与。

10. 家庭资源

答案　家庭资源是指为维持家庭基本功能，应对紧张事件和危机状态所需要的物质和精神上的支持。

11. 家庭压力事件

答案　家庭压力事件是指家庭在其发展过程中不断出现威胁家庭完整性、家庭发展甚至生存的因素。包括家庭生活事件、个人生活事件、工作生活事件、经济生活事件等形式。

12. 家庭治疗

答案　家庭治疗是指对家庭功能、角色、互动模式的调试，涉及心理、行为问题的治疗。家庭治疗以家庭为对象，通过对家庭所有成员的协调，达到家庭和谐、功能运转正常的目的。

（王以新）

第五节　以社区为基础的照顾

A1型题

1. 我国一个社区卫生服务的范围一般是指
   A. 农村乡镇、城市街道
   B. 村、城市街道
   C. 农村乡镇、城市行政分区
   D. 人口数在10万~30万人之间的社区
   E. 面积在5~50km²的社区

2. 社区构成要素的主体是
   A. 一定数量的人群
   B. 一定的地域范围
   C. 社区生活服务设施
   D. 社区文化
   E. 管理机构与制度

3. 社区的特点包括
   A. 独立性　　　　　B. 开放性
   C. 一致性　　　　　D. 行动性
   E. 以上均是

4. 社区建设是
   A. 帮助社区确定社区的问题和目标
   B. 围绕着社区的需求和问题，社区被组织起来
   C. 社区问题由社区自己解决，社区成员把自己看成社区的主人，为社区变化承担责任
   D. 由外部的组织和机构来确定社区的问题
   E. 发现并解决社区中的问题

5. 社区卫生服务工作的首要环节是
   A. 社区资源的收集　　　B. 社区人员的熟悉
   C. 社区诊断　　　　　　D. 社区治疗
   E. 社区动员

1. 答案：A
   解析　社区是一个弹性的概念，我国一般以最基层一级人民政府所辖范围（即农村乡镇、城市街道）为一个社区。

2. 答案：A
   解析　社区的构成包括人群、地域、生活服务设施、特有的文化背景、生活方式和认同意识、一定的生活制度和管理机构，其中人群是主体。

3. 答案：E
   解析　社区的特点包括：①独立性（一个维持自身运行能满足基本需求的功能单位）；②开放性（一个与其他机构可以相互交流，即形成社会互动的单位）；③一致性（一个在诸如风俗习惯、文化背景或某种特征方面具有一致性的单位）；④行动性（一个人们聚集一起通过政治行为共谋变化的社会单位）。

4. 答案：C
   解析　社区建设是引导社区成员把自己看成社区的主人，为社区变化承担责任的过程，强调社区的问题应当由社区自己解决，不能让外部机构来包办。

5. 答案：C

6. 答案：B

解析　社区诊断是一个通过客观的科学方法对社区主要健康问题和影响因素，以及与这些问题有关的社区内的组织结构、政策和资源现状进行确定的过程。流行病学方法只是社区诊断的方法之一。

7. 答案：C

8. 答案：A

解析　通过选题小组访谈法、流行病学方法、卫生统计学方法和人口统计学方法进行社区调查和资料收集，是确定社区优先问题的基本方法。

9. 答案：C

解析　社区诊断用流行病学、社会医学和卫生统计学的方法评价社区内的健康状况，确定该社区的主要健康问题，排出优先解决问题的顺序。人口统计学是研究人口现象的数量特征及其关系、人口再生产过程及其模式以及人口发展趋势的一门科学。它包括从静态的、动态的和未来人口发展趋势这样三个方面去进行观察、研究人口现象的数量特征及其内在联系。行为测量法是指通过对人们交往的行为进行观测的方法。是由霍曼斯提出的。

10. 答案：C

解析　社区诊断资料来源包括：现有统计资料、临床诊疗记录、社区调查、社区筛检等。

11. 答案：E

解析　社区诊断中，确定优先解决问题的原则包括：普遍性、严重性、紧迫性、可干预性、效益性。

6. 关于社区诊断，叙述**不正确**的是
   A. 社区诊断又称社区需求评估
   B. 社区诊断即流行病学诊断
   C. 了解居民的卫生需求属于社会学诊断内容
   D. 社区诊断的目的在于明确需优先解决的卫生问题
   E. 社区诊断要了解现有的社区发展政策

7. 社区诊断的重点是
   A. 明确社区内最难解决的健康问题
   B. 了解社区可利用的资源
   C. 确定社区内需优先解决的卫生问题
   D. 了解社区解决卫生问题的能力
   E. 为政府及卫生行政部门等制订社区卫生相关政策提供重要依据

8. 下列哪项**不是**确定社区优先问题的常用方法
   A. 心理评估技术　　　　　B. 选题小组访谈法
   C. 流行病学方法　　　　　D. 卫生统计学方法
   E. 人口统计学方法

9. 下列都是社区诊断常用到的方法，**除外**
   A. 人口统计方法　　　　　B. 流行病学方法
   C. 临床推理方法　　　　　D. 卫生统计方法
   E. 行为测量法

10. 下列关于社区诊断资料来源**不包括**
    A. 社区文献资料　　　　　B. 健康档案记录
    C. 疾病案例讨论　　　　　D. 居民死亡记录
    E. 社区调查

11. 确定社区优先解决的卫生问题时，主要考虑的方面**不包括**
    A. 普遍性　　　　　　　　B. 严重性
    C. 紧迫性　　　　　　　　D. 可干预性
    E. 特殊性

12. 社区诊断的流程一般**不包括**
   A. 设计准备　　　　　　B. 资料收集
   C. 干预实施　　　　　　D. 分析报告
   E. 资料统计

12. 答案：C
解析　社区诊断的基本过程包括：设计准备、资料收集、实施社区计划、资料统计、分析报告。

13. 以下关于社区诊断的说法，**错误**的是
   A. 社区诊断的对象是社区人群和社区背景
   B. 社区诊断方法包括人口统计及流行病学等研究方法
   C. 社区问题呈现形式有事件、居民反映或健康状况
   D. 社区诊断的资料来源于社区文献资料、健康档案记录、社区调查等
   E. 社区诊断的结果是制订个人综合性服务计划

13. 答案：E
解析　社区诊断围绕社区疾病和疾病隐患而服务于临床，目的是探明群体的发病机制，需要确定对象、研究方法、明确问题、调取资料、根据结果制定社区卫生服务计划。

14. 下列哪项**不属于**社区干预计划的短期目标
   A. 健康知识的知晓率提高20%
   B. 糖尿病病人糖化血红蛋白的控制率提高20%
   C. 参与COPC活动的人数提高10%
   D. 纳入糖尿病病例管理的人数提高15%
   E. 糖尿病建档率达到40%

14. 答案：B
解析　糖尿病项目干预的长期目标可以确定为糖尿病病人糖化血红蛋白的控制率提高20%。

15. 实施以社区为导向的基层医疗（COPC）的目的主要在于
   A. 社区诊断　　　　　　B. 社区动员
   C. 社区干预　　　　　　D. 社区参与
   E. 明确社区及人群的特征

15. 答案：C

16. COPC的常用技术**除外**
   A. 社区需求评估技术　　B. 健康促进技术
   C. 临床诊断技术　　　　D. 人口统计技术
   E. 管理技术

16. 答案：C

17. 社区资源是指
   A. 组织机构资源　　　　B. 人力资源
   C. 物质资源　　　　　　D. 社区动员的潜力
   E. 以上都是

17. 答案：E
解析　社区资源是社区诊断和COPC项目的重要内容，可动员的社区力量包括组织机构资源、人力资源、物质资源、社区动员的潜力等。

18. 答案：D

解析 0级：以传统的医疗模式，只对就诊者提供非连续性的医疗，没有社区的概念，不关注社区的健康问题；

1级：对所在社区的健康资料有所了解，缺乏第一手资料，以医生的主观印象推断解决健康问题的方案；

2级：对所在社区的健康问题有一定的了解，有间接的二手资料，有计划和评价的能力；

3级：通过社区调查或者社区健康档案资料掌握90%以上居民的健康状况，针对健康问题采取解决方案，但缺乏有效的预防措施；

4级：建立社区全体居民档案，掌握所有健康问题，具有有效预防和治疗的措施，建立了社区健康问题资料收集和评价系统，具有解决问题和管理社区资源的能力。

19. 答案：C

解析 一个基层医疗单位（如街道卫生院）、一个特定的人群（社区）和一个确定及解决社区主要健康问题的过程是构成COPC的基本要素。

20. 答案：C

解析 COPD是基层照顾的一种模式，它是把以个人为单位、治疗为目的的基层医疗与以社区为单位、重视预防保健的社区医疗相结合的基层照顾工作。

21. 答案：A

解析 发现社区卫生问题是全科医生与社区机构相关组织开展社区健康工作的基础。

22. 答案：E

解析 社区为导向的健康照顾可有效发挥社区资源，解决社区常见健康问题、控制医疗费用。

23. 答案：E

解析 COPC的项目关注社区所有人群，包括病人、健康人、亚健康和高危人群。

---

18. 通过社区调查或建立档案资料能掌握社区90%以上居民的健康状况，针对社区内的健康问题采取对策，但缺乏有效的预防策略属于COPC发展阶段中的

A. 0级   B. 1级

C. 2级   D. 3级

E. 4级

19. COPC模式的基本要素是

A. 医院、医生、病人

B. 社区、医院、防疫站

C. 基层医疗单位、社区、确定及解决社区主要健康问题的过程

D. 基层医疗单位、社区、家庭

E. 社区、病人、全科医生

20. 以社区导向的基层医疗是面向

A. 个人   B. 社区

C. 个人和社区   D. 特定的个人

E. 特定的人群

21. 全科医生所从事的社区健康工作，首要任务是

A. 找出社区卫生问题   B. 设定工作目标

C. 判定社区卫生计划   D. 运用社区卫生资源

E. 协调社区卫生资源

22. 以社区为基础的健康照顾的优势**不包括**

A. 控制病人就医流向   B. 控制医疗费用上涨

C. 解决社区常见健康问题   D. 发挥社区资源作用

E. 解决专科疑难问题

23. COPC的目标人群包括

A. 高危人群   B. 病人

C. 健康人   D. 非就医者

E. 以上全部

24. 以社区为导向的初级卫生保健（COPC）在推广过程中**错误**的是

    A. 多学科、多部门参与

    B. 多数服务有显而易见的经济回报

    C. 要求全科医师要有社区意识

    D. 关心的不仅是病人而且还有社区人群

    E. 要求社区居民积极参与

24. 答案：B

解析 COPC的开展需要全科医生、社区居民以及相关部门的共同参与，面向社区所有人群，但经济效益，特别是短期经济效益并不明显。

25. 社区健康照顾团队成员包括

    A. 营养师   B. 全科医生

    C. 社区护士   D. 社会工作者

    E. 以上均是

25. 答案：E

解析 社区健康照顾团队包括：全科医生、社区护士、营养师、康复师、心理咨询师、健康教育师、社会工作者等。

简 述 题

1. 简述影响人体健康的因素。

    答案 影响人体健康的因素包括（答题要点）：①生物遗传因素；②环境因素（社会心理环境、自然环境、职业环境）；③行为生活方式因素；④卫生服务系统（预防系统、康复系统及生物因素）。

2. 简述社区常见健康问题的特点。

    答案 社区常见健康问题的特点：①社区常见健康问题的特征以常见病、多发病为主，疾病多处于早期或未分化状态；②社区常见健康问题的识别对特殊的仪器设备依赖性低；③ 80%~90%可以在社区通过全科医生解决；④不同城市由于经济发展水平、地理环境等因素，社区常见健康问题存在一定的差异。

3. 试述社区诊断与临床个体诊断的区别。

    答案

社区诊断与临床个体诊断区别

项目	临床个体诊断	社区诊断
对象	个体	社区（人群和环境）
问题和表现	症状、体征	事件、居民反映和健康状况
方法	临床推理	人口统计学方法 流行病学方法 卫生统计学方法 行为测量法

续表

项目	临床个体诊断	社区诊断
资料来源	询问病史 体格检查 实验室检查等	社区文献资料 居民自发反映 健康档案记录 日常医疗活动日志 社区调查 社区筛检
结果	确定疾病名称找出病因 制订个人综合性服务计划	发现社区主要健康问题和可利用资源找出问题的主要影响因素 确定解决问题的优先顺序 制订社区卫生计划

4. 社区诊断的主要内容有哪些?

答案 社区诊断分为四个步骤，包括收集整理资料（有目的地收集有关资料），确定社区主要健康问题及优先解决问题的顺序（根据社区当前的需求来明确），实施社区计划（依据社区现有可利用资源进行实施），计划效果评估（包括计划中评估和计划结束后评估）。

5. 试述COPC的实施过程。

答案 COPC的实施过程包括：①确定社区以及社区人群；②通过社区诊断，确定社区主要健康问题；③确定需优先解决的健康问题并制订社区干预计划；④计划实施；⑤计划评价，为下一个COPC项目做准备。

6. 开展COPC的实际意义是什么?

答案 开展COPC的意义包括：①全面了解人们健康问题的性质、形态和公众的就医行为；②社区是个人及其家庭健康和疾患的重要背景，COPC有利于全科医生完整系统地理解个人及其家庭的健康和疾患；③COPC要求全科医生同时关心就医者、未就医者和健康的人，因而更有效地维护社区全体居民的健康；④合理利用有限的卫生资源，并动员社区内外医疗和非医疗资源，最大限度地满足居民追求健康生活的要求；⑤有效控制各种疾病在社区中的流行；⑥COPC是提高基层医生的服务能力和服务效益的理想途径，也是实施全民健康保险的基础。

7. 社区调查的计划一般包括哪些内容?

答案 社区调查的计划一般包括：①确定调查目的和调查指标；②确定调查对象和观察单位；③调查方法；④收集资料的方法；⑤确定调查项目和调查表；⑥调查的实施计划；⑦调查资料的整理计划；⑧调查资料的分析计划。

名词解释

1. 社区

答案　社区是若干社会群体（家庭、氏族）或社会组织（机关、团体）聚集在某一地域里形成的一个生活上相互关联的大集体。

2. 社区诊断

答案　社区诊断是一个通过客观的科学方法对社区主要健康问题和影响因素，以及与这些问题有关的社区内的组织结构、政策和资源现状进行确定的过程。

3. COPC

答案　COPC，即以社区为导向的健康照顾，是指在基层医疗服务中将以个人为单位、治疗为目的基层医疗与以社区为单位、重视预防保健的社区医疗两者有机结合起来。在基层医疗中，重视社区、环境、行为等因素与健康问题的关系，把服务的范围由狭小的临床治疗，扩大到站在流行病学和社区的观点上来提供的照顾。

（王以新）

第六节　以预防为导向的照顾

A1型题

1. 临床期预防属于
   A. 第一级预防
   B. 第二级预防
   C. 第三级预防
   D. 特异性预防
   E. 非特异性预防

2. 第一次卫生革命主要是针对
   A. 慢性病
   B. 传染病
   C. 艾滋病
   D. 生活方式相关疾病
   E. 社会病

3. 第二次卫生革命主要是针对
   A. 慢性病
   B. 传染病
   C. 艾滋病
   D. 职业病
   E. 社会病

1. 答案：C
解析　第三级预防是在临床期和发病后期，对病人采取治疗、护理、康复等医疗措施，减少疾病的危害，预防并发症、防止残疾和早死，促进功能恢复，提高生命质量，延长寿命，特别是延长健康调整期望寿命。

2. 答案：B
解析　第一次卫生革命以传染病、寄生虫病和地方病为主要防治对象。

3. 答案：A
解析　第二次卫生革命以慢性非传染性疾病为主攻目标，主要是心脑血管疾病、恶性肿瘤、意外伤害、糖尿病和精神病等。

4. 答案：C

解析　第一次卫生革命中医学观念的转变包括：从个体防病治病扩大到社会群体预防，卫生学的概念扩大为公共卫生。故C错误。

4. 第二次卫生革命引起的医学观念转变**不包括**

　　A. 从群体的公共卫生预防转向个体与群体相结合

　　B. 从生物学预防扩大到生物、心理、社会预防

　　C. 从个体防病治病扩大到社会群体预防

　　D. 从独立的预防服务转向预防、治疗、保健和康复一体化的综合性预防

　　E. 从个体被动预防转向主动参与预防

5. 答案：E

解析　第一次卫生革命以传染病、寄生虫病和地方病为主要防治对象，从个体防病治病扩大到社会群体预防；第二次卫生革命以慢性非传染性疾病为主攻目标；第三次卫生革命以提高生活质量，促进全人类健康长寿和实现人人享有卫生保健为目标。

5. 疾病预防的重点从急性传染性疾病转向慢性、老年退化性疾病及生活方式病，标志着

　　A. 第一次卫生革命的兴起

　　B. 第二次卫生革命的兴起

　　C. 从个体预防转化为群体预防

　　D. 从个体预防转化为全球预防

　　E. 第三次卫生革命的兴起

6. 答案：D

解析　健康教育适用于多种疾病的预防、治疗和控制。

6. 病人教育适用于

　　A. 急性病人的病情稳定

　　B. 临终病人的心理护理

　　C. 控制疾病的发生与发展

　　D. 对慢性病的长期监测和管理

　　E. 对重症疾病的护理

7. 答案：D

解析　乳腺自查属于第二级预防。

7. 第一级预防的措施**不包括**

　　A. 全国性的预防策略制订

　　B. 健康促进

　　C. 卫生立法

　　D. 乳腺自查

　　E. 儿童免疫接种

8. 答案：B

解析　第一级预防，即病因预防，采取措施去除病因或减少危险因素暴露，降低疾病发生。B属于第一级预防，而A、C、D、E均属于第二级预防。

8. 某地为降低冠心病的发病率而采取的措施中，属于第一级预防的是

　　A. 在社区人群中进行冠心病普查

　　B. 减少饮食中饱和脂肪酸的摄入

　　C. 加强病理报告制度

D. 及早发现心电图的改变

E. 及早发现冠心病

9. 某地针对肺癌的预防控制措施中，**不是**第一级预防措施的是

A. 减少空气污染

B. 加强健康教育

C. 定期进行健康检查

D. 控烟运动

E. 询问癌症家族史

9. 答案：C

解析　第一级预防是病因预防，指发病之前针对影响因素的预防。第二级预防指"三早"预防，即早发现、早诊断、早治疗。健康检查属于其中"早发现"的范畴。

10. 哪项**不属于**第一级预防工作

A. 高危人群保护

B. 接种卡介苗

C. 戒烟的健康教育

D. 鼓励社区居民平衡膳食

E. 病例发现

10. 答案：E

解析　病例发现是第二级预防的常用方法。

11. 全科医生的临床预防服务一般**不包括**

A. 为适宜对象联系免疫接种

B. 对个体服务对象提供周期性健康检查

C. 组织社区进行重点疾病筛查

D. 对社区全体人群定期进行健康教育

E. 对高危人群进行药物治疗

11. 答案：D

解析　临床预防服务主要措施包括健康咨询、免疫预防、筛检试验和化学预防等，但不包括全人群的定期健康教育。

12. 第二级预防的措施**不包括**

A. 周期性健康检查　　B. 社区筛检

C. 高危人群检查　　　D. 病例发现

E. 康复治疗

12. 答案：E

解析　康复治疗属于第三级预防。

13. 下述措施属于第二级预防措施的是

A. 注射流感疫苗　　　B. 筛查高血压

C. 开展健康教育　　　D. 治疗糖尿病肾病

E. 优生优育指导

13. 答案：B

解析　筛检试验是第二级预防的常用方法，健康教育和免疫接种属于第一级预防，而糖尿病肾病的治疗属于第三级预防措施。

14. 答案：B

解析　第一级预防是病因预防，指发病之前针对影响因素的预防，免疫接种是第一级预防的常用方法。第二级预防指"三早"预防，题目中的各种健康检查属于第二级预防的范畴。

15. 答案：C

解析　缺血性卒中病人服用小剂量阿司匹林是常见的治疗手段，属于临床期预防。

16. 答案：B

解析　临床预防是全科医生通过在临床场所对伤病危险因素的评估和预防干预来实施的，是对健康人和无症状的病人采取的个体预防措施，是在临床环境下第一级预防和第二级预防的结合，强调社区、家庭、病人共同参与。

17. 答案：E

18. 答案：C

解析　筛检试验是指应用快速的检验、检查或其他手段，对未识别的疾病或缺陷作出推断性鉴定，从外表健康者中查出可能患某病者。对筛检试验阳性或可疑阳性者，应当指定就医，进一步诊断。筛检可为研究疾病自然史提供依据，为流行病学监测提供参考资料。

19. 答案：C

解析　周期性健康检查是针对来就诊的病人，由医生根据其年龄、性别、职业等健康危险因素为个体设计的健康检查计划。周期性健康检查有针对性和个性化的设计，效率高、效果好。

14. 以下哪项**不是**第二级预防的措施

A. 子宫颈涂片检查

B. 给儿童接种卡介苗

C. 在内科门诊检测所有就诊者的血压

D. 乳腺癌自查

E. 对有乳腺癌家族史的病人每年做乳腺X线检查

15. 缺血性卒中病人服用小剂量阿司匹林，此方法属于

A. 化学预防　　　　　　　B. 临床早期预防

C. 临床期预防　　　　　　D. 免疫预防

E. 机会性筛检

16. 对临床预防描述**不正确**的是

A. 以临床医务工作者为主体

B. 其对象是病人群体

C. 其主要对象是健康者和无症状者

D. 强调社区、家庭、病人共同参与

E. 旨在早期发现和治疗疾病

17. 临床预防方法**不包括**

A. 健康教育　　　　　　　B. 筛检

C. 免疫预防　　　　　　　D. 化学预防

E. 临床治疗

18. 关于筛检描述**错误**的是

A. 早期发现病人

B. 及时发现高危人群

C. 对象是患病人群

D. 可为研究疾病自然史提供依据

E. 为流行病学监测提供参考资料

19. 关于周期性健康检查描述**不正确**的是

A. 利于早期发现疾病

B. 针对性强

C. 检查计划表中的内容不因人的性别和年龄而异

D. 有利于合理利用卫生资源

E. 检查项目和时间间隔有科学依据

20. 社区筛检项目选择条件**不包括**
    A. 所查疾病或健康问题必须是社区中的重大卫生问题
    B. 对检查出来的问题有有效的治疗方法
    C. 所检查的疾病有较长的潜伏期
    D. 高危个体是周期性健康检查的唯一对象
    E. 设立检查项目时考虑成本效益

20. 答案：D
解析　筛检试验的原则：考虑疾病的严重性和发病率，清楚了解疾病的自然史，要有适宜的筛检技术，有明确的筛检效益。

21. 化学预防的目的在于
    A. 筛检特定危险因素
    B. 对现患疾病进行积极的治疗
    C. 增强体质，抵抗疾病
    D. 通过长期的药物治疗来延缓疾病进展
    E. 早期发现疾病

21. 答案：C
解析　化学预防是指对无症状人使用药物、营养素（包括矿物质）、生物制剂或其他天然物质，提高人群抵抗疾病能力以防止某些疾病。

22. 有关周期性健康检查的描述，**错误**的是
    A. 针对社区的慢性病人群
    B. 从无症状者中查出某病的病人
    C. 终身健康检查计划
    D. 多项筛检表的整合
    E. 具备系统性和针对性

22. 答案：A
解析　周期性健康检查是针对来就诊的病人而由医生根据其年龄、性别、职业等健康危险因素为个体设计的健康检查计划，检查对象并不只是慢性病病人。

23. 第一级预防又称
    A. 临床前期预防　　　　B. 病因预防
    C. 发病期预防　　　　　D. "三早"预防
    E. 发病后期预防

23. 答案：B
解析　第一级预防，又称病因预防、发病前期预防，是指在疾病发生之前，采取措施去除病因或减少危险因素暴露，提高机体免疫力，阻止疾病发生，降低疾病发病率。

24. 第三级预防又称
    A. 临床前期预防　　　　B. 病因预防
    C. 发病期预防　　　　　D. "三早"预防
    E. 发病后期预防

24. 答案：E
解析　第三级预防是在临床期和发病后期，采取治疗、护理、康复等有效的医疗措施，减少疾病的危害，预防并发症、防止残疾和早死，促进功能恢复，提高生命质量，延长寿命，特别是延长健康调整期望寿命。

25. 周期性健康检查属于
    A. 第一级预防　　　　　B. 第三级预防
    C. 病因预防　　　　　　D. 临床期预防
    E. 第二级预防

25. 答案：E
解析　周期性健康检查是针对来就诊的病人，由医生根据其年龄、性别、职业等健康危险因素为个体设计的健康检查计划，属于第二级预防。

26. 答案：C

解析　筛检试验是指应用快速的检验、检查或其他手段，对未识别的疾病或缺陷作出推断性鉴定，从外表健康者中查出可能患某病者。

27. 答案：E

解析　全科医生开展预防医学服务的优势有：利用区域位置优势提供预防服务、基于连续性服务提供预防服务、基于相对固定的人群提供预防服务、基于全科医学独特的教育理念、全科医生的特殊角色、全科医生的协调能力。

28. 答案：C

29. 答案：C

解析　周期性健康检查的选择原则：参考危害本地区居民健康的主要疾病或问题；参考现有检测手段的检测效能，即能否早期检出这些疾病或问题；若能检出，能否取得较满意的防治效果；参考受检者主要健康危险因素，如年龄、性别、职业等。潜伏期短的疾病难以保证早期检出，不宜选为周期性健康检查项目。

30. 答案：D

解析　我国基本公共卫生服务项目包括：城乡居民健康档案管理、健康教育、预防接种、0~6岁儿童健康管理、孕产妇健康管理、老年人健康管理、高血压病人健康管理、2型糖尿病病人健康管理、重型精神疾病病人管理、传染病及突发公共卫生事件报告和处理以及卫生监督协管服务。

31. 答案：B

解析　健康教育是常见的第一级预防措施。

26. 筛检的主要目的在于
　　A. 寻找病因　　　　　　　　B. 三级预防
　　C. 早期发现可疑病人　　　　D. 病人康复
　　E. 评价疗效

27. 全科医生是提供临床预防的最佳人选是因为
　　A. 能利用病人就诊，有针对性地提供预防保健建议
　　B. 病人对医生的建议有较好的依从性
　　C. 许多临床预防性服务只有医生才能开展
　　D. 全科医生与病人具有良好的医患关系
　　E. 以上都是

28. 医生根据就诊病人的年龄、性别、职业等健康危险因素为个体设计的健康检查计划称为
　　A. 定期体格检查　　　　　　B. 健康体格检查
　　C. 周期性健康检查　　　　　D. 个体化健康检查
　　E. 筛检试验

29. 下列哪项**不是**周期性健康检查项目的选择条件
　　A. 社区重大卫生问题　　　　B. 有效治疗方法
　　C. 该病有较短潜伏期　　　　D. 检测方法简易
　　E. 符合成本效益

30. 下列哪项**不属于**我国基本公共卫生服务项目
　　A. 健康教育
　　B. 高血压病人健康管理
　　C. 预防接种
　　D. 先天性心脏病病人管理
　　E. 重型精神病病人管理

31. 不属于第二级预防措施的是
　　A. 普查　　　　　　　　　　B. 健康教育
　　C. 筛查　　　　　　　　　　D. 定期健康检查
　　E. 病例发现

32. 关于临床预防的目的，**错误**的是
   A. 识别病伤危险因素　　B. 干预病伤危险因素
   C. 疾病的治疗　　　　　D. 控制疾病发生
   E. 控制疾病发展

32. 答案：C
解析　临床预防是通过在临床场所对病伤危险因素的评估和预防干预来实施的，是对健康人和无症状的"病人"采取的个体预防措施，是在临床环境下第一级预防和第二级预防的结合。

33. 下列哪项**不属于**预防成人肥胖的健康咨询内容
   A. 合理饮食　　　　　　B. 适量运动
   C. 避免情绪过分激动　　D. 经常测量体重、腰围
   E. 老年人预防体重持续增长

33. 答案：C

34. 下列哪项**不属于**癌症预防的健康咨询内容
   A. 戒烟限酒
   B. 避免长时间强烈阳光照射
   C. 低盐饮食
   D. 定期健康检查
   E. 健康的饮食

34. 答案：C

35. 下列哪项**不属于**心血管病预防的健康咨询内容
   A. 避免长时间阳光照射
   B. 预防和控制高血糖
   C. 预防和控制高血压
   D. 适度运动，避免过度劳累
   E. 避免情绪过于激动

35. 答案：A

36. 2型糖尿病高危人群**不包括**
   A. 有血糖调节受损史者
   B. 超重、肥胖者
   C. 2型糖尿病者的一级亲属
   D. 经常接触糖尿病病人者
   E. 静坐生活方式的人

36. 答案：D

37. 骨质疏松症的筛检人群**不包括**
   A. 有使用影响骨代谢药物史者
   B. 男性70岁以上者
   C. 有脆性骨折史的成年人
   D. 超重、肥胖者
   E. 性激素水平低下的男、女成年人

37. 答案：D

第一章　全科医学的特征与基本原则

38. 答案：B

解析 儿童免疫接种包括：卡介苗、乙肝疫苗、麻疹疫苗、脊髓灰质炎疫苗及百白破三联疫苗等，丙肝疫苗不在其中。

39. 答案：C

解析 全科医生提供周期性健康检查的优点如下：利用病人就诊时实施，省时、省力，还可节约医疗费用；可普及性强，能应用到社区的每一位居民；问题处理及时，全科医生对发现的问题可用最快的速度和最适当的方式与病人联络；健康检查的结果可以丰富病人的病史资料，特别适用于慢性病的防治。

40. 答案：D

解析 使用阿司匹林预防心脑血管疾病是常见的化学预防方法，使用时应评估高危人群，权衡利弊。同时清除危险因素（Hp感染、吸烟和饮酒等）。服用阿司匹林需要注意监测和观察消化道不适和出血等不良反应。尤其在用药最初12个月内，注意有无黑便或不明原因的贫血。长期服用者每3个月检查大便潜血。

38. 以下哪项**不属于**儿童常规免疫疫苗
   A. 卡介苗   B. 丙肝疫苗
   C. 乙肝疫苗   D. 麻疹疫苗
   E. 脊髓灰质炎疫苗

39. 周期性健康检查计划最理想的执行者是
   A. 临床专科医生   B. 卫生防疫人员
   C. 全科医生   D. 临床护理人员
   E. 社区护理人员

40. 使用阿司匹林预防心脑血管疾病时，以下注意事项中**除外**
   A. 评估高危人群
   B. 控制烟酒使用
   C. 消除幽门螺杆菌（Hp）感染
   D. 控制血脂
   E. 观察消化道不适或出血

简 述 题

1. 我国基本公共卫生服务项目包括哪些？

答案 我国基本公共卫生服务项目包括城乡居民健康档案管理、健康教育、预防接种、0～6岁儿童健康管理、孕产妇健康管理、老年人健康管理、高血压病人健康管理、2型糖尿病病人健康管理、重型精神疾病病人管理、传染病及突发公共卫生事件报告和处理以及卫生监督协管服务。

2. 全科医生开展预防医学服务的优势有哪些？

答案 全科医生开展预防医学服务的优势包括利用区域位置优势提供预防服务、基于连续性服务提供预防服务、基于相对固定的人群提供预防服务，以及基于全科医学独特的教育理念、全科医生的特殊角色和协调能力提供预防服务。

3. 什么是临床预防医学？其主要服务内容包括哪些？

答案 临床预防是通过在临床场所对病伤危险因素的评估和预防干预来实施的，是对健康人和无症状的病人采取的个体预防措施，是在临床环境下第一级预防和第二级预防的结合。临床预防的主要措施包括健康咨询、免疫预防、筛检试验和化学预防等。

4. 开展临床预防医学的基本原则有哪些？

答案 开展临床预防医学的基本原则有：①选择适宜技术降低人群发病率、伤残率及死亡率；②选择适合干预的危险因素；③选择适当的疾病；④遵循个体化的原则；⑤健康咨询与健康教育优先；⑥医患双方共同决策原则；⑦效果和效益兼顾。

5. 健康咨询的原则是什么？

答案 ①根据病人的观念和看法确定咨询的内容和方式；②充分告知干预措施的目的、预期效果以及产生效果的时间；③指导行为改变从小事开始；④咨询要具体化；⑤以增加新的健康行为开始，逐渐消除不良行为；⑥将行为改变融入日常生活中；⑦恰当运用医生的权威性；⑧取得病人明确的承诺；⑨采用综合性的咨询方法；⑩团队协作的工作方式、随访与监测。

6. 筛检的原则有哪些？

答案 ①考虑疾病的严重性和发病率；②清楚了解疾病的自然史；③要有适宜的筛检技术；④有明确的筛检效益。

7. 什么是周期性健康检查，与定期健康检查比较有何优点？

答案 周期性健康检查是针对来就诊的病人而由医生根据其年龄、性别、职业等健康危险因素为个体设计的健康检查计划。周期性健康检查的优点：①有针对性和个性化的设计，效率高、效果好；②利用病人就诊时实施，省时、省力，还可节约医疗费用；③普及性强，能应用到社区的每一位居民；④问题处理及时，全科医生对发现的问题可以最快的速度和最适当的方式与病人联络；⑤健康检查的结果可以丰富病人的病史资料，特别适用于慢性病的防治。

8. 举例说明在实际工作中如何开展化学预防。

答案 举例说明。答题要点：①正确掌握适应证；②提供咨询并协商（强调医患双方在充分知情的情况下制定决策）；③提高获益－风险比。

名词解释

1. 预防医学

答案 预防医学是医学的重要组成部分，是一门综合性的应用科学。预防医学采用宏观与微观相结合的方法，研究健康与疾病的动态变化规律及其影响因素，分析健康决定因素对人群健康和疾病的作用规律。预防医学通过制订疾病防控策略，并实施一系列预防措施，达到促进健康、预防疾病、防治伤残或早逝、提高生活质量的目的。

2. 三级预防

答案 三级预防是以人群为对象，根据疾病的自然史，以消除健康危险因素为主要内容，以促进健康为目的的公共卫生策略，包括第一级、第二级和第三级3个等级。

3. 第一级预防

答案 第一级预防，又称病因预防、发病前期预防，是指在疾病发生之前，采取措施去除病因或减少危险因素暴露，提高机体免疫力，阻止疾病发生，降低疾病发病率。

4. 第二级预防

答案 第二级预防是在临床前期和发病期的早期，采取措施发现处于疾病早期的无症状病人，做到早发现、早诊断、早治疗（"三早"），延缓疾病发展，或恢复健康状态。

5. 第三级预防

答案　第三级预防是在临床期和发病后期，采取治疗、护理、康复等有效的医疗措施，减少疾病的危害，预防并发症、防止残疾或早逝，促进功能恢复，提高生命质量，延长寿命，特别是延长健康调整期望寿命。

6. 临床预防

答案　临床预防是通过在临床场所对病伤危险因素的评估和预防干预来实施的，是对健康人和无症状的病人采取的个体预防措施，是在临床环境下第一级预防和第二级预防的结合。

7. 健康咨询

答案　健康咨询是指收集求医者健康危险因素，与求医者共同制订改变不良健康行为计划，随访求医者执行计划的情况等一系列的有组织、有计划的教育活动，促使他们自觉地采纳有益于健康的行为和生活方式，消除或减轻影响健康的危险因素，预防疾病、促进健康、提高生活质量。

8. 筛检试验

答案　筛检试验是指应用快速的检验、检查或其他手段，对未识别的疾病或缺陷作出推断性鉴定，从外表健康者中查出可能患某病者。

9. 周期性健康检查

答案　周期性健康检查是针对来就诊的病人，由医生根据其年龄、性别、职业等健康危险因素为个体设计的健康检查计划。

10. 病例发现

答案　病例发现是对就诊病人实施的一种检查、测试或问卷形式的调查，目的是发现病人就诊原因以外的其他疾病。

11. 免疫预防

答案　免疫预防是通过将疫苗、免疫血清、γ球蛋白等通过适宜的途径接种于人体，产生主动免疫或被动免疫，使其获得针对某种传染病的特异性免疫能力，以提高个体或群体的免疫水平，预防和控制传染病的发生和流行。

12. 化学预防

答案　化学预防是指对无症状高危人群使用药物、营养素（包括矿物质）、生物制剂或其他天然物质，提高人群抵抗疾病能力以防止某些疾病。

（王以新）

第七节　以问题为导向的健康照顾

A1型题

1. 以问题为导向的健康照顾，关于其出发点的说法中正确的是
   A. 解决病人最紧迫的健康问题
   B. 疾病与健康问题的发现和诊断
   C. 个体和群体的健康维护和健康促进目标的实现
   D. 改善社区存在的整体健康问题
   E. 早期发现慢性病高危人群

2. 以问题为导向的健康照顾，其落脚点是
   A. 解决病人最紧迫的健康问题
   B. 疾病与健康问题的发现和诊断
   C. 改善社区存在的整体健康问题
   D. 个体和群体的健康维护和健康促进目标的实现
   E. 降低慢性病的致死率和致残率

3. 全科医生在实施以问题为导向的健康照顾过程中，分清以下问题，**除外**
   A. 了解和区分不同的健康问题
   B. 分清表象问题和本质问题
   C. 分清医疗问题和预防问题
   D. 分清普通问题和重点问题
   E. 分清一般问题和关键问题

4. 社区常见健康问题的特点，**不正确**的是
   A. 多数健康问题是确诊疾病的诊疗和管理
   B. 疾病和健康问题具有很大的变异性和隐蔽性
   C. 健康问题具有多维、系统性和关联性
   D. 健康问题具有广泛性
   E. 健康问题多于疾病、常见病多于罕见病

1. 答案：B

2. 答案：D
解析　以问题为导向的健康照顾是一种以问题的发现、分析、诊断和处理为主线的疾病诊疗和健康照顾过程，强调以疾病与健康问题的发现和诊断为出发点，以问题的妥善处理，以及个体和群体健康维护和健康促进目标的实现为落脚点，并将问题为靶向的工作思维贯穿于整个服务过程中。

3. 答案：C
解析　全科医生在实施以问题为导向的健康照顾过程中，应了解和区分不同的健康问题，分清表象问题和本质问题、普通问题和重点问题、一般问题和关键问题，学会筛选本质问题、关键问题、重点问题，确定并实施优先干预策略。

4. 答案：A
解析　社区常见健康问题的特点：一是多数健康问题处于疾病的早期和未分化阶段；二是疾病和健康问题具有很大的变异性和隐蔽性；三是健康问题具有多维、系统性和关联性；四是健康问题具有广泛性；五是健康问题分类特征：健康问题多于疾病、常见病多于罕见病。

5. 答案：E
解析　全科医生需要关注的健康问题范围，不仅要关注病人，还要关注健康需要和健康危险因素问题，关注生理、心理、社会维度的健康问题，关注家庭、单位、社区、社会环境中的健康问题，关注疾病的治疗问题，关注疾病的预防、保健、康复及健康教育、健康促进等多方面问题。

6. 答案：D

7. 答案：E
解析　以问题为导向的处理原则包括：健康照顾与疾病治疗并重的原则；全面系统和连续性的处理原则；急则治标，缓则治本，标本兼治的原则；动态渐进性的问题处理原则；以人为本，以健康为中心的服务原则。

8. 答案：B
解析　实施以问题为导向的健康照顾时，全科医生应掌握的基本临床诊疗手段和技能包括：第一，充分利用个人家庭和社区的健康档案，为诊断提供背景资料和诊断依据；第二，利用动态、连续性服务的优势，进行跟踪观测和考察，不断完善对问题的诊断和处理；第三，掌握良好的沟通技能，通过充分交流和沟通来了解和掌握关键诊断信息；第四，运用流行病学方法建立诊断假设，进行初步诊断。

5. 全科医生需要关注的健康问题范围，**不正确**的是
A. 病人
B. 健康需要和健康危险因素问题
C. 生理、心理、社会维度的健康问题
D. 家庭、单位、社区、社会环境中的健康问题
E. 疾病的费用问题

6. 人群健康的影响因素，**不正确**的是
A. 社会特征因素　　　　　B. 基因和生物因素
C. 行为因素　　　　　　　D. 心理因素
E. 医疗服务因素

7. 以问题为导向的处理原则，**不正确**的是
A. 健康照顾与疾病治疗并重
B. 全面、系统、连续性地处理
C. 急则治标，缓则治本，标本兼治
D. 动态、渐进性处理问题
E. 以人为本，以社区为中心的服务

8. 实施以问题为导向的健康照顾时，全科医生应掌握的基本临床诊疗手段和技能，**不正确**的是
A. 充分利用健康档案
B. 熟练掌握基础知识
C. 掌握良好的沟通技能
D. 利用动态、连续性服务的优势
E. 运用流行病学方法建立诊断假设，进行初步诊断

简 述 题

1. 简述实施以问题为导向健康照顾的意义。

答案 以问题为导向健康照顾可以帮助全科医生在提供医疗服务的过程中，自始至终问题围绕这个中心环节。使问题成为联系和贯穿治疗、康复、健康教育、健康促进、健康管理等多种服务活动的主线和聚焦点，以确保在发现问题、分析问题、诊断问题、处理问题的整个过程中，全科医生不会因为各种因素的干扰而偏离目标靶向。此外，还可以帮助全科医生将有限的精力用于收集与病人健康密切相关的资料和信息，以更好地提高全科医疗服务的目标性、针对性和有效性。

2. 全科医生对早期未分化问题的及时发现和及时处理，需掌握的重要技能有哪些？

答案 一是能够在疾病的早期将严重威胁生命的疾病，从一过性轻微的疾患中鉴别出来；二是具备从生理、心理、社会维度对疾病或健康问题进行诊断的知识和技能，能够从生物源性，心理及社会源性着手，对问题的产生进行分析、鉴别及给予有效的干预。

名 词 解 释

以问题为导向的健康照顾

答案 是以发现和解决个人、家庭、社区的疾病与健康问题为导向，综合运用临床医学、预防医学、心理学与社会学等学科方法，对各种问题进行诊断，了解其产生的原因及影响因素，确定健康需求，制定和实施相应的诊疗措施，以实现对各种疾病与健康问题的有效治疗和照顾。

（王以新）

第二章　社区卫生服务

0102
社区卫生服务

本章从社区医疗服务、突发公共卫生事件的社区应急处置、基本公共卫生服务、医患关系与伦理学问题等内容入手，力求帮助全科医生掌握社区卫生服务基本的方法、技术和策略。

第一节　社区医疗服务

本节从常用统计学指标、常用流行病学方法、常用医学统计学方法和重点人群保健等入手，诠释社区卫生服务中的基本方法和技术，社区预防保健特点、策略、方法和途径。

A1型题

1. 答案：B

1. 流行病学主要研究的是
   A. 疾病的个体现象
   B. 疾病的群体现象
   C. 疾病治疗的有效率
   D. 传染病的流行过程
   E. 疾病的预后

2. 答案：E
解析　流行病学是研究人群中疾病与健康状况的分布及其影响因素，并研究防治疾病及促进健康的策略和措施的学科。

2. 目前，流行病学的定义可以概括为
   A. 研究非传染性疾病在人群中的分布及其影响因素的学科
   B. 研究疾病和健康状况在人群中的分布以及防治对策的学科
   C. 研究慢性病在人群中的分布和影响分布的因素以及防治对策的学科
   D. 研究非传染性疾病在人群中的分布和影响分布的因素以及防治对策的学科

E. 研究疾病与健康在人群中的分布和影响分布的因素以及防治对策的学科

3. 流行病学研究范围为
   A. 传染病   B. 非传染性疾病
   C. 健康问题   D. 原因不明的疾病
   E. 一切疾病和健康

3. 答案: E
解析 流行病学研究内容包括一些的疾病和健康状态, 包括疾病、伤害和健康三个层次。

4. 现代流行病学的形成与发展**不包括**
   A. 对传染病流行因素的研究
   B. 对慢性病流行因素的研究
   C. 对疾病防治措施的研究
   D. 对疾病临床治疗的研究
   E. 流行病学研究方法的发展

4. 答案: D
解析 流行病学形成时期的主要特点是: 从不同角度揭示了传染病流行特点和流行规律, 并采取有效措施进行疾病预防控制。流行病学发展时期的主要特点是: 研究内容由传染病扩展到一切疾病、伤害和健康状态, 研究方法由简单的描述和分析扩展到一整套科学规范的方法。

5. 与临床医学相比, 流行病学一般是
   A. 研究疾病的病因
   B. 提供诊断依据
   C. 不涉及药物治疗
   D. 不研究疾病的预后
   E. 不在群体水平上研究疾病或健康状况

5. 答案: C
解析 流行病学是研究人群中疾病与健康状况的分布及其影响因素, 并研究防治疾病及促进健康的策略和措施的学科, 不涉及疾病的治疗。

6. 根据专门设计的调查所获得的资料或已有的各类资料, 按照不同地区、不同时间、不同人群特征进行分析, 阐述疾病或健康状况的分布特点, 为进一步的流行病学研究提供依据和资料。该研究方法是
   A. 分析流行病学研究
   B. 实验流行病学研究
   C. 理论流行病学研究
   D. 描述流行病学研究
   E. 现场流行病学研究

6. 答案: D
解析 描述流行病学又称描述性研究, 是将专门调查或常规记录所获得的资料, 按照不同地区、不同时间和不同人群特征分组, 以展示该人群中疾病或健康状况分布特征的一种观察性研究。

7. 有学者通过调查肺癌病人和非肺癌的人过去的吸烟情况, 来研究吸烟和肺癌的关系。这种方法称为
   A. 现况研究   B. 描述性研究
   C. 筛检试验   D. 病例对照研究
   E. 队列研究

7. 答案: D
解析 病例对照研究是选择患有和未患有某种特定疾病的人群分别作为病例组和对照组, 调查各组人群过去暴露于某种或某些可疑危险因素的比例和水平, 通过比较各组之间暴露比例或水平的差异, 判断暴露因素是否与研究的疾病有关联及其关联程度大小的一种观察性研究方法。

8. 答案：E
解析　发病率是一定时期内一定人群中某病新发生的病例出现的比例；罹患率通常是指在某一局限范围、短时间内的发病率；患病率也称现患率，是指某特定时期内一定人群中某病新旧病例所占比例。因此选项A~D均错误。

9. 答案：C
解析　一周内进行的普查可以得到该地高血压患病总人数，可以计算出该地高血压的患病率。

10. 答案：D
解析　该治疗方法不能治愈疾病，则表示治疗后该病人仍然患病，但寿命延长，则累计的患病人数不断增加，故而会出现患病率升高的情况。

11. 答案：E
解析　患病率、发病率、罹患率和感染率均是表示疾病发病和患病情况的指标，病死率除用来反映疾病的严重程度外，还可以反映诊治能力等医疗水平，因而病死率可以衡量疾病预后。

12. 答案：C
解析　现况研究主要是调查特定人群中的个体是否患病和具有某些特征等情况，故而现况研究中可以计算出疾病的患病率。

13. 答案：C
解析　疾病流行的强度是指某种疾病在某地区一定时期内某人群中，发病数量的变化及其各病例间的联系程度，常用散发、暴发及流行等表示，当发病率水平超过该地一定历史条件下的流行水平时，称为大流行。故C为正确答案。

8. 以下说法正确的是
   A. 发病率和患病率是一样的
   B. 现患率等于发病率
   C. 发病率是某特定时期内人口中新老病例所占的比例
   D. 罹患率是一种特殊的患病率
   E. 发病率的分子只包括新发病例

9. 某地区在一周内进行了高血压普查，可计算当地高血压的何种指标
   A. 罹患率　　　　　　　　　B. 发病率
   C. 患病率　　　　　　　　　D. 病死率
   E. 续发率

10. 一种新的治疗方法可以延长寿命，但不能治愈该病，则会出现
    A. 该病患病率将降低
    B. 该病发病率将降低
    C. 该病发病率将升高
    D. 该病患病率将升高
    E. 该病发病率和患病率均会降低

11. 衡量疾病预后最常用的指标是
    A. 患病率　　　　　　　　　B. 发病率
    C. 感染率　　　　　　　　　D. 罹患率
    E. 病死率

12. 现况研究的结果常用下列哪种指标
    A. 发病率　　　　　　　　　B. 死亡率
    C. 患病率　　　　　　　　　D. 病死率
    E. 罹患率

13. 以下用以描述疾病流行强度的名词是
    A. 短期波动、周期性、季节性、长期变动
    B. 传染性、易感性、免疫性
    C. 散发、暴发、流行、大流行

D. 发病率、患病率、病死率

E. 以上均不正确

14. 下列哪项不是疾病的人群分布特征

    A. 年龄分布　　　　　　　　B. 性别分布

    C. 职业分布　　　　　　　　D. 城乡分布

    E. 民族分布

15. 疾病的时间分布**不包括**

    A. 短期波动　　　　　　　　B. 季节性

    C. 周期性　　　　　　　　　D. 长期趋势

    E. 聚集性

16. 在一定范围的固定人群中，短时间内突然出现大量具有相同症状和体征的病人，这种现象一般被称为

    A. 短期波动　　　　　　　　B. 季节性

    C. 流行　　　　　　　　　　D. 聚集性

    E. 周期性

17. 某县历年流行性脑脊髓膜炎发病率均在12/10万～20/10万，去年该县流脑发病率为15/10万，则该地流行性脑脊髓膜炎的流行强度为

    A. 散发　　　　　　　　　　B. 暴发

    C. 大暴发　　　　　　　　　D. 流行

    E. 大流行

18. 一定时期内，患某病的全部病人中因该病死亡者所占的比例是

    A. 死亡率　　　　　　　　　B. 死亡专率

    C. 死因别死亡率　　　　　　D. 年龄别死亡率

    E. 病死率

19. 暴发调查常用的流行病学指标是

    A. 发病率　　　　　　　　　B. 患病率

    C. 感染率　　　　　　　　　D. 罹患率

    E. 病死率

14. 答案：D

解析　将人群根据不同的自然或社会属性，如年龄、性别、民族、职业、宗教、婚姻与家庭、流动人口等进行分组后，描述不同疾病在某一属性上具有其分布特点即为疾病的人群分布。

15. 答案：E

16. 答案：A

解析　短期波动又称时点流行，是以天、周、月计数的短期观察数据。短期波动的含义与暴发相近，其区别在于暴发常用于少量人群，而短期波动常用于较大数量的人群。

17. 答案：A

解析　散发是指发病率呈历年的一般水平，该县去年流脑发病率为15/10万，与该县历年发病率水平一致，故其流行强度为散发。

18. 答案：E

解析　病死率是指一定时期内，患某病的全部病人中因该病死亡者所占的比例。死亡率是指用来衡量一部分种群中，一定规模的种群大小、每单位时间的死亡数目（整体或归因于指定因素），是在种群层面上研究的问题。人类死亡率通常以每年每一千人为单位来表示。死亡专率是按疾病的种类、年龄、性别、职业、种族等分类计算的死亡率。用标化死亡率进行比较，以排除因年龄、性别构成不同所致的假象。死因别死亡率是按照国际疾病分类（ICD）方法而进行分类的某种死因的死亡专率。年龄别死亡率是指按年龄分组计算的死亡率。是1年内某一年龄组死亡人数与该年龄组平均人口数之比。消除了死亡率中年龄结构因素的影响。年龄别死亡率可按1岁一组计算，也可按几岁一组计算（常用5岁一组计算）。

19. 答案：D

解析　暴发是指在一个局部地区或集体单位中短时间内突然出现许多相同的病人，因此在进行暴发调查时常使用罹患率进行描述。

20. 答案：C

21. 答案：D
解析　疾病每年在一定季节内呈现发病率升高的现象称为季节性。该地手足口病全年均有发病，但在4~7月高发，是一种季节性表现。

22. 答案：C
解析　移民流行病学是利用移民人群综合描述疾病的三间分布，从而找出病因的一种研究方法。通过观察某种疾病在移民人群、移民当地人群及原居住地人群中疾病的发病率或死亡率差别，区分遗传因素与环境因素在疾病发生中的作用，从而发现病因线索。

23. 答案：B
解析　血糖为定量获得的数据，故属于定量资料，又称数值变量资料。

24. 答案：C
解析　治疗结果定性地分为治愈、好转和无效3类，各类之间存在程度差别，故该资料属于有序分类变量资料，又称等级资料。

25. 答案：C
解析　统计学中所指的总体是指根据研究目的确定的同质研究对象的全体，故选项C正确。

20. 疾病流行是指
   A. 疾病在短时间发病率陡然上升，随即下降到以往水平
   B. 发病率较低，但经常在某人群中存在
   C. 疾病的发生，明显地超过当地人群的一般发病水平
   D. 暴发过程的延续
   E. 以上均不正确

21. 某地区手足口病一年四季均有病例，但主要集中在4~7月，这种现象称为
   A. 散发　　　　　　　　B. 流行
   C. 周期性　　　　　　　D. 季节性
   E. 暴发

22. 为了研究某一疾病在不同国家人群中的发病率差异是环境因素还是遗传因素所致，常用
   A. 遗传流行病学　　　　B. 血清流行病学
   C. 移民流行病学　　　　D. 描述流行病学
   E. 理论流行病学

23. 某研究测量了120名社区老年人的血糖（g/L），该资料为
   A. 分类变量资料　　　　B. 数值变量资料
   C. 有序分类变量资料　　D. 无序分类变量资料
   E. 等级资料

24. 用某药治疗某疾病的病人100例，治愈80例，好转14例，无效6例，则该资料为
   A. 数值变量资料　　　　B. 分类变量资料
   C. 有序分类变量资料　　D. 无效分类变量资料
   E. 定量资料

25. 统计学中所指的总体是
   A. 按行政区域确定的研究对象的全体
   B. 按自然人群确定的研究对象的全体
   C. 按研究目的确定的研究对象的全体

D. 按时间范围确定的研究对象的全体

E. 按空间范围确定的研究对象的全体

26. 统计学中的样本是指

    A. 总体中的任意一部分观察单位

    B. 总体中随机抽取的一部分观察单位

    C. 总体中较为典型的一部分观察单位

    D. 总体中有意义的一部分观察单位

    E. 总体中选定的一部分观察单位

26. 答案：B

27. 统计学中的抽样误差是指

    A. 个体值与总体参数值之差

    B. 个体值与样本统计量之差

    C. 个体值与个体值之差

    D. 样本统计量与总体参数之差

    E. 总体参数值与总体参数值之差

27. 答案：D

解析　由于随机抽样而引起的样本统计量与总体参数之间的差别，称为抽样误差。

28. 当样本含量增大时，关于标准差和均数的标准误说法正确的是

    A. 标准差会变小

    B. 标准差会变大

    C. 均数的标准误会变小

    D. 均数的标准误会变大

    E. 标准差和均数的标准误均不变

28. 答案：C

解析　根据标准差和均数的标准误的计算公式，当样本足够大时，标准差会趋向于稳定，而均数的标准误则会变小。

29. 抽样误差产生的原因是

    A. 个体差异

    B. 资料非正态分布

    C. 观察对象太少

    D. 样本是总体中的一部分

    E. 测量错误

29. 答案：A

解析　抽样误差是因个体间存在差异，随机抽样造成的样本统计量与总体参数之间的差异，故产生抽样误差的原因为个体差异。

30. 抽样的目的是

    A. 研究样本统计量

    B. 由样本统计量推断总体参数

    C. 研究典型案例

30. 答案：B

解析　抽样调查是按一定的概率从总体中随机选取有代表性的一部分人（样本）进行调查，以样本统计量估计总体参数。

D. 研究总体统计量

E. 研究抽样误差

31. 答案：C
解析　频数分布有两个重要特征即集中趋势和离散趋势。集中趋势是指变量值集中的倾向，离散趋势是指变量值的分散情况。

31. 频数分布的两个重要特征是

A. 集中度和离散度

B. 对称性和偏态性

C. 集中趋势与离散趋势

D. 正态性和偏态性

E. 集中性和变异性

32. 答案：E
解析　变异系数可用来描述几组度量单位不同或相同但均数相差悬殊的数据的变异程度。此题身高和体重两组数据度量单位不同，故选择变异系数来比较其变异程度大小，故选项E正确。

32. 比较同一组儿童身高和体重的变异度，宜选择

A. 标准差　　　　　　　　B. 四分位数间距

C. 全距　　　　　　　　　D. 方差

E. 变异系数

33. 答案：D
解析　用于描述定量变量离散趋势的指标有全距、四分位数间距、方差、标准差、变异系数，因此选择D。

33. 下列指标中可以用来描述计量资料的离散程度的是

A. 算术平均数　　　　　　B. 几何均数

C. 中位数　　　　　　　　D. 全距

E. 百分位数

34. 答案：C

34. 偏态分布资料宜用哪个指标描述其集中趋势

A. 算术平均数　　　　　　B. 几何均数

C. 中位数　　　　　　　　D. 百分位数

E. 变异系数

35. 答案：C
解析　中位数可用于反映任何分布类型变量的集中趋势，特别是用于描述偏态分布变量、分布不明的变量或有不确定数据的变量的中心位置。

35. 频数分布两端无确切的资料，宜用以下哪个指标描述其分布的集中趋势

A. 算术平均数　　　　　　B. 几何均数

C. 中位数　　　　　　　　D. 百分位数

E. 均数

36. 答案：B
解析　σ为正态分布的形状参数。若固定μ，σ越小，曲线越陡峭，即越"瘦"；σ越大，曲线越平坦，即越"胖"，故选项B正确。

36. 正态分布中，当μ恒定后，σ越小，则

A. 曲线越"胖"　　　　　　B. 曲线越"瘦"

C. 曲线左移　　　　　　　D. 曲线右移

E. 曲线不变

37. 关于正态分布的特征，以下说法**错误**的是
  A. 正态分布曲线在 μ 处达最高点
  B. 正态分布的两个参数分别为 μ 和 σ
  C. 正态分布是以 0 为中心左右对称的一簇曲线
  D. 正态分布曲线下的总面积为 1
  E. 正态分布为对称分布

38. 描述性研究的特征是
  A. 以个体为单位收集和分析资料
  B. 选择不同性质的人群进行对比
  C. 被调查人群是以随机抽样的方式获得的
  D. 描述疾病分布的特点，可提供疾病的病因线索
  E. 可以验证病因假设

39. 描述性研究主要用于
  A. 确定疾病的病因
  B. 疾病分布调查
  C. 预防接种的效果研究
  D. 疾病危险因素的确定
  E. 疾病自然史研究

40. 下列哪项内容可以通过现况研究来实现
  A. 掌握目标人群中某疾病的患病率及其分布状态
  B. 确定疾病的病因
  C. 对疾病监测等资料的质量评价
  D. 评价疾病预防接种效果
  E. 评价疾病的治疗效果

41. 关于队列研究，下列哪项是**错误**的
  A. 研究的暴露是人为给予的
  B. 不适用于罕见病
  C. 设立对照
  D. 因果现象发生的时间顺序合理
  E. 可以了解疾病的自然史

37. 答案：C
解析　正态分布具有以下特征：①正态分布始终在横轴上方，在均数处曲线达到最高点；②正态分布以 μ 为对称轴，左右完全对称；③正态分布有两个参数为位置参数 μ 和形状参数 σ；④正态曲线下的面积分布有一定规律，正态曲线下的总面积为 1，$\mu \pm \sigma$ 的面积为 68.27%，$\mu \pm 1.96\sigma$ 的面积为 95%，$\mu \pm 2.58\sigma$ 的面积为 99%，故应选择 C。

38. 答案：D
解析　描述性研究通过描述疾病的三间分布特征，为病因假设提供线索，因此选项 D 正确。

39. 答案：B
解析　描述性研究用于描述人群中有关疾病或健康状态及有关特征和暴露因素的分布状况，因此选项 B 正确。

40. 答案：A
解析　现况研究是指通过对特定时点（或期间）和特定范围内人群中的疾病或健康状况和有关的分布状况的资料收集、描述，从而为进一步的研究提供病因线索，现况研究所得到的疾病频率是在特定时点或时期与范围内该群体的患病频率，因此选项 A 正确。

41. 答案：A
解析　队列研究按照研究对象的暴露状态分组，暴露与否是自然确定的不是人为给予的。

42. 答案：E
解析 普查是对总体中每个观察单位进行调查，与抽样调查相比，调查人数多，质量不易控制，易出现漏查，而且调查时间相对较长，但普查没有抽样误差。因此E正确。

43. 答案：D
解析 抽样调查是对抽取的部分观察单位进行调查，相对而言发生漏查的可能性较普查要低，故D不是抽样调查的特点。

44. 答案：C
解析 进行抽样研究需要足够的样本含量，这里的足够不是太多也不是太少，需用相应的公式进行估计，故选C。

45. 答案：A
解析 相对比是两个有关指标的比值，选项中患病率是频率指标，不属于相对比，故选择A。

46. 答案：D
解析 抽样方法分为随机抽样（概率抽样）和非随机抽样（非概率抽样），其中随机抽样有简单随机抽样、系统抽样、整群抽样和分层抽样，非随机抽样有便利抽样、雪球抽样、立意抽样、定额抽样。故应选择D。

47. 答案：A
解析 条形图是用等宽直条的长短表示相互独立的各指标数值大小及它们之间的对比关系，可以分为单式条图和复式条图。单式条图只有一个分组标志，复式条图有两个分组标志。此题欲表示不同年份、不同性别高血压的患病情况，有年份和性别两个分组标志，应使用复式条图，故选择A。

42. 与抽样调查相比，普查的优点是
    A. 调查的精确性高，不容易出现漏查
    B. 适用于患病率较高疾病的调查
    C. 调查质量有保证
    D. 可以快速获得疾病发病率资料
    E. 没有抽样误差

43. 下列哪项**不属于**抽样调查的特点
    A. 不适用于患病率低的疾病
    B. 工作量相对较小，调查进度快
    C. 设计、实施较复杂
    D. 观察的例数少，容易发生漏查
    E. 用样本统计量估计总体参数

44. 关于样本含量的描述，正确的是
    A. 样本量宜大不宜小
    B. 样本量越大，结果越准确
    C. 样本量足够就好
    D. 样本量大小由调查可行性决定
    E. 样本量越小越好

45. 以下哪个指标**不属于**相对比
    A. 患病率　　　　　　　　B. 变异系数
    C. 出生婴儿性别比　　　　D. 相对危险度
    E. 比值比

46. 下列抽样方法中，**不是**随机抽样的是
    A. 整群抽样　　　　　　　B. 分层抽样
    C. 简单随机抽样　　　　　D. 便利抽样
    E. 系统抽样

47. 欲用统计图表示某市2010年和2020年不同性别高血压的患病情况，应选择
    A. 复式条图　　　　　　　B. 单式条图
    C. 百分条图　　　　　　　D. 直方图
    E. 散点图

48. 欲描述某地2016年10岁男孩身高和胸围的关系，宜绘制
    A. 半对数线图　　　　　B. 圆图
    C. 直方图　　　　　　　D. 散点图
    E. 百分条图

48. 答案：D
解析　散点图是以直角坐标上点的密集程度和趋势来表示两个变量间的数量关系，此题需描述身高和胸围的关系，故选D。

49. 确定正常人某个指标的参考值范围时，调查对象是
    A. 从未患过病的人
    B. 健康达到了要求的人
    C. 只患过小病的人
    D. 排除影响研究指标的疾病和因素的人
    E. 全部的社区人群

49. 答案：D
解析　医学参考值制定中的"正常人"并不是没有疾病，而是指排除了影响研究指标的疾病或因素的人。因此只有选项D正确。

50. 在一项研究的最初检查中，人们发现某地30~44岁男女两组人群的冠心病患病率均为4%，于是认为该地该年龄组男女两性发生冠心病的危险相同，这个结论是
    A. 正确的
    B. 不正确的，因为没有区分发病率与患病率
    C. 不正确的，因为用百分比代替率来支持该结论
    D. 不正确的，因为没有设立对照组
    E. 不正确的，因为没有进行假设检验

50. 答案：B
解析　患病率和发病率是不同的概念，表示发生冠心病的危险应使用发病率，应加以区分。故选项B正确。

51. 男女性别比是
    A. 构成比　　　　　　　B. 相对比
    C. 频率　　　　　　　　D. 绝对数
    E. 速率

51. 答案：B
解析　性别比是男性与女性人数之比，故为相对比，选项B正确。

52. 某医院某年住院病人中肺癌病人占10.4%，该指标是
    A. 强度指标　　　　　　B. 频率指标
    C. 相对比指标　　　　　D. 绝对数指标
    E. 构成比指标

52. 答案：E
解析　构成比是表示某事物内部各组成部分在整体中所占的比重。

53. 已知男性的钩虫感染率高于女性，今欲比较甲、乙两镇居民的钩虫感染率，但甲镇人口女多于男，而乙镇男多于女，适当的比较方法是
    A. 直接比较即可

53. 答案：D
解析　当所比较的各组观察对象内部构成不同时，应考虑进行分层比较，或者对合计率进行标准化后再作比较。故选项D正确。

B. 进行卡方检验

C. 不具可比性，不能比较

D. 对性别进行标准化后再比较

E. 对人口进行调整后再比较

54. 答案：C
解析 该病男性和女性易患程度应该通过患病率反映，而题干中95%和5%为构成比，只能说明男性病人的比例高于女性，故应选择C。

54. 某病病人共120人，其中男性114人，女性6人，分别占95%与5%，则下列结论正确的是

A. 该病男性易得

B. 该病女性易得

C. 男性病人的比例高于女性

D. 女性病人的比例高于男性

E. 以上都不正确

55. 答案：B
解析 根据研究目的欲作农村居民AIDS感染情况及其影响因素的调查研究，故该县所有农村居民为其调查对象，故选项B正确。

55. 某县有30万人口，其中农村居民占90%，现欲作农村居民AIDS感染情况及其影响因素的调查研究，其调查对象为

A. 该县所有常住人口

B. 该县所有农村居民

C. 该县已婚的所有常住人口

D. 该县已婚的所有农村居民

E. 该县所有常住人口和农村居民

56. 答案：C
解析 某年总死亡率=同年内死亡人数/某年平均人口数×100%，故选C。

56. 计算某年总死亡率的分母是

A. 年初人口数

B. 年末人口数

C. 年平均人口数

D. 年任意时刻人口数

E. 调查时点的人口数

57. 答案：E
解析 某年婴儿死亡率=同年内不满1岁婴儿死亡数/某年活产总数×100%，故选项E正确。

57. 计算某年婴儿死亡率的分母为

A. 年初0岁组人口数

B. 年中0岁组人口数

C. 年末0岁组人口数

D. 年任意时刻0岁组人口数

E. 年活产总数

58. 反映疾病危害居民生命健康严重程度的指标有
    A. 某病病死率、死亡率
    B. 某病患病率、发病率
    C. 某病病死率、发病率
    D. 某病死亡率、患病率
    E. 某病发病率、死亡率

58. 答案：A

59. 某班200名同学，其血型如下

血型	A	B	O	AB
人数	60	57	63	20

血型是哪种变量
    A. 计量变量   B. 定量变量
    C. 无序分类变量   D. 有序分类变量
    E. 分类变量

59. 答案：C
解析　血型变量属于分类变量，其变量值间无程度差别，故选项C最佳。

60. 均数的标准误越小说明
    A. 观察个体的变异越小
    B. 观察个体的变异越大
    C. 抽样误差越大
    D. 抽样误差越小
    E. 由样本均数估计总体均数的可靠程度小

60. 答案：D
解析　均数的标准误是反映抽样误差大小的指标，标准误越小，说明抽样误差越小，此时由样本均数估计总体均数越可靠，因此选项D正确。

61. 根据样本资料算得某地健康成人白细胞计数的95%可信区间为$7.2 \times 10^9/L \sim 9.1 \times 10^9/L$，其含义是
    A. 估计总体中有95%的观察值在此范围内
    B. 有95%的总体均数在此范围内
    C. 有95%的区间包含样本均数
    D. 该区间包含样本均数的可能性为95%
    E. 该区间包含总体均数的可能性为95%

61. 答案：E
解析　总体均数可信区间是对总体均数进行的统计推断，可信区间或是正确（包含总体参数）、或是错误（不包含总体参数）；根据样本资料计算出的一个可信区间是否正确不确定，正确的可能性为$1-\alpha$，若$\alpha=0.05$，则该区间包含总体均数的可能性为$1-0.05=0.95$，即可能性为95%。因此选项E正确。

62. 假设检验的目的是
    A. 检验参数估计的准确度
    B. 检验参数估计的精确度
    C. 检验样本统计量是否不同
    D. 检验样本统计量与总体参数是否不同
    E. 检验总体参数是否不同

62. 答案：E
解析　假设检验属于统计推断，其结论针对总体参数而非样本统计量，所以C、D错误；A和B为参数估计的内容而非假设检验的范畴，所以选E。

63. 答案：D

解析　参数估计是指用样本统计量估计总体参数，故选项D正确。

64. 答案：D

解析　t分布曲线是以0为中心左右对称的一簇曲线，故而A、B错误；自由度越小分布曲线的峰越矮，尾部越宽，因此C错误；自由度相同时，绝对值越大，概率P越小，答案E错误；答案D当自由度趋于无穷时，分布趋于标准正态分布正确。

65. 答案：E

解析　非参数检验不依赖于总体分布的具体类型，不针对总体分布的参数作假设检验，故也称为任意分布检验。本题中总体方差不齐且呈极度偏态，因此宜用秩和检验；若资料服从正态分布，可考虑用t检验。

66. 答案：E

解析　t检验的应用条件：①独立性；②要求随机样本来自正态分布总体；③方差齐性。

67. 答案：E

解析　假设检验注意事项：设计类型和资料类型选用适当的检验方法，如成组设计的两样本均数比较可根据资料的特点选用成组t检验或F检验，或t检验等。故两个小样本数值变量资料比较的假设检验，首先应考虑资料符合t检验还是秩和检验的条件，故选E。

63. 参数估计的目的是
   A. 估计离散趋势
   B. 估计集中趋势
   C. 估计统计量
   D. 估计总体参数
   E. 估计抽样误差

64. 关于t分布，叙述正确的是
   A. t分布以μ为中心左右对称
   B. t分布是一条单峰曲线
   C. 自由度越小，曲线的峰度越高，尾部越宽
   D. 当自由度趋于无穷大时，t分布趋于标准正态分布
   E. 自由度相同时，t绝对值越大，概率P越大

65. 在作两样本均数比较时，已知n_1、n_2均小于30，总体方差不齐且呈极度偏态的资料宜用
   A. u检验
   B. χ^2检验
   C. t检验
   D. 方差分析
   E. 秩和检验

66. 两个小样本均数比较采用t检验应该满足
   A. 方差齐性，非正态性，独立性
   B. 方差不齐，正态性，非独立性
   C. 方差不齐，正态性，独立性
   D. 方差不齐，非正态性，非独立性
   E. 方差齐性，正态性，独立性

67. 两个小样本数值变量资料比较的假设检验，首先应考虑
   A. 用t检验
   B. 用秩和检验
   C. t检验或秩和检验均可
   D. 用u检验
   E. 资料符合t检验还是秩和检验

68. 对于一种危害严重的疾病，采取针对病因的措施后，评价其预防效果的指标是
    A. 死亡率　　　　　　　B. 病死率
    C. 发病率　　　　　　　D. 患病率
    E. 续发率

69. 表示急性传染病的流行强度宜用下列哪种指标
    A. 发病率　　　　　　　B. 死亡率
    C. 患病率　　　　　　　D. 罹患率
    E. 病死率

69. 答案：A
解析　疾病流行强度是指某种疾病在某地区一定时期内某人群中，发病数量的变化及其各病例间的联系强度，因此应选择A作为描述流行强度的指标。

70. 疾病的三间分布是指
    A. 年龄、性别、季节分布
    B. 年龄、季节、职业分布
    C. 年龄、季节、地区分布
    D. 地区、季节、职业分布
    E. 时间、地区、人群分布

70. 答案：E

71. 下列哪一种指标常用来说明疾病对人的生命威胁程度
    A. 发病率　　　　　　　B. 死亡率
    C. 患病率　　　　　　　D. 罹患率
    E. 病死率

71. 答案：E
解析　病死率是因某病死亡的人数与患有某病人数之比，当病死率高时，患该病后死亡的概率增加，因此病死率常用来说明疾病对人的生命威胁程度，故答案为E。

72. 疾病的流行强度是指在一定时期内，某病在某地区某人群中哪种指标的变化及其病例间的联系强度
    A. 死亡率　　　　　　　B. 发病率
    C. 患病率　　　　　　　D. 病死率
    E. 罹患率

72. 答案：B
解析　疾病流行强度是指某种疾病在某地区一定时期内某人群中，发病数量的变化及其各病例间的联系强度，因此选项B正确。

73. 下列哪种情况**不能**引起患病率的升高
    A. 新病例增加（即发病率增高）
    B. 治疗水平提高，病人免于死亡，但未痊愈，病程延长
    C. 未治愈者的寿命延长
    D. 诊断水平的提高
    E. 病死率增高

73. 答案：E
解析　发病率增加、诊断水平提高均可以出现更多的病人，治疗水平提高使得病人的病程延长或寿命延长，均可以增加患病的人数，因此选项ABCD均可使患病率升高，应选择E。

74. 答案：D
解析 预防水平提高时，发生该疾病可能性降低，可以使得该病的发病率降低，但不影响病死率。因此选择D。

75. 答案：C
解析 移民由于居住地不同，加之气候条件、地理环境等自然因素出现明显变化，同时其生活方式、风俗习惯等许多社会因素方面也存在很大差异，因此会对疾病造成影响。对移民疾病分布特征的研究，是时间、地区和人群三者的结合研究。故选项C正确。

76. 答案：E
解析 病死率是一定时期内，因患某病死亡的人数占患病总人数的比例，因此选项E正确。

77. 答案：C
解析 队列研究的结局是指预期结果的发生，如疾病、死亡或其他健康状况等，因此选项C正确。

78. 答案：B
解析 队列研究中所选的研究对象必须是在研究开始时没有出现所研究的结局的人，因此选项B正确。

74. 关于病死率的描述，**不正确**的是
A. 用于说明疾病的危害程度
B. 医护水平的提高可以降低病死率
C. 不可以直接比较不同医院的病死率
D. 预防水平提高可以降低病死率
E. 治疗水平提高可以降低病死率

75. 综合描述疾病的"三间分布"，最经典的流行病学方法是
A. 出生队列研究
B. 横断面研究
C. 移民流行病学研究
D. 血清流行病学
E. 遗传流行病学

76. 疾病的病死率为
A. 每10万人的粗死亡率
B. 该病的死亡专率
C. 患该种疾病的最终结果
D. 该病死亡在各类死亡中的比例
E. 该病病人的死亡百分比

77. 在队列研究中，结局的确切概念是指
A. 统计检验结果
B. 暴露属性的分组结果
C. 观察中出现了预期结果事件
D. 观察期限的终止时间
E. 研究队列中存在的混杂因素

78. 对某病进行前瞻性研究时，最初选择的队列应由下列何种人员组成
A. 患该病的人
B. 未患该病的人
C. 具有欲研究因素的人
D. 具有该病家族史的人
E. 不具有欲研究因素的人

79. 欲了解总人群发病率中归因于暴露部分的大小时，常用的指标是

　　A. 相对危险度

　　B. 归因危险度

　　C. 归因危险度百分比

　　D. 人群归因危险度

　　E. 比值比

79. 答案：D

解析　队列研究中估计其危险程度的指标有：相对危险度、归因危险度、归因危险度百分比、人群归因危险度和人群归因危险百分比。其中人群归因危险度和人群归因危险百分比，是指总人群发病率中归因于暴露的部分，用于衡量暴露对一个具体人群的危害程度。因此选项D正确。

80. 队列研究中调查对象应选择

　　A. 在有该病者中，选择有、无某种暴露因素的两个组

　　B. 在有该病者中选择有某种暴露因素的为一组，同时在无该病者中选择无某种暴露因素的为另一组

　　C. 在无该病者中选择有某种暴露因素的为一组，同时在有该病者中选择无某种暴露因素的为另一组

　　D. 在无该病者中，选择有、无某种暴露因素两组

　　E. 任选有无暴露的两个组

80. 答案：D

解析　一群人共同暴露于某种因素称为暴露队列，反之则称为非暴露队列，这两种队列构成了队列研究的研究对象。无论是暴露队列还是非暴露队列，研究对象都必须是有可能出现研究结局者。因此，队列研究的研究对象应该是在无该病者中，选择有、无某种暴露因素两组。

81. 队列研究的最大优点在于

　　A. 对较多的人群进行较长时间的随访

　　B. 发生选择偏倚的可能性比病例对照研究少

　　C. 较直接地确定病因与疾病的因果关系

　　D. 对混杂因素的作用易于控制

　　E. 研究结果常能代表全人群

81. 答案：C

解析　队列研究是由"因"至"果"观察，符合因果关系的时间顺序，论证因果关系的能力较强。

82. 在匹配病例对照研究中，为了增加研究的效率常用1∶M匹配，但M的取值一般**不超过**

　　A. 2　　　　　　　　　　B. 3

　　C. 4　　　　　　　　　　D. 5

　　E. 6

82. 答案：C

解析　匹配也称配比，是以对研究结果有干扰作用的某些变量为匹配变量，要求对照组与病例组在匹配变量上保持一致的一种限制方法。但匹配标准一定要适当，要求太高，不仅没有意义，还增加了工作难度，要求太低又达不到控制混杂的目的，因此一般不超过1∶4配比。

83. 反映某暴露因素与疾病关联强度的最好的指标是

　　A. 人群归因危险度

　　B. 全人群该病的发病率

　　C. 该因素的流行率

　　D. 相对危险度

　　E. 归因危险度

83. 答案：D

解析　相对危险度是暴露组的危险度与对照组的危险度之比，是反映暴露与发病关联强度的最有用的指标，因此选择D。

84. 答案：B
解析　选项A、C、D和E均是指在一定时期内（或某一时点）的情况，分子和分母都是人数，不包含时间概念，而发病密度是以观察人数为分母计算发病率，因此选择B正确。

85. 答案：A

86. 答案：A
解析　健康教育对象为各年龄、阶层的人士，因此其内容要求首先为通俗易懂。

87. 答案：E
解析　健康教育是有计划、有组织、有系统的社会教育活动，通过制订健康教育计划，开展针对个人、群体等进行不同方式的行为和活动，开展健康教育评价以评估健康教育活动是否达到预期效果。

88. 答案：B
解析　基本公共卫生服务项目由社区卫生服务中心及站点、乡镇卫生院及村卫生室负责具体实施。政府和卫生行政部门不具体负责实施。

89. 答案：D
解析　健康档案的建立要遵循自愿与引导相结合的原则，在使用过程中要注意保护服务对象的个人隐私，客观、准确地描述个人健康状况，及时动态更新相关疾病状况和生活方式。

84. 以人/年为单位计算的率为
   A. 发病率　　　　　　　　B. 发病密度
   C. 病死率　　　　　　　　D. 现患率
   E. 死亡率

85. 健康档案按其层次进行划分，可以分为的三种类型是
   A. 居民健康档案、家庭健康档案、社区健康档案
   B. 居民健康档案、医院健康档案、家族健康档案
   C. 居民健康档案、集体健康档案、医院健康档案
   D. 居民健康档案、社区健康档案、行政健康档案
   E. 居民健康档案、家庭健康档案、行政健康档案

86. 为提高健康教育内容的可接受性，应尽量做到
   A. 通俗易懂　　　　　　　B. 专业严谨
   C. 全面科学　　　　　　　D. 精准凝练
   E. 以上均是

87. 健康教育的基本方法包括
   A. 制订健康教育计划
   B. 群体健康教育
   C. 个体的健康教育
   D. 健康教育的评价
   E. 以上均是

88. 下列均为负责具体实施基本公共卫生服务的机构或部门，但**除外**
   A. 乡镇卫生院　　　　　　B. 县级卫生行政部门
   C. 村卫生室　　　　　　　D. 社区卫生服务中心
   E. 社区卫生服务站

89. 社区健康档案建立过程中应遵循的原则，**不包括**
   A. 动态性　　　　　　　　B. 客观性
   C. 准确性　　　　　　　　D. 公开性
   E. 以上均不包括

90. 下列哪一项**不属于**社区卫生诊断中定性收集资料的方法
    A. 普查　　　　　　　B. 专题小组讨论
    C. 面谈　　　　　　　D. 咨询
    E. 以上均不是

90. 答案：A
解析　普查工作包括对普查资料的搜集、数据汇总、资料评价、分析研究、编辑出版等全部过程，属于科学探究中的调查。

91. 社区健康调查对调查员的最基本要求是
    A. 实事求是的科学工作态度和高度责任心
    B. 医学水平越高的人越适于做调查工作
    C. 调查员应经过严格的培训和考核
    D. 不能诱导性地提问题
    E. 应有一定的文化水平

91. 答案：A
解析　调查要求调查员拥有实事求是的科学工作态度和高度责任心，以保证调查内容的真实性。

92. 健康档案书写的基本要求是
    A. 及时　　　　　　　B. 准确
    C. 完整　　　　　　　D. 清晰
    E. 以上均是

92. 答案：E

93. 社区健康调查研究的方法有
    A. 描述性研究和分析性研究
    B. 描述性研究和现况调查
    C. 现况调查和队列研究
    D. 病例对照和队列研究
    E. 描述性研究和队列研究

93. 答案：A
解析　社区健康调查研究方法包括描述性研究的个案调查、暴发调查、现况调查和属于分析性研究的病例对照调查和前瞻性调查。

94. 对病因不明疾病，描述性研究的主要任务是
    A. 寻找病因线索　　　B. 因果推断
    C. 确定病因　　　　　D. 验证病因
    E. 由果溯因

94. 答案：A
解析　描述性研究是指利用已有的资料或特殊调查的资料，包括实验室检验结果，描述疾病或健康状况在不同时间、地点或人群中的分布特点（"三间"分布），为进一步开展分析流行病学研究提供病因或流行因素的线索，即提出假设。

95. 关于现况调查的说法，**错误**的是
    A. 又称横断面调查
    B. 是在某一时点或短时期内的调查
    C. 能得到阳性率、感染率或现患率而得不到发病率资料
    D. 适用于急性非致死性疾病的研究
    E. 探索病因线索

95. 答案：D
解析　现况调查是在某时点或某时期内对某特定范围人群当时的疾病和健康状况以及相关特征和因素的调查分析，以描述调查状况的分布情况，探索疾病病因线索。

96. 答案：D
解析　等级资料指有一定级别的数据，如临床疗效分为治愈、显效、好转、无效，临床检验结果分为-、+、++、+++，疼痛等症状的严重程度分为0(无疼痛)、1(轻度)、2(中度)、3(重度)等，等级资料又称为半定量资料。

97. 答案：D
解析　标准差定义是总体各单位标准值与其平均数离差平方的算术平均数的平方根。它反映组内个体间的离散程度。

98. 答案：D
解析　传染病能够在人群中流行，必须同时具备传染源、传播途径和易感人群这三个基本环节，缺少其中任何一个环节，传染病就流行不起来。

99. 答案：A
解析　筛查的主要目的是早期发现、早期诊断、早期治疗，是用简易方法发现可疑病人，对筛检阳性者应进一步明确诊断，答案选A。

100. 答案：C
解析　第一级预防又称病因预防，是在疾病尚未发生时针对病因所采取的措施，也是预防、控制和消灭疾病的根本措施。第二级预防又称为临床前期预防(或症候前期预防)，即在疾病的临床前期做好早期发现、早期诊断、早期治疗的"三早"预防措施。

101. 答案：A
解析　维生素B₁又称硫胺素，它以辅酶的形式参与糖类的代谢，在糖类的氧化供能过程中发挥着重要的作用。此外，维生素B₁参与部分氨基酸和脂肪酸的代谢过程。

96. 将观察单位按某项指标的等级顺序分组，再清点各组观察单位的个数所得的资料称为

A. 计量资料　　　　　　　B. 计数资料

C. 配对资料　　　　　　　D. 等级资料

E. 等差资料

97. 表示一组正态分布观察值的离散程度大小，最常用的指标是

A. 极差　　　　　　　　　B. 离差平方和

C. 方差　　　　　　　　　D. 标准差

E. 平均值

98. 造成传染病流行的三个环节是

A. 传染源、传播途径、病原体

B. 传染源、传播途径、宿主

C. 病原、环境、宿主

D. 传染源、传播途径、易感人群

E. 传染源、宿主、易感人群

99. 筛检的目的是

A. 早期发现某病的可疑病人，以便进一步确诊

B. 提供该病的患病率资料

C. 研究疾病的自然史

D. 开展流行病学监测

E. 早发现、早诊断、早治疗

100. 心、脑血管疾病预防重点应放在

A. 第二级预防

B. 第一级预防

C. 第一、二级预防

D. 第三级预防

E. 第二、三级预防

101. 维生素B₁的生理功能主要为

A. 作为转酮醇酶的辅酶参与转酮醇作用

B. 以NAD和NADP的形式参与呼吸链

C. 作为一碳单位的运载体

D. 抗氧化功能

E. 作为羟化过程底物和酶的因子

102. 蛋白质腐败变质的鉴定指标中，最为敏感的是

A. 感官指标　　　　　　　　B. 物理指标

C. 化学指标　　　　　　　　D. 微生物指标

E. 放射性指标

103. 预防食品被黄曲霉素污染的最根本的措施是

A. 低温干燥去氧　　　　　　B. 挑选霉粒

C. 加碱　　　　　　　　　　D. 执行国家标准

E. 碾压

104. 人体能量消耗包括

A. 基础代谢消耗

B. 基础代谢、劳动和活动消耗

C. 基础代谢、劳动和活动，食物特殊动力消耗

D. 基础代谢、劳动和活动，食物特殊动力消耗，生长期还包括生长发育所需的能量消耗

E. 以上均不正确

105. 乳腺癌的高危人群，**不包括**

A. 30 岁以后初孕者

B. 12 岁以前月经初潮者

C. 50 岁以后绝经者

D. 高纤维膳食者

E. 乳腺癌早发家族史

106. 疾病筛查属于

A. 第一级预防　　　　　　　B. 第二级预防

C. 第三级预防　　　　　　　D. 医疗服务

E. 社区卫生服务

107. 社区老年人的保健重点，**错误**的是

A. 高龄、独居老人　　　　　B. 丧偶老人

---

102. 答案：A

解析　食品的腐败变质鉴定指标一般是从感官、物理、化学和微生物四个方面确定其适宜指标。以蛋白质为主的食品目前仍以感官指标最为敏感可靠，特别是通过嗅觉可以判定极轻微的腐败变质。

103. 答案：A

解析　预防黄曲霉素的污染，重点应该放在食品的防霉上，主要措施为严格控制食品贮存、运输、加工等过程中的温度和湿度，即做到低温、干燥、去氧。

104. 答案：D

105. 答案：D

解析　乳腺癌高危人群包括乳腺增生多年不愈、反复做人工流产手术、常用激素类药品或化妆品、有乳腺癌家族史、未哺乳、肥胖或过多摄入脂肪、精神抑郁、经常生气、心情不好、反复长期接触各种放射线、单身未孕、婚后不孕或初孕较晚、月经初潮过早或绝经过晚。

106. 答案：B

解析　第二级预防又称为临床前期预防（或症候前期预防），即在疾病的临床前期做好早期发现、早期诊断、早期治疗的"三早"预防措施。这一级的预防是通过早期发现、早期诊断而进行适当的治疗，来防止疾病临床前期或临床初期的变化，能使疾病在早期就被发现和治疗，避免或减少并发症、后遗症和残疾的发生。这一级预防主要采取病例早期发现，开展疾病筛检，或进行某些特殊体检等方法。

107. 答案：C

解析　社区老年人重点保健对象包括高龄、独居老人，丧偶老人，新近出院老人，老年精神障碍者。

C. 住院的老人　　　　　　　　D. 新近出院的老人

E. 老年精神障碍者

108. 答案：C

108. 据原卫生部疾病控制局、中国疾病预防控制中心编制的《健康生活方式核心信息》中指出："烟草烟雾中含有（　　）种化学物质和化合物，其中（　　）种有毒，至少（　　）种致癌。"，下列选项中正确的是

A. 500、数十、5　　　　　　B. 1 000、数十、10

C. 7 000、数百、70　　　　　D. 2 000、数十、20

E. 5 000、数百、60

109. 答案：D
解析　吸烟的危害包括致癌作用、对心血管的影响、对呼吸道的影响、对消化道影响、对生育功能的影响等。

109. 哪一项**不属于**吸烟的危害

A. 心血管疾病　　　　　　　　B. 胃及十二指肠溃疡

C. 孕妇流产、胎儿畸形　　　　D. 精神疾病

E. 呼吸系统疾病

110. 答案：C
解析　成人体重指数（BMI）计算为体重（kg）除以身高（m）的平方，其结果低于18.5kg/m² 为过轻，18.5~<24kg/m² 为正常，24~<28kg/m² 为超重，≥28kg/m² 为肥胖。

110. 下列有关中国成年人BMI的描述，正确的是

A. BMI ≥ 28kg/m² 为超重

B. BMI ≥ 31kg/m² 为肥胖

C. 24kg/m² ≤ BMI<28kg/m² 为超重

D. BMI ≥ 25kg/m² 即为肥胖

E. BMI等于体重/身高

111. 答案：D

111. 应将膳食中的食盐量逐步降低，最好控制在每天

A. 12g以下　　　　　　　　　B. 10g以下

C. 8g以下　　　　　　　　　　D. 6g以下

E. 4g以下

112. 答案：C
解析　高血压病人饮食应当限制食盐摄入，限制碳水化合物和脂肪等热量摄入，限制饮酒，适量摄入蛋白质，多吃含钾、钙丰富而含钠低的食品。

112. 合理安排高血压病人饮食，**错误**的说法是

A. 限制食盐，适当补钾

B. 限制热量

C. 限制钙的摄入

D. 限酒

E. 限制精制糖的摄入

113. 针对"老年空巢综合征"的应对措施，下列指导思想正确的是
    A. 以社区养老为主，以家庭养老为辅
    B. 以家庭养老为主，以社区养老为辅
    C. 以创造良好的养老社会环境为主，以家庭养老为辅
    D. 以发挥老人积极作用为主，以创造良好环境为辅
    E. 以提高老人生活情趣为主，以家庭养老为辅

114. 下列属于高血压第三级预防内容的是
    A. 合理饮食，控制体重
    B. 开展高血压的健康教育
    C. 低盐饮食，适量运动
    D. 预防靶器官损害，控制并发症
    E. 定期测量血压

115. 社区高血压病例管理流程三个步骤是
    A. 收集资料、整理资料、分析资料
    B. 评估、分类、处理
    C. 评估、分类、教育
    D. 采集病史、诊断评价、建立健康档案
    E. 采集病史、体格检查、辅助检查

116. 健康危险因素评价技术是用来研究
    A. 健康危险因素与慢性病发病率及死亡率之间的关系
    B. 健康危险因素与急性病发病率及死亡率之间的关系
    C. 健康危险因素与健康保护因素之间的相互作用的关系
    D. 健康危险因素对健康损害的机制
    E. 健康危险因素与所有疾病发病率及死亡率之间的关系

117. 亚健康状态**不包括**
    A. 更年期综合征   B. 疲劳综合征
    C. 焦虑   D. 慢性病发病初期
    E. 疾病恢复期

---

113. 答案：B
解析 "空巢"是指无子女或子女成人后相继离开家庭，剩下中老年人独自生活的家庭，特别是老年单身家庭。空巢综合征是指老年人生活在"空巢"环境下，由于人际关系疏远而产生被分离、舍弃的感觉，常出现孤独、空虚、寂寞、伤感、精神萎靡、情绪低落等一系列心理失调症状。因此以家庭为主，以社区为辅，丰富老人生活内容，提高老人生活情趣是比较适合的方式。

114. 答案：D
解析 第三级预防亦称临床预防。第三级预防可以防止伤残和促进功能恢复，提高生存质量，延长寿命，降低病死率。主要是对症治疗和康复治疗措施。

115. 答案：B

116. 答案：A
解析 健康危险因素评价技术的定义是研究健康危险因素与慢性病发病率及死亡率之间数量依存关系及其规律性的一种技术。

117. 答案：D
解析 亚健康是指人体处于健康和疾病之间的一种状态。处于亚健康状态者，不能达到健康的标准，表现为一定时间内的活力降低，功能和适应能力减退的症状，但不符合现代医学有关疾病的临床或亚临床诊断标准。

118. 答案：A
解析　《中国居民膳食指南》：增加蔬菜水果摄入同时降低脂肪摄入，与仅增加蔬菜水果的摄入两种膳食模式，均可有效降低血压，在群体水平上可降低心血管疾病的发病风险。

119. 答案：D
解析　平衡膳食宝塔第一层为谷类，建议450~750g；第二层为蔬菜、水果类，建议400~500g；第三层为鱼、肉、蛋类，建议125~200g；第四层为豆、奶类，建议100~150g；第五层为油脂类，建议小于25g。

120. 答案：C
解析　研究表明，高血压是最重要的独立的脑卒中危险因素，早期治疗高血压可明显降低脑卒中的发病率。

121. 答案：B

122. 答案：C
解析　维生素的共同特点：①维生素或其前体都在天然食物中存在，但从未有一种天然食物含有人体所需的全部维生素；②在体内既不供给热能，也不构成机体组织；③每天需要量极少，通常以毫克，甚至微克计，但却是维持机体的正常生理功能所必需；④在体内不能合成或者合成的数量不能满足机体的需要时，必须由食物供给。

123. 答案：E
解析　疾病预防控制和健康管理的基本策略是通过评估和控制健康风险，达到维护健康的目的。包括早期发现高危人群和病人，开展健康教育和实施干预措施，激发目标人群自我健康意识和自我管理能力，以达到维护健康的目的。

118. 对预防心血管疾病有益的饮食习惯是
　　A. 常吃蔬菜和水果　　　　　B. 多饮茶水
　　C. 多吃海产品　　　　　　　D. 多吃腌制食品
　　E. 多饮用饮料和非烈性酒

119. 平衡膳食宝塔中第五层油脂类要求每人每天摄入量不超过
　　A. 50g　　　　　　　　　　B. 30g
　　C. 40g　　　　　　　　　　D. 25g
　　E. 100g

120. 脑卒中最重要的、独立的危险因素是
　　A. 高血脂　　　　　　　　　B. 心脏病
　　C. 高血压　　　　　　　　　D. 肥胖
　　E. 吸烟、饮酒

121. 冠心病的预防与控制的重点是
　　A. 治疗高血压
　　B. 从儿童时期抓起，以健康教育为首要措施
　　C. 适量运动
　　D. 早发现
　　E. 早治疗

122. 哪项不是维生素的特点
　　A. 天然食物组成成分　　　　B. 维持健康所必需
　　C. 每天需要较多　　　　　　D. 维持人体生长
　　E. 可由食物供给

123. 疾病预防控制与健康管理的策略不包括
　　A. 通过筛查及早发现高危人群与病人
　　B. 开展健康教育
　　C. 实施干预措施
　　D. 激发自我健康意识和自我管理能力
　　E. 积极治疗疾病

124. 关于社区卫生服务需求评价的叙述，**错误**的是

    A. 运用社会学、人类学、流行病学和卫生经济学等研究方法

    B. 对社区卫生服务的需求、需要、供给与利用状况全面进行分析与评价

    C. 确定社区内需优先解决的卫生问题，确认社区可利用的现有卫生资源

    D. 通过实施相应的卫生计划、干预措施来解决社区现有的主要卫生问题

    E. 目标是解决该社区所有健康问题

124. 答案：E

125. 社区卫生诊断报告的撰写要求**不包括**

    A. 实事求是

    B. 共性与个性相结合

    C. 突出重点

    D. 可行性与可操作性

    E. 内容尽可能详尽

125. 答案：E

126. 社区卫生诊断报告的内容**不包括**

    A. 社区优先解决的卫生问题

    B. 社区重点干预对象

    C. 社区重点干预因素

    D. 社区综合防治策略与措施

    E. 防治措施的干预效果

126. 答案：E

127. 新生儿保健的重点应放在

    A. 生后第1周   B. 生后10天内

    C. 生后第2周   D. 生后第3周

    E. 生后第4周

127. 答案：A
解析 新生儿第1周是特殊护理保护年龄段，以降低发病率、死亡率，并早期筛查先天性、遗传性疾病，视、听觉异常等。

128. 小儿需要蛋白质较成人相对较高的原因是

    A. 婴儿以乳类食品为主要食品

    B. 由于生长发育需要正氮平衡

    C. 氨基酸在体内并非完全吸收

    D. 婴儿对蛋白质消化吸收能力差

    E. 婴儿利用蛋白质的能力差

128. 答案：B
解析 由于生长发育需要正氮平衡，小儿需要蛋白质较成人相对较高。

129. 答案：C

130. 答案：D
解析　母乳蛋白质总量虽较少，但其中白蛋白多而酪蛋白少，故在胃内形成凝块小，易被消化吸收；含不饱和脂肪酸的脂肪较多；乳糖量多，可促进肠道乳酸杆菌生长；含微量元素如锌、铜、碘较多，钙磷比例适宜（2:1），易于吸收，故减少发生佝偻病；较多的消化酶如淀粉酶、乳脂酶等，有助于食物消化。

131. 答案：B
解析　新生儿期是指胎儿娩出母体并自脐带结扎起，至出生后满28天的这一段时间。

132. 答案：D
解析　生理性黄疸是指单纯因胆红素代谢特点引起的暂时性黄疸，在出生后2~3天出现，4~6天达到高峰，7~10天消退，早产儿持续时间较长，除有轻微食欲缺乏外，无其他临床症状。若生后24小时即出现黄疸，每天血清胆红素升高超过5mg/dl或每小时>0.5mg/dl；持续时间长，足月儿>2周，早产儿>4周仍不退，甚至继续加深加重或消退后重复出现或生后一周至数周内才开始出现黄疸，均为病理性黄疸。

133. 答案：A
解析　WHO《促进母乳喂养成功的十点措施》：①将书面的母乳喂养政策，常规地传达到所有保健人员；②对所有保健人员进行必要的技术培训，使其能实施这一政策；③要把有关母乳喂养的好处及处理方法告诉所有的孕妇；④帮助母亲在产后半小时内开始母乳喂养；⑤指导母亲如何喂奶，以及在需要与其婴儿分开的情况下如何保持泌乳；⑥除母乳外，禁止给婴儿吃任何食物及饮料，除非有医学指征；⑦实行母婴同室，让婴儿和母亲一天24小时在一起；⑧鼓励按需哺乳；⑨不要给母乳喂养的婴儿吸橡皮奶头，或使用奶头作为安慰物；⑩传达母乳喂养支持组织已建立的信息，并将出院母亲转给这些组织。

129. 小儿能量代谢与成人的主要**不同点**是
　　A. 小儿基础代谢所需能量少，活动所需能量多
　　B. 小儿基础代谢所需能量少，尚有生长发育需要能量
　　C. 小儿基础代谢所需能量多，尚有生长发育需要能量
　　D. 小儿排泄损失能量较多，尚有生长发育需要能量
　　E. 小儿排泄损失能量较少，活动所需能量较多

130. 关于母乳的优点，**错误**的是
　　A. 钙磷比例适当，较少发生低钙血症
　　B. 含消化酶较多
　　C. 乳糖量较多
　　D. 含饱和脂肪酸多
　　E. 蛋白质、糖、脂肪比例适当

131. 新生儿期是指
　　A. 从出生到生后30天内
　　B. 从出生到生后28天内
　　C. 从出生到生后7天内
　　D. 从出生到生后42天内
　　E. 从出生到生后60天内

132. 新生儿生理性黄疸的特点，**错误**的是
　　A. 生后2~3天出现黄疸
　　B. 足月新生儿生后2周内黄疸消退
　　C. 50% ~60%的足月儿出现生理性黄疸
　　D. 生后24小时内出现黄疸
　　E. 以上均不正确

133. 关于母乳喂养，下列哪项**不正确**
　　A. 哺乳期间可吸吮橡皮奶头作安慰物
　　B. 指导母亲如何喂奶
　　C. 与其婴儿分开时应保持泌乳
　　D. 禁止给婴儿喝饮料
　　E. 鼓励按需哺乳

134. 促进婴幼儿感知觉发展的目的主要是

    A. 促进体格发育   B. 促进心理行为发育

    C. 促进代谢功能   D. 促进内分泌功能

    E. 以上均不正确

135. 佝偻病预防要点**不应**包括

    A. 多晒太阳

    B. 提倡母乳喂养

    C. 及时添加辅食

    D. 给予大量维生素D制剂

    E. 定期进行体格检查

136. 幼儿缺铁最主要的病因是

    A. 铁供给不足   B. 吸收障碍

    C. 需要增加   D. 慢性失血

    E. 以上均不正确

137. 为预防睡眠时溢奶而致窒息，婴儿睡眠时宜采用以下哪种体位

    A. 左侧卧位   B. 右侧卧位

    C. 平躺   D. 俯卧

    E. 仰卧

138. 集体儿童可在以下哪种机构接受健康管理服务

    A. 社区卫生服务中心   B. 乡镇卫生院

    C. 托幼机构   D. 市级医院

    E. 私人诊所

139. 婴儿营养不良早期临床表现为

    A. 体重不增或减轻

    B. 身高低于正常

    C. 皮下脂肪减少或消失

    D. 皮肤干燥苍白没有弹性

    E. 以上均不正确

140. 母乳摄入不足的表现**不包括**

    A. 体重增长不足，生长曲线平缓甚至下降

---

134. 答案：B

135. 答案：D

解析 佝偻病即维生素D缺乏性佝偻病是由于婴幼儿、儿童、青少年体内维生素D不足，引起钙、磷代谢紊乱，产生的一种以骨骼病变为特征的全身、慢性、营养性疾病。佝偻病的预防要点：① 孕妇在怀孕期间应多晒太阳和多户外活动，平时多喝牛奶；② 孕妇在孕期的5个月以后，开始每天补充适量的钙；③ 孕妇于妊娠中、晚期补充维生素D，每天400~800U；④ 宝宝要多晒太阳和户外活动，这一点是最重要的，也最经济、最有效的；⑤ 从满月开始，每天补充适量的维生素D，建议每天400~800U。鱼肝油要每天吃，一直坚持到1岁半左右；⑥ 提倡母乳喂养，哺乳期间妈妈要补充适量的钙剂、鱼肝油和多晒太阳，每天喝奶粉；⑦ 6个月以后婴儿要每天补充适量的钙剂。

136. 答案：A

解析 造成幼儿缺铁的最主要原因是幼儿摄入食品受限，导致铁供给不足，正确答案为A。

137. 答案：B

解析 婴儿睡眠时宜右侧卧位，可预防睡眠时溢奶而致窒息。

138. 答案：C

解析 散居儿童根据户籍所在地前往相应社区卫生服务中心进行健康管理服务；集体儿童以托幼机构为准，进行健康管理服务。

139. 答案：A

140. 答案：C

B. 睡眠时间少于1小时

C. 吸吮时可闻及吞咽声

D. 尿量每天少于6次

E. 哺乳间隔时间缩短

141. 答案：B

141. 儿童健康管理服务提供饮食调养、起居活动等指导，传授（　　）等常用穴位按揉技术

A. 百会、涌泉　　　　　　　B. 足三里、涌泉

C. 足三里、关元　　　　　　D. 百会、关元

E. 百会、足三里

142. 答案：B

142. 按孕产妇系统管理要求进行保健，怀孕女性按要求建立孕产妇保健册的时间应在

A. 孕10周前　　　　　　　B. 孕12周前

C. 孕14周前　　　　　　　D. 孕16周前

E. 孕18周前

143. 答案：E

143. 建立孕期保健册后，孕妇到乡镇卫生院、社区卫生服务中心进行产前检查的次数和时间分别是

A. 孕12~16周、17~20周、21~28周、29~36周、37~40周至少各1次

B. 孕12~16周、17~20周、21~28周、29~36周、37~40周至少各2次

C. 孕16~20周、21~24周、28~36周、37~40周至少各3次

D. 孕16~20周、21~24周、28~36周、37~40周至少各2次

E. 孕16~20周、21~24周、28~36周、37~40周至少各1次

144. 答案：E
解析　双胎妊娠常见的并发症包括早产、流产、妊娠期高血压疾病、贫血、羊水过多、胎膜早破、胎膜早剥及前置胎盘、妊娠期肝内胆汁淤积症、宫缩乏力、产后出血及产褥感染等。

144. 双胎妊娠常见的并发症有

A. 妊娠期高血压疾病

B. 妊娠期肝内胆汁淤积症

C. 胎膜早破

D. 产后出血

E. 以上均是

145. 孕产期保健管理中，强调避免致畸因素和疾病对胚胎的不良影响，同时进行产前筛查和产前诊断的宣传告知的个人卫生、心理和营养保健指导，应从何时开展

    A. 孕早期　　　　　　　　B. 孕中期

    C. 孕晚期　　　　　　　　D. 产褥期

    E. 哺乳期

146. 乡镇卫生院、社区卫生服务中心为正常产妇做产后42天健康检查，异常产妇进行检查的机构为

    A. 上级医疗卫生机构　　　B. 原分娩医疗卫生机构

    C. 县级医疗卫生机构　　　D. 区级医疗卫生机构

    E. 任意医疗机构

147. 孕妇以哪种卧位为佳

    A. 仰卧　　　　　　　　　B. 俯卧

    C. 左侧卧位　　　　　　　D. 右侧卧位

    E. 自我感觉舒适

148. 每12小时正常胎动的数量为

    A. >10次　　　　　　　　B. >15次

    C. >20次　　　　　　　　D. >25次

    E. >30次

149. 当胎动数12小时（　　　）次，说明胎儿宫内缺氧

    A. <10　　　　　　　　　B. <15

    C. <20　　　　　　　　　D. <30

    E. <35

150. 胎儿娩出后24小时内出血量达到或超过（　　　）称为产后出血，下列选项中正确的是

    A. 100ml　　　　　　　　B. 200ml

    C. 500ml　　　　　　　　D. 1 000ml

    E. 1 500ml

151. 孕前保健的目的是

    A. 了解婚配是否影响胎儿健康

---

145. 答案：A

解析　怀孕初期3个月都是属于孕早期，这3个月是胎儿发育的关键时期，此时胎儿各个器官开始分化成熟。这个阶段不要随意服用药物，补充叶酸，防止胎儿神经管畸形。开展个人卫生、心理和营养保健指导。

146. 答案：B

147. 答案：C

解析　①左侧卧位可以减轻妊娠子宫对孕妇主动脉的压迫，可以维持正常子宫动脉的血流量，保证胎盘的血液供给，给胎儿提供生长发育所需的营养物质。②左侧卧位可以减轻妊娠子宫对下腔静脉的压迫，增加回到心脏的血流量。回心血量的增加，可使肾脏血流量增多，改善脑组织的血液供给，有利于避免和减轻妊娠高血压综合征的发生。③在妊娠晚期，子宫呈右旋转，左侧卧位可改善子宫的右旋转程度，由此可减轻子宫血管张力，增加胎盘血流量，改善子宫内胎儿的供氧状态，有利于胎儿的生长发育，对于减少低体重儿的出生和降低围产儿死亡率有重要意义，特别是在胎儿发育迟缓时，采取左侧卧位可使治疗取得更好效果。

148. 答案：E

解析　正常情况胎动1小时不少于3~5次，12小时明显胎动次数为30~40次以上。

149. 答案：A

解析　如果12小时胎动少于20次，则为异常；少于10次，则表明胎儿有危险，在子宫内有缺氧现象。

150. 答案：C

解析　胎儿娩出后24小时内出血量超过500ml者称为产后出血，80%患者发生在产后2小时内。晚期产后出血是指分娩24小时以后，在产褥期内发生的子宫大量出血，多见于产后1~2周。

151. 答案：D

解析　比较理想的妊娠应当选择男女双方，尤其是女方的身体、精神心理和社会环境等方面均在最佳时期时，孕前保健的目的也就是选择受孕的最佳时期。

B. 筛查妊娠危险因素

C. 遗传性疾病的产前检查

D. 选择适宜的受孕时机

E. 以上均不正确

152. 答案：B

解析　孕中期孕16~20周开始描绘妊娠图，了解胎动出现的时间。

152. 孕中期开始描绘妊娠图，了解胎动出现的具体时间段为

　　A. 13~15周　　　　　　B. 16~20周

　　C. 20~24周　　　　　　D. 24~26周

　　E. 26周以后

153. 答案：D

解析　脐带扭转为脐带异常的一种，较少见。胎儿活动可以使正常的脐带呈螺旋状，即脐带顺其纵轴扭转，生理性扭转可达6~11周。脐带过分扭转多在近胎儿脐轮部变细呈索状坏死，引起血管闭塞或伴血栓存在，胎儿可因血液运输中断而死亡。

153. 下列哪项与职业有害因素**无关**

　　A. 先天缺陷　　　　　　B. 低出生体重

　　C. 子代智力发育　　　　D. 脐带扭转

　　E. 以上均无关

154. 答案：D

解析　妊娠后3个月至出生后6个月是大脑发育的关键时期，神经细胞基本全部形成但功能尚未完善，突触的发生和轴突的髓鞘化等重要发育过程刚刚形成，摄入足够且均衡的营养是婴儿完成神经系统发育的基础。

154. 营养对脑发育影响的关键时期是

　　A. 妊娠期的后3个月

　　B. 妊娠期的后6个月

　　C. 出生后的前6个月

　　D. 妊娠后3个月至出生后6个月

　　E. 出生后前3个月

155. 答案：A

解析　孕前女性开始服用叶酸片最佳的时间为孕前3个月。

155. 孕前女性开始服用叶酸片最佳的时间为

　　A. 孕前3个月　　　　　B. 孕前4个月

　　C. 孕前1个月　　　　　D. 孕前6个月

　　E. 孕前2个月

156. 答案：C

156. 关于产后检查，下述正确的是

　　A. 产后1个月去医院做产后健康检查

　　B. 产后3个月去医院做产后健康检查

　　C. 产后42天去医院做产后健康检查

　　D. 产后56天去医院做产后健康检查

　　E. 产后2个月去医院做产后健康检查

157. 基层医疗卫生机构对老年人健康评估时可酌情选择以下辅助检查，但**除外**
   A. 血常规、尿常规、尿微量白蛋白、大便潜血
   B. 肝功能、肾功能
   C. 空腹血糖、血脂
   D. 颅脑磁共振
   E. 心电图、胸部X线片

157. 答案：D
解析 国家基本公共卫生服务项目中，老年人健康管理服务辅助检查包括血常规、尿常规、肝功能、肾功能、空腹血糖、血脂和心电图检测等。

158. 老年人生活自理能力评估程度等级分成
   A. 2级　　　　　　B. 3级
   C. 4级　　　　　　D. 5级
   E. 6级

158. 答案：C
解析 老年人生活自理能力评估：0~3分，可自理；4~8分，轻度依赖；9~18分，中度依赖；≥19分，不能自理。

159. 老年人生活自理能力评估的内容，**不包括**
   A. 洗澡　　　　　　B. 更衣
   C. 上下楼梯　　　　D. 做家务
   E. 进餐

159. 答案：D
解析 老年人生活自理能力评估包括进餐、梳洗、穿衣、如厕、活动5个部分，上下楼梯在活动内。

160. 老年人健康管理工作的目标**不包括**
   A. 单纯延长老年人的预期寿命
   B. 最大限度地延长老年人独立生活自理的时间
   C. 缩短老年人伤残期与需要依赖他人护理的时间
   D. 延长老年人健康生活的年限
   E. 提高老年人的生存质量，实现健康老龄化

160. 答案：A

161. 老年人情感状态粗筛阳性需进一步开展的检查为
   A. 简易智力状态检查量表
   B. 情感状态检查量表
   C. 老年抑郁量表
   D. 中医体质辨识问询表
   E. 个人既往史

161. 答案：C

162. 下列关于老年糖尿病第二级预防目标的表述中，下列选项中正确的是
   A. 提高糖尿病的检出率，尽早发现和及时处理糖尿病
   B. 有效控制糖尿病人的血压

162. 答案：A
解析 糖尿病的第二级预防要求早期发现，并及时处理。

C. 积极治疗糖尿病视网膜病变

D. 注意检测有无糖尿病性肾病

E. 以上均是

163. 答案：C
解析　老年人晚上散步不安全因素较多，光线较暗、路况不清，且经过白天一天，晚上体能较差。

163. "饭后走一走，活到九十九"说出了散步和健康的关系，下面老年人散步的方法**错误**的是

A. 散步对肌肉、关节、心脏、呼吸、神经系统都有好处

B. 散步主要是下肢肌肉的活动，通过锻炼可以防止老年人下肢肌肉的萎缩，保持关节灵活性

C. 散步最好是在晚上8点左右

D. 散步时应步履轻松，闲庭信步

E. 散步时需要注意天气情况

164. 答案：B
解析　老年综合健康评估是指在躯体、精神、社会心理、自理能力等多个维度测量老年人整体健康水平的一种健康的测量方法。

164. 老年人综合健康评估包括

A. 体能测定和心理测试

B. 身体、心理和社会经济能力

C. 患慢性病的种类、体能测定和心理测试

D. 患慢性病的严重程度、体能测定和心理测试

E. 以上均不正确

165. 答案：A
解析　基本公共卫生服务项目中规定每年为老年人提供1次健康管理服务，包括健康相关信息采集（体格检查、辅助检查、询问生活方式等）、健康状况和健康指导。

165. 下面对老年人健康管理服务的理解正确的是

A. 对慢病管理的老年人，1次健康管理服务相当于1次随访

B. 老年人健康管理就是完成一年1次的全面体检

C. 没有参加新农合的老年人不应纳入健康管理服务对象中

D. 对于行动不便的老年人，通过上门询问生活方式情况和体格检查，应视为完成了1次全面的健康管理服务

E. 以上均不正确

166. 答案：A
解析　老年人健康管理所要求的表格是老年人生活自理能力自我评估表、老年人简易智力检查量表、老年人抑郁量表。

166. 下列哪项管理表单**不是**老年人健康管理所要求的

A. 老年人健康状态自我评估表

B. 老年人简易智力检查量表

C. 老年人生活自理能力自我评估表

D. 老年人抑郁量表

E. 以上均不是

167. 关于老年人认识功能粗筛计时的时间段，正确的是

    A. 即时和1分钟时　　　　B. 即时和2分钟时

    C. 1分钟和2分钟时　　　　D. 1分钟和3分钟时

    E. 1分钟和5分钟时

167. 答案：A

168. 简易智力状态检查得分，划分痴呆的标准正确的是

    A. 文盲（未受教育）≤15分

    B. 小学程度（受教育年限≤6年）≤20分

    C. 中学（包括中专）程度≤25分

    D. 大学（包括大专）程度≤30分

    E. 以上均不正确

168. 答案：B
解析　划分痴呆的标准：文盲（未受教育）≤17分，小学程度（受教育年限≤6年）≤20分，中学（包括中专）程度≤22分，大学（包括大专）程度≤23分。

169. 以下所列项目，哪一项**不是**老年人健康管理服务中健康相关信息采集的内容

    A. 询问生活方式　　　　B. 体格检查

    C. 辅助检查　　　　　　D. 中医体质辨识

    E. 症状

169. 答案：D

170. 老年人中医药健康管理的服务对象为

    A. 60岁及以上的常住居民

    B. 65岁及以上的户籍居民

    C. 60岁及以上的户籍居民

    D. 65岁及以上的常住居民

    E. 60岁及以上的所有居民

170. 答案：D

171. 对于老年人护理，我们随访时针对家属的宣教应

    A. 需要了解老年病的特点

    B. 需要了解老年人与老年病的特点

    C. 需要了解疾病的治疗

    D. 需要家属督促严格控制老年人行为

    E. 以上均不正确

171. 答案：B

172. 答案：B
解析 老年人中医药健康管理服务记录中体质类型共分9种：平和质、气虚质、阳虚质、阴虚质、痰湿质、湿热质、血瘀质、气郁质、特禀质。

172. 目前关于老年人中医药健康管理服务记录表中体质类型分类，共有几种
A. 6种 　　　　　　　　B. 9种
C. 10种 　　　　　　　D. 12种
E. 14种

173. 答案：B

173. 世界卫生组织提出老年人最好的运动是
A. 慢跑 　　　　　　　B. 步行
C. 登山 　　　　　　　D. 钓鱼
E. 骑自行车

174. 答案：E
解析 老年抑郁量表（GDS）≥15分提示老年抑郁可能，应转上级医院精神科处理。

174. 老年抑郁量表检查，超过多少分提示老年抑郁可能
A. ≥7分 　　　　　　　B. ≥9分
C. ≥11分 　　　　　　D. ≥13分
E. ≥15分

A2型题

1. 答案：C
解析 普查是指在特定时点、特定范围内的全部人群（总体）均为研究对象的调查。普查属于现况研究的一种，是对特定时点、特定范围的全部人群进行的调查。研究者通过对社区全部居民进行调查，可以了解某社区居民的高血压状况，因此属于普查，选项C正确。

1. 为研究某社区居民高血压患病率及其分布特点，现拟对该社区的全部居民进行体检并填写健康调查问卷，这种研究方法属于
A. 抽样调查 　　　　　　B. 生态学研究
C. 普查 　　　　　　　　D. 疾病分布研究
E. 健康调查

2. 答案：C
解析 调查社区中1万人有750人患糖尿病，750/10 000=7.5%，因此7.5%为患病率。

2. 研究人员对某社区居民开展了糖尿病调查，发现2016年该社区1万人中共有糖尿病病人750例，据此可得出
A. 罹患率为7.5% 　　　　B. 发病率为7.5%
C. 患病率为7.5% 　　　　D. 累积发病率7.5%
E. 发病密度为7.5%

3. 答案：B
解析 该资料中30万人共查出患病人数90人，因此可以计算患病率。

3. 对某地30万人进行基本普查，共查出某病病例90人，据此可得出
A. 某地某病发病率为90/30万
B. 某地某病患病率为90/30万
C. 某地某病罹患率为90/30万

D. 某地某病续发率为90/30万

E. 某病累积发病率为90/30万

4. 某婴儿，足月产，7日龄，皮肤、巩膜黄染，血清总胆红素203μmol/L，最可能的诊断是

A. 病理性黄疸   B. 新生儿溶血症

C. 生理性黄疸   D. 先天性胆道闭锁

E. 以上均不正确

4. 答案：C

5. 男性正常小儿，测得体重7.0kg，身高66cm，头围41cm，最可能的年龄为

A. 3月龄   B. 6月龄

C. 9月龄   D. 12月龄

E. 18月龄

5. 答案：B

解析　参考儿童生长发育对照表。

6. 某70岁老年高血压病人，护理时应做到

A. 头痛加重一定要服抗高血压药物

B. 手足麻木一定要服抗血栓药

C. 饮食要适当限制盐的摄入量

D. 语言不畅不必去医院诊治

E. 家中静养，不适宜走动

6. 答案：C

7. 某70岁老年糖尿病病人，护理时应做到

A. 教会病人自己测血糖和调整用药

B. 每天应该按医生的医嘱进行饮食控制

C. 不吸烟、不饮酒、少运动

D. 低盐、低脂、低糖、低蛋白质饮食

E. 家中静养，不适宜走动

7. 答案：B

8. 有10个传染病病人，他们的潜伏期（天）分别为2、5、4、6、3、6、9、19、3、18，其中位数为

A. 3   B. 4

C. 4.5   D. 5.5

E. 6

8. 答案：D

解析　中位数代表一个样本、种群或概率分布中的一个数值，其可将数值集合划分为相等的上下两部分。对于有限的数集，可以通过把所有观察值高低排序后找出正中间的一个作为中位数。如果观察值有偶数个，通常取最中间的两个数值的平均数作为中位数。

9. 答案：B

解析 将观察单位按某种属性或类别分类所得各组的观察单位数称为计数资料。该题中仅对发现龋齿的人数进行了统计，而未记录描述龋齿的情况，因此为计数资料。

10. 答案：A

解析 调查样本中某个目标时间发生的数量占调查样本的百分比为率。

11. 答案：B

解析 详见第二章第一节A2题型12题解析。

12. 答案：B

解析 调查人群观察单位的所有指标率均≥5%，即二项式分布时，样本量计算方法：当容许误差0.1P时，样本量$n=400\times(1-P)/P$；当容许误差0.15P时，样本量$n=178\times(1-P)/P$。可按系统抽样方法抽样。如果人群性别、职业、学历等特征分布呈不同区域聚集，可分层抽样。

1. 答案：A

解析 粗死亡率是未经调整的死亡率，它是某地区一段时间的死亡人数与该时期平均总人数之比。因此选项A正确。

---

9. 对某地200名16岁中学生开展口腔检查，发现患龋齿的人数为54人，该资料属于

A. 计量资料 B. 计数资料
C. 等级资料 D. 半定量资料
E. 以上均不正确

10. 欲了解某地35岁及以上人口患肥胖的情况，随机抽取13 549人，其中1 665人患有肥胖，计算1 665/13 549×100%=12.29%。该结果属于

A. 率 B. 标准化率
C. 构成比 D. 相对比
E. 以上均不正确

11. 10万人口以上的社区，需要抽取多少人的样本进行社区诊断

A. 2%~3% B. 5%~10%
C. 10%~15% D. 15%~20%
E. 20%~25%

12. 10万人口以下的社区，需要抽取多少人群样本进行社区诊断

A. 至少5% B. 至少10%
C. 至少15% D. 至少20%
E. 至少25%

A3型题

【1~3题共用题干】

某乡2020年全乡共有死亡人数236人，其中男性116人；恶性肿瘤导致的死亡人数为27人。已知该乡2020年7月1日的常住人口为35 487人，男性居民为17 065人。

1. 该乡的死亡率（粗死亡率）为

A. 236/35 487 B. 236/17 065
C. 116/35 487 D. 116/17 065
E. 27/35 487

2. 该乡的男性居民死亡专率为

    A. 236/35 487   B. 236/17 065

    C. 116/35 487   D. 116/17 065

    E. 27/35 487

2. 答案：D

解析 男性居民死亡专率为男性居民死亡人数与男性人口数之比，故选项D正确。

3. 该乡的恶性肿瘤死亡专率为

    A. 236/35 487   B. 236/17 065

    C. 116/35 487   D. 116/17 065

    E. 27/35 487

3. 答案：E

解析 恶性肿瘤死亡专率为某时期恶性肿瘤死亡数与同期平均人口数之比，该资料中恶性肿瘤死亡人数为27人，故恶性肿瘤死亡率为27/35 487，选项C正确。

【4~5题共用题干】

2016年某市开展了一项肺癌的流行病学调查。调查中将该市划分为6个区，在每个区随机抽取20个调查点，每个调查点再随机抽取1 000人。调查发现共有60人新发肺癌。

4. 本次研究类型属于

    A. 普查   B. 抽样调查

    C. 个案调查   D. 生态学研究

    E. 病例报告

4. 答案：B

解析 研究中从某市随机抽取观察单位进行调查，故而属于抽样调查，选项B正确。

5. 利用该资料可以估计

    A. 发病率   B. 患病率

    C. 罹患率   D. 疾病谱

    E. 死亡率

5. 答案：A

解析 上述资料中6个区，每区20个调查点，每个调查点随机抽取1 000人，则可计算出调查人数约为120 000人，同时给出了1年中的新发肺癌的人数60，故可以估算发病率，选项A正确。

【6~9题共用题干】

某乡有人口4万人约10 000户，欲以户为单位抽取2 000人进行某病的调查。

6. 该调查属于

    A. 普查   B. 抽样调查

    C. 典型调查   D. 个案调查

    E. 入户调查

6. 答案：B

解析 此研究从全乡中抽取2 000人进行调查，属于抽样调查，故选项B正确。

7. 答案：B

解析　该乡共4万人约10 000户，平均每户4人，需抽取2 000人时，估计需要500户，选项B正确。

7. 本次调查需抽取多少户

A. 50户　　　　　　　　　　B. 500户

C. 200户　　　　　　　　　D. 2 000户

E. 100户

8. 答案：D

解析　系统抽样是指按照一定顺序每隔若干间隔抽取一定的观察单位，研究中随机抽取第一户，然后以相等的间隔抽取其他户，属于系统抽样，选项D正确。

8. 若按该乡家庭人口登记名册，随机抽取第1户，以后按照相等的间隔抽取，对抽取的家庭进行调查。这种抽样方法称为

A. 多级抽样　　　　　　　　B. 整群抽样

C. 分层抽样　　　　　　　　D. 系统抽样

E. 简单抽样

9. 答案：A

解析　共1 000户，需要随机抽取500户，故抽样的间隔是20。答案A正确。

9. 抽样中间隔的户数是

A. 20　　　　　　　　　　　B. 10

C. 5　　　　　　　　　　　D. 2

E. 资料不足，不能计算

【10~13题共用题干】

欲了解某地城乡婴儿营养状况有无差别，测量了其血红蛋白含量如下。

某地婴儿血红蛋白浓度

年龄	调查人数		血红蛋白浓度 / ($g \cdot L^{-1}$)		贫血人数	
	农村	城市	农村	城市	农村	城市
5月龄	122	52	111.3 ± 9.1	124.8 ± 10.1	12	4
7月龄	87	60	106.3 ± 8.7	121.6 ± 9.9	7	6

10. 答案：A

解析　血红蛋白需要用定量的方法测量获得，因此属于定量资料，选项A正确。

10. 该研究中血红蛋白资料属于

A. 定量资料　　　　　　　　B. 无序分类资料

C. 有序分类资料　　　　　　D. 等级资料

E. 属性资料

11. 答案：B

解析　根据血红蛋白测定值将每名婴儿划分为贫血与非贫血，贫血与否只有两种情况，属于无序分类变量，选项B正确。

11. 该研究中贫血与否属于

A. 定量资料　　　　　　　　B. 无序分类资料

C. 有序分类资料　　　　　　D. 等级资料

E. 属性资料

12. 对该地城市和农村婴儿贫血率进行比较，应使用
    A. 直接比较即可　　　　　B. 不能比较
    C. 总体率的估计　　　　　D. t检验
    E. 卡方检验

13. 对该地城市和农村婴儿平均血红蛋白含量进行比较，应使用
    A. 直接比较即可　　　　　B. 不能比较
    C. 总体率的估计　　　　　D. t检验
    E. 卡方检验

B1 型题

【1~3题共用备选答案】
A. 石棉沉着病病人中间皮瘤、肺癌及胃肠癌的发生率高于其他职业人群
B. 水痘、流行性脑脊髓膜炎和流行病感冒等常在大城市发生流行
C. 因诊断水平的提高使患病率升高
D. 流行性乙型脑炎和脊髓灰质炎多为隐性感染
E. 2009年甲型H1N1流感流行在冬春季节

1. 反映人群分布的是

2. 反映地区分布的是

3. 反映时间分布的是

【4~5题共用备选答案】
A. 简单随机抽样　　　　　B. 系统抽样
C. 分层抽样　　　　　　　D. 整群抽样
E. 双盲抽样法

4. 抽样误差最小的随机抽样方法是

12. 答案：E
解析　贫血与否为无序分类变量，可以计算出城市和农村婴儿贫血率，两样本率进行比较应使用卡方检验，选项E正确。

13. 答案：D
解析　血红蛋白属于定量资料，对于两样本均数进行比较应使用t检验，选项D正确。

1. 答案：A
解析　人群分布是指疾病在某一不同人群属性或分组中具有其分布特点，选项中A是研究疾病在不同职业人群中的特点，属于人群分布。

2. 答案：B
解析　选项B是研究疾病在不同地区（城市）的流行特点，因此属于地区分布。

3. 答案：E
解析　冬春季节流行甲型H1N1流感，属于疾病的季节性特点，因此E反映的是疾病的时间分布。

4. 答案：C

5. 答案：D

解析　四种基本的随机抽样方法是简单随机抽样、系统抽样、分层抽样、整群抽样，其抽样误差从小到大依次是：分层抽样、系统抽样、简单随机抽样、整群抽样。因此选项D正确。

6. 答案：C

解析　条形图是用等宽直条的长短表示相互独立的各指标的大小及它们之间的对比关系，此题欲描述不同职业与肝炎患病率的关系，应选择条形图。

7. 答案：D

解析　直方图适用于描述连续型定量变量的频数分布，此题儿童体重为连续型定量变量，欲反映其频数分布情况，应选择直方图。

8. 答案：B

解析　饼图表示事物内部各组成部分构成比的图形，故选B。

9. 答案：A

解析　参考老年人生活自理能力评估表，进餐轻度依赖为0分，适当时间内能完成部分穿衣为3分，偶尔有失禁、借助较小的外力为1分，拐杖能上下顶楼梯为1分，共计5分。

10. 答案：C

解析　参考老年人生活自理能力评估表，进餐为轻度依赖0分，在协助下能完成部分梳洗活动为3分，需要协助穿衣为3分，偶尔失禁为1分，借助小外力能上下顶楼梯为1分，共计8分。

5. 随机抽样方法中抽样误差最大的是

【6~8题共用备选答案】

A. 散点图　　　　　　　　B. 饼图
C. 条形图　　　　　　　　D. 直方图
E. 百分条图

6. 某研究者打算利用横断面调查资料描述职业与肝炎患病率的关系，其统计图宜采用

7. 反映一组新生儿体重的频数分布情况宜采用

8. 欲用统计图表示某市2020年痢疾、肝炎、流行性脑脊髓膜炎、麻疹和腮腺炎5种传染病的构成情况应使用

【9~10题共用备选答案】

A. 5分　　　　　　　　　B. 7分
C. 8分　　　　　　　　　D. 10分
E. 11分

9. 一位老人进餐为轻度依赖，在适当时间内能完成部分穿衣，偶尔有失禁，借助较小的外力和拐杖能上下顶楼梯，其生活自理情况得分为

10. 一位老人进餐为轻度依赖，在协助下能完成部分梳洗活动和穿衣，偶尔失禁，借助小外力能上下顶楼梯，其生活自理情况得分为

简　述　题

1. 简述同一资料标准差与均数的关系。

答案　均数和标准差是两类不同性质的统计指标，均数用于描述数据的集中趋势，标准差用于描述数据的离散趋势，两者之间无数量关系，标准差可以大于均数也可以小于均数。

解析：在医学研究中，绝大多数情况均数是大于标准差的，但是两者之间并无数量关系，标准差可以大于均数。

2. 简述常用的集中趋势指标的适用范围。

答案　常用的集中趋势指标有3个，分别是算数均数（简称均数）、几何均数、中位数。其中，均数主要用于对称分布，特别是正态或近似正态分布资料；几何均数主要用于呈倍数关系的数据或原始观察值取对数后呈正态或近似正态分布的资料；中位数可以用于描述任何数值变量资料的集中趋势，特别是偏态分布、分布不明确、资料一端或两端无确切数值的资料。

解析：医学研究中常用的集中趋势指标有3个，各个指标都有其不同的适用条件，应根据资料的特点选择合适的指标进行描述。

3. 简述极差、四分位数间距、标准差和变异系数的适用范围。

答案　这四个指标均是数值变量资料离散趋势指标。其中，极差与四分位数间距可用于任何分布，后者较前者稳定，主要用于偏态分布资料；标准差最为常用，但要求资料服从或近似服从正态分布；变异系数多用于度量单位不同或均数相差悬殊的多组资料间离散趋势的比较。

解析：不同离散趋势指标的适用范围不同，在应用时要进行区分使用。

4. 简述正态分布的主要特征。

答案　正态分布的主要特征有：①正态分布曲线在均数处最高，两端逐渐下降，与X轴永不相交。②以均数为中心左右对称。③正态分布曲线的位置由总体均数μ决定，是正态分布的位置参数，μ增大曲线右移，μ减小曲线左移；曲线的形状由σ决定，是正态分布的形态参数，σ增大曲线变"矮胖"，σ变小曲线变"瘦高"。④正态分布曲线下的总面积为1，曲线下面积分布有一定的规律。

解析：正态分布的分布特征是正态分布学习的重要内容。

5. 标准差和均数的标准误有何区别与联系？

答案　区别：①意义不同：标准差是反映数值变量资料离散趋势的指标，均数的标准误是反映均数抽样误差的指标。②表示符号不同：总体标准差用σ表示，样本标准差用S表示，均数的标准误理论值用$\sigma_{\bar{X}}$表示，估计值用$S_{\bar{X}}$表示。③计算公式不同：标准差的计算公式$S=\sqrt{\dfrac{\sum(X-\bar{X})^2}{n-1}}$，均数的标准误计算公式$S_{\bar{x}}=S/\sqrt{n}$。④用途不同：标准差用于描述数值变量资料离散趋势，均数的标准误主要用于总体均数的区间估计和t检验。

联系：均数的标准误与标准差的大小成正比。

解析：标准差和均数的标准误是两个不同的概念。

6. 疾病的时间分布包括哪些方面？

答案　疾病的时间分布包括4方面。①短期波动：是指人群中大多数人在短期内接触或暴露于同一致病因素，导致短期内出现大量病人。②周期性：指疾病发生频率随一定的时间间隔呈现规律性变动的情况。③季节性：指疾病每年在一定季节内呈现发病率升高的现象。④长期趋势：指对疾病动态的连续数年乃至数十年的观察，疾病的病原体、临床表现、发病率、死亡率等的变化或是同时发生的变化情况。

7. 简述病例对照研究的优点和局限性。

答案　病例对照研究的优点：①病例对照研究不需要太多的研究对象，特别适合于罕见病的研究；②较易于组织实施，省力、省时、省钱；③适用于病因探讨；④可以同时研究多个因素与某种疾病的联系，特别适合于探索性病因研究；⑤对研究对象多无损害。

其局限性为：①病例对照研究不适于研究人群中暴露比例很低的因素；②选择研究对象时，病例对照研究难以避免选择偏倚；③信息的真实性难以保证，暴露于疾病的时间先后常难以判断，因此论证因果关系的能力没有队列研究强；④获取既往信息时，难以避免回忆偏倚；⑤不能测定暴露组和非暴露组疾病的率。

8. 简述队列研究的优点和局限性。

答案　队列研究的优点：①研究对象暴露资料的收集在结局发生之前，且由研究者亲自观察得到，资料可靠，一般不存在回忆偏倚；②队列研究可以直接计算暴露组和对照组人群的发病率或死亡率，可直接计算 RR 和 AR 等反映疾病危险关联的指标，可以充分而直接地分析暴露的病因作用；③病因发生在前，疾病发生在后，因果现象发生的时间顺序合理，加之偏倚较少，又可直接计算各项测量与疾病危险关联的指标，其检验病因假说的能力较强，一般可证实病因联系；④有助于了解人群疾病的自然史，有时还可能获得多种预期以外的疾病的结局资料；⑤样本量大，结果比较稳定。

其局限性为：①队列研究不适于发病率很低的疾病的病因研究；②随访时间长，对象不易保持依从性，容易产生失访偏倚；③研究耗费的人力、物力、财力和时间较多，组织工作艰巨；④对研究设计要求严格。

9. 简述筛检试验的评价指标。

答案　筛检试验的评价指标可分为三类：①真实性，也称为准确性，是测量值与实际值相符合的程度，评价指标有灵敏度和假阴性率、特异度与假阳性率、正确指数、似然比、符合率。②可靠性，也称可重复性，是指在相同条件下用某测量工具重复测量同一受试者时获得相同结果的稳定程度，评价指标有标准差和变异系数、符合率和 Kappa 值。③预测值，反映应用筛检结果来估计受检者患病和不患病可能性大小的指标，包括阳性预测值和阴性预测值。

10. 简述疾病流行强度的种类。

答案　疾病流行的强度是指某种疾病在某一地区一定时期内某人群中发病数量的变化及各病例间的联系程度，常用散发、暴发和流行表示。其中，散发是指发病率呈历年的一般水平，各病例间在发病时间和地点方面无明显联系；暴发是指在一个局部地区或集体单位中，短时间内突然有很多相同的病人出现；流行是指某病在某地区显著超过该病历年发病水平；当疾病的发病水平超过该地一定历史条件下的流行水平时，称为大流行。

名词解释

1. 病例对照研究

答案　病例对照研究指比较一组病例与一组或多组对照既往暴露于研究因素水平的

方法。即选定患有某病和未患某病的人群，分别调查其既往暴露于某个或某些危险因素的情况和程度，以此研究暴露因素与某病有无关联及其关联程度的大小。

2. 发病率

答案　发病率表示在一定时期内，某人群中某病新发生的病例出现的频率。发病率用于描述疾病分布状态，反映疾病对人群健康的影响。一定时期通常指1年。

3. 患病率

答案　患病率也称现患率，是指某特定时间内总人口中某病新旧病例所占的比例。患病率按观察时间不同分为期间患病率和时点患病率。时点患病率在理论上无时间长度，一般不超过1个月；期间患病率所指的时间通常超过1个月。

4. 罹患率

答案　罹患率通常指在某一局限范围、短时间内的发病率。罹患率与发病率一样也是人群新发病例数的指标，观察时间单位可以是天、周、旬、月。该指标适用于局部地区疾病的暴发。

5. 感染率

答案　感染率是指在某个时间内能检查的整个人群样本中，某病现有感染者人数所占的比例。感染率可分为现状感染率和新发感染率，现状感染率的性质与患病率相似，新发感染率类似发病率。

6. 死亡率

答案　死亡率表示一定人群在一定期间内死于某病（或死于所有原因）的频率。死亡率中的一定时期通常指1年。

7. 病死率

答案　病死率表示一定时期内，因患某种疾病死亡的人数占患病总人数的比例。一定时期对于病程较长的疾病可以是1年，病程短的可以是月、天。病死率与死亡率的主要区别在于病死率用于描述某种疾病严重程度，而死亡率则指某时间死于某病的频率，两者的分母不同。

8. 生存率

答案　生存率又称存活率，是指接受某种治疗的病人或某病病人中，经若干年随访（通常为1年、3年、5年）后，尚存活的病人数所占的比例。生存率反映疾病对生命的危害程度，也可用于评价某种治疗的远期疗效。

9. 散发

答案　散发是指发病率呈历年的一般水平，各病例间在发病时间和地点方面无明显联系，散在发生。确定散发时，多与此前3年该病的发病率进行比较。

10. 暴发

答案　暴发是指在一个局部地区或集体单位中，短时间内突然有很多相同的病人出现。传染病和非传染性疾病均可呈暴发状态。

11. 流行

答案 流行是指某病在某地区显著超过该病历年发病率水平。流行的判定应根据不同病种、不同时期、不同历史情况进行。

12. 总体

答案 根据研究目的确定的同质观察单位的全体,确切地说是同质观察单位某种观察值的集合。总体的概念中需要注意两个关键点,一是同质观察单位,一是全体。

13. 样本

答案 从总体中随机抽取的部分观察单位其测量值的集合称为样本。获得样本时,应采用随机抽样的方法使其具有代表性。所谓随机抽样是指总体中每一个观察单位都有相同的机会被选入样本中。

14. 抽样误差

答案 由于生物个体存在变异,随机抽样造成的一类误差为抽样误差,表现为样本指标与总体指标之间存在差异。抽样误差受多种因素的影响,随机变化,不可消除,但可以通过统计学处理来估计。

15. 概率

答案 描述某随机事件发生可能性大小的数值。概率用来衡量某随机事件发生可能性大小,当重复次数足够多时,可以用频率来估计,其取值范围为0~1。

16. 参数

答案 用来描述总体特征的指标称为参数。参数是固定的常数,多数情况下参数是未知的,但可以通过样本指标来估计。

17. 统计量

答案 用来描述样本的统计指标称为统计量。统计量是在总体参数附近波动的随机变量,可以用来估计总体参数。

18. 平均数

答案 平均数是一组用于描述数据集中趋势(平均水平)的指标,医学领域中常用的有算数均数(均数)、几何均数和中位数。平均数是一类统计指标,不单纯指算术平均数。

19. 中位数

答案 中位数是指将一组数据从小到大排列,位次居中的数值。计算时一般要先排序,然后选择位置在中间的。中位数不一定是观察值,如果观察值为奇数则中间位置的观察值即为中位数,但若观察值是偶数,则为居中位置的两个变量值的平均值。

20. 变异系数

答案 一组资料的标准差除以均数,用于比较观察单位不同或均数相差较大的几组资料的变异程度。变异系数是单位均数的变异程度,因此,当比较的几组资料均数差别较大时,使用变异系数比较恰当。变异系数无单位,故也可用于单位不同的资料变异程度的比较。

21. 标准误

答案 样本统计量的标准差称为标准误。标准误是用于描述资料抽样误差的统计指标，标准误越小抽样误差越小，反之亦然。

22. 可信区间

答案 可信区间是按预先给定的概率确定的包含总体参数的一个范围。预先给定的概率通常称为可信度，因而按这个概率确定的范围称为可信区间，该区间可能包含总体参数，也可能不包含，但其包含的可能性为该概率。

23. 相对数

答案 两个有关联的数据之比称为相对数，用以说明事物的相对关系。相对数是用于描述分类变量资料的一组统计指标，用以说明事物的相对关系，便于对比分析。

24. 率

答案 某现象实际发生数与可能发生该现象总数之比，用以说明某现象发生的频率或强度。率的分母部分是可能发生该现象的观察单位数。

25. 构成比

答案 构成比是事物内部某一部分的观察单位数与事物内部各部分观察单位总数的比值，用于描述事物内部各个部分所占的比例。事物内部各部分构成比之和为1。

26. 相对比

答案 相对比是两个有关指标的比值，用以说明两个指标的比例关系。相对比中的两个指标的性质可以相同，也可以不同，可以是绝对数，也可以是相对数。

27. 队列研究

答案 队列研究是选定暴露于某因素的人群和未暴露于该因素的人群，追踪观察其各自的发病结局，比较两组人群发病结局的差异，从而判断暴露因素与疾病间有无因果关联及关联程度的大小的一种研究方法。

28. 现况研究

答案 现况研究是指通过对特定时点（或期间）和特定范围内人群中的疾病或健康状况和有关的分布状况的资料收集、描述，从而为进一步的研究提供病因线索。现况研究是在特定时间内完成的，犹如时间维度的一个断面，故又称横断面研究；由于这种研究所得到的疾病频率是在特定时点或时期与范围内该群体的患病频率，故又称之为患病率研究。

29. 普查

答案 普查是指在特定时点、特定范围内的全部人群（总体）均为研究对象的调查。普查属现况研究的一种，是对特定时点、特定范围的全部人群进行的调查。

30. 抽样调查

答案 抽样调查是指通过随机抽样的方法，对特定时点、特定范围内人群的一个代表性样本的调查。抽样调查是对所抽取的样本进行调查，其目的是通过样本的统计量来估计总体参数所在范围，即通过对样本的研究对象的调查研究，来推论其所在总体的情况。

31. 样本含量

答案 样本中包含的观察单位的个数称为样本含量。样本含量要与样本个数进行区别。样本个数是指有几个样本，而样本含量又称样本容量或样本量，指样本中包含的观察单位数量。

32. 随机抽样

答案 随机抽样是遵循随机化原则获得样本的一种方法，抽样时必须保证总体中的每个观察单位都有同等的机会被选入。随机抽样的关键在于总体中每个观察单位被抽到的机会相同。

33. 暴露

答案 暴露是指曾经接触过某种因素或具备某种特征。暴露可以是接触过某种因素，也可以是具备某种特征。

34. 危险因素

答案 危险因素是指能使人群发病率升高的内外环境因素。危险因素常被称为病因，如吸烟是肺癌发生的危险因素。

35. 保护因素

答案 保护因素指能使人群发病率降低的内外环境因素。保护因素是使发病率降低的因素，如经常锻炼能降低人群冠心病的发病率，是冠心病的保护因素。

36. 筛检

答案 筛检是通过快速的检验、检查或其他措施，将可能有病但表面上健康的人同可能无病的人区分开来。筛检试验只是一个初步检查，对筛检实验阳性或可疑阳性者，应进一步确诊。筛检的目的是早发现、早诊断和早治疗，属于第二级预防的范畴。

37. 相对危险度

答案 相对危险度是指暴露组发病或死亡的危险是非暴露组的多少倍，即两组危险度之比。相对危险度，用 RR 值表示，是队列研究反映暴露与疾病（死亡）关联强度的指标。

38. 比值比

答案 比值比是指暴露于某因素发生疾病的危险性是未暴露于该因素的发病危险性的多少倍。比值比用 OR 表示，是病例对照研究中表示疾病与暴露之间关联强度的指标。在病例对照研究中不能直接计算发病率，因此不能直接计算 RR，只能计算 OR，但在疾病率小于5%时，OR 与 RR 很接近，可以用 OR 近似地估计 RR。

39. 选择偏倚

答案 选择偏倚是指由于选入的研究对象与未选入的研究对象在某些特征上存在差异而引起的误差。选择偏倚是由于选择研究对象的偏性造成的一种误差，常发生于研究的设计阶段。

40. 信息偏倚

答案 信息偏倚又称观察偏倚或测量偏倚，是在收集整理信息过程中由于测量暴露于结局的方法有缺陷造成的系统误差。信息偏倚主要发生在资料收集整理过程中，主要是测量暴露与结局的方法有缺陷造成的误差。

41. 混杂偏倚

答案 在研究某个因素与某种疾病的关系时，由于某个既与疾病有制约关系，又与所研究的暴露因素有联系的因素的影响，掩盖或夸大了所研究的暴露因素与疾病的关系，这种现象或影响称为混杂，它所带来的偏倚称为混杂偏倚。造成混杂偏倚的因素既与暴露因素有关系，又与研究的疾病有关系，而且它的存在使得暴露因素与疾病的关系被掩盖或夸大。

42. 描述性研究

答案 描述性研究指利用已有的资料或特殊调查的资料，按不同地区、时间及人群特征分组，描述人群中有关疾病或健康状态及有关特征和暴露因素的分布状况。描述性研究通过描述疾病的三间分布特征，为病因假设提供线索，是流行病学研究工作的起点。

（万宇辉）

第二节 基本公共卫生服务

A1 型题

1. 以下哪一项**不属于**严重精神障碍疾病的是
   A. 精神分裂症　　　　　B. 分裂情感障碍
   C. 神经症　　　　　　　D. 癫痫所致精神障碍
   E. 双相情感障碍

   1. 答案：C
   解析 严重精神障碍疾病主要包括：精神分裂症、分裂情感障碍、妄想性障碍、双相情感障碍、癫痫所致精神障碍、精神发育迟滞伴发精神障碍。

2. 对严重精神障碍病人每年至少随访次数为
   A. 1次　　　　　　　　B. 2次
   C. 3次　　　　　　　　D. 4次
   E. 5次

   2. 答案：D
   解析 《国家基本公共卫生服务规范（第三版）》规定对严重精神障碍病人每年至少随访4次。

3. 在随访严重精神障碍病人时应进行危险性评估，共分为（　　）级
   A. 2　　　　　　　　　B. 3
   C. 4　　　　　　　　　D. 5
   E. 6

   3. 答案：E
   解析 《国家基本公共卫生服务规范（第三版）》规定对应管理的严重精神障碍病人，每次随访应对病人进行危险性评估，危险性评估分为6级。

4. 答案：B

5. 答案：D

6. 答案：C

7. 答案：D

8. 答案：E
解析 《国家基本公共卫生服务规范（第三版）》要求对于严重精神障碍病人，在建立居民健康档案时，除填写个人基本信息表外，还应填写《严重精神障碍患者个人信息补充表》。

4. 一组分裂症状和情感症状同时存在又同样突出，常有反复发作的精神病。分裂症状为妄想、幻觉及思维障碍等阳性精神病性症状，情感性症状为躁狂发作或抑郁发作症状，此为
A. 精神分裂症　　　　　　　　B. 分裂情感障碍
C. 双相障碍　　　　　　　　　D. 妄想性障碍
E. 癫痫所致精神障碍

5. 一组以系统妄想为主要症状，而病因未明的精神障碍，若有幻觉则历时短暂且不突出。在不涉及妄想的情况下，无明显的其他心理方面异常，30岁以后起病者较多，此为
A. 精神分裂症　　　　　　　　B. 分裂情感障碍
C. 双相障碍　　　　　　　　　D. 妄想性障碍
E. 癫痫所致精神障碍

6. 以明显而持久的心境高涨或低落为主的一组精神障碍，并有相应的思维和行为改变。可有精神病性症状，如幻觉、妄想。大多数病人有反复发作的倾向，每次发作多可缓解，部分可有残留症状或转为慢性，此为
A. 精神分裂症　　　　　　　　B. 分裂情感障碍
C. 双相障碍　　　　　　　　　D. 妄想性障碍
E. 癫痫所致精神障碍

7. 在将严重精神障碍病人纳入管理时，需由家属提供或直接转自原承担治疗任务的专业医疗卫生机构的疾病诊疗相关信息，同时为病人进行
A. 一次体检　　　　　　　　　B. 家访
C. 探视　　　　　　　　　　　D. 一次全面评估
E. 门诊预约

8. 对于严重精神障碍病人，在建立居民健康档案时，除填写个人基本信息表外，还应填写（　　），在随访中发现个人信息有所变更时，要及时变更
A.《严重精神障碍患者个人信息表》

B.《严重精神障碍患者家庭信息表》

C.《严重精神障碍患者个人情况补充表》

D.《严重精神障碍患者家庭成员表》

E.《严重精神障碍患者个人信息补充表》

9. 以下对自知力完全的描述，正确的是

   A. 病人精神症状消失，真正认识到自己有病，能透彻认识到哪些是病态表现，并认为需要治疗

   B. 病人承认有病，但缺乏正确认识和分析自己病态表现的能力

   C. 病人否认自己有病

   D. 认为自己有精神病就可以出院

   E. 以上均不正确

9. 答案：A
解析　自知力完全是指病人精神症状消失，真正认识到自己有病，能透彻认识到哪些是病态表现，并认为需要治疗。

10. 在开展严重精神障碍病人的健康管理工作时，社区卫生服务机构应该配备

    A. 足够的医生

    B. 接受过严重精神障碍管理培训的专（兼）职人员

    C. 多名护士

    D. 1名护士

    E. 1名医生

10. 答案：B
解析　《国家基本公共卫生服务规范（第三版）》要求配备接受过严重精神障碍管理培训的专（兼）职人员，开展规范所规定的对严重精神障碍病人健康管理工作。

11. 对精神疾病病人病情稳定或基本稳定并且服用氯氮平等药物者，至少间隔（　　）检查血常规一次

    A. 2周   B. 1个月

    C. 3个月   D. 6个月

    E. 1年

11. 答案：C
12. 答案：D
解析　妄想是一种不理性、与现实不符且不可能实现但坚信的错误信念，它包括错误的判断与逻辑推理。妄想是在精神病态中产生的、缺乏事实根据的，又是思维障碍中最常见、最重要的症状，如精神分裂症。感觉倒错是对外界刺激可产生与正常人不同性质的或相反的异常感觉。非真实感指病人感到周围事物和环境发生了变化，变得不真实。幻觉指没有现实刺激作用于感觉器官时出现的虚幻的知觉体验。错觉是人在特定的条件下，将实际存在的事物扭曲地感知为与实际事物完全不相符的事物。

12. 精神疾病病人坚持不在床上睡，坐于走廊，是因为感到床在运动，此症状是

    A. 妄想   B. 感觉倒错

    C. 非真实感   D. 幻觉

    E. 错觉

13. 答案：D

14. 答案：C
解析　精神疾病的种类很多，除一小部分器质性精神病和智能不足有明确的遗传情形之外，其余都是体质、心理和环境等多重原因造成的。虽然遗传对精神病的成因扮演着很重要的角色，但并不是绝对因素，也就是有遗传影响的子女并不一定都会发病。

15. 答案：A
解析　有嫉妒妄想症状的精神病病人往往坚信自己的爱人对他不忠诚，另有外遇。

16. 答案：C

17. 答案：C
解析　精神疾病主要分为功能性、器质性及躯体疾病所致的精神障碍、精神发育迟滞、人格障碍及性心理障碍等。其中精神障碍分为轻型与重型，重型精神病包括精神分裂症、反应性精神病、妄想性障碍、更年期精神病、儿童精神病、双相情感障碍、躁狂症、抑郁症、感应性精神病等；轻型精神病包括神经衰弱、癔症、焦虑性神经症、恐怖性神经症、强迫性神经症、抑郁性神经症、疑病性神经症。

18. 答案：C
解析　病态的精神活动是对客观现实进行歪曲，因此与客观现实有关。

13. 同一精神疾病病人对同一事件同时产生两种相反的、互相矛盾的情感体验，此为
   A. 情感倒错　　　　　　　　B. 表情倒错
   C. 情感淡漠　　　　　　　　D. 矛盾情感
   E. 情绪高涨

14. 对于精神疾病能否遗传，正确的说法是
   A. 一定不会遗传
   B. 一定会遗传
   C. 有遗传倾向，还受环境、心理等多种因素影响
   D. 绝大多数都会遗传
   E. 重症精神疾病都会遗传

15. 某精神疾病病人坚信配偶对自己不忠诚另有外遇，属于
   A. 嫉妒妄想　　　　　　　　B. 钟情妄想
   C. 关系妄想　　　　　　　　D. 夸大妄想
   E. 被害妄想

16. 以下精神障碍在全球疾病负担中排首位的是
   A. 酒精依赖
   B. 双相情感障碍
   C. 抑郁症
   D. 精神分裂症及相关障碍
   E. 药物依赖

17. 以下哪一项**不属于**精神疾病范畴
   A. 精神分裂症　　　　　　　B. 神经症
   C. 神经痛　　　　　　　　　D. 人格障碍
   E. 抑郁症

18. 下列关于精神活动的说法，**错误**的是
   A. 精神活动是大脑机能的产物
   B. 精神活动是以客观现实为基础的
   C. 病态精神活动与客观现实脱离，因此与客观现实无关

D. 精神活动包括认知、情感、意志等过程

E. 意识是人特有的精神活动

19. 中国精神卫生的标志是飘扬的丝带，其颜色是

A. 红丝带　　　　　　　　B. 绿丝带

C. 蓝丝带　　　　　　　　D. 黄丝带

E. 白丝带

20. 确定对某传染病确诊病例接触者采取医学观察的期限，主要依据是

A. 传染期　　　　　　　　B. 潜伏期

C. 治疗期　　　　　　　　D. 恢复期

E. 病原携带期

21. 我国法定报告的甲类传染病是

A. 鼠疫、炭疽　　　　　　B. 伤寒、霍乱

C. 鼠疫　　　　　　　　　D. 霍乱、鼠疫

E. 非典、禽流感

22. 既可通过水平传播，也可通过垂直传播的传染病是

A. 麻疹　　　　　　　　　B. 流行性感冒

C. 流行性脑脊髓膜炎　　　D. 甲型肝炎

E. 乙型肝炎

23. 可通过母婴传播的传染病是

A. 甲型肝炎　　　　　　　B. 艾滋病

C. 流行性乙型脑炎　　　　D. 疟疾

E. 狂犬病

24. 以下属于乙类传染病的一组是

A. 鼠疫、霍乱

B. 麻疹、人感染高致病性禽流感

C. 艾滋病、风疹

D. 人感染高致病性禽流感、黑热病

E. 麻风、艾滋病

19. 答案：B

20. 答案：B

解析　根据潜伏期的长短确定接触者的留验、检疫或医学观察期限。一般期限为常见潜伏期增加1~2天，对危害严重的传染病的留验或检疫时间，需按最长潜伏期来确定。

21. 答案：D

解析　鼠疫、霍乱属于甲类传染病。非典型性肺炎、炭疽、肺结核、人感染高致病性禽流感、伤寒和副伤寒属于乙类传染病，其中非典型性肺炎、人感染高致病性禽流感等虽然属于乙类传染病，但是按照甲类传染病管理。

22. 答案：E

解析　传染病的传播主要有两种方式，即垂直传播和水平传播。垂直传播是指病原体通过母体直接传给子代，这种传播主要发生在怀孕期间，又称为围生期传播，比如乙型肝炎、艾滋病。其传播的主要方式包括：经胎盘传播、上行性感染和分娩时传播。水平传播是指病原体在外环境中借助传播因素实现人与人之间的传播。经空气、水、食物、接触、虫媒、土壤和医源性传播（如输血传播）均为水平传播，如麻疹、流行性感冒、流行性脑脊髓膜炎、甲型肝炎、狂犬病、流行性乙型脑炎、疟疾、乙型肝炎等。

23. 答案：B

解析　母婴传播即垂直传播，是指病原体通过母体直接传给子代，这种传播主要发生在怀孕期间，又称为围生期传播，比如乙型肝炎、艾滋病。

24. 答案：B

解析　鼠疫、霍乱属于甲类传染病；麻疹、人感染高致病性禽流感、艾滋病、人感染高致病性禽流感、艾滋病属于乙类传染病；风疹、黑热病、麻风病属于丙类传染病。

25. 答案：D

解析 对医疗机构内的甲类传染病人、病原携带者、疑似病人的密切接触者，应在指定场所进行医学检查和采取其他必要的预防措施，如应急预防接种、药物预防等。

26. 答案：E

解析 影响人群易感性的因素中能够使易感性升高的有新生儿增加、易感人口迁入、免疫人口死亡以及原先免疫过的人口免疫力自然消退。

27. 答案：A

解析 人类免疫缺陷病毒感染者的血液、精液、阴道分泌液、乳汁、伤口渗出液中有大量人类免疫缺陷病毒，具有很强传染性的是血液。

28. 答案：D

解析 生活饮用水污染事件发生有三大主要途径：一是水源污染，主要是有毒有害的废水或污水直接排放或泄漏、废弃物处理不当、降水、山洪暴发等原因进入水源。二是制水污染，比如水质净化、消毒工艺不合理或设施不完备，使制得的饮用水不能达到卫生要求；制水设备发生故障，处理后的水质不能达到卫生要求；制水过程使用的化学处理剂卫生质量低劣，未取得卫生许可批件，污染水质。三是供水污染，比如二次供水设施的设计和建造不合理，施工原材料、涂料及清洗消毒所使用的器具、药剂等的污染。

29. 答案：B

解析 各级疾病预防控制机构履行对传染病疫情和突发公共卫生事件的流行病学调查、现场处理及其效果评价的职责。

30. 答案：E

解析 传染病暴发、流行时，县级以上地方人民政府应当立即组织力量，按照预防、控制预案进行防治，切断传染病的传播途径。必要时，报经上一级人民政府决定，可以采取紧急措施并予以公告，包括：限制或者停止集市、影剧院演出或者其他人群聚集的活动；停工、停业、停课；封闭或者封存被传染病病原体污染的公共饮用水源、食品以及相关物品；控制或者扑杀染疫野生动物、家畜家禽；封闭可能造成传染病扩散的场所。

25. 医疗机构发现甲类传染病时，应当及时对医疗机构内的病人、病原携带者、疑似病人的密切接触者在指定场所进行（　　）和采取其他必要的预防措施

A. 隔离检查　　　　　　　　B. 医学观察

C. 隔离观察　　　　　　　　D. 医学检查

E. 以上均是

26. 下列影响人群易感性的因素中，**不能**使易感性升高的是

A. 新生儿增加

B. 易感人口迁入

C. 免疫人口死亡

D. 原先免疫过的人口免疫力自然消退

E. 传染病的发生和流行

27. 艾滋病病人体液中含有大量病毒，其中具有很强传染性的是

A. 血液　　　　　　　　　　B. 尿液

C. 乳汁　　　　　　　　　　D. 伤口渗出液

E. 精液

28. 饮用水污染主要是经过下列哪条途径污染

A. 水源　　　　　　　　　　B. 供水管网

C. 制水储水设备　　　　　　D. 以上三项都是

E. 以上均不正确

29. 当发生传染病疫情时，承担流行病学调查职责的部门是

A. 医疗机构

B. 疾病预防控制机构

C. 卫生监督机构

D. 卫生行政部门

E. 县级以上地方人民政府

30. 当传染病暴发流行时，可以采取停工、停业、停课等措施的是

A. 医疗机构　　　　　　 B. 疾病预防控制机构

C. 卫生监督机构　　　　 D. 卫生行政部门

E. 县级以上地方人民政府

31. 发病率呈历年的一般水平，各病例间在发病时间和地点方面无明显联系，称为

A. 散发　　　　　　　　 B. 暴发

C. 流行　　　　　　　　 D. 大流行

E. 大暴发

32. 对新发现的突发传染病，国家卫生健康委根据危害程度、流行强度，依法及时宣布为

A. 法定传染病

B. 甲类传染病

C. 乙类传染病

D. 丙类传染病

E. 以上均不正确

33. 下列哪一项属于用红色表示的 I 级（特别重大）突发公共卫生事件

A. 涉及多个省份的群体性不明原因疾病，并有扩散趋势

B. 发生严重急性呼吸综合征、人感染高致病性禽流感疑似病例

C. 霍乱在一个市（地）行政区域内流行，1周内发病30例以上，或波及2个以上市（地），有扩散趋势

D. 发生肺鼠疫、肺炭疽病例，一个平均潜伏期内病例数未超过5例，流行范围在一个县（市）行政区域以内

E. 霍乱在一个市（地）行政区域内流行，1周内发病30例以上，或波及2个以上市（地），有扩散趋势

31. 答案：A

解析　散发是指发病率呈历年的一般水平，各病例间在发病时间和地点方面无明显联系，散在发生。暴发是指在一个地区或集体单位中，短时间内突然有很多相同的病人出现。流行是指某病在某地区显著超过该病历年发病率水平。大流行是指某病的发病率远远超过流行的水平。

32. 答案：A

解析　卫生行政部门对新发现的突发传染病根据危害程度、流行强度，依照《中华人民共和国传染病防治法》的规定及时宣布为法定传染病。

33. 答案：A

解析　根据突发公共卫生事件的性质、危害程度、涉及范围，将突发公共卫生事件划分为一般（Ⅳ级）、较大（Ⅲ级）、重大（Ⅱ级）和特别重大（Ⅰ级）四级。具体分级参考"突发公共卫生事件分级标准"。

34. 答案: E

解析 突发公共卫生事件应急条例中, 第十九条、第二十条规定, 突发事件监测机构、医疗卫生机构和有关单位发现: ①发生或者可能发生传染病暴发、流行的; ②发生或者发现不明原因的群体性疾病的; ③发生传染病菌种、毒种丢失的; ④发生或者可能发生重大食物和职业中毒事件的, 应当在2小时内向所在地县级人民政府卫生行政主管部门报告。接到报告的卫生行政主管部门应当在2小时内向本级人民政府报告, 并同时向上级人民政府卫生行政主管部门和国务院卫生行政主管部门报告。

35. 答案: E

解析 重大传染病疫情是指某种传染病在短时间内发生, 波及范围广泛, 出现大量的病人或死亡病例, 其发病率远远超过常年的发病水平。如1988年在上海市暴发流行的甲型肝炎、2004年在青海省发生的鼠疫疫情、2019年和2020年在内蒙古发生的鼠疫疫情等。

36. 答案: A

解析 突发公共卫生事件的发生有不可预测性, 其报告具有极强的时效性, 因此在发现报告着重强调其及时性, 不要求准确全面。

37. 答案: C

解析 疫源地的范围主要取决于传播途径及条件, 还取决于传染源的活动范围和周围人群的免疫状况。疟疾的疫源地范围为传染源周围以按蚊飞行距离为半径的范围, 而麻疹的疫源地则为传染源周围比较小的范围。当传染源活动范围较大、传播距离较远、周围易感者比例较高时, 疫源地的范围也相应较大。同种传染病在不同条件下的疫源地范围也不同。麻疹病人若只限于家庭内生活, 则疫源地范围只限于其家庭; 但如果麻疹病人患病后, 还去托幼机构, 则疫源地的范围就扩大了。

34. 突发公共卫生事件监测机构、医疗卫生机构及有关单位, 发现下述哪一事件后应在2小时内报告所在地卫生行政部门
   A. 发生或可能发生传染病暴发流行的
   B. 发生或发现不明原因群体性疾病的
   C. 发生传染病菌种、毒种丢失的
   D. 发生或可能发生重大食物中毒、职业中毒等
   E. 以上都是

35. 下列**不属于**重大传染病疫情报告范围的选项是
   A. 各省出现的鼠疫、霍乱和肺炭疽首发病例
   B. 连续出现2例以上的鼠疫和肺炭疽疫情
   C. 霍乱的暴发疫情
   D. 新出现的或罕见传染病
   E. 食源性、水源性疾病暴发

36. 基于突发公共卫生事件管理的信息, 仅强调及时、不求准确全面的信息报告是
   A. 发现报告
   B. 初次报告
   C. 进程报告
   D. 结案报告
   E. 病例报告

37. 疫源地范围的大小取决于
   A. 传染源的活动范围, 排出病原体数量及毒力
   B. 传染源的数量, 活动范围及周围人口数多少
   C. 传染源的活动范围、传播途径的特点和周围易感人群的免疫状态等
   D. 传染源的活动范围、数量和周围人群的免疫状态
   E. 传染源的数量、活动范围和疾病传播强度

38. 食物中毒与其他急性传染病最重要的区别是
    A. 多人同时发病
    B. 时间相对集中
    C. 吃过同一食物
    D. 以急性肠胃炎症状为主
    E. 以上均不正确

39. 《医疗事故处理条例》将医疗事故分为四级的根据是
    A. 行为主体的特定性
    B. 医疗活动的违法性
    C. 诊疗护理的过失性
    D. 对病人人身造成的危害程度
    E. 医疗过失同损害后果的因果关系

40. 食品安全标准应当包括的内容中**不含**
    A. 食品添加剂的品种、适用范围、用量
    B. 专供婴幼儿和其他特定人群的主辅食品的营养成分要求
    C. 对与食品安全、营养有关的标签、标识、说明书的要求
    D. 食品的制作流程
    E. 食品检验方法与规程

41. 公共场所卫生许可证有效期为（   ）年，每（   ）年复核一次
    A. 2年，1年   B. 3年，1年
    C. 4年，1年   D. 3年，2年
    E. 4年，2年

38. 答案：C
解析 食物中毒是指病人所进食物被细菌或细菌毒素污染，或食物含有毒素而引起的急性中毒性疾病。

39. 答案：D
解析 按照《医疗事故处理条例》第四条规定，根据对病人人身造成的损害程度，医疗事故分为四级：①一级医疗事故：造成病人死亡、重度残疾的；②二级医疗事故：造成病人中度残疾、器官组织损伤导致严重功能障碍的；③三级医疗事故：造成病人轻度残疾、器官组织损伤导致一般功能障碍的；④四级医疗事故：造成病人明显人身损害的其他后果的。

40. 答案：D
解析 按照《中华人民共和国食品安全法》第三章第二十六条的规定，食品安全标准应当包括下列内容：①食品、食品添加剂、食品相关产品中的致病性微生物，农药残留、兽药残留、生物毒素、重金属等污染物质以及其他危害人体健康物质的限量规定；②食品添加剂的品种、使用范围、用量；③专供婴幼儿和其他特定人群的主辅食品的营养成分要求；④对与卫生、营养等食品安全要求有关的标签、标志、说明书的要求；⑤食品生产经营过程的卫生要求；⑥与食品安全有关的质量要求；⑦与食品安全有关的食品检验方法与规程；⑧其他需要制定为食品安全标准的内容。

41. 答案：E
解析 根据《国家卫生计生委关于修改〈新食品原料安全性审查管理办法〉等7件部门规章的决定》，将第二十五条第二款修改为："公共场所卫生许可证有效期为四年。"国务院关于修改部分行政法规的决定将《公共场所卫生管理条例》第八条修改为："除公园、体育场（馆）、公共交通工具外的公共场所，经营单位应当及时向卫生行政部门申请办理'卫生许可证'。'卫生许可证'两年复核一次。"

42. 答案：B
解析　卫生监督执法的主体是卫生行政部门。

43. 答案：C
解析　《国家基本公共卫生服务规范（第三版）》中规定协助卫生计生监督执法机构定期对学校传染病防控开展巡访，发现问题隐患及时报告。

44. 答案：A
解析　《卫生监督协管服务规范》中规定，协助开展的饮用水卫生安全、学校卫生、非法行医和非法采供血实地巡查次数每季度至少一次。

45. 答案：C
解析　《中华人民共和国职业病防治法》中规定，职业病的分类和目录由国务院卫生行政部门会同国务院安全生产监督部门、劳动保障行政部门制定、调整并公布。

46. 答案：B
解析　《医疗废物管理条例》中规定，医疗卫生机构和医疗废物集中处置单位，应当对医疗废物进行登记，登记内容应当包括医疗废物的来源、种类、重量或者数量、交接时间、处置方法、最终去向以及经办人签名等项目。登记资料至少保存3年。

47. 答案：B

42. 卫生监督是（　　）执行国家法律、法规，维护公共卫生和医疗服务秩序，保护人民群众健康及其相关权益，对特定的公民、法人和其他组织所采取的能直接产生法律效果的卫生行政执法行为
A. 卫生执法机构　　　　　　　　B. 卫生行政部门
C. 卫生事业单位　　　　　　　　D. 司法机关
E. 检察机关

43. 学校卫生服务协助卫生监督机构定期对学校开展的巡访为
A. 食品安全　　　　　　　　　　B. 人身安全
C. 传染病防控　　　　　　　　　D. 公共卫生安全
E. 学生营养状况

44. 协助开展的饮用水卫生安全、学校卫生、非法行医和非法采供血实地巡查次数每季度**至少**
A. 1次　　　　　　　　　　　　B. 2次
C. 3次　　　　　　　　　　　　D. 4次
E. 5次

45. 法定职业病必须是（　　）公布的职业病分类和目录所列名单的疾病
A. 地方　　　　　　　　　　　　B. 省级
C. 国家　　　　　　　　　　　　D. 世界卫生组织
E. 相关行业组织

46. 医疗卫生机构应当对医疗废物进行登记，登记资料至少保存
A. 1年　　　　　　　　　　　　B. 3年
C. 5年　　　　　　　　　　　　D. 10年
E. 30年

47.《国家基本公共卫生服务规范（第三版）》要求每年为（　　）提供（　　）次中医药健康管理服务，内容包括中医体质辨识和中医药保健指导
A. 居民，1次

B. 65 岁及以上老年人，1 次

C. 高血压病人，1 次

D. 糖尿病病人，1 次

E. 65 岁及以上老年人，2 次

48. 每个社区卫生服务中心和乡镇卫生院设专职卫生监督年度协管员**至少**

    A. 1 名   B. 2 名

    C. 3 名   D. 4 名

    E. 5 名

48. 答案：A

解析 《国家基本公共卫生服务规范（第三版）》中规定每个社区卫生服务中心和乡镇卫生院至少设置 1 名专职卫生监督协管员。

49. 病人的行为触犯了《中华人民共和国刑法》，属于犯罪行为的是

    A. 轻度滋事   B. 肇事

    C. 肇祸   D. 自杀自伤

    E. 自杀未遂

49. 答案：C

50. 病人的行为触犯了《中华人民共和国治安管理处罚法》但未触犯《中华人民共和国刑法》，例如病人有行凶伤人毁物等，但未导致被害人轻、重伤的，此为

    A. 轻度滋事   B. 肇事

    C. 肇祸   D. 自杀自伤

    E. 自杀未遂

50. 答案：B

51. 医生结合临床病史，对可能患有职业病的病人询问职业史和职业病危害接触史，建议到下列哪项机构进一步就诊

    A. 当地医院   B. 专科医院

    C. 职业病防治机构   D. 更高一级的医疗机构

    E. 任意医疗机构

51. 答案：C

解析 《中华人民共和国职业病防治法》《职业病诊断与鉴定管理办法》规定职业病诊断鉴定由专门的职业病防治机构开展执行。

52. 公共场所直接为顾客服务的人员必须持（   ）证件上岗

    A. 执业医师证   B. 健康合格证

    C. 卫生许可证   D. 护士证

    E. 身份证

52. 答案：B

解析 《公共场所卫生管理条例》中规定公共场所直接为顾客服务的人员，持有"健康合格证"方能从事本职工作。

53. 答案：D

解析　卫生监督协管工作为实现卫生监督功能下沉，执法监督关口前移，形成"责权明晰、任务明确、工作规范、上下联动、高效运转、横向到边、纵向到底"的卫生监督体系，保障公共卫生安全。

54. 答案：C

55. 答案：C

解析　卫生监督协管员开展从业单位协管巡查活动中，人数应两人及以上，并向当事人出示卫生监督协管员证，现场制作协管协查记录，并向被管理人提出协管巡查意见；发现严重违法问题应制作《现场检查记录》，并及时上报卫生监督所。卫生监督协管员不得行使行政执法权。

56. 答案：B

解析　《卫生监督协管服务规范》中规定学生卫生服务要求有关机构对校医（保健教师）开展业务培训。

57. 答案：A

解析　传染性肺结核是指痰涂片阳性者，有结核分枝杆菌排出，病灶属于活动期，结核分枝杆菌繁殖活跃、毒力强，具有强传染性，可以通过呼吸道传播。

53. 以下都是卫生监督协管工作的目标，**除外**
　　A. 卫生监督功能下沉
　　B. 执法监督关口前移
　　C. 保障公共卫生安全
　　D. 防治传染病
　　E. 以上均不正确

54. 公共卫生监督适用于
　　A. 对行政管理相对人的违法行为进行调查，作出行政处罚的决定
　　B. 对违法当事人实施行政处罚的执法活动
　　C. 对行政管理相对人遵守公共卫生法律或履行法定义务的情况进行巡查和检查的执法活动
　　D. 行政控制的执法活动
　　E. 以上均适用

55. 卫生监督协管员开展从业单位协管巡查活动中，至少应（　　）人及以上，并向当事人出示（　　），现场制作协管协查记录
　　A. 1人，卫生监督协管员证
　　B. 2人，行政执法资格证
　　C. 2人，卫生监督协管员证
　　D. 3人，行政执法资格证
　　E. 3人，卫生监督协管员证

56. 学校卫生服务要求协助有关专业机构对（　　）开展业务培训
　　A. 教师　　　　　　　　　　B. 校医（保健教师）
　　C. 食堂工作人员　　　　　　D. 安全保卫人员
　　E. 全体人员

57. 传染性肺结核是指
　　A. 痰中排结核分枝杆菌
　　B. 血中有结核分枝杆菌
　　C. 粪便中排结核分枝杆菌
　　D. 尿液中排结核分枝杆菌
　　E. 以上均不正确

58. 某乡镇卫生院接到上级专业机构管理肺结核病人的通知单后，要在（　　）内访视病人

　　A. 72小时　　　　　　　B. 24小时

　　C. 12小时　　　　　　　D. 1周

　　E. 15天

58. 答案：A
解析　乡镇卫生院、村卫生室、社区卫生服务中心（站）接到上级专业机构管理肺结核病人的通知单后，要在72小时内访视病人，即首次入户随访。

59. 对于由家庭成员督导的病人，基层医疗卫生机构要在病人的强化期或注射期内每（　　）随访1次

　　A. 2天　　　　　　　　　B. 10天

　　C. 周　　　　　　　　　　D. 15天

　　E. 月

59. 答案：B
解析　对于由家庭成员督导的病人，基层医疗卫生机构要在病人的强化期或注射期内每10天随访1次。

60. 肺结核属于（　　）法定报告传染病

　　A. 甲类　　　　　　　　　B. 乙类

　　C. 丙类　　　　　　　　　D. 未列入法定传染病

　　E. 乙类，按照甲类管理

60. 答案：B

61. 对于由医务人员督导的病人，医务人员至少（　　）记录1次对病人的随访评估结果

　　A. 每天　　　　　　　　　B. 隔天

　　C. 每周　　　　　　　　　D. 每两周

　　E. 每月

61. 答案：E
解析　对于由医务人员督导的病人，医务人员至少每月记录1次对病人的随访评估结果。

62. 满月后的婴幼儿随访服务均应在乡镇卫生院、社区卫生服务中心进行，偏远地区可在村卫生室、社区卫生服务站进行，至少应随访（　　）次。有条件的地区，建议结合儿童预防接种时间增加随访次数

　　A. 4次　　　　　　　　　B. 8次

　　C. 10次　　　　　　　　　D. 12次

　　E. 15次

62. 答案：B
解析　满月后的婴幼儿随访服务均应在乡镇卫生院、社区卫生服务中心进行，偏远地区可在村卫生室、社区卫生服务站进行，时间分别在3、6、8、12、18、24、30、36月龄时，共8次。有条件的地区，建议结合儿童预防接种时间增加随访次数。

63. 下列关于结核病传染源的说法**不正确**的是

　　A. 肺结核病人是结核病的主要传染源

　　B. 病人排菌量大小与其传染力大小成正比

　　C. 痰菌阳性病人的传染力与痰菌阴性病人相当

63. 答案：C
解析　痰菌阳性病人具有传染性，在化学治疗最初2周大部分或者全部被杀死，这时痰菌转阴性，2个月左右传染性明显降低或者消失。

D. 结核病牛也可以成为人类结核病的传染源

E. 痰涂片阳性病人排菌量高于培养阳性病人

64. 答案：B

64. 当病人停止抗结核治疗后，要对其进行

A. 健康教育　　　　　　　B. 结案评估

C. 随访　　　　　　　　　D. 体检

E. 慰问

65. 答案：D

解析　对辖区内前来就诊的居民或病人，如发现有慢性咳嗽、咳痰≥2周，咯血、血痰，或发热、盗汗、胸痛或不明原因消瘦等肺结核可疑症状者，在鉴别诊断的基础上，填写"双向转诊单"，推荐其到结核病定点医疗机构进行结核病检查。医生应在1周内进行电话随访，了解是否前去就诊，督促其及时就医。

65. 对辖区内前来就诊的居民或病人，如发现有慢性咳嗽、咳痰（　　　），咯血、血痰，或发热、盗汗、胸痛或不明原因消瘦等肺结核可疑症状者，应推荐其到结核病定点医疗机构进行结核病检查

A. ≥1周　　　　　　　　B. ≥10天

C. >2周　　　　　　　　D. ≥2周

E. ≥2个月

66. 答案：A

66. 针对我国结核病疫情，首先需要控制的是

A. 活动性肺结核的高患病率

B. HIV感染增加

C. 城市人口的高感染率

D. 地区患病率差异大

E. 结核病病人的高死亡率

67. 答案：B

67. 发现肺结核的主要方法是

A. 查痰抗酸杆菌

B. 胸部X线检查或者胸部CT检查

C. 胸部CT

D. 血沉

E. 血清特异性抗体的检查

68. 答案：A

解析　原发型肺结核指初次感染即发病的肺结核。典型病变包括肺部原发灶、引流淋巴管和肺门或纵隔淋巴结的结核性炎症，三者联合称为原发综合征。多见于儿童，偶尔见于未受感染的成年人。

68. 下列**不符合**原发型肺结核特点的是

A. 仅见于小儿

B. 首次感染结核分枝杆菌

C. 细菌侵入部位伴淋巴管，淋巴结综合病灶

D. 可引起血行播散

E. 是小儿肺结核的主要类型

69. 下列**不是**肺结核病例发现途径的是

    A. 因症就诊或转诊检查

    B. 可疑者检查

    C. 一般人群筛查

    D. 高发病人群检查

    E. 重点行业对象检查

69. 答案：C
解析　WHO建议肺结核病例发现的途径是：因症就诊或转诊检查、可疑者检查、高发病人群检查及重点行业对象检查。

70. 结核病的高危人群，**不包括**

    A. 肺结核可疑症状者

    B. HIV/AIDS病人

    C. 糖尿病病人

    D. 冠心病病人

    E. 结核病病人的密切接触者

70. 答案：D
解析　结核病的高危人群包括排菌病人密切接触者、结核菌素试验强阳反应者、HIV/TB感染者、糖尿病、肺尘埃沉着病、肾功能不全及免疫系统疾病、长期应用激素或免疫抑制剂、流动贫苦及高龄人群、既往患肺结核未彻底治愈者。

71. 对原发性高血压病人，每年要提供至少（　　）次面对面的随访

    A. 1次　　　　　　　　　　B. 2次

    C. 3次　　　　　　　　　　D. 4次

    E. 以上均不正确

71. 答案：D

72. 对糖尿病高危人群的管理，要求至少（　　）测量1次血压

    A. 每年　　　　　　　　　B. 每半年

    C. 每季度　　　　　　　　D. 每2个月

    E. 每月

72. 答案：B

73. 以下哪项**不属于**高血压危急情况

    A. 收缩压≥160mmHg和/或舒张压≥100mmHg

    B. 意识改变、剧烈头痛或头晕、恶心呕吐、视力模糊、眼痛

    C. 心悸、胸闷、喘憋不能平卧、心前区疼痛

    D. 处于妊娠期或哺乳期，同时血压高于正常

    E. 收缩压≥180mmHg和/或舒张压≥110mmHg

73. 答案：A
解析　高血压危急情况包括：收缩压≥180mmHg和/或舒张压≥110mmHg；意识改变、剧烈头痛或头晕、恶心呕吐、视力模糊、眼痛、心悸、胸闷、喘憋不能平卧及处于妊娠期或哺乳期同时血压高于正常等。

74. 答案：B
解析 对第一次出现血糖控制不满意，或出现药物不良反应的病人，结合其服药依从性，必要时增加现用药物剂量、更换或增加不同类的降糖药，2周内随访。

75. 答案：B
解析 一般人群每天盐摄入量应控制在6g以内，高血压合并糖尿病病人则最高不应超过3g。

76. 答案：D
解析 增加钙的摄入，可以使外周血管扩张，有利于减少外周血管阻力，钙还有利尿作用；钾可以防止高食盐摄入引起血压升高，对轻型高血压更具有明显的降压作用，因为增加钾的摄入量有利于钠的排出。因此，补钙和补钾具有降压的作用。

77. 答案：D

78. 答案：D
解析 65岁及以上高血压病人血压控制目标是收缩压<150mmHg和舒张压<90mmHg，即收缩压和舒张压同时达标。

74. 关于2型糖尿病病人的分类干预，下列说法**不正确**的是
   A. 对血糖控制满意，无药物不良反应、无新发并发症或原有并发症无加重的病人，预约进行下一次随访
   B. 对第一次出现空腹血糖控制不满意或药物不良反应的病人，结合其服药依从情况进行指导，并预约下次随访
   C. 对连续两次出现空腹血糖控制不满意或药物不良反应难以控制以及出现新的并发症或原有并发症加重的病人，建议转诊，2周内随访转诊情况
   D. 对所有的病人进行针对性的健康教育，与病人一起制订生活方式改进目标并在下一次随访时评估进展
   E. 2型糖尿病病人社区管理分为常规管理和强化管理

75. 高血压合并糖尿病病人，每天食盐推荐摄入量不超过
   A. 2g   B. 3g
   C. 5g   D. 6g
   E. 8g

76. 高血压病人在控制钠盐摄入的同时，应注意补充
   A. 钾和镁   B. 镁和硒
   C. 钙和硒   D. 钾和钙
   E. 钾和硒

77. 高血压诊断须至少非同天反复测量血压（   ）次，血压均高于正常值（   ）次的可诊断为高血压病人
   A. 2，1   B. 2，2
   C. 3，2   D. 3，3
   E. 以上均不正确

78. 规范要求65岁及以上高血压病人血压的控制目标是
   A. 收缩压<150mmHg
   B. 舒张压<90mmHg
   C. 收缩压<140mmHg和舒张压<90mmHg
   D. 收缩压<150mmHg和舒张压<90mmHg

79. 高血压病人应限制饮酒。如饮酒，每天酒精量男性不超过（　　）g，女性不超过（　　）g

  A. 30、20   B. 25、15

  C. 20、10   D. 15、5

  E. 10、5

80. 对确诊的2型糖尿病病人，每年提供（　　）次免费空腹血糖检测，至少进行（　　）次面对面随访

  A. 2，2   B. 2，4

  C. 4，2   D. 4，4

  E. 以上都不正确

81. 以下**不属于**糖尿病病人出现危急情况的是

  A. 血糖≥16.7mmol/L 或血糖≤3.9mmol/L

  B. 收缩压≤180mmHg 和/或舒张压≤110mmHg

  C. 意识或行为改变、呼气有烂苹果样丙酮味、心悸、出汗、食欲减退、恶心、呕吐、多饮、多尿、腹痛、有深大呼吸、皮肤潮红

  D. 持续性心动过速（心率超过100次/min）

  E. 存在不能处理的其他疾病

82. 有关糖尿病的论述**错误**的是

  A. "三多一少"症状不是诊断糖尿病所必备的条件

  B. 尿糖检查不一定阳性

  C. 口服糖后血糖肯定升高

  D. 口服葡萄糖耐量试验明显减退

  E. 都有家族史

83. 对于糖尿病病人出现危急情况后紧急转诊者，乡镇卫生院、村卫生室、社区卫生服务中心（站）应在（　　）时间内主动随访转诊情况

  A. 2周   B. 3天

  C. 5天   D. 1周

  E. 10天

---

79. 答案：B

解析　高血压病人是不建议饮酒的，饮酒会导致血压升高，限制饮酒可以降低高血压的风险。高血压病人每天限制饮酒量，男性酒精摄入量不超过25g，女性酒精摄入量不超过15g。按酒的类别来分，白酒每天不超过50ml，葡萄酒每天不超过100ml，啤酒每天不超过300ml。当然，高血压病人最好是不要饮酒，同时注意低盐低脂饮食，规律作息，适当运动。

80. 答案：D

81. 答案：B

解析　糖尿病病人出现危急情况包括：血糖≥16.7mmol/L 或血糖≤3.9mmol/L；收缩压≥180mmHg 和/或舒张压≥110mmHg；意识或行为改变、呼气有烂苹果样丙酮味、心悸、出汗、食欲减退、恶心、呕吐、多饮、多尿、腹痛、有深大呼吸、皮肤潮红；持续性心动过速（心率超过100次/min）；体温超过39℃或有其他的突发异常情况，如视力骤降、妊娠期及哺乳期血糖高于正常值等危险情况之一，或存在不能处理的其他疾病。

82. 答案：E

解析　糖尿病存在家族发病倾向，1/4~1/2病人有糖尿病家族史。

83. 答案：A

84. 答案：C
解析　对2型糖尿病病人进行随访服务时，与高血压病人相比较，需增加记录病人的足背动脉搏动情况。

85. 答案：D

86. 答案：C

87. 答案：E
88. 答案：C
解析　按照《国家基层高血压防治管理指南（2020版）》中的规定，初诊有以下情况建议转诊：①血压显著升高≥180/110mmHg，经短期处理仍无法控制；②怀疑新出现心、脑、肾并发症或其他严重临床情况；③妊娠和哺乳期女性；④发病年龄<30岁；⑤伴蛋白尿或血尿；⑥非利尿剂或小剂量利尿剂引起的低血钾（血钾<3.5mmol/L）；⑦阵发性血压升高，伴头痛、心慌、多汗；⑧双上肢收缩压差异>20mmHg；⑨因诊断需要到上级医院进一步检查。

89. 答案：C
解析　疑似预防接种异常反应包括：疫苗本身特性引起的接种后一般反应；预防接种异常反应；受种者在接种时正处于某种疾病的前驱期，接种后偶合发病；接种单位违反预防接种方案给受种者造成损害；心理因素引起的个体心因性反应。其中，预防接种异常反应是指合格疫苗在实施规范接种过程中给受种者造成损害。

84. 对2型糖尿病病人进行随访服务时，与高血压病人随访服务相比较，需增加记录
　　A. 血压　　　　　　　　　　B. 体重
　　C. 足背动脉搏动　　　　　　D. 体重指数
　　E. 以上都不是

85. 安静时血压未能很好控制或超过（　　　）mmHg的高血压病人，应暂时禁止中度及以上强度的运动
　　A. 130/85　　　　　　　　　B. 140/90
　　C. 160/100　　　　　　　　 D. 180/110
　　E. 120/90

86. 低危高血压病人首先进行健康教育和非药物干预，（　　　）个月无效后进行药物治疗
　　A. 1　　　　　　　　　　　 B. 2
　　C. 3　　　　　　　　　　　 D. 6
　　E. 12

87. 原发性高血压最主要的病因是
　　A. 盐摄量过多　　　　　　　B. 精神过于紧张
　　C. 肾脏有病变　　　　　　　D. 钙离子代谢紊乱
　　E. 多种因素

88. 下列社区高血压病人符合初诊转诊条件的是
　　A. 合并临床情况或靶器官的损害
　　B. 病人年龄大于30岁且血压水平达3级
　　C. 阵发性血压升高，伴头痛、心慌、多汗
　　D. 绝经期女性
　　E. 以上均不正确

89. 预防接种异常反应是指
　　A. 心理因素引起的个体心因性反应
　　B. 疫苗本身特性引起的接种后一般反应
　　C. 合格疫苗在实施规范接种过程中给受种者造成损害
　　D. 受种者在接种时正处于某种疾病的前驱期，接种后偶合发病
　　E. 接种单位违反预防接种方案给受种者造成损害

90. 乡镇卫生院、社区卫生服务中心要及时为辖区内所有
居住满（　　）的0~6岁儿童建立预防接种证和预防
接种卡等儿童预防接种档案
A. 1个月　　　　　　　　B. 2个月
C. 3个月　　　　　　　　D. 4个月
E. 5个月

90. 答案：C

91. 下列哪种情况可以接种新冠病毒疫苗
A. 既往接种疫苗出现严重过敏反应
B. 对疫苗成分及辅料过敏者
C. 对尘螨、食物（鸡蛋、花生、海鲜、芒果等）、花
粉、酒精、青霉素、头孢或者其他药物过敏
D. 发热（腋下体温≥37.3℃）
E. 痛风发作、重感冒、心肌梗死、脑梗死等疾病急
性发作期

91. 答案：C
解析 《新冠病毒疫苗接种技术
指南（第一版）》指导新冠病毒
疫苗的接种禁忌包括：对疫苗活
性成分及辅料过敏者；既往接种
疫苗出现严重过敏反应者；患有
未控制的癫痫和其他严重神经系
统疾病者；正在发热者，或患急
性疾病，或慢性疾病的急性发作
期，或未控制的严重慢性疾病病
人等。

92. 新冠病毒灭活疫苗第二针与第一针间隔时间是
A. ≥7天　　　　　　　　B. ≥10天
C. ≥14天　　　　　　　 D. ≥21天
E. ≥56天

92. 答案：D
解析 《新冠病毒疫苗接种技术
指南（第一版）》建议新冠病毒
灭活疫苗相邻2剂之间的接种间
隔≥3周，第2剂在8周内尽早
完成。

93. 乙肝疫苗第1剂应该在婴儿出生后（　　）内完成
A. 2小时　　　　　　　　B. 24小时
C. 1周　　　　　　　　　D. 10天
E. 15天

93. 答案：B

94. 麻腮风疫苗、甲肝减毒活疫苗或甲肝灭活疫苗第1剂、
百白破疫苗第4剂在儿童（　　）完成
A. <12月龄　　　　　　　B. 12月龄
D. <18月龄　　　　　　　C. 18月龄
E. <24月龄

94. 答案：E

95. A群流脑多糖疫苗第2剂在儿童（　　）完成
A. 18月龄　　　　　　　　B. <18月龄
D. 12月龄　　　　　　　　C. <12月龄
E. 6月龄

95. 答案：B

96. 答案：E

97. 答案：E
解析　目前国家免疫规划确定的疫苗包括卡介苗、麻疹疫苗、脊髓灰质炎疫苗、百白破疫苗、白喉破伤风联合疫苗、乙肝疫苗等，其中不包括流感疫苗。

98. 答案：D
解析　三查：检查受种者健康状况和接种禁忌证，查对预防接种卡（簿）与儿童预防接种证，检查疫苗、注射器外观与批号、效期。七对：核对受种对象姓名、年龄、疫苗品名、规格、剂量、接种部位、接种途径。

99. 答案：D
解析　《预防接种服务工作规范》规定，接种疫苗后应在留观室观察30分钟。

96. 脊灰疫苗、百白破疫苗各剂次的间隔时间应

A. <14 天　　　　　　　　B. <21 天

C. ≥21 天　　　　　　　　D. <28 天

E. ≥28 天

97. 目前国家免疫规划确定的疫苗**不包括**

A. 麻疹疫苗　　　　　　　B. 脊髓灰质炎疫苗

C. 百白破疫苗　　　　　　D. 乙肝疫苗

E. 流感疫苗

98. 接种工作人员在接种操作时再次进行"三查七对"，无误后予以预防接种。"三查七对"是指

A. 检查受种者健康状况、接种禁忌证、预防接种卡（簿），核对受种对象姓名、年龄、疫苗品名、规格、剂量、接种部位、接种目的

B. 检查疫苗、注射器外观与批号、有效期，核对受种对象姓名、年龄、疫苗品名、规格、剂量、接种部位、接种途径

C. 检查疫苗、注射器外观与批号、有效期，核对受种对象姓名、年龄、疫苗品名、规格、剂量、接种部位、接种途径

D. 检查受种者健康状况和接种禁忌证，查对预防接种卡（簿）与儿童预防接种证，检查疫苗、注射器外观与批号、有效期，核对受种对象姓名、年龄、疫苗品名、规格、剂量、接种部位、接种途径

E. 检查受种者接种禁忌证、疫苗、注射器批号、效期，核对受种对象姓名、年龄、疫苗品名、规格、剂量、接种部位、接种途径

99. 疫苗接种工作完成后，受种者在接种后应在留观室观察

A. 10分钟　　　　　　　　B. 15分钟

C. 20分钟　　　　　　　　D. 30分钟

E. 1小时

100. 每个乡镇卫生院和社区卫生服务中心（　　）至少举办1次健康知识讲座，村卫生室和社区卫生服务站（　　）至少举办1次健康知识讲座

    A. 每月，每月

    B. 每月，每2个月

    C. 每两月，每月

    D. 每两月，每2个月

    E. 以上各项都不正确

100. 答案：B

解析　每个乡镇卫生院和社区卫生服务中心每月至少举办1次健康知识讲座，村卫生室和社区卫生服务站每两个月至少举办1次健康知识讲座。

101. 某成年男子，身高175cm，体重70kg，其体重指数为

    A. 18.5kg/m^2 　　　　　　B. 20.9kg/m^2

    C. 22.9kg/m^2 　　　　　　D. 23.9kg/m^2

    E. 24.9kg/m^2

101. 答案：C

解析　体重指数即BMI，又称体质指数，是国际上常用的衡量人体胖瘦程度以及是否健康的一个标准。计算公式为：BMI=体重/身高^2（体重单位：kg；身高单位：m）。

102. 针对以下哪类居民可以**不用**填写健康体检表

    A. 一般居民

    B. 高血压、2型糖尿病和严重精神障碍病人

    C. 肺结核病人、孕产妇和0~6岁儿童

    D. 老年人、高血压、2型糖尿病病人

    E. 老年人、高血压、2型糖尿病和严重精神障碍病人等

102. 答案：C

解析　健康体检表用于老年人、高血压、2型糖尿病和严重精神障碍病人等的年度健康检查，一般居民的健康检查可参考使用。肺结核病人、孕产妇和0~6岁儿童无须填写该表。

103. 人群健康策略强调的是

    A. 重点人群的健康影响因素

    B. 特定疾病的临床病因

    C. 除病人外的人群的健康

    D. 高危个体的危险因素

    E. 关注全体人群的健康

103. 答案：E

解析　人群健康策略强调两点：一是注重分析在整个生命全程中影响人群健康的全部的决定因素，而不仅仅重视与特定疾病相关的危险因素或者临床病因；二是重视促进全体人群的健康，而不仅仅关注那些已经患病者或者高危个体。

104. 慢性病防治的基本原则**不包括**

    A. 以中高危人群为主

    B. 三级预防并重

    C. 以健康教育和健康促进为主要手段

    D. 以社区和家庭为基础

    E. 生命全程预防

104. 答案：A

解析　慢性病防治基本原则：一是坚持政府主导、部门合作、社会参与；二是坚持突出重点、分类指导、注重效果；三是坚持预防为主、防治结合、重心下沉。

105. 答案：C
解析 慢性病自我管理的任务包括：①所患疾病的医疗和行为管理（如按时服药、加强锻炼、就诊、改变不良饮食习惯等）；②角色管理（维持日常角色，如做家务、工作、社会交往等）；③情绪管理（愤怒、对未来担心、挫折感和偶尔的情绪低落等）。

106. 答案：B
解析 社区预防是以健康为中心、社区为范围、全人群为对象的综合性健康促进与疾病预防服务。目前开展社区预防服务被认为最有效的服务单位是家庭。

107. 答案：E
解析 我国艾滋病健康教育应针对不同目标人群实施不同的教育干预。目标人群的分类包括：①人类免疫缺陷病毒感染者，艾滋病病人。②高危人群：卖淫嫖娼者，吸毒者、同性恋者、受劳教或教养中心的人员、性病病人、人类免疫缺陷病毒感染者和艾滋病病人的亲属。③重点人群：为年轻人、流动人口、宾馆或服务行业人员、长途汽车司机、个体户。④一般人群。

108. 答案：C

109. 答案：B
解析 体重是各器官、组织和体液的总重量，是反映小儿体格生长，尤其是营养状况的最易获得的敏感指标。

---

105. 慢性病自我管理的三大特征是

A. 医疗和行为管理、情绪管理、时间管理

B. 情绪管理、角色管理、时间管理

C. 医疗和行为管理、情绪管理、角色管理

D. 费用管理、情绪管理、时间管理

E. 医疗和行为管理、情绪管理、费用管理

106. 我国目前开展社区预防服务被认为最有效的服务单位是

A. 个人   B. 家庭

C. 人群   D. 社区

E. 社区患病人群

107. 艾滋病健康教育的目标人群包括

A. 人类免疫缺陷病毒感染者、艾滋病病人

B. 吸毒、同性恋者

C. 流动人口、服务行业人员

D. 艾滋病病人的亲属

E. 以上各类人员

108. 按照《国家基本公共卫生服务规范（第三版）》要求，新生儿家庭访视的时间是

A. 接到出生信息后1周内

B. 新生儿出生后1周内

C. 新生儿出院后1周内

D. 新生儿出院后2周内

E. 新生儿出院后1个月内

109. 最能反映小儿近期营养状态变化的指标是

A. 身高   B. 体重

C. 胸围   D. 腹围

E. 头围

110. 先天性甲状腺功能减退症在新生儿期最早引起注意的临床表现是
    A. 特殊面容   B. 智能发育落后
    C. 生理期黄疸时间延长   D. 皮肤粗糙
    E. 生长发育迟缓

111. 在婴儿（   ）月龄时使用行为测听法分别进行1次听力筛查
    A. 3、6、12、24、36
    B. 6、12、24、36
    C. 12、24、36
    D. 6、12、24
    E. 6、24、48

112. 儿童少年生长发育评价方法**不包括**
    A. 身高体重法   B. 等级评价法
    C. 指数法   D. 百分位数法
    E. 曲线图法

113. 县级以上地方人民政府卫生行政部门指定的医疗卫生机构，应当按照国务院卫生主管部门会同国务院其他有关部门指定的艾滋病自愿咨询和检测办法，为自愿接受艾滋病咨询、检测的人员提供
    A. 有偿的咨询
    B. 有偿的初筛检测
    C. 免费的咨询和初筛检测
    D. 免费的咨询和有偿的初筛检测
    E. 有偿的咨询和免费的初筛检测

110. 答案：C
解析 新生儿期是自胎儿娩出脐带结扎时开始至28天之前。先天性甲状腺功能减退症在新生儿期最早引起注意的临床表现是生理期黄疸时间延长。特殊面容、智能发育落后、皮肤粗糙、生长发育迟缓均为先天性甲状腺功能减退症患儿半年后常出现的典型症状。

111. 答案：B
解析 乡镇卫生院、社区卫生服务中心在新生儿6、12、24、36月龄时使用行为测听法分别进行1次听力筛查。

112. 答案：A
解析 儿童少年生长发育评价方法包括指数法、等级评价法、百分位数法、曲线图法及标准差法。体重指数是指数法中常用指数。

113. 答案：C
解析 县级以上地方人民政府卫生行政部门指定的医疗卫生机构，应当按照国务院卫生主管部门会同国务院其他有关部门指定的艾滋病自愿咨询和检测办法，为自愿接受艾滋病咨询、检测的人员提供免费的咨询和初筛检测。

1. 答案：C
解析　思维奔逸特征为讲话速度快、滔滔不绝、联想快，常出现音联、意联，言语表达可能远跟不上思潮，导致言语衔接不连贯。病人很容易因偶然因素或无明显理由转移注意力，随境转移是很突出的伴随特征之一。

2. 答案：A
解析　精神分裂症是一组病因未明的重性精神病，多在青壮年缓慢或亚急性起病，临床上往往表现为症状各异的综合征，涉及感知觉、思维、情感和行为等多方面的障碍以及精神活动的不协调。病人一般意识清晰，智能基本正常，但部分病人在疾病过程中会出现认知功能的损害。病程一般迁延，呈反复发作、加重或恶化，部分病人最终出现衰退和精神残疾，但有的病人经过治疗后可保持痊愈或基本痊愈状态。

3. 答案：E
解析　根据《中华人民共和国传染病防治法》对于传染病的分类，淋病属于乙类传染病。

4. 答案：D
解析　炭疽是由炭疽杆菌所致，是一种人畜共患的急性传染病。人因接触病畜及其产品，或者食用病畜的肉类而发生感染。肺炭疽多为原发性，可急性起病，一般先有呼吸道卡他症状，轻者感到胸闷、胸痛、全身不适、发热、干咳、咳黏液痰带血，严重者以寒战高热起病。皮肤炭疽占98%，最早出现红斑，1~2天内形成约1cm大小直径的丘疹，多见于上肢及面部皮肤，无痛。继而形成水疱，最后水疱形成溃疡，上面盖有黑色如焦炭状的出血性痂。于第2~4天中心血性坏死，结成约4cm大小、黑而硬的焦痂。重者可有转移性病灶并发生败血症，常可引起死亡。80%皮肤炭疽病人可痊愈。

A2型题

1. 病人，女性，23岁，问她"你是哪里人？"病人快速回答说："我是中国人，祖国在我心中，我三中毕业，到山中去，矿务局山中，我在矿山当会计……人类进入新的历史阶段，新的时代，培养一代新人，我们都是革命接班人"，此症状是

A. 思维不连贯　　　　　　B. 思维松弛

C. 思维奔逸　　　　　　　D. 思维破碎

E. 思维插入

2. 病人，35岁，青壮年，缓慢起病，具有思维、情感、行为等障碍及精神活动不协调。表现为意识清晰，智能尚好，可出现认知功能损害，自然病程多迁延，呈反复加重或恶化，后可痊愈或基本痊愈。以下符合的是

A. 精神分裂症　　　　　　B. 分裂情感障碍

C. 双相障碍　　　　　　　D. 妄想性障碍

E. 癫痫所致精神障碍

3. 男性，35岁，已婚。因尿道口有脓性分泌物到医院就诊，被诊断为淋病。根据《中华人民共和国传染病防治法》对传染病分类的规定，该病人所患疾病属于

A. 按乙类管理的丙类传染病

B. 丙类传染病

C. 甲类传染病

D. 按甲类管理的乙类传染病

E. 乙类传染病

4. 王某，43岁，屠宰工人，突发低热、干咳乏力3天，加重伴血性痰、胸痛、呼吸困难2小时入院。同厂工作人员有类似症状者。查体：体温40.1℃，脉搏115次/min，呼吸28次/min，血压70/40mmHg，口唇发绀、大汗、胸部叩浊，可闻及啰音及喘鸣音。2~3天后在面、颈、肩、手和脚等裸露部位出现无痛性非凹陷性水肿、水疱，还可见焦痂溃疡。这种情况下，应首先考虑的人畜共患疾病是

A. 结核   B. 布鲁氏菌病

C. 猪丹毒   D. 炭疽

E. 口蹄疫

5. 某地发生一起食品安全事故，多个部门参与该起事故的调查工作。这些参与食品安全事故调查的部门应当在哪一部门的统一组织协调下工作

A. 卫生行政部门

B. 疾病预防控制机构

C. 质量监督部门

D. 食品药品监督管理部门

E. 工商行政管理部门

5. 答案：A

解析 卫生部关于印发《食品安全事故流行病学调查工作规范》的通知中规定：调查机构开展事故流行病学调查应当在同级卫生行政部门的组织下进行。

6. 王某经执业医师考试合格并进行注册后开办了一家牙科诊所，同时因为其熟练掌握妇产科专业知识和操作技能，所以平时也会诊治一些妇科和产科的病人，其进行的妇产科诊疗活动属于

A. 法律允许的行为

B. 医师执业规定所允许的行为

C. 只要不发生差错，法律即允许

D. 超出执业范围的违法行为

E. 只要是病人自愿，就是法律允许的行为

6. 答案：D

解析 根据《中华人民共和国执业医师法》及《关于医师执业注册中执业范围的暂行规定》的有关规定：医师不得从事执业注册范围以外其他专业的执业活动。

7. 某市食品药品监督管理局查处了一批违法药品，其中属于假药的是

A. 超过有效期的药品

B. 所标明的适应证超出规定范围的药品

C. 更改有效期的药品

D. 药品成分的含量不符合国家药品标准的药品

E. 未注明有效期的药品

7. 答案：B

解析 《中华人民共和国药品管理法》规定有下列情形之一的为假药：①药品所含成分与国家药品标准规定的成分不符；②以非药品冒充药品或者以他种药品冒充此种药品；③变质的药品；④药品所标明的适应证或者功能主治超出规定范围。

8. 某地食品安全监督人员对某超市购入的一批罐头进行抽样检查，发现这批罐头发生了平酸腐败，对这批罐头的处理原则是

A. 销毁，禁止食用

B. 可以正常食用

8. 答案：A

解析 罐头发生了平酸腐败是指罐头内容物酸度增加而外观完全正常，是由可分解碳水化合物产酸不产气的平酸菌引起。应销毁，禁止食用。

C. 开罐加热后食用

D. 低温冷冻24小时后，限3天内食用

E. 退回厂家重新加工

9. 答案：D

解析　职业性有害因素中，非电离辐射对从业者危害甚大，微波对人体健康的作用是类神经症和自主神经功能紊乱，还可引起眼睛和血液系统等改变。红外线、紫外线辐射和激光均主要是对皮肤和眼睛的损伤作用。

9. 病人陶某，男性，45岁，从事粮食烘干工作20余年，近期出现视物模糊，确诊为白内障，最可能的致病原因是

A. 苯胺　　　　　　　　B. 除螨酯

C. 铅　　　　　　　　　D. 微波

E. 紫外线辐射

10. 答案：C

10. 李大爷，71岁，行动不便。王大妈，67岁，常年卧床。乡镇卫生院为实现对两位老年人的健康管理，可提供的服务是

A. 家庭病床　　　　　　B. 住院治疗

C. 预约上门健康检查　　D. 电话随访

E. 严密观察

11. 答案：E

11. 病人，女性，68岁，诊断为2型糖尿病1年，目前服用二甲双胍0.5g/次，每日2次。社区卫生服务站为其定期随访，测量空腹血糖7.5mmol/L。该社区卫生服务站应该

A. 结合其服药依从情况进行指导

B. 必要时增加现有药物剂量

C. 必要时更换或增加不同类的降血糖药物

D. 2周时随访

E. 以上都是

12. 答案：D

解析　该病例为老年糖尿病病人，饮食不宜高糖。同时由于骨折卧床，饮食可为高蛋白质、脂肪、维生素、矿物质和纤维食物、多饮水。

12. 病人李某，68岁，糖尿病史15年，2个月前跌倒后发生股骨颈骨折，一直卧床休息。关于该病人的饮食安排最恰当的是

A. 高蛋白质、糖、脂肪、维生素、矿物质和纤维素食物

B. 高蛋白质、脂肪、维生素和矿物质食物，多饮水

C. 高糖、脂肪、维生素、矿物质和纤维素食物，多饮水

D. 高蛋白质、脂肪、维生素、矿物质和纤维素食物，多饮水

E. 高蛋白质、高糖、脂肪、维生素、矿物质和纤维素食物

13. 病人杨某，56岁，身高1.62m，体重75kg，最近一次测量空腹血糖值6.5mmol/L，甘油三酯4.25mmol/L，该病人具备（　　）项糖尿病高危因素

A. 1　　　　　　　　　　B. 2

C. 3　　　　　　　　　　D. 4

E. 5

14. 范某，男性，52岁，无糖尿病病史，在某次体检时发现其空腹血糖为5.4mmol/L，负荷后2小时血糖为10mmol/L，此为

A. 空腹血糖受损

B. 糖耐量减低

C. 糖尿病

D. 血糖正常

E. 以上均不正确

15. 张同学响应号召于2021年5月8日接种了一针新冠病毒灭活疫苗，那么，2021年6月7日张同学应该接种

A. 重组新冠病毒疫苗（腺病毒载体）

B. 新冠病毒灭活疫苗

C. 重组新冠病毒疫苗（CHO细胞）

D. 不再接种新冠病毒疫苗

E. 以上均可

16. 某乡镇卫生院正常应诊的时间内，在门诊候诊区、观察室、健教室等场所或宣传活动现场播放VCD、DVD等各种影音视频资料。每年播放音像资料不少于（　　）种

A. 5　　　　　　　　　　B. 2

C. 3　　　　　　　　　　D. 6

E. 4

---

13. 答案：C

解析　糖尿病高危因素包括：年龄大于45岁且常年不参加体力活动，超重或肥胖，空腹血糖受损或糖耐量减低，高密度脂蛋白胆固醇降低或甘油三酯升高，糖尿病家族史，妊娠糖尿病史或巨大儿分娩史，高血压或心脑血管疾病者。该病例符合超重或肥胖者，空腹血糖受损或糖耐量减低，高密度脂蛋白、低密度脂蛋白或甘油三酯升高此3项。

14. 答案：B

解析　空腹血糖高于正常且低于糖尿病诊断标准（6.1~7.0mmol/L）为空腹血糖受损；如负荷2小时血糖在7.8~11.1mmol/L，为糖耐量降低。

15. 答案：B

解析　《新冠病毒疫苗接种技术指南（第一版）》建议新冠病毒灭活疫苗2剂之间的接种间隔≥3周，第二剂在8周内尽早完成。建议用同一个疫苗产品完成接种。如遇疫苗无法继续供应、受种者异地接种等特殊情况，无法用同一个疫苗产品完成接种时，可采用相同种类的其他生产企业的疫苗产品完成接种。

16. 答案：D

17. 答案：C

18. 答案：D
解析　乡镇卫生院、村卫生室和社区卫生服务中心（站）在收到分娩医院转来的产妇分娩信息后，应于3~7天内到产妇家中进行产后访视，进行产褥期健康管理，加强母乳喂养和新生儿护理指导，同时进行新生儿访视。

1. 答案：B
解析　根据艾滋病诊断标准，该病人曾因"肺炎"入院治疗，发热持续伴腹泻，全身淋巴结肿大，体重减轻，背部出现卡波西肉瘤（Kaposi sarcoma），结合实验室检查CD4$^+$/CD8$^+$为0.5，以及有不洁性行为史，可诊断为艾滋病。

17. 某孕妇在居住地的社区卫生服务中心进行孕期保健，以下各项中**不属于**孕早期健康管理的是
   A. 孕12周前为孕妇建立《孕产妇保健手册》
   B. 对孕妇进行健康状况评估
   C. 提出终止妊娠的医学意见
   D. 对孕妇开展孕早期个人卫生、心理和营养保健指导，特别要强调避免致畸因素和疾病对胚胎的不良影响，同时进行产前筛查和产前诊断的宣传告知
   E. 根据检查结果填写第1次产前随访服务记录表，对具有妊娠危险因素和可能有妊娠禁忌证或严重并发症的孕妇，及时转诊到上级医疗卫生机构，并在2周内随访转诊结果

18. 某社区卫生服务中心在收到分娩医院转来的产妇分娩信息后，应于（　　　）内到产妇家中进行产后访视
   A. 12小时　　　　　　　　B. 24小时
   C. 48小时　　　　　　　　D. 3~7天
   E. 15天

A3型题

【1~2题共用题干】

某中年男性因"感冒引起肺炎"于2019年5月6日入院，该病人1个月前曾因"肺炎"入院治疗，经对症处理后好转出院。查体：发热持续2周，体温37.9~38.2℃，无明显诱因乏力，伴腹泻，全身淋巴结肿大，体重减轻，背部出现卡波西肉瘤。实验室检查：CD4$^+$/CD8$^+$为0.5（正常值：1.8~2.2），7个月后病人死亡。该病人曾于2007—2009年被派往非洲工作，期间有不洁性行为史，无输血史及静脉吸毒史。

1. 该病人的死因可能是
   A. 梅毒　　　　　　　　　B. 艾滋病
   C. 白血病　　　　　　　　D. 肺结核
   E. 肺炎

2. 该病人感染该病的途径为
    A. 输血传播   B. 呼吸道飞沫传播
    C. 性传播   D. 粪-口传播
    E. 皮肤接触传播

【3~4题共用题干】

男孩，5岁，因发热、红疹来就诊。其母主诉：男孩患"重感冒"多天，畏光，红色斑丘疹从颈部扩散到躯干和四肢，就诊时有些皮疹已经变暗，有色素沉着。查体：男童患有细支气管炎。实验室检查：颊部刮取物镜检发现包涵体和多核巨细胞，咽喉拭子常规细菌培养（–），抗链球菌溶素O抗体（–）。

3. 该男孩所患疾病最可能是
    A. 麻疹   B. 伤寒
    C. 风疹   D. 猩红热
    E. 莱姆病

4. 预防该病流行需采取的主要措施是
    A. 接种灭活疫苗
    B. 注射丙种球蛋白
    C. 接种减毒活疫苗
    D. 对病人和带菌者及时治疗
    E. 防止蚤类叮咬

A4型题

【1~2题共用题干】

病人李某在医疗机构就诊被确诊为乙型肝炎。

1. 该医疗机构应该按照（   ）类传染病进行报告
    A. 甲类   B. 乙类
    C. 丙类   D. 其他

2. 答案：C

3. 答案：A
解析 麻疹是由麻疹病毒引起的急性传染病，传染性极强，多见于儿童。其临床特征为发热、流鼻涕、咳嗽、结膜炎，出现特殊的科氏斑（又称麻疹黏膜斑）和广泛的皮肤斑丘疹。起病后3~5天当呼吸道卡他症状及发热达高峰时开始出现皮疹，常在见到科氏斑后1~2天。首先从耳后发际出现淡红色斑丘疹，渐及头部前额、脸面、颈部，自上而下扩展至胸、腹、背，最后达四肢，直至手心脚底，2~3天就波及全身。取鼻咽部吸取物或鼻咽拭子或尿液沉渣的脱落细胞涂片，采用吉姆萨染色（Giemsa染色）或苏木精-伊红染色（HE染色），在普通光镜下可见到多核巨细胞形成和分布于上皮细胞核内和胞质内的嗜酸性包涵体。病程第1周检查阳性率可高达90%左右，对麻疹诊断有重要参考价值。

4. 答案：C
解析 采用麻疹减毒活疫苗是预防麻疹的重要措施，其预防效果可达90%。

1. 答案：B
解析 乙型肝炎属于乙类传染病。

2. 答案：C

解析　乙类传染病上报应于24小时内上报，未具备网络直报条件的医疗机构及时向乡镇卫生院、社区卫生服务中心或者县级疾病预防控制机构报告，并于24小时内向代报单位寄送出传染病报告卡。

2. 该机构应于（　　）内进行网络直报

    A. 2小时   B. 1小时

    C. 24小时   D. 48小时

【3~4题共用题干】

病人，女性，69岁，自述口腔溃疡数月，视力明显降低。查体：身高160cm，体重70kg，心肺未见异常。检测空腹血糖7.7mmol/L，餐后2小时血糖11.4mmol/L。1年前经三甲医院诊断为2型糖尿病，未接受任何治疗。

3. 答案：B

解析　《中华人民共和国传染病防治法》规定：拒绝隔离治疗或者隔离期未满擅自脱离隔离治疗的，可以由公安机关协助医疗机构采取强制隔离治疗措施。

3. 该社区最应该为该病人

    A. 介绍综合医院并进行转诊

    B. 建立健康档案，纳入慢性病管理并向上级医疗机构进行转诊

    C. 进行免费治疗

    D. 进行糖尿病防治知识的宣传

    E. 进行家访

4. 答案：E

4. 针对病人目前情况，应于（　　）内进行随访

    A. 24小时   B. 5天

    C. 1周   D. 10天

    E. 2周

B1型题

【1~3题共用备选答案】

    A. 已接种新冠病毒灭活疫苗第二针，未有效采取佩戴口罩等防护措施

    B. 已接种重组新冠病毒疫苗（CHO细胞）第二针，未采取佩戴口罩等防护措施

    C. 未接种新冠病毒疫苗，采取佩戴口罩等防护措施

    D. 已全程接种新冠病毒疫苗，并佩戴口罩

    E. 未接种新冠病毒疫苗，亦未佩戴口罩

1. 最容易被新冠病毒感染的是

2. 最**不容易**被新冠病毒感染的是

3. 仍然会被新冠病毒感染，但不易发病尤其不易发展为重症的是

【4~5题共用备选答案】
A. 让该学生正常上课
B. 让该学生回家休息
C. 通知该学生家长带领学生去定点医院就诊
D. 将该学生送至隔离观察室，稍作休息后使用水银体温计再次测量体温
E. 立即给该学生戴上口罩，并护送其至定点医院发热门诊就医

4. 为了有效防范新型冠状病毒感染疫情，某中学对每一位入校师生进行体温监测，某天早上学生入校时，体温监测仪发出报警信号，发现1名学生体温为37.3℃，疫情防控人员下一步应该

5. 用水银体温计测量该名学生腋下体温为37.5℃，疫情防控人员进一步应该

【6~8题共用备选答案】
A. 一级生物安全防护　　B. 二级生物安全防护
C. 三级生物安全防护　　D. 一般防护

6. 采集低风险区域人群的采集者采用

7. 处理标本的人员采用

---

1. 答案：E

2. 答案：D

3. 答案：A
解析　个体接种疫苗后可以通过获得或者增强免疫力从而降低感染风险，但任何疫苗保护作用不可能达到100%，部分个体由于接种疫苗后抗体水平不足，仍然会有感染风险，特别是在群体免疫屏障尚未建立的情况下，感染风险进一步升高。因此，在接种疫苗后，常态化防控意识不能放松，在日常生活中仍需保持佩戴口罩、勤洗手、常通风，注意保持安全社交距离等良好生活习惯。

4. 答案：D
5. 答案：E
解析　新型冠状病毒感染疫情防控期间，使用体温检测仪监测，为了进一步判断异常体温，应在被监测对象稍作休息后使用水银体温计再次测量。如果体温仍然异常，须立即报告相关部门并将该学生送至定点医院发热门诊。

6. 答案：B

7. 答案：C

8. 答案：A

解析 《新冠病毒核酸10合1混采检测技术规范》要求，标本运送人员采用一级生物安全防护。对于采集低风险区域人群的采集者，采用二级生物安全防护。处理标本的人员必须严格遵照三级防护标准。

9. 答案：E
10. 答案：C
11. 答案：A

解析 病人的分泌物、呕吐物等应有专门容器收集，用有效氯2 000mg/L的含氯消毒剂，按物、药比例1:2浸泡消毒2小时。新型冠状病毒感染疫情集中隔离医学观察点拖布和抹布等卫生用具，应在使用后以有效氯1 000mg/L的含氯消毒液进行浸泡消毒，作用30分钟后用清水冲净，晾干存放。盛放污染物的容器可用有效氯5 000mg/L的含氯消毒剂溶液浸泡消毒30分钟，然后清洗干净。

12. 答案：B

13. 答案：C

14. 答案：E

---

8. 标本运送人员采用

【9~11题共用备选答案】

A. 有效氯5 000mg/L的含氯消毒剂
B. 有效氯500mg/L的含氯消毒剂
C. 有效氯1 000mg/L的含氯消毒剂
D. 有效氯1 500mg/L的含氯消毒剂
E. 有效氯2 000mg/L的含氯消毒剂

9. 病人的分泌物、呕吐物等以专门容器收集后，用（　　　　）浸泡消毒

10. 新型冠状病毒感染疫情集中隔离医学观察点拖布和抹布等卫生用具，使用后应以（　　　　）进行浸泡消毒

11. 盛放污染物的容器可用（　　　　）浸泡消毒

【12~17题共用备选答案】

A. 0级精神障碍　　　　　　B. 1级精神障碍
C. 2级精神障碍　　　　　　D. 3级精神障碍
E. 4级精神障碍　　　　　　F. 5级精神障碍

12. 口头威胁，喊叫，但没有打砸行为属于

13. 有打砸行为，但局限在家里，针对财物，能被劝说制止属于

14. 有持续的打砸行为，不分场合，针对财物或人，不能接受劝说而停止（包括自伤、自杀）属于

15. 明显打砸行为，不分场合，针对财物，不能接受劝说而停止属于

16. 持械针对人的任何暴力行为，或者纵火、爆炸等行为，无论在家里还是公共场合属于

17. 无符合以上1~5级中的任何行为属于

【18~19题共用备选答案】

A. 自然自动免疫

B. 人工自动免疫

C. 自然被动免疫

D. 人工被动免疫

E. 被动自动免疫

18. 接种脊髓灰质炎疫苗属于

19. 注射人血浆丙种球蛋白属于

15. 答案：D
16. 答案：F
17. 答案：A

解析　对严重精神障碍病人的危险性评估分为6级。

0级：无符合以下1~5级中的任何行为。

1级：口头威胁，喊叫，但没有打砸行为。

2级：打砸行为，局限在家里，针对财物，能被劝说制止。

3级：明显打砸行为，不分场合，针对财物，不能接受劝说而停止。

4级：持续的打砸行为，不分场合，针对财物或人，不能接受劝说而停止（包括自伤、自杀）。

5级：持械针对人的任何暴力行为，或者纵火、爆炸等行为，无论在家里还是公共场合。

18. 答案：B
19. 答案：D

解析　人工自动免疫是人为地给机体注射具有抗原性的物质（疫苗），使机体主动产生特异性免疫力。人工被动免疫就是采用人工方法向机体输入由他人或动物产生的免疫效应物，如免疫血清、淋巴因子等，使机体立即获得免疫力，达到防治某种疾病的目的。

简 述 题

1. 老年人健康管理辅助检查项目包括哪些？

答案　老年人健康管理辅助检查项目包括血常规、尿常规、肝功能（血清谷草转氨酶、血清谷丙转氨酶和总胆红素）、肾功能（血清肌酐和血尿素氮）、空腹血糖、血脂（总胆固醇、甘油三酯、低密度脂蛋白胆固醇、高密度脂蛋白胆固醇）、心电图和腹部超声（肝、胆、胰、脾）检查。

2. 孕产妇健康管理服务内容有哪些？

答案　①孕早期健康管理；②孕中期健康管理；③孕晚期健康管理；④产后访视；⑤产后42天健康检查。

3. 国家基本公共卫生服务项目包括哪十四项内容？

答案　居民健康档案管理、健康教育、预防接种、0~6岁儿童健康管理、孕产妇健康管理、老年人健康管理、慢性病病人健康管理（高血压病人健康管理和2型糖尿病病人健康管理）、严重精神障碍病人管理、肺结核病人健康管理、传染病及突发公共卫生事件报告和处理、卫生计生监督协管、中医药健康管理、免费提供避孕药具、健康素养促进行动。

4. 高血压的高危因素有哪六项？

答案　（1）血压高值（收缩压130~139mmHg和/或舒张压85~89mmHg）。

（2）超重或肥胖，和/或腹型肥胖。超重：28kg/m²>BMI≥24kg/m²；肥胖：BMI≥28kg/m²；腰围：男≥90cm（2.7尺），女≥85cm（2.6尺）为腹型肥胖。

（3）高血压家族史（一、二级亲属）。

（4）长期膳食高盐。

（5）长期过量饮酒（每天饮白酒≥100ml）。

（6）年龄≥55岁。

5. 对高血压病人随访的重点内容有哪些？

答案　测量血压并评估是否存在危急症状，如出现（收缩压≥180mmHg和/或舒张压≥110mmHg；意识改变、剧烈头痛或头晕、恶心呕吐、视力模糊、眼痛、心悸胸闷、喘憋不能平卧及处于妊娠期或哺乳期同时血压高于正常等）危险情况之一，或存在不能处理的其他疾病时，须在处理后紧急转诊。对于紧急转诊者，应在2周内主动随访转诊情况。

若不需紧急转诊，询问上次随访到此次随访期间的症状。测量体重、心率，计算BMI。询问病人症状和生活方式，包括心脑血管疾病、糖尿病、吸烟、饮酒、运动、摄盐情况等。了解病人服药情况。根据病人血压控制情况和症状体征，对病人进行评估和分类干预。

（1）对血压控制满意、无药物不良反应、无新发并发症或原有并发症无加重的病人，预约进行下一次随访时间。

（2）对第一次出现血压控制不满意，即收缩压≥140mmHg和/或舒张压≥90mmHg，或药物不良反应的病人，结合其服药依从性，必要时增加现用药物剂量，更换或增加不同类的抗高血压药，2周时随访。

（3）对连续两次出现血压控制不满意或药物不良反应难以控制以及出现新的并发症或原有并发症加重的病人，建议其转诊到上级医院，2周内主动随访转诊情况。

（4）对所有的病人进行有针对性的健康教育，与病人一起制定生活方式改进目标并在下一次随访时评估进展，告诉病人出现哪些异常时应立即就诊。

6. 老年人的健康指导包括？

答案

（1）对发现已确诊的原发性高血压和2型糖尿病等病人同时开展相应的慢性病病人健康管理。

（2）对患有其他疾病的（非高血压或糖尿病），应及时治疗或转诊。

（3）对发现有异常的老年人建议定期复查或向上级医疗机构转诊。

（4）进行健康生活方式以及疫苗接种、骨质疏松预防、防跌倒措施、意外伤害预防和自救、认知和情感等健康指导。

（5）告知或预约下一次健康管理服务的时间。

7. 产后访视内容是什么？

答案　乡镇卫生院、村卫生室和社区卫生服务中心（站）在收到分娩医院转来的产妇分娩信息后应于产妇出院后1周内到产妇家中进行产后访视，进行产褥期健康管理，加强母乳喂养和新生儿护理指导，同时进行新生儿访视。

（1）通过观察、询问和检查，了解产妇一般情况，乳房、子宫、恶露、会阴及腹部伤口恢复等情况。

（2）对产妇进行产褥期保健指导，对母乳喂养困难、产后便秘、痔疮、会阴或腹部伤口等问题进行处理。

（3）发现有产褥感染、产后出血、子宫复旧不佳、妊娠合并症未恢复者以及产后抑郁等问题的产妇，应及时转至上级医疗卫生机构进一步检查、诊断和治疗。

（4）通过观察、询问和检查了解新生儿的基本情况。

8. 何为高危妊娠？主要高危因素有哪些？

答案　在妊娠期有某种病理因素或致病因素可能危害孕妇、胎儿及新生儿或导致难产者，称为高危妊娠。常见高危因素如下。

（1）孕妇年龄小于16岁或大于37岁。

（2）有异常生育史者。

（3）妊娠并发妊娠期高血压疾病、胎盘早剥、羊水过多或过少、胎儿宫内生长迟缓、过期妊娠、妊娠肝内胆汁淤积症、母儿血型不合等。

（4）各种妊娠合并症如心脏病、糖尿病、高血压、肾脏病、肝炎、甲状腺功能亢进症、血液病及病毒感染等。

（5）可能发生分娩异常者，如胎位异常、巨大胎儿、多胎妊娠、盆骨异常、软产道异常等。

（6）胎盘功能不全。

（7）妊娠期接触大量放射线、化学性毒物。

（8）盆腔肿瘤或曾有手术史等。

9. 试述疫苗接种的注意事项与禁忌证。

答案

（1）注意事项：①接种前应了解接种对象，说明预防的意义与接种后的反应，填好接种卡。②接种前检查好标签，过期变质或标签不清楚者不用。③严格按照规定的剂量、途径、次数、间隔时间进行接种。④严格掌握禁忌证。⑤严格消毒防护，防止交叉感染。

（2）禁忌证：①有急性传染病接触史而未过检疫期者。②急性传染病及其恢复期。③发热或严重的慢性病，如心、肝、肾疾病或活动期肺结核者，无并发症的先天性心脏病病人仍应按期预防接种。④有过敏史、变态反应性疾病或免疫缺陷病者。

10. 试述艾滋病的传染源、传播途径及高危人群。

答案

（1）传染源：病人和无症状病毒携带者。

（2）传播途径：包括性接触传播、注射途径传播、母婴传播及其他途径如器官移植、人工授精等。

（3）高危人群：男同性恋者、性乱交者、静脉药瘾者、血友病和多次输血者。

11. 精神分裂症有哪些特征性症状？

答案

（1）思维联想障碍：在意识清晰状态下出现思维松弛、思维破裂、思维中断。

（2）思维逻辑障碍：病理性象征性思维、语词新作、逻辑倒错性思维。

（3）思维内容障碍：原发性妄想，释义性妄想，内容自相矛盾、变化不定或荒谬离奇的妄想。

（4）被动体验：被控制感，内心被洞悉感，思维被广播、被插入或被夺，被强加的冲动、情感和意志。

（5）感知觉障碍：最常见的是较持续的言语性幻听，包括评论性幻听、争论性幻听、命令性幻听等。

（6）情感障碍：情感淡漠、情感不适及情感倒错。

（7）意志行为障碍：意志缺乏、古怪行为及紧张症状群如木僵、违拗、模仿言语、模仿动作等。

12. 简述社区卫生服务的特点。

答案 社区卫生服务涵盖基本公共卫生服务和基本医疗服务，既具有公共卫生的特征，还体现个体化服务的特点。社区卫生服务的特点：① 以健康为中心，预防为主，主动服务；② 以家庭为单位，以社区为基础，面向全体居民服务；③ 人性化服务、可及性服务、连续性服务与综合系统管理，综合性服务。

（刘铮然）

第三节 突发公共卫生事件的社区应急处置

A1型题

1. 答案：C
解析 突发事件监测机构、医疗卫生机构及有关单位发现突发公共卫生事件，应在2小时内向所在地区县级人民政府的卫生行政部门报告，故答案选C。

1. 医疗机构发现重大食物中毒事件时，应当在多长时间内向所在地县级人民政府卫生行政主管部门报告
   A. 30分钟
   B. 1小时
   C. 2小时
   D. 12小时
   E. 24小时

2. 下列哪项**不属于**突发公共卫生事件的是
   A. 重大传染病疫情
   B. 群体不明原因疾病
   C. 重大食物中毒事件
   D. 重大职业中毒事件
   E. 慢性肺部疾患

3. 下列哪项**不属于**突发公共卫生事件的特点
   A. 突发性　　　　　　B. 公共属性
   C. 特别重大　　　　　D. 危害的严重性
   E. 多元属性

4. 卫生行政部门在接到突发公共卫生事件报告后，应在多长时间内向同级人民政府报告
   A. 1小时　　　　　　 B. 2小时
   C. 12小时　　　　　　D. 24小时
   E. 48小时

5. 突发公共卫生事件橙色预警表示哪一预警级别
   A. 一级　　　　　　　B. 二级
   C. 三级　　　　　　　D. 四级
   E. 五级

6. 发生突发公共卫生事件时，医疗机构的应急反应措施是
   A. 评价应急处理措施效果
   B. 组织、协调有关部门参与事件的处理
   C. 督导、检查应急处理措施的落实情况
   D. 开展病人接诊、收治和转运工作
   E. 开展突发公共卫生事件的调查与处理

A2型题

1. 2003年发生的严重急性呼吸综合征疫情是属于下列哪一类突发公共卫生事件
   A. 重大传染病疫情　　B. 群体不明原因疾病
   C. 重大职业中毒事件　D. 重大食物中毒事件
   E. 新发传染性疾病

2. 答案：E
   解析　根据事件的成因和性质，突发公共卫生事件可分为：重大传染病疫情，群体性不明原因疾病，重大食物中毒和职业中毒，新发传染性疾病，群体性预防接种反应和群体性药物反应，重大环境污染事故，核事故和放射事故，生物、化学、核辐射恐怖事件，自然灾害导致的人员伤亡和疾病流行，以及其他影响公众健康的事件。故答案选E。

3. 答案：C
   解析　突发公共卫生事件的特点包括突发性、公共属性、危害的严重性、多元属性、群体性、综合性、频发性和国际性等特点。故答案选C。

4. 答案：B
   解析　卫生行政部门在接到突发公共卫生事件报告后，应在2小时内向同级人民政府报告。故答案选B。

5. 答案：B
   解析　突发公共卫生事件预警级别分为一级、二级、三级、四级，分别用红、橙、黄、蓝颜色表示。故答案选B。

6. 答案：D
   解析　发生突发公共卫生事件时，医疗机构应当开展病人接诊、收治和转运工作，即对因突发事件致病的人员提供医疗救护和现场救援；对就诊病人必须接诊治疗，实行重症和普通病人分开管理，并书写详细、完整的病历记录；对需要转送的病人，应当按照规定将病人及病历记录的复印件转送至接诊的或者指定的医疗机构；对疑似病人及时排除或确诊。故答案选D。

1. 答案：B
   解析　群体性不明原因疾病是指在短时间内，某个相对集中的区域，同时或者相继出现具有共同临床表现病人，且病例不断增加，范围不断扩大，又暂时不能明确诊断的疾病。2003年发生的严重急性呼吸综合征疫情是群体不明原因疾病的典型案例。

2. 答案：A

解析　重大环境污染事故是指在化学品的生产、储存、使用和废弃处置过程中，由于各种原因引起化学品从包装容器、运送管道或在生产和使用环节中泄漏，造成空气、水源和土壤等周围环境的污染，是严重危害或影响公众健康的事件。

3. 答案：D

解析　生物、化学、核辐射恐怖事件是指恐怖组织或恐怖分子为了达到其政治、经济、宗教、民族等目的，通过实际使用或威胁使用放射性物质、化学毒剂或生物制剂或通过袭击或威胁袭击化工（核）设施（包括化工厂、核设施、化学品仓库、实验室、运输槽车等）引起有毒有害物质或致病性微生物释放导致人员伤亡，或造成公众心理恐慌从而破坏国家和谐安定，妨碍经济发展的事件。

1. 答案：A

解析　严重急性呼吸综合征、人感染高致病性禽流感病例，并有扩散趋势，属于特别重大突发公共卫生事件（Ⅰ级）。

2. 答案：C

解析　一次发生急性职业中毒10~49人或死亡4人以下属于较大突发公共卫生事件（Ⅲ级）。

3. 答案：B

解析　一次食物中毒人数超过了100人并出现死亡病例，或出现10例以上死亡病例属于重大突发公共卫生事件（Ⅱ级）。

4. 答案：D

解析　一次食物中毒人数30~99人，未出现死亡病例，属于一般突发公共卫生事件（Ⅳ级）。

2. 某企业的氯气储气罐泄漏事件导致7人死亡，15万人疏散的严重后果。这属于下列哪一类突发公共卫生事件

A. 重大环境污染事故

B. 群体不明原因疾病

C. 重大职业中毒事件

D. 生物、化学、核辐射恐怖事件

E. 核事故和放射事故

3. 1995年发生在日本东京地铁的沙林毒气事件，造成5 500多人中毒，13人死亡。这属于下列哪一类突发公共卫生事件

A. 重大环境污染事故

B. 群体不明原因疾病

C. 重大职业中毒事件

D. 生物、化学、核辐射恐怖事件

E. 核事故和放射事故

B1型题

【1~4题共用备选答案】

A. Ⅰ级　　　　　　　　B. Ⅱ级

C. Ⅲ级　　　　　　　　D. Ⅳ级

1. "严重急性呼吸综合征、人感染高致病性禽流感病例，并有扩散趋势"属于哪一级突发公共卫生事件

2. "某蓄电池厂某一天有40人出现急性职业性铅中毒"属于哪一级突发公共卫生事件

3. "一个公司食堂某一天内食物中毒人数超过了100例并且有2例死亡"属于哪一级突发公共卫生事件

4. "一天中午，某小学有45人发生食物中毒"属于哪一级突发公共卫生事件

简 述 题

1. 根据事件的成因和性质，可将突发公共卫生事件分为哪几类？

答案　根据事件的成因和性质，突发公共卫生事件可分为：重大传染病疫情；群体性不明原因疾病；重大食物中毒和职业中毒；新发传染性疾病；群体性预防接种反应和群体性药物反应；重大环境污染事故；核事故和放射事故；生物、化学、核辐射恐怖事件；自然灾害导致的人员伤亡和疾病流行；以及其他影响公众健康的事件。

2. 突发公共卫生事件分级有哪些？

答案　根据突发公共卫生事件性质、危害程度、涉及范围，将突发公共卫生事件划分为特别重大（Ⅰ级）、重大（Ⅱ级）、较大（Ⅲ级）和一般（Ⅳ级）四级。

3. 全科医生如何进行突发公共卫生事件和传染病疫情监测信息报告任务？

答案　全科医生应严格执行首诊负责制，严格门诊工作日志制度，对于可能上升为突发公共卫生事件的线索应增强报告意识及时上报，基层医疗卫生机构相关的管理部门核实情况并按照规定时限以最快通信方式向当地疾病预防控制机构和卫生行政部门进行报告。

4. 针对突发公共卫生事件的特点，在处置中基层医疗机构应该注意哪些问题？

答案　①服从统一指挥；②积极寻求和采取应对措施；③强调快速反应；④增强法律意识，重视客观记录；⑤宣传有"度"，防患于未然。

名词解释

1. 突发公共卫生事件

答案　突发公共卫生事件是指突然发生，造成或者可能造成社会公众健康严重损害的重大传染病疫情、群体不明原因疾病、重大食物和职业中毒以及其他严重影响公众健康的事件。

2. 新发传染性疾病

答案　新发传染病狭义上是指全球首次发现的传染病，广义上是指一个国家或地区新发生的、新变异的或者新传入的传染病。

3. 群体性不明原因疾病

答案　群体性不明原因疾病是指在短时间内，某个相对集中的区域，同时或者相继出现具有共同临床表现的病人，且病例不断增加，范围不断扩大，又暂时不能明确诊断的疾病。

4. 重大环境污染事故

答案　重大环境污染事故是指在化学品的生产、储存、使用和废弃处置过程中，由于各种原因引起化学品从其包装容器、运送管道或在生产和使用环节中泄漏，造成空气、水源和土壤等周围环境的污染，严重危害或影响公众健康的事件。

5. 突发公共卫生事件预警

答案　突发公共卫生事件预警，是指在突发公共卫生事件发生之前或早期，及时发出警报，以便相关责任部门及受事件影响的目标人群据此及时作出反应。

（万宇辉）

第四节　全科医疗中的医患关系与伦理学问题

A1型题

1. 答案：E
解析　有效的医患沟通可以帮助全科医生了解居民病史，提高疾病诊断准确性，更能发现疾病的细微变化，增强病人的理解、依从性，从而增强、改善治疗效果。

1. 有效的医患沟通可以帮助全科医生
   A. 挖掘病史
   B. 发现细微病情变化
   C. 提高疾病诊断准确性
   D. 增强病人的理解、依从性并改善治疗效果
   E. 以上均是

2. 答案：E
解析　加强医患沟通是顺应现代医学模式转变的需要，是医务人员进行医疗工作的需要，是医学科学发展的要求，是病人及家属的需要。其重要性体现在医患关系的改善，病人健康信念建立改变，使医生更了解病人情况，提高疾病诊断准确性和治疗效果。

2. 医患沟通的重要性在于
   A. 提高疾病诊断准确性和治疗效果
   B. 充分了解病人危险因素
   C. 改变病人健康信念模式
   D. 改善医患关系
   E. 以上均是

3. 答案：E
解析　文字暗示属于语言沟通。

3. 下列**不属于**医务人员非语言沟通的是
   A. 语调　　　　　　　B. 表情
   C. 身体姿势　　　　　D. 目光
   E. 文字暗示

4. 答案：A
解析　维护病人的健康和生命，捍卫病人的正当权益，是医务人员的共同义务和天职，也是协调医务人员之间关系的思想基础和道德要求。

4. 医务人员共同的首要义务和天职是
   A. 维护病人权利和社会公益
   B. 维护医务人员所在医院的声誉

C. 维护医务人员和医院的经济效益

D. 维护医务人员和医院的自身利益

E. 维护医务人员之间、医院间的和谐

5. 医患之间的道德关系应该是

A. 私人关系　　　　　B. 陌生关系

C. 主从关系　　　　　D. 信托关系

E. 商品关系

5. 答案：D

解析　医患关系的本质特征是具有契约性质的信托关系。

6. 执行脑死亡标准的伦理意义，应**除外**

A. 有利于科学地判断死亡

B. 更体现了对生命的尊重

C. 弥补传统的死亡标准的不足

D. 直接服务于开展器官移植的目的

E. 客观上有利于节约卫生资源

6. 答案：D

解析　脑死亡和器官移植是两个独立的问题，从伦理学上两者之间不能有任何关联，否则是对生命最大的不尊重。

7. 无行为能力的病人由其家属代理履行知情同意，符合哪项原则

A. 尊重原则　　　　　B. 有利原则

C. 不伤害原则　　　　D. 公益原则

E. 公正原则

7. 答案：A

解析　尊重原则是指在医疗实践中，医务人员对病人的人格尊严及其自主性的尊重。病人的自主性是指病人对与自己有关的医护问题，经过深思熟虑后，所作出的合乎理性的决定并据此采取行动。如知情同意、知情选择、要求保守秘密等。

8. 在医务人员的行为中，**不符合**有利原则的是

A. 可能解除病人的心理负担

B. 可能解除病人的痛苦

C. 使病人受益且产生的副作用很小

D. 使病人受益，但却给别人造成了较大的伤害

E. 人体实验中可能使受试者暂不得益，但却使社会和后代受益很大

8. 答案：D

解析　有利原则是指医务人员的诊治、护理行为对病人有益，既能减轻痛苦，又能促进康复。医疗实践使病人受益，但却给别人造成了较大的伤害，是不符合有利原则的。

9. 为了切实做到尊重病人自主性或决定，在医生向病人提供信息时，要**避免**

A. 开导　　　　　　　B. 解释

C. 安慰　　　　　　　D. 理解

E. 诱导

9. 答案：E

解析　医生在向病人提供信息时，要注意其真实性、科学性、通俗性，以利病人正确地理解。诱导，完全有可能将提供的信息曲解，偏离，应该避免。

10. 答案：C
解析　在医疗活动中贯彻知情同意原则，绝不是为医生解脱自己的责任找到借口。因为医生要从病人的利益出发，一旦遇到病人因对信息理解得不准确而采取了不当的决定，应该进行耐心的解释、说服，而不是放弃自己的责任。

11. 答案：C
解析　卫生部于2001年制定并颁布的《实施人类辅助生殖技术的伦理原则》提出，为维护供受双方和后代利益，捐赠精子、卵子、胚胎者对出生的后代既没有任何权利，也不承担任何义务。

12. 答案：C
解析　市场经济对医德的负面影响（负效应）主要表现为单纯追求经济效益，滋长医生的利己主义、拜金主义。

13. 答案：D
解析　临终关怀除了要全面地关照和护理病人，重视临终病人的生命质量之外，也要同情和关怀临终病人的家属。

14. 答案：B
解析　一个供精者的精子最多提供给5名女性，是科学的计算结果，含有伦理学的内涵。无论是配子还是胚胎，都因为与生命有关而从原则上要求杜绝商品化和市场化。

10. 在实施治疗方案时，要得到病人的知情同意，其道德价值应**除外**
　　A. 维护社会公正
　　B. 保护病人的自主权
　　C. 解脱医生的责任
　　D. 协调医患关系
　　E. 保证医疗质量

11. 捐赠精子者，对出生的后代
　　A. 有教育义务，没有任何权利
　　B. 不承担任何义务，有享受赡养权利
　　C. 不承担任何义务，没有任何权利
　　D. 不承担任何义务，有认亲权利
　　E. 不承担任何义务，有索取报酬权利

12. 在市场经济条件下的医德建设，重点是纠正和防止
　　A. 追求个人正当利益的现象
　　B. 稀有卫生资源分配不公的现象
　　C. 片面追求经济效益的行为
　　D. 忽视卫生事业的福利性
　　E. 强调医务人员的社会价值

13. 临终关怀的道德要求，**错误**的是
　　A. 理解临终病人
　　B. 尊重临终病人的权利
　　C. 维护临终病人的生命尊严
　　D. 不涉及对临终病人家属的关心
　　E. 重视临终病人的生命质量

14. 关于实施人类辅助生殖技术的伦理原则，**不当**的是
　　A. 知情同意的原则
　　B. 限制商品化的原则
　　C. 互盲和保密的原则
　　D. 维护供受双方利益的原则
　　E. 维护后代利益的原则

15. 医学伦理学中尊重原则所涵盖的权利**不包括**

    A. 自主选择权   B. 知情同意权

    C. 个人隐私权   D. 社会免责权

    E. 人格尊严权

16. 适用于"主动-被动型"医患关系模式的病人群体中一般**不包括**

    A. 昏迷病人

    B. 婴幼儿病人

    C. 精神分裂症缺乏自知力病人

    D. 痴呆病人

    E. 焦虑症病人

17. 对疑似甲类传染病病例予以隔离所体现的公共卫生伦理原则是

    A. 信息公开原则

    B. 互助协同原则

    C. 社会公益原则

    D. 社会公正原则

    E. 以病人为中心原则

18. 医患交流中,能够使得沟通更为有效与顺畅的方法是

    A. 善用问句引导话题

    B. 避免表达态度和情感

    C. 尽量多用书面沟通

    D. 尽量使用医学术语

    E. 提供的信息越多越好

19. 在选择和确定疾病的诊疗方案时,告知病人病情并最终由其选择,体现的是

    A. 协同一致原则   B. 有利原则

    C. 知情同意原则   D. 病人至上原则

    E. 最优化原则

20. 医学伦理学的研究对象是

    A. 医德基本实践   B. 医德基本理论

---

15. 答案:D

解析 医患双方交往时应该真诚地尊重对方,其中的关键是医疗方对于患方的尊重,包括医务人员应该尊重病人及其家属独立而平等的人格与尊严,尊重病人的自主权利,尊重和保证病人自主享有和运用疾病认知权、知情同意权、保密权以及隐私权等自主权益。

16. 答案:E

解析 "主动-被动型"是过去长期占主导地位的传统医患关系模式,指医生居于主动的主导地位,病人处于被动的服从地位。目前,这种模式常用于手术、麻醉、昏迷、某些精神疾病和智力严重低下等状态或者疾病。

17. 答案:C

解析 公共卫生工作具有社会性和群体性、法规性和政策性、多学科性和协作性等特点,政府、社会各界和广大民众共同应对突发公共卫生事件和传染病流行,在处理社会与个人的利益关系时,要将社会公共利益放在优先考虑的位置。

18. 答案:A

19. 答案:C

解析 药物疗法、手术治疗等医疗行为,其本质上是一种侵袭行为。基于保护病人的健康权与生命权,在取得病人的同意之后,才可以使医疗行为正当化。

20. 答案:D

解析 医学伦理学是研究医学领域中各种道德现象的科学,道德现象是道德关系的反映。医务人员的职业道德和伦理道德,其基本范畴为权利与义务、情感与良心、审慎与保密。

C. 医学道德难题 　　　　D. 医学道德关系

E. 医德基本规范

21. 答案：C

21. 医务人员应共同遵守的道德原则以及建立良好医患关系的思想基础是

A. 医院关系至上 　　　　B. 医生利益至上

C. 病人利益至上 　　　　D. 社会利益至上

E. 以上都不是

22. 答案：E

解析　医患关系是医务人员与病人在医疗过程中产生的特定医治关系，广义的医患关系范围很广，"医"包括医生、护士、医技人员、医院管理人员以及后勤服务人员等，"患"包括病人、病人亲属甚至患方的律师等。

22. 广义的医患关系中的"医"包括

A. 医生、护士、医院管理人员

B. 医生、护士、医技人员

C. 医生、护士、医技人员、医院管理人员

D. 医生、护士、后勤人员

E. 医生、护士、医技人员、医院管理人员、后勤管理人员

23. 答案：B

23. 医患沟通中最重要的是

A. 医生的交流技巧 　　　　B. 医生的态度

C. 医生的医疗水平 　　　　D. 病人的配合程度

E. 医生的性格培养

A2型题

1. 答案：C

1. 韩医生在门诊接诊病人时，讲话时面带微笑，目光亲切，时而拍拍病人的肩膀表示安慰，说明她在下列哪一方面做得好

A. 语言沟通和非语言沟通

B. 语言沟通技巧

C. 非语言沟通技巧

D. 目光沟通

E. 以上都不是

2. 答案：B

解析　不伤害原则的含义：①在医学实践中，医务人员在诊治、护理过程中不使病人的身心受到损伤；②在医疗活动中，不伤害不是绝对的。

2. 某孕妇既往有风湿性心脏病，医生考虑妊娠危及胎儿母亲的生命，这时可允许行人工流产或引产，这符合

A. 行善原则 　　　　B. 不伤害原则

C. 公正原则　　　　D. 尊重原则

E. 自主原则

3. 病人告诉医生自己有胸闷。医生问："有没有咳嗽咳痰？"病人说："没有。"医生又问："有没有胸痛？"病人说："没有。"医生连续问了几个问题，病人都回答没有。上述对话被认为医患之间的沟通存在一定的问题，原因是

A. 医生一味采用"封闭式"谈话方式

B. 医生对病人谈话不够认真

C. 医生不重视病人的信息反馈

D. 医生没有处理好谈话中的沉默

E. 以上都不是

3. 答案：A

解析　封闭式问题可以节省时间，但是控制了谈话内容，病人没有表述问题的机会，医生不能很好地获取病人信息。

4. 病人，男性，38岁，因不育症到某院诊治，该病人将自己有过不检点的性行为告诉了医生。其妻子随后来了解病情，医生便告知真实情况。病人妻子遂提出离婚，于是病人与诊治医生发生纠纷，引起纠纷的最可能伦理原因是

A. 病人过去不检点性行为引起不育

B. 病人有过不检点的性行为

C. 病人将过去不检点的性行为告诉了医生

D. 病人未将过去不检点性行为告诉妻子

E. 病人的隐私保护权未得到医生的尊重

4. 答案：E

解析　保密守信原则是指医务人员在对病人诊疗过程中及以后要保守病人的秘密和隐私，并遵守诚信的伦理准则。病人的秘密或隐私只涉及个人的私人领域而与公共利益无关，它通常包括在医疗活动中，病人向医务人员吐露的自己和家庭的隐私、检查发现的病人独特体征或畸形以及不良的诊断、预后等任何病人不想让别人知道的事情。

5. 4岁儿童吃饭时突然出现咳嗽、气短、脸色发紫，父母立即带患儿就诊于医院急诊。因为是成人急诊，医务人员要求家属把患儿送到儿科去诊治，由于来回奔波，时间延误，患儿终因窒息而死亡。为此家属悲痛万分，与医院发生争吵，要求赔偿一切损失。从伦理学角度分析，医务人员正确的行为选择应是

A. 立即去肺科抢救

B. 立即去耳鼻喉科抢救

C. 立即去小儿科抢救

D. 立即采取措施，排除异物

E. 请小儿科医生会诊

5. 答案：D

解析　临床急救的伦理要求：①争分夺秒地抢救，力争使病人转危为安；②勇担风险，团结协作；③满腔热情，重视心理治疗；④全面考虑，维护社会公益。

6. 答案：C

解析　生命神圣与价值原则是伦理学的最基本原则，即尊重人的生命和价值。医学人道主义的核心内容：①尊重病人的生命及其价值是最基本的。②尊重病人的人格与尊严是最本质的。③尊重病人平等的医疗权利是尊重的具体体现。④对社会利益及人类健康利益的维护。

7. 答案：D

解析　知情同意原则是指临床诊治过程中，医生在决定和实施诊疗措施前都应向病人作详尽的说明，并取得病人的充分理解和同意。

8. 答案：C

解析　病人至上原则是指医务人员在诊疗过程中始终以病人为中心，并把病人的利益放在首位。知情同意原则是指临床诊治过程中，医生在决定和实施诊疗措施前，都应向病人作详尽的说明，并取得病人的充分理解，并表示同意。

6. 病人，男性，20岁，因高热昏迷送某医院，医生确诊为病毒性肝炎。病人系农民工，医疗补助不多且病人家境困难，难以支付近万元的医药费。在这种情况下，请从伦理学的角度分析，下面关于医院是否应该继续抢救病人的说法中，最具道德价值的是

A. 根据生命价值原则，医院不应该继续抢救该病人

B. 根据高技术使用的最优化原则，医院不应该继续抢救该病人

C. 病人年轻且是急症，虽死亡或残疾率高但有希望，从人道主义出发医院应该继续抢救

D. 医院是企业性机构，交不起医药费就不抢救

E. 以上分析均不对

7. 病人，女性，60岁，体检发现肺部占位2个月，伴剧烈干咳，胸闷气短，有左侧肋骨痛，就诊于某医院，以"肺癌可疑"收入院。入院后，病人一般情况差，因诊断尚未确定，医生尚未将具体情况告知病人和家属。一天，某实习医生去给病人查体，病人询问实习医生自己的病情，此实习医生如何回答在道德上最佳

A. 根据自己对病情的判断告诉病人"我认为是肺癌"

B. 尊重病人获悉真实病情的权利，告知病人"肺癌的可能性极大"

C. 为缓解病人的心理压力，善意欺骗病人，告知病人"良性肿瘤可能性大"

D. 告诉病人"肺部占位待查"

E. 以上都不是

8. 产妇燕某顺产一女婴，体重2 960g，医生体检发现该女婴患有先天性肛门闭锁。于是，医生向家属交代新生儿的病情，建议马上手术。家属与产妇商量后，认为新生儿有先天性缺陷，又是女婴，将来长大不美观，况且产妇年轻，今后仍有生育的机会，故决定将新生儿舍弃，让医院进行处理。医生不同意家属的意见，动员家属尽快同意进行肛门手术，但是家属不签字，且声言如果手术失败由医生承担一切后果。在下

列做法中，哪种做法最合乎道德

 A. 让家属接走，自行处置

 B. 尊重家属的意见，协助舍弃

 C. 劝说患儿父母同意手术

 D. 此患儿为有缺陷的新生儿，本着生命价值原则，应劝说父母同意给新生儿安乐死

 E. 无论新生儿是否缺陷，都应该全力抢救

9. 孕妇李某到医院做产前检查，检查结果情况良好。李某苦求医生为其做超声检查鉴定胎儿是男是女。若是女孩，则想终止妊娠，否则家中缺乏劳动力。医生怎样做最佳

 A. 出于对病人的深切同情，为其做超声检查

 B. 没有超声指征，不做没有必要的检查

 C. 尊重病人的自主权，为其做超声检查

 D. 出自医院的经济效益，为病人做超声检查

 E. 以上均不是

10. 病人因左小腿丹毒复发到某医院就诊，医生给他开了价格较为昂贵的抗生素，病人要求用较便宜且有效的青霉素。下面对该案例的伦理学分析，正确的是

 A. 治疗活动中医生有处方权，病人的要求是无道理的

 B. 医生应向病人解释使用新抗生素的原因，若病人继续坚持应为其换药

 C. 治疗活动中医生有自主权，病人必须接受新抗生素

 D. 治疗活动中医生的权利与病人的权利发生冲突时，必须绝对服从病人的权利

 E. 治疗活动中病人有拒绝治疗权，医生应该给病人换药

11. 病人李某曾对心理医生透露，想要杀死他原来的女朋友，关于该心理医生应否为病人保密，哪种做法在道德上最佳

 A. 保守病人的秘密，这是心理医生首要的道德规范

 B. 告诉病人不能为他保密

 C. 把此消息告诉病人原来的女朋友，但不让病人知道

9. 答案：B

解析 在辅助检查过程中，医生应遵循的伦理要求：①综合考虑确定检查项目，目的纯正；②病人知情同意，医生尽职尽责；③综合分析检查结果，切忌片面。

10. 答案：B

解析 知情同意原则是指临床诊治过程中，医生在决定和实施诊疗措施前都应向病人作详尽的说明，并取得病人的充分理解和同意。对于一些特殊检查、特殊治疗和手术，以病人或其家属（或监护人）签字为据。如果不经病人知情同意而医务人员一意孤行地进行诊疗，是侵犯病人自主权的行为。

11. 答案：C

解析 保密守信原则是指医务人员在对病人诊疗过程中及以后要保守病人的秘密和隐私，并遵守诚信的伦理准则。病人的秘密或隐私只涉及个人的私人领域而与公共利益无关，它通常包括在医疗活动中，病人向医务人员吐露的自己和家庭的隐私、检查发现的病人独特体征或畸形以及不良的诊断、预后等任何病人不想让别人知道的事情。但是，如果医务人员有高于保密的社会责任（如传染病要报告）、隐私涉及他人或社会，且有对他人或社会构成伤害的危险以及法律需要时等可以解密。

D. 劝阻病人，并尽快治好他的病痛心理疾病

E. 以上都不是

12. 答案：A

12. 一位大骨节病的病人来某医院诊治，医务人员发现此病较典型，让病人拍摄双膝、双肘、双手、双足、脊柱等部位的 X 线片作为教学资料。关于本案例的说法，正确的是

A. 医生未尊重病人知情同意的权利

B. 促进医学教学和科研是病人的一项义务，医生的做法并无不妥

C. 医生为了减少纠纷而不向病人说明情况是可以理解的

D. 医生可不向病人说明，免费拍摄增加的部位

E. 让病人无大伤害而对医院有利的事情在道德上是能通过辩护的，即可以不让病人知情

13. 答案：A

13. 某病人因急性胸痛伴胸闷、气短而到医院就诊，经检查初步诊断为心肌梗死。此时病人意识清楚，拒绝治疗，坚持回家。治疗医生应采取的态度是

A. 说明病情，尽力挽留病人。实在无效，要向家属讲明情况后办理相关手续

B. 说明病情，尽力挽留病人。实在无效，强行留病人住院

C. 说明病情，尽力挽留病人。实在无效，行使干涉权

D. 不必说明，不考虑病人意见，行使干涉权

E. 尊重病人意见，同意回家，办理出院手续

14. 答案：B
解析 在体格检查过程中，医生应遵守以下伦理要求：①全面系统，认真细致；②关心体贴，减少痛苦；③尊重病人，心正无私。本例医生简单检查后漏诊宫外孕，显然违背了"全面系统，认真细致"的原则。

14. 病人，女性，30岁，因出现类似早孕症状两次到某医院门诊就医。医生简单检查后诊断为妇科炎症，但该女士服药多日症状未见缓解，半个月后，因突然阴道大出血和急腹症被送往医院抢救后确诊为宫外孕。该案例中，初诊医生可能违背的临床诊疗伦理要求是

A. 关心体贴，减少痛苦

B. 全面系统，认真细致

C. 耐心倾听，正确引导

D. 尊重病人，心正无私

E. 举止端庄，态度热情

15. 年轻女病人赵某，自诉左侧乳房有硬结，到某医院外科就诊，经活体组织检查证实为乳腺癌。经病人及其家属同意后，收住院行乳腺癌根治术。在术中右侧乳房的活体组织切片检查结果显示"乳腺瘤性肿瘤，伴有腺体增生"。虽然目前不是癌组织，但是将来有癌变的可能性，医生决定将右侧乳房切除。医生未经病人或其家属同意切除右侧乳房，术后病人及其家属要求追究医生责任并提出赔偿。本病例从伦理学上分析，哪一个说法是正确的

A. 病人及其家属的赔偿要求是无理的

B. 该医生为了防止右侧乳房癌变，切除右侧乳房的做法是正确的

C. 该医生未经病人及其家属同意，自行切除病人右侧乳房，是对病人的伤害，不符合无伤原则

D. 该医生未经病人及其家属同意，自行切除病人右侧乳房，损害了病人的知情同意权

E. 以上说法都不对

15. 答案：D

解析 知情与同意权是病人的基本权利。知情同意权是指病人有权知晓自己的病情，并可以对医务人员所采取的防治医疗措施决定取舍。知情同意的实质是患方在实施病人自主权的基础上，向医疗方进行医疗服务授权委托的行为。一方面，病人对疾病的病情、治疗措施、医护人员的情况等享有知情权；另一方面，医疗方采取的治疗行为应事先征得病人或其家属的同意之后方可进行。

16. 道路清洁工王某，突发交通事故颅脑损伤并多处骨折入院，需要紧急实施手术，因神志不清且随身未携带相关证件、手机等，无法取得病人意见，也无法与家属或其他关系人取得联系，应该

A. 经治医师提出医疗处置方案，在取得第三者证实有效后实施

B. 经治医师提出医疗处置方案，在取得群众认可后实施

C. 经治医师提出医疗处置方案，在取得医疗机构负责人或者被授权负责人员的批准后实施

D. 经治医师提出医疗处置方案，在取得县级以上卫生行政部门批准后实施

E. 经治医师提出医疗处置方案，在取得同行讨论批准后实施

16. 答案：C

A3型题

【1~3题共用题干】

病人李某，女性，27岁，艾滋病病人，在三年中她使13人感染艾滋病毒，此事被新闻媒体曝光后，很多人谴责医生，认为医生不应为病人保密，否则不会使这么多人受到感染。

1. 关于医生是否应受到谴责，下列说法中正确的是
   A. 应该受到谴责，因为这是其他人受到感染的间接原因
   B. 不应该受到谴责，因为医生会按规定上报卫生部门
   C. 应该受到谴责，因为医生应告知病人的单位，对其行为进行监督
   D. 不应受到谴责，因为医生只对病人的医疗秘密负责，对社会上的其他人没有责任
   E. 不应该受到谴责，因为医生无法知道也无权过问病人会与或将与何人交往

2. 对此事的评价，下列说法中**错误**的是
   A. 应受谴责的不是医生，而是病人本人
   B. 病人对此事不仅应负道德责任，而且还应负法律责任
   C. 这是医学伦理学难题，因为医生为病人的隐私保密与否在道德上都有理由
   D. 这是病人和其他人之间的私生活问题，社会没资格对此进行谴责和评价
   E. 谴责医生毫无作用，因为这不是医生个人所能解决的

3. 此案例中，医生怎样做在道德上最佳
   A. 医生应向社会公开病人的医疗秘密
   B. 患艾滋病是病人的个人隐私，医生应绝对保密
   C. 艾滋病是传染病，医生有义务强制病人隔离治疗，但对病人的私生活无权干涉
   D. 帮助病人树立战胜疾病的信心，并告诉病人应对

---

1. 答案：B
   解析　医务人员有为病人保守秘密的义务，在对病人诊疗过程中及以后均要求保守病人的秘密和隐私，并遵守诚信的伦理准则。医生有保守保密的社会责任（如传染病要报告），但是该医生并不知隐私对他人或社会构成伤害的危险。

2. 答案：D
   解析　该病人行为不符合道德标准，病人应对其他人负责。

3. 答案：D
   解析　病人的痛苦包括躯体性和精神性的。医师要用药物、手术、心理疏导等医疗手段努力控制躯体上的痛苦，解脱病人心理上的痛苦。

其他人负责

　　E. 上报卫生部门和她的单位，以对其私生活进行监督，以免传染其他人

【4~6题共用题干】

一对夫妇抱着白喉病患儿去医院求治，患儿呼吸困难，医生决定做气管切开，但患儿的父母坚决不同意。此时，患儿面部发绀，生命垂危。医生反复解释劝导，患儿父母拒绝手术签字，不同意行气管切开术；急诊医生看到病情危急，将患儿抱到手术室，患儿父母不顾一切追到手术室。在这关键的时刻，急诊医生以特有的权威劝服了患儿父母，实施手术。患儿生命得救，患儿父母对医生十分感激。

4.　该案例中医生的行为是在行使何种权利

　　A. 医生的自主权利

　　B. 医生的诊断权利

　　C. 医生的治疗权利

　　D. 医生的干涉权利

　　E. 以上都不是

4. 答案：D
解析　医师的干涉权是指在特定的情况下，限制病人自主权利以达到对病人应尽责任的目的。

5.　在该案例中，医生行为的道德价值主要体现了医德情感的

　　A. 职业性　　　　　　B. 理智性

　　C. 原则性　　　　　　D. 主观性

　　E. 以上都不是

5. 答案：B
解析　医德情感具有理智性。医务人员热爱病人的情感并不是盲目冲动，而是建立在医学科学基础之上的，必须在医学科学允许的范围内去满足病人及其家属的要求。

6.　上述案例中的医患关系模式是

　　A. 主动-被动型　　　B. 指导-合作型

　　C. 共同参与型　　　　D. 并列互补型

　　E. 以上都不是

6. 答案：A
解析　主动-被动模式在当代主要适用于急症抢救治疗的情况，比如病人受重伤或意识丧失而难以表述主观意识。

【7~9题共用题干】

病人刘某，男性，50岁，因黄疸做超声检查，为肝外阻塞性黄疸，考虑壶腹部实性占位病变。医院外科收入院，因超声结果与临床表现不符，住院后继续检查

确诊。一天，主治医师赵大夫查房，刘某问自己得了什么病，赵大夫吞吞吐吐地回答："什么病？还没有搞清楚。"说完扭头就走。病人又追出来问道"大夫，你说真话，我是不是恶性肿瘤？"赵大夫边走边回答说："我不是告诉你还没有搞清楚吗？"病人仍紧追不舍地说"我看你的神色不对，恐怕是癌症吧。"赵大夫不耐烦地回答："就算你猜对了，我也不能告诉你，让你家属来一趟吧。"病人回到病房，中午不肯吃饭。

7. 答案：A
解析 在医患关系中病人的道德权利有4项：基本医疗权，知情同意（知情选择）权，保守秘密权，获得休息与免除社会责任权。

7. 在该案例中，病人主要是在行使自己的何种权利
A. 获得医疗信息的权利
B. 监督医疗过程的权利
C. 对自己病情保密的权利
D. 获得休息与免除社会责任权
E. 拒绝治疗的权利

8. 答案：D
解析 医务人员在实施诊疗过程中凡涉及与病人进行语言沟通，均应做到清楚简明，分寸得当，避免其产生误解、疑虑、悲观等不良情绪或造成其他不必要的伤害。

8. 从伦理学的角度分析，赵大夫的行为主要是**违背**了下列何种道德要求
A. 解除病人躯体痛苦的义务
B. 对病人所患疾病进行解释的义务
C. 对病人进行医学科普知识教育的义务
D. 医疗服务中对病人使用保护性语言的义务
E. 以上均不是

9. 答案：B
解析 医师有义务向病人说明病情、诊断、治疗、预后等有关医疗情况。

9. 在该案例中，赵大夫最应该使用的服务语言是
A. 礼貌性语言　　　　　B. 解释性语言
C. 安慰性语言　　　　　D. 鼓励性语言
E. 保护性语言

【10~13题共用题干】
一组实习医生（其中2名男生）跟随妇科带教老师出门诊。一位年轻的女病人前来就诊，待说完病史已经满面通红。当老师命令一位男生去给病人检查时，病人坚决不同意，并恳请老师请男生回避。老师说："他们给你看病，就相当于我给你看病；他们不看，

我也不看。"女病人无奈,扭头就走了。

10. 下列对医生的评价中,**错误**的是
    A. 此医生的做法违背了医生基本的道德义务——为病人治病
    B. 此医生未处理好教学与医疗之间的关系
    C. 此医生的做法实质上是拒绝病人不合理的要求
    D. 医生放任病人离去是对病人缺乏医德情感
    E. 医生让实习生给病人看病之前未征求病人的知情同意,这是对病人的不尊重

11. 关于对病人的评价,下列说法中正确的是
    A. 此病人未履行配合医疗的义务
    B. 病人有权选择医生,即有权让老师看病,而不让实习生看病
    C. 此病人未权衡好个人利益和他人利益之间的关系
    D. 此病人未尽支持医院教学的义务
    E. 病人离去是因为病人有拒绝治疗的权利

12. 此案例实质上涉及权利和义务这对范畴之间的关系,对此下列说法中**错误**的是
    A. 医师的权利应该服从病人的权利
    B. 病人支持医学科学发展的义务和享有医疗权利相比,后者优先
    C. 医务人员权利的前提是履行自己的义务
    D. 在该案例中,医生的特殊干涉权可优于病人的自主选择权
    E. 医务人员的义务、权力与病人的权利本质上是一致的

13. 在病人不同意实习生检查的情况下,带教老师怎样做在道德上最佳
    A. 不理会病人的离去
    B. 力劝病人允许实习生为她检查,已尽支持医学教学的义务

C. 答应病人的要求，请男生回避，然后边谴责病人边做检查

D. 尊重病人的自主选择权，让男生回避，自己给病人检查

E. 答应病人不让男生检查，由医生自己为病人检查，但为了教学的需要不同意学生回避

【14~15题共用题干】

某小学组织学生接种乙肝疫苗，有4名学生出现头痛、呕吐、四肢无力，送医院就诊，首诊医生及时进行处置并立即向医院有关部门报告，同时经医护人员耐心解释与安抚后，绝大多数学生出现的症状很快消失，尚有3名学生仍感恶心并伴有焦虑，医院组织专家会诊后排除了疫苗和其他躯体疾病所致。

14. 首诊医师及时处置并报告医院有关部门所遵循的伦理要求是

A. 耐心倾听　　　　　　　　B. 知情同意

C. 保守医密　　　　　　　　D. 信息公开

E. 恪尽职责

15. 对上述恶心与焦虑症状尚未消除的3名学生，应该给予适宜的心理干预方法是

A. 厌恶疗法　　　　　　　　B. 冲击疗法

C. 催眠疗法　　　　　　　　D. 行为塑造

E. 放松训练

14. 答案：E
15. 答案：C

解析　该事件所出现的情况属于因心理因素发生的群体性心因性反应，群体性心因性反应属于Ⅲ级突发公共卫生事件。受智力水平、教育程度的影响，少年儿童的心因性反应多由明显强烈的心理因素应激所引起，因而心理治疗有着重要意义。在中小学开展预防接种过程中，常常会出现学生群体性心因性反应，因此应做好宣传教育、人员疏散、认真观察、及时处理等防范工作。出现问题可通过交谈、共同分析发病经过、耐心解释等来指导学生与学生家长如何对待刺激和如何消除刺激。对焦虑、心烦不安者可选用催眠疗法以延长生理睡眠，加强内抑制过程，从而有效消除紧张心理。

B1型题

【1~3题共用备选答案】

A. 医患双方不是双向作用，而是医生对病人单向发生作用

B. 医患双方在医疗活动中都是主动的，医生有权威性，充当指导者

C. 医生和病人具有近似同等的权利

D. 长期慢性病人已具有一定医学科学知识水平

E. 急性病人或虽病情较重但他们头脑是清醒的

1. 指导－合作型的特点是

2. 主动－被动型的特点是

3. 共同参与型适用于哪种病人

【4~6题共用备选答案】

A. 医生在紧急灾难（如传染病流行）面前要服从卫生部门调遣

B. 医生的行为以保护病人利益、促进病人健康、增进其幸福为目的

C. 医生要保护病人的隐私

D. 医生的行为要遵循医德规范的要求

E. 医生对自杀的病人予以制止

4. 能体现医生特殊干涉权的是

5. 能体现医学伦理学有利原则的是

6. 体现医学道德和卫生法律义务的是

1. 答案：B

解析　指导－合作型：在临床实践活动中，医生的作用占优势，医生告诉病人做什么，同时又有限度地调动病人的主动性。

2. 答案：A

解析　主动－被动型是将病人置于被动地位，而医生处于主动的主导地位的一种模式，常用于手术、麻醉、抗感染治疗等技术。

3. 答案：D

解析　以平等关系为基础的医患关系模式，双方有近似的同等权利，从事于双方都满意的活动，在临床实践中强调医生和病人处于平等的地位。

4. 答案：E

5. 答案：B

6. 答案：A

解析　（1）医生的权利有诊治权、特殊干预权，工作、学习权和参与权。医生的诊治权具有自主性、权威性、特殊性的特点。

（2）医生的特殊干涉权适用范围包括：一是对精神病病人、意志丧失和自杀未遂等病人拒绝治疗时，医生可以行使特殊干涉权，强迫治疗或采取措施控制其行为。二是在人体试验性治疗时，虽然病人已知情同意，但对一些高度危险的试验，医生必须以特殊干涉权保护病人利益。三是病人要求了解自己疾病的真情，但当了解后不利于诊治或产生不良影响时，医生有权隐瞒真相。

（3）医学伦理学广义的有利原则不仅对病人有利，而且医务人员的行为有利于医学事业和医学科学的发展，有利于促进人群和人类的健康。医学道德义务是指医务人员依据医学道德的原则和规范的要求，对病人、集体和社会所负的道德责任，以应有的行为履行自己的职责。其中包括遵守法律、法规，遵守技术操作规范。

（4）医师的权利具有一定的自主性，使医务人员正当的职业道德权利受到尊重和维护，医务人员的权利和义务是相辅相成的，尊重病人的自主性，决不意味要放弃自己的责任。

简 述 题

1. 简述医师的权利和义务。

答案　（1）医师的权利

1）诊治病人的疾病权。诊治病人的疾病权是法律所赋予的，是医师最基本或长期的权利之一。这一权利必须经过正规的学习和训练，通过国家有关部门考核获得认定合格后才能获得。

2）宣告病人死亡权。病人的死亡是一个生理学过程，目前对死亡的判断尚有不同意见，但是医师必须按照中国认定的死亡标准作出死亡判断。

3）对病人的隔离权。医师有权对某些传染病病人和发作期的精神病病人等实行隔离治疗。这是由于这些病人常会对他人造成疾病的传染或伤害，影响他人的生活。

4）医师的干涉权。是指在特定的情况下，限制病人自主权利以达到对病人应尽责任的目的，一般又称为医师的特殊权，例如对精神病病人和自杀未遂等病人进行干涉治疗等。

（2）医师的义务

1）承担诊治的义务。医师必须用其所掌握的全部医学知识和治疗手段，尽最大努力为病人服务。

2）解除痛苦的义务。病人的痛苦包括躯体性和精神性的。医师要用药物、手术、心理疏导等医疗手段努力控制躯体上的痛苦，解脱病人心理上的痛苦。

3）解释、说明的义务。医师有义务向病人说明病情、诊断、治疗、预后等有关医疗情况。

4）医疗保密的义务。医疗保密工作一般包括两个方面：一是为病人保守秘密；二是对病人保密，在特殊情况下，对某些病人的病情及预后需要保密。如超声检查时，不透露胎儿性别，这也是医务人员应履行的义务。

2. 试述临床诊治工作中的基本道德原则。

答案　临床诊治工作中的基本道德原则包括及时、准确、有效、择优和自主五项。①及时原则：要求医务人员力争尽快地对疾病作出诊断，主动迅速地治疗，并认真适时地对病人的要求和疾病变化作出反应。②准确原则：要求医务人员积极充分地利用现实条件，严肃认真地作出符合病情实际的判断。③有效原则：要求医务人员采用熟识并掌握了的科学手段，认真实施对疾病具有稳定、缓解、转归效果的治疗。④择优原则：要求医务人员认真仔细地选择使病人受益与代价比例适当的诊疗措施。⑤自主原则：病人在诊疗过程中，有询问病情、接受或拒绝或选择诊疗方案的自主权。医务人员应该尊重病人的自主权，并把它作为诊疗行为的医德要求，严格遵守。自主原则还要求医务人员要拒绝病人的非分要求。

3. 简述全科医疗过程中医患沟通的主要原则

答案

（1）以病人为中心原则：全科医生面对的服务对象是病人，而不是疾病，一切以病人为中心是全科医生必须明确的基本原则。

（2）平等和尊重原则：医患双方本来就是平等的，通过尊重对方来获得对方的尊重，对于难以沟通的对象也要有足够的耐心与爱心，长此以往自然就会在越来越多服务对象的心目中树立起威信，在社区建立起彼此信任、相互尊重的氛围。

（3）真诚与换位原则：真诚是医患沟通持续开展的基础，也是深化沟通的保证。真诚使人在沟通时有明确的可知性和预见性，真诚的态度能够使得病人放心，放下戒备主动进行推心置腹的沟通。全科医生在沟通的过程中要多进行换位思考，站在病人的角度考虑问题，从而使沟通达到预期的效果。

（4）依法和守德原则：在工作实践过程中必须依据《中华人民共和国执业医师法》等法律法规向居民、家庭、社区提供服务，自觉养成拒收红包、保守病人秘密等高尚的职业道德。

（5）共同参与原则：在医疗服务过程中，患方有权利积极参与，全科医生要时刻把握共同参与的原则，调动患方积极性，主动参与到医疗过程中来，通过协同配合更加有力地促进医疗服务效果。

（6）个性化原则：针对不同的病人给予不同的个性化服务，包括使用语言、语调、行为等丰富多彩的沟通技巧，实现有效沟通。

名词解释

1. 知情同意权

答案　知情同意权是病人的基本权利。知情同意权是指病人有权知晓自己的病情，并可以对医务人员所采取的防治医疗措施决定取舍。知情同意的实质是患方在实施病人自主权的基础上，向医疗方进行医疗服务授权委托的行为。一方面，病人对疾病的病情、治疗措施、医护人员的情况等享有知情权；另一方面，医疗方采取的治疗行为应事先征得病人或其家属的同意之后方可进行。

2. 医疗过失纠纷

答案　在医疗活动中，由于医务人员的过失行为而导致的医疗纠纷称为医疗过失纠纷。例如，由于医务人员缺乏责任心，不认真分析病情，导致临床误诊、误治、误伤；该抢救的不抢救，随意推诿病人；不认真执行规章制度，不按操作规程办事，导致差错或事故等；这些医疗过失是人为因素造成的，属于渎职行为，引起纠纷属医疗过失纠纷。

（刘铮然）

第二篇

全科医学临床与实践

　　根据全科医生规范化培训实施细则，培训对象参加临床培训基地中主要临床科室的诊疗工作，接受临床基本技能训练，同时学习相关专业理论知识。总计培训时间为27个月，可见临床技能训练是整个培训项目中的重点。

第一章　未分化疾病及内科相关疾病

未分化疾病及
内科相关疾病

本章知识点分布涉及未分化疾病、内科疾病、神经内科疾病、精神科疾病、感染性疾病、中医科疾病和康复医学科疾病等。

第一节　未分化疾病

本节知识点分布涉及未分化疾病总论、内科相关性未分化疾病、外科相关性未分化疾病、疼痛相关性未分化疾病、社区常见急性未分化疾病、心理相关性未分化疾病、妇科相关性未分化疾病、五官科相关性未分化疾病等。

A1型题

1. 未分化疾病的全科临床思维是
   A. 症状—疾病排查—风险评估—疾病管理
   B. 症状—检查检验—确切诊断—规范治疗
   C. 症状—检查检验—疾病排查—确切诊断
   D. 症状—疾病排查—确切诊断—疾病管理
   E. 症状—风险评估—检查检验—确切诊断

2. 下列哪项**不是**未分化疾病接诊的目标
   A. 以经济合理的方式排查疾病
   B. 避免反复就诊和减少转诊
   C. 实现长期照顾
   D. 改善疾病预后
   E. 以最快方式治愈疾病

3. 下列哪项**不属于**非感染性发热
   A. 类风湿关节炎
   B. 猩红热

---

1. 答案：A
解析　对于未分化疾病，主观的症状并不都能找到客观证据，也不一定都能作出确切诊断。因此，在不能确诊的情况下，从重大疾病、少见病和全身性疾病三个方面逐步排查，应通过重新分析病人的医疗需求和就诊目的来实现风险管理和满意度的达成，一般情况下，无须进行过多昂贵不必要的检查。

2. 答案：E
解析　未分化疾病的全科接诊目标是：①以经济合理的方式排查疾病，控制健康风险，缓解病痛；②重视病情解释，与病人达成共识，避免反复就诊和减少转诊；③培养病人自我管理能力，动态观察病情变化，实现长期照顾；④进行针对性的健康教育，重视病人自我保健能力的培养，改善预后。

3. 答案：B
解析：猩红热是A组溶血性链球菌感染引起的急性呼吸道传染病，属于感染性发热。

C. 系统性红斑狼疮

D. 血管炎

E. 成人 still 病

4. 下列哪项一般**不会**导致消瘦

    A. 肺结核   B. 希恩综合征

    C. 甲状腺功能亢进症   D. 冠心病

    E. 糖尿病

4. 答案：D
解析 冠心病一般不会导致消瘦。希恩综合征因产后大出血致腺垂体缺血坏死而引起腺垂体功能减退，可有消瘦、厌食、毛发脱落等表现。

5. 下列哪项 BMI 值符合消瘦的定义

    A. BMI<18kg/m²   B. BMI<18.5kg/m²

    C. BMI<20kg/m²   D. BMI<24.9kg/m²

    E. BMI<27.9kg/m²

5. 答案：B
解析 消瘦以体重减轻为最主要临床表现，是指人因疾病或某些因素而导致体重下降，低于标准体重的10%以上或BMI小于18.5kg/m²。

6. 关于肥胖，下列**错误**的是

    A. 体重超过标准体重的10%为超重

    B. 体重超过标准体重的20%~30%为轻度肥胖

    C. 体重超过标准体重的30%~50%为中度肥胖

    D. 男性腰臀比超过0.9，女性大于0.7为腹型肥胖

    E. BMI ≥ 28kg/m² 为肥胖

6. 答案：D
解析 男性腰臀比的正常范围是0.85~0.9，女性是0.75~0.8，超过这个范围就可以定义为腹型肥胖。

7. 下列**不是**糖尿病周围神经病变引起肢体麻木的特点是

    A. 对称性   B. 从近端开始

    C. 下肢多见   D. 逐渐向上发展

    E. 伴有袜套样感觉

7. 答案：B
解析 糖尿病周围神经病变引起的肢体麻木多为对称性，从远端开始，下肢多于上肢，逐渐向上发展，除了麻木，还有袜套样感觉、踩棉花感、蚁行感等。

8. 下列哪项**不是**口干的常见原因

    A. 头颈部肿瘤放疗史

    B. 富马酸喹硫平精神类药物

    C. 糖尿病

    D. 缺铁性贫血

    E. 冠心病

8. 答案：E
解析 口干常见原因有唾液腺感染性疾病如急慢性化脓性腮腺炎、颌下腺炎，唾液腺发育不全，干燥综合征，良性淋巴上皮病变，内分泌疾病如糖尿病、甲状腺功能减退症、更年期综合征、尿崩症等，血液系统疾病如缺铁性贫血、恶性贫血，头颈部肿瘤放射治疗，佩戴义齿，药物性口干。

9. 下列哪项**不是**病理性口臭常见原因

    A. 肠道菌群紊乱

    B. 甲状腺功能亢进症

9. 答案：
解析 病理性口臭的常见原因有口源性口臭、胃源性口臭、肠源性口臭、呼吸系统性口臭，其他源性口臭如药物、肾病、血液病、重金属中毒。

10. 答案：D

解析　慢性咳嗽（>8周），常见病因是咳嗽变异型哮喘、上气道综合征、嗜酸细胞性支气管炎、胃食管反流病、变应性咳嗽、药物性咳嗽等。社区获得性肺炎表现为急性咳嗽（<3周）。

11. 答案：E

解析　引起心悸的常见疾病有心律失常、甲状腺功能亢进症、贫血、低血糖、低钾血症。

12. 答案：D

解析　心源性晕厥的临床特征包括：①年龄>60岁；②男性；③有运动、劳累、压力大等诱因；④无情景因素；⑤无前驱症状；⑥在运动中发生；⑦与体位无关；⑧发作频率少；⑨伴有心脏病史；⑩体格检查可有异常。

13. 答案：D

解析　耳鸣的病因鉴别分类包含主观性耳鸣和客观性耳鸣。客观性耳鸣：①血管性，如耳周动静脉畸形、静脉瘘；②肌源性，如腭肌痉挛、镫骨肌痉挛；③气源性，如咽鼓管异常开放的呼吸气流声；④其他，如颞下颌关节囊松弛的关节噪声被误认为来自耳廓。主观性耳鸣：①耳部疾病引起，如耵聍栓塞、非化脓性及化脓性中耳炎、咽鼓管阻塞、耳硬化症、梅尼埃病、听神经瘤、噪声性耳聋、中毒性聋、老年性聋等；②全身性疾病引起，如血压过高或过低、动脉硬化、贫血、白血病、肾病、糖尿病、毒血症、烟酒过度、中毒、更年期等；③心理因素引起，如工作压力、情绪等；④其他因素引起，如睡眠障碍等。

14. 答案：B

解析　咯血一般可由肺结核、支气管扩张、支气管肺癌、肺炎和心脏病等病因引起。其特点通常为：①伴随症状，喉部痒感、胸闷、胸痛、心悸、咳嗽、咳痰等；②出血方式，咯出；③出血颜色，鲜红色、铁锈色；④血中混有物，痰、泡沫；⑤酸碱反应，碱性；⑥黑便，常无，若咽下血液量较多时可有；⑦出血后痰的性状，常有血痰数天。

C. 慢性扁桃体炎

D. 牙周炎

E. 幽门螺杆菌感染

10. 下列哪项**不是**慢性咳嗽常见原因

　　A. 咳嗽变异型哮喘

　　B. ACEI类抗高血压药

　　C. 胃食管反流

　　D. 社区获得性肺炎

　　E. 变应性咳嗽

11. 下列哪项**不是**引起心悸的常见病

　　A. 低钾血症　　　　　　B. 甲状腺功能亢进

　　C. 缺铁性贫血　　　　　D. 低血糖

　　E. 后循环缺血

12. 以下哪项是心源性晕厥的临床特征

　　A. 多见于年轻人

　　B. 常有前驱症状，如恶心、呕吐等

　　C. 与体位有关

　　D. 多在运动中发生

　　E. 有咳嗽、排尿、排便等情景因素

13. 以下哪项**不属于**主观性耳鸣的病因

　　A. 梅尼埃病　　　　　　B. 睡眠障碍

　　C. 贫血　　　　　　　　D. 镫骨肌痉挛

　　E. 听神经瘤

14. 以下哪项通常**不属于**咯血的特点

　　A. 血中混有痰、泡沫

　　B. 酸碱反应为酸性

　　C. 出血颜色为铁锈色

　　D. 喉部痒感

　　E. 常无黑便

15. 以下哪项可引起中枢性眩晕
    A. 良性阵发性位置性眩晕
    B. 梅尼埃病
    C. 偏头痛
    D. 前庭神经炎
    E. 带状疱疹

15. 答案：C
解析 常见中枢性眩晕病因包含：脑血管病、大脑变性、偏头痛、多发性硬化、苯妥英钠中毒、脑干或小脑肿瘤等。而良性阵发性位置性眩晕、梅尼埃病、前庭神经炎以及带状疱疹等为周围性眩晕的常见病因。

16. 以下哪项通常属于中枢性发绀的特征
    A. 皮肤温暖
    B. 皮肤发冷
    C. 见于肢端
    D. 见于耳垂、鼻尖
    E. 按摩或加温后发绀即可消失

16. 答案：A
解析 中枢性发绀的特征通常包括：全身性（面颊、四肢、黏膜和躯干等）、皮肤温暖。而周围性发绀常见于肢体末梢与下垂部分（如肢端、耳垂、鼻尖）、皮肤发凉，按摩或加温后发绀即可消失。

17. 下列哪项**不是**乳腺癌的临床表现
    A. 早期可出现无痛、单发的小肿块
    B. 乳房局部皮肤凹陷
    C. 乳头可出现扁平、回缩和凹陷
    D. 局部皮肤呈"橘皮样"改变
    E. 淋巴结转移最初多见于胸骨旁淋巴结

17. 答案：E
解析 乳腺癌淋巴结转移最初多见于腋窝淋巴结。

18. 关于甲状腺结节的叙述，哪项是**错误**的
    A. 部分病人并无症状，而在体格检查偶然发现结节
    B. 甲状腺腺瘤囊性变出血表现为短期内突然发生的甲状腺结节增大
    C. 甲状腺结节近期突然快速、无痛地增大，应考虑癌肿可能
    D. 孤立结节是最重要的体征
    E. 甲状腺癌都是单发结节

18. 答案：E
解析 约4/5的分化型甲状腺癌及2/3未分化甲状腺癌表现为单一结节，有一部分甲状腺癌表现为多发结节。

19. 下列哪种皮肤肿物属于恶性
    A. 皮脂腺囊肿   B. 神经纤维瘤
    C. 黑色素瘤   D. 血管瘤
    E. 脂肪瘤

19. 答案：C
解析 皮脂腺囊肿、神经纤维瘤、血管瘤和脂肪瘤均为良性皮肤肿物，而黑色素瘤为高度恶性肿瘤。

20. 答案：B

解析 急性淋巴结炎多数继发于其他化脓性感染病源，由于化脓菌侵犯淋巴结所引起的局部淋巴结肿大、疼痛和压痛，严重时常有畏寒、发热、头痛等全身症状，抗生素治疗有效。淋巴结结核、恶性肿瘤淋巴结转移、结节病和淋巴瘤为无痛性淋巴结肿大，抗生素治疗无效，需要原发病治疗。

21. 答案：E

解析 根据胸痛的风险程度，可将胸痛分为致命性胸痛和非致命性胸痛。张力性气胸、急性心肌梗死、主动脉夹层和肺栓塞属于致命性胸痛，需要紧急处理。胸膜炎属于非致命性胸痛。

22. 答案：C

解析 临床上出现胸痛、呼吸困难和咯血"三联征"时，应考虑肺血栓栓塞症。

23. 答案：E

解析 急性胰腺炎腹痛多位于中上腹，克罗恩病腹痛为最常见症状，多位于右下腹或脐周。

24. 答案：C

解析 腹痛伴反酸、嗳气多提示消化性溃疡、胃炎或消化不良等可能。

25. 答案：A

解析 当卵巢因某种原因不排卵，也就没有黄体出现。体内就只有雌激素而无孕激素，即子宫一直处于增生期无分泌期，增生程度取决于雌激素水平，达到一定限度后内膜脱落，形成周期不规则的月经，发生在青春期时称为青春期无排卵型异常子宫出血。因此青春期无排卵型异常子宫出血的主要原因是缺乏孕激素。

20. 临床上遇到颈部无痛性淋巴结肿大需要考虑可能的疾病，**不正确**的是

A. 淋巴结结核   B. 急性淋巴结炎

C. 恶性肿瘤淋巴结转移   D. 结节病

E. 淋巴瘤

21. 下面哪项**不是**致命性胸痛

A. 张力性气胸   B. 急性心肌梗死

C. 主动脉夹层   D. 肺栓塞

E. 胸膜炎

22. 突发性胸痛伴咯血和呼吸困难，应首先考虑

A. 主动脉夹层   B. 肺炎

C. 肺栓塞   D. 急性心肌梗死

E. 胸膜炎

23. 右下腹痛时需要考虑的疾病中，哪项是**错误**的

A. 阑尾炎   B. 右侧输尿管结石

C. 右侧卵巢囊肿扭转   D. 克罗恩病

E. 急性胰腺炎

24. 关于腹痛及其伴随症状的叙述，哪项是**错误**的

A. 腹痛伴黄疸提示肝胆胰疾病可能

B. 腹痛伴肛门停止排气排便提示肠梗阻可能

C. 腹痛伴反酸、嗳气提示胰腺炎可能

D. 腹痛伴发热、寒战提示腹腔感染可能

E. 腹痛伴休克、贫血提示腹腔脏器破裂可能

25. 青春期无排卵型异常子宫出血的主要原因是

A. 缺乏孕激素

B. 缺乏雌激素

C. 凝血功能异常

D. 子宫内膜增生期过长

E. 子宫内膜发育不良

26. 月经量多或经期延长但周期基本正常，应首先考虑
    A. 子宫颈癌
    B. 子宫内膜癌
    C. 无排卵性功能失调性子宫出血
    D. 子宫肌瘤
    E. 宫颈息肉

26. 答案：D
解析　子宫肌瘤周期性出血可表现为月经量增多、经期延长或经期缩短。

27. 下列疾病中，通常引起单侧性听力下降的是
    A. 药物性耳聋　　　　　B. 老年性耳聋
    C. 噪声性耳聋　　　　　D. 梅尼埃病
    E. 遗传性耳聋

27. 答案：D
解析　药物性耳聋、老年性耳聋、噪声性耳聋多双侧对称，遗传性耳聋可能为单侧也可能为双侧，梅尼埃病多为单侧性听力下降。

28. 病人女性，22岁，咽痛伴声嘶2天，首先考虑
    A. 急性化脓性扁桃体炎
    B. 急性喉炎
    C. 急性会厌炎
    D. 喉癌
    E. 扁桃体周围脓肿

28. 答案：B
解析　急性喉炎临床表现常为声嘶、咳嗽咳痰、咽喉痛。喉癌主要表现为声嘶、呼吸困难、咳嗽、吞咽困难、颈部淋巴结转移等。该病人急性起病，咽痛伴声嘶2天，且为年轻女性，首先考虑为急性喉炎。

29. 经常出血刷牙或咬硬物时出血时，首先考虑
    A. 牙龈炎　　　　　　　B. 牙髓炎
    C. 龋病　　　　　　　　D. 牙周炎
    E. 牙周脓肿

29. 答案：A
解析　牙龈炎是牙龈的非特异性炎症，常见症状为刷牙或咬硬物时牙龈出血。牙周炎是发生在牙周组织的慢性炎症，表现为牙龈红肿、探诊出血、牙周袋溢脓和牙齿松动。

A2型题

1. 病人，女性，40岁，近半年来体重减轻约10kg，有口干、盗汗、乏力、午后低热和月经不调，查体右肺尖闻及少许湿啰音。最有可能的诊断是
    A. 糖尿病　　　　　　　B. 右上肺炎
    C. 肺结核　　　　　　　D. 肺癌
    E. 甲状腺功能亢进症

1. 答案：C
解析　肺结核可出现午后低热、乏力、盗汗、食欲减退和体重减轻等表现，育龄期女性可以有月经不调。结核病灶一般好发于两肺上叶尖后段和下叶背段。

2. 病人，女性，24岁，渐进性体重增加2年，查体可见脸部痤疮、下腹部对称性皮肤紫纹，该病人肥胖病因首先考虑为
    A. 库欣综合征

2. 答案：A
解析　库欣综合征主要表现为向心性肥胖、满月脸、多血质外貌、痤疮、紫纹等。

3. 答案：A

解析 干燥综合征表现为口干、眼干，可伴有内脏器损害，腮腺核素显像常提示腮腺摄取功能和排泄功能异常，可出现自身抗体阳性如SSA、SSB，唇腺活检提示灶性淋巴细胞浸润是诊断的必备条件。

4. 答案：A

解析 该病人考虑是胃源性口臭。幽门螺杆菌不仅是胃溃疡、胃癌的诱发因素，也是引发口臭的潜在因素。

5. 答案：A

解析 突发起病，哑铃训练诱因，出现持续的左胸闷痛，结合病人瘦长体型，体格检查左侧胸廓略饱满、肋间细缩增宽、左肺叩诊鼓音、左肺呼吸音减弱，可作出诊断。

B. 单纯性肥胖

C. 甲状腺功能低下性肥胖

D. 药物性肥胖

E. 胰源性肥胖

3. 病人，女性，55岁，近2年经常口干，听说血糖升高会导致口干，但单位体检也未发现血糖升高。近1个月口干明显，口干而频繁饮水但不解渴，进干硬食物时常需水送服，伴眼部干涩。偶有干咳，肺CT示间质性肺炎。最可能诊断是

A. 干燥综合征   B. 2型糖尿病

C. 唇炎   D. 干眼症

E. 尿崩症

4. 病人，男性，30岁，口臭伴反酸、嗳气3个月，无腹痛，注意刷牙，饭后漱口，大小便正常。建议首先完善下列哪项检查

A. ^{14}C–尿素呼气试验   B. 胃镜

C. 肠镜   D. 口腔科检查

E. 胸片

5. 病人，男性，25岁，突发左侧胸闷痛2天。2天前首次哑铃训练后出现左侧持续性胸闷痛，深呼吸时加重，无放射痛，伴活动时气紧。平时少运动，既往无异常病史，近期无外伤、发热。查体：体温36.5℃，呼吸20次/min，脉搏90次/min，血压110/70mmHg，BMI=17kg/m²，呼吸平稳，自动体位，心界不大，左侧胸廓略饱满，肋间隙略增宽，无皮下气肿，左肺叩诊鼓音，右肺叩诊清音，左肺呼吸音减弱，右肺呼吸音清，心率90次/min，律齐。本病例最可能诊断是

A. 自发性气胸   B. 冠心病

C. 心肌炎   D. 肺栓塞

E. 胸腔积液

6. 病人，男性，45岁，腹泻3天。病人1天前食冰西瓜后出现腹泻，每天排便5~8次，为稀烂便，伴有左下腹隐痛，排便后腹痛略缓解，伴恶心，无呕吐，无黏液脓血便，无里急后重，无发热、头痛、口干、无意识障碍。否认消化道病史，无高血压、糖尿病、冠心病、甲状腺功能亢进病史，平时饮食不规律。诊断为急性胃肠炎。治疗计划暂**不考虑**的是

A. 避免油腻食物

B. 益生菌

C. 补充水分、电解质

D. 使用抗生素

E. 蒙脱石散止泻

6. 答案：D
解析　感染性急性胃肠炎根据病原体不同分为细菌性、病毒性、寄生虫性等。非感染性急性胃肠炎可由进食生冷、过热、大量酸性等刺激性强的食物，摄入有毒植物、蘑菇、外来海产品、酗酒、海鲜过敏、药物等引起。成人轻、中度腹泻病人一般不用抗菌药物。以下情况考虑使用抗感染药物：发热伴有黏液脓血便的急性腹泻；持续的志贺菌、沙门菌、弯曲菌感染或原虫感染；感染发生在老年人、免疫功能低下者、败血症或有假体病人；中、重度的旅行者腹泻病人。

7. 病人，男性，39岁，出租车司机。间断性腹痛3个月，加重伴黄染2天。3个月前无明显诱因下出现上腹胀痛，持续4~5小时，无发热、恶心，未就诊。2天前进食扣肉，出现上腹部胀痛，持续疼痛，疼痛逐渐加重，向右肩及后背放射，伴有寒战、高热、恶心、呕吐，呕吐为胃内容物，体温最高为39℃，大便颜色变浅，小便尿色深。有胆囊结石、慢性胆囊炎病史。

查体：体温39.2℃，呼吸26次/min，脉搏95次/min，血压135/70mmHg；皮肤巩膜黄染，未见肝掌蜘蛛痣，浅表淋巴结无肿大；两肺呼吸清，心界不大，心率95次/min，律齐；腹平，右上腹轻压痛、反跳痛及肌紧张，Murphy征可疑阳性，肝区无叩痛，肠鸣音4次/min。急诊血淀粉酶120U/L（20~90U/L）。目前可能的诊断是

A. 急性胆囊炎　　　　　B. 胆总管结石并感染

C. 急性胃炎　　　　　　D. 肠梗阻

E. 急性胰腺炎

7. 答案：B
解析　病人表现为上腹部疼痛伴发热、黄疸，发病前有进食油腻食物，既往有慢性胆囊炎、胆囊结石病史，首先考虑常见的胆总管结石并感染，导致胆汁淤积性黄疸。

8. 病人，男性，65岁，反复间歇性血尿3个月，持续血尿3天。3个月前无明显诱因出现间歇性血尿，近3天为持续血尿，全程洗肉水样尿，无发热、腰痛、腹痛，无尿频、尿急、尿痛，无皮下出血。有肾结石病史。

查体：体温36℃，呼吸20次/min，脉搏70次/min，

8. 答案：A
解析　无痛性血尿首先要考虑泌尿系肿瘤。

血压120/70mmHg，皮肤黏膜未见苍白，浅表淋巴结无肿大，心肺未见异常，腹平软，未触及包块，无压痛，肾区无叩痛。首先考虑的血尿原因是

A. 泌尿系肿瘤　　　　　　B. 尿路感染

C. 泌尿系结石　　　　　　D. 泌尿系结核

E. 急性肾小球肾炎

9. 答案：C

解析　乳腺囊性增生病是女性多发病，常见于中年女性，是乳腺实质的良性增生，突出的表现是乳房胀痛和肿块。其特点是部分病人疼痛与月经周期有关，往往在月经前加重，月经来潮后减轻或消失。查体可发现一侧或双侧乳腺有弥漫性增厚，可局限于乳腺一部分，也可分散于整个乳腺，肿块呈颗粒状，结节状或片状，大小不一，质韧而不硬，增厚区与周围乳腺组织分界不明显。

10. 答案：D

解析　甲状腺结节有下列情况者，应考虑癌变可能：①结节近期迅速无痛性增大、瘤体活动受限或固定；②结节硬实，表面粗糙不平；③出现持续性声音嘶哑，发音困难、吞咽困难或呼吸困难等压迫症状；④出现颈部淋巴结肿大等。

11. 答案：D

解析　皮下和肌肉型囊虫病、皮脂腺囊肿、痈和颈淋巴结结核均为感染性皮肤肿物，而痛风结石为非感染性。

12. 答案：D

解析　早期食管癌症状可不明显，中晚期食管癌的典型症状为进行性吞咽困难，病人逐渐消瘦、乏力，查体时应特别注意锁骨上有无肿大淋巴结。对可疑病例应行食管钡餐双重造影、纤维胃镜检查明确。

9. 病人，女性，46岁，左侧乳房胀痛已3年余，月经前疼痛加重，月经来潮后疼痛缓解，门诊查体：左侧乳房可触及结节状肿块，质韧而不硬，腋窝淋巴结不大。应首先考虑的诊断是

A. 乳腺癌　　　　　　　　B. 急性乳腺炎

C. 乳腺囊性增生病　　　　D. 乳腺纤维瘤

E. 炎性乳腺癌

10. 甲状腺结节近期突然无痛性增大，查体结节固定，活动受限，应首先考虑诊断为

A. 甲状腺炎

B. 结节性甲状腺肿

C. 甲状腺囊性腺瘤并囊内出血

D. 甲状腺癌

E. 甲状腺腺瘤

11. 属于非感染性皮肤肿物的是

A. 皮下和肌肉型囊虫病

B. 皮脂腺囊肿

C. 痈

D. 痛风结石

E. 颈淋巴结结核

12. 病人，男性，52岁，近2个月来出现吞咽困难，伴有食物反流，体重较前减轻2kg，查体发现锁骨上可触及一肿大淋巴结，质硬，无压痛。最可能的诊断是

A. 胃食管反流病　　　　　B. 贲门失弛缓症

C. 食管平滑肌瘤　　　　　D. 食管癌

E. 胃癌

13. 病人，男性，28岁，反复发作头痛3年，每年春季发作，每次发作持续1个月，表现为左侧眼眶周围剧烈的刺痛伴有流泪，查体示同侧眼结膜充血、瞳孔缩小，头颅CT正常。最有可能的诊断是
    A. 紧张型头痛　　　　　　B. 丛集性头痛
    C. 慢性偏头痛　　　　　　D. 神经症
    E. 低颅压性头痛

13. 答案：B
解析　丛集性头痛是一种原发性神经血管性头痛，主要表现为一侧眼眶周围发作性剧烈疼痛，有反复密集发作的特点，伴有同侧眼结膜充血、流泪、瞳孔缩小、眼睑下垂，以及头面部出汗的自主神经症状，常在一天内固定时间发作，可持续数周至数月。

14. 病人，女性，46岁，突发右侧腰部疼痛2小时，阵发性加剧，并向右侧腹股沟放射，伴有恶心呕吐，无畏寒发热等。查体：腹平软，无压痛，未触及包块，肠鸣音3~4次/min，右肾区叩击痛阳性，直腿抬高试验阴性，尿常规红细胞计数（RBC）10~15个/HP。最可能的诊断是
    A. 腰椎间盘突出　　　　　B. 急性阑尾炎
    C. 右输尿管结石　　　　　D. 异位妊娠
    E. 腰肌劳损

14. 答案：C
解析　输尿管结石可引起肾绞痛或输尿管绞痛，典型表现为疼痛剧烈难忍，阵发性发作，位于腰部或上腹部，并沿输尿管行径放射至同侧腹股沟等，可有镜下血尿。由于输尿管与肠有共同的神经支配，可导致恶心呕吐，常与肾绞痛伴发。

15. 病人，男性，52岁，反复左侧腰痛2个月，疼痛呈电击样，沿左下肢外侧放射至踝部。2天前晨起站立时出现左侧腰痛加重，不能直立，伴有左小腿外侧麻木，无畏寒、发热，无腹痛、腹泻等。查体：腹平软，无压痛，腰椎活动受限，左腿直腿抬高试验阳性。最可能的诊断是
    A. 腰肌劳损　　　　　　　B. 腰椎间盘突出症
    C. 椎管狭窄　　　　　　　D. 强直性脊柱炎
    E. 左侧输尿管结石

15. 答案：B
解析　腰椎间盘突出症常见于20~50岁的病人，主要表现为腰痛和坐骨神经痛。腰痛可出现在腿痛之前，也可在腿痛之后或同时出现。由于95%左右的椎间盘突出发生在$L_{4~5}$及$L_5~T_1$间隙，多伴有坐骨神经痛，疼痛为放射性，可沿腿的后面或侧面向下放射，通常放射至足跟部或足背，伴有麻木。

16. 病人，女性，58岁，双膝关节疼痛2年余，缓慢起病，逐渐加重，活动多时关节疼痛加剧，休息后缓解，类风湿因子阴性，血沉正常，X线检查提示关节间隙变窄。首先考虑的疾病是
    A. 风湿性关节炎　　　　　B. 感染性关节炎
    C. 骨性关节炎　　　　　　D. 类风湿关节炎
    E. 红斑狼疮

16. 答案：C
解析　骨关节炎是一种以关节软骨退行性变和继发性骨质增生为特征的慢性关节疾病，多见于中老年人，女性多于男性。好发于负重较大的膝关节、髋关节，又称骨关节病、退行性关节炎等。临床表现为缓慢发展的关节疼痛，活动后加重，休息时缓解，可有关节僵硬、关节肿大、骨擦音、关节无力和活动障碍等表现。

17. 答案：E

解析　20~40岁的育龄期女性，如果出现四肢关节肿痛、发热、乏力、纳差、口腔溃疡、血小板减少、尿蛋白异常等多系统损害表现时，应考虑系统性红斑狼疮可能。抗核抗体谱中抗dsDNA抗体是诊断系统性红斑狼疮（SLE）特异性抗体，抗Sm抗体是诊断SLE的标记性抗体。

18. 答案：B

解析　吸气性呼吸困难常见于大气道的病变，比如喉部、气管狭窄，也可由炎症，水肿，异物或者是肿瘤引起。呼气性呼吸困难常见于支气管哮喘、慢性阻塞性肺疾病以及弥漫性细支气管炎等小气道相关的疾病。该患儿近1年出现发作性喘息、胸闷伴咳嗽等症状，秋冬季受凉后多见，需考虑支气管哮喘可能，但哮喘急性发作多以呼气性困难为主，肺部常可及哮鸣音。而该患儿此次玩耍时突然出现吸气性呼吸困难，查体可见三凹征，吸气相延长，双肺未闻及哮鸣音及湿啰音，首先需考虑不慎吞入玩具等异物，阻塞大气道所引起。

19. 答案：B

解析　对于耳鸣病人，如其短期内反复发作短暂头痛、耳鸣、恶心或呕吐、视物模糊或一过性肢体无力，或突发剧烈头痛、呕吐、视力障碍、瘫痪或昏迷等，须警惕脑卒中可能，有转诊上级医院指征。该耳鸣病人伴有突发头晕、头痛、乏力，有脚踩棉花感，需转诊上级医院进一步明确有无脑卒中发生。

20. 答案：D

解析　该病人被家人发现昏迷送至医院，通过家人诉说了解到其近来工作不顺心，呼吸时可闻及酒味，虽然需考虑其酒精中毒可能，但也不能排除可能服用了两种以上毒物，故首选洗胃治疗。

---

17. 病人，女性，28岁，四肢关节肿痛、发热2月余，有乏力、纳差和体重下降。查体可见口腔溃疡，血常规示血小板减少，尿常规显示尿蛋白（＋），抗核抗体阳性：抗Sm抗体阳性。最可能的诊断是

A. 类风湿关节炎　　　　　B. 急性肾小球肾炎

C. 皮肌炎　　　　　　　　D. 白塞病

E. 系统性红斑狼疮

18. 患儿，男性，5岁，近1年来出现发作性的喘息、胸闷伴咳嗽等症状，秋冬季受凉后多见。此次室内做手工玩耍时，突然出现吸气性呼吸困难，查体可见三凹征，吸气相延长，双肺未闻及哮鸣音及湿啰音。该患儿最可能考虑的诊断是

A. 急性喉炎　　　　　　　B. 气管异物

C. 急性会厌炎　　　　　　D. 支气管哮喘

E. 喉水肿

19. 病人，女性，65岁，反复耳鸣5余年，有高血压病史，不规律服药，夜间时有入睡困难，情绪较为焦虑。此次因耳鸣加重，昨夜睡眠不佳，自觉头晕、头痛、乏力，有脚踩棉花感，来社区门诊就诊，首选的处置是

A. 心理疏导　　　　　　　B. 转诊上级医院

C. 加强药物助眠　　　　　D. 声治疗

E. 糖皮质激素治疗

20. 病人，女性，31岁，被家人发现昏迷在床上，立即送至医院。据家人诉说，病人既往体健，近期工作不顺心。查体：血压90/60mmHg，指末氧饱和度95%，双侧瞳孔等大等圆，直径2mm，对光反射存在，呼吸时可闻及酒味，呼吸频率12次/min，两肺呼吸音清，未及干湿啰音及哮鸣音，心率100次/min，律齐。应立即采取的抢救措施为

A. 吸氧　　　　　　　　　B. 大量补液

C. 利尿　　　　　　　　　D. 洗胃

E. 静脉注射纳洛酮

21. 病人，男性，18岁，在学校打篮球时突发呼吸困难，伴左侧胸痛，深吸气时胸痛明显加重。查体：气管向右侧偏移，左侧胸廓稍膨隆，呼吸音减弱，语音震颤减弱，首先需考虑下列哪项诊断

   A. 支气管哮喘　　　　　B. 心绞痛

   C. 左侧自发性气胸　　　D. 左侧胸腔积液

   E. 肺栓塞

21. 答案：C
解析　病人运动时突发呼吸困难伴胸痛，查体符合左侧气胸表现，故诊断考虑左侧自发性气胸。

22. 病人，男性，14岁，上课时突然手中圆珠笔掉到地上，双眼向前瞪视，呼之不应，持续数秒，过后不能回忆当时情况。该病人考虑为

   A. 癔症　　　　　　　　B. 失神发作

   C. 肌阵挛发作　　　　　D. 失张力发作

   E. 局限性癫痫

22. 答案：B
解析　失神发作时病人停止当时的活动，呼之不应，两眼瞪视不动，一般不会跌倒，手中持物可能坠落，事后立即清醒，继续原先之活动，对发作无记忆。该病人符合失神发作表现，为癫痫全面性发作的一种。

23. 病人，女性，56岁，退休，反复上腹部胀痛不适1年，消瘦半年。1年前因上腹部胀痛不适就诊，当时行胃镜检查及^{14}C-尿素呼气试验检查提示慢性非萎缩性胃炎、胃息肉、幽门螺杆菌感染，胃镜下钳除息肉，病理提示增生息肉；予以抗幽门螺杆菌4联及保护胃黏膜治疗后，复查幽门螺杆菌^{14}C-尿素呼气试验转阴，仍反复上腹部胀痛不适，饥饿、饭后均可出现；担心胃息肉恶变，自觉心悸明显，饮食很小心谨慎，不敢进食水果，严格控制肉类，近半年体重减轻5kg；反复多次就诊，再次行胃镜提示慢性非萎缩性胃炎，全腹CT平扫增强未见异常。睡眠差，二便正常，多思多虑，不愿参加聚会、唱歌等。否认高血压、糖尿病病史。1年前病人退休，儿子到外地读大学，配偶因工作关系半年未能回家。夫妻关系和睦，患病前爱好唱歌。查体：体温36℃，呼吸20次/min，脉搏70次/min，血压120/70mmHg；皮肤、巩膜未见黄染，睑结膜无苍白，浅表淋巴结无肿大；心肺未见异常，腹平软，未触及包块，无明显压痛，肠鸣音4次/min。初步考虑诊断为

   A. 焦虑状态　　　　　　B. 广泛性焦虑障碍

23. 答案：B
解析　广泛性焦虑障碍诊断标准：①症状标准：以持续的原发性焦虑症状为主，无明确的对象和固定的内容。通常包括以下要素：恐慌，为将来的不幸烦恼，感到忐忑不安，注意困难等；运动性紧张：坐卧不宁、紧张性头痛、颤抖、无法放松；自主神经活动亢进：头重脚轻、出汗、心动过速或呼吸急促、上腹不适、头晕、口干等。②严重标准：社会功能受损；病人难以忍受又无法摆脱，而感到痛苦。③病程标准：症状必须持续存在至少6个月。

C. 消化道溃疡 　　　　　　　D. 睡眠障碍

E. 抑郁发作

24. 答案：C
解析 典型的抑郁发作，通常有心境低落，兴趣和愉快感丧失，导致劳累增加和活动减少的精力下降。根据严重程度分轻度、中度、重度抑郁发作。其他常见症状包括：① 集中注意和注意的能力降低；② 自我评价和自信降低；③ 致罪观念和无价值感（即使在轻度发作中也有）；④ 认为前途暗淡悲观；⑤ 自伤或自杀的观念或行为；⑥ 睡眠障碍；⑦ 食欲下降。三种严重程度的抑郁障碍的诊断，均要求至少持续两周，如果症状格外严重且起病急骤，时间标准可适当缩短。轻度抑郁发作满足至少两条典型症状和两条其他症状。中度抑郁至少存在三条典型抑郁症状中的两条，再加上至少三条（最好四条）其他症状。重度抑郁发作，典型的症状都存在，再加上至少四条其他症状。

25. 答案：B
解析 细菌性阴道病白带特点为均质、稀薄、灰白色阴道分泌物，可有臭味或鱼腥味，阴道pH>4.5。

26. 答案：D
解析 绝经后女性出现血性白带需警惕子宫内膜癌、卵巢癌、宫颈癌等恶性肿瘤，但也可能是老年性阴道炎所致。

27. 答案：C
解析 不全流产是指宫口已扩张，妊娠物排出了一部分，还有一部分留在里面，所以子宫小于孕周，容易引起大出血。

24. 病人，男性，50岁，教师，情绪低落3个月，加重2周。带毕业班感觉压力比较大，总担心带不好毕业班，心情很压抑，整个人感觉懒懒的，开心不起来，不像以前那样，现在做什么事都没兴趣、没干劲，有时整晚睡不着，感觉很困、头晕、乏力，早晨一睁开眼睛就感到一天难以渡过，不想去上班，甚至有轻生的念头。初步考虑的诊断是

A. 焦虑状态 　　　　　　　B. 广泛性焦虑障碍

C. 抑郁发作 　　　　　　　D. 睡眠障碍

E. 脑血管疾病

25. 病人，女性，50岁，白带增多1周，均匀稀薄，有臭味，阴道黏膜无明显充血，阴道pH为5。应考虑的诊断是

A. 急性淋病 　　　　　　　B. 细菌性阴道病

C. 滴虫性阴道炎 　　　　　D. 念珠菌性阴道炎

E. 老年性阴道炎

26. 病人，女性，63岁，出现血性白带，除生殖系统恶性肿瘤外，可能的疾病是

A. 前庭大腺囊肿 　　　　　B. 急性宫颈炎

C. 细菌性阴道病 　　　　　D. 老年性阴道炎

E. 子宫肌瘤

27. 病人，女性，28岁，已婚，停经75天，阴道中等量流血5天，2天前阴道排出一块肉样组织，今晨突然出现大量阴道流血。子宫如孕2个月大小，宫口松，可通过一指。诊断考虑为

A. 先兆流产 　　　　　　　B. 难免流产

C. 不全流产 　　　　　　　D. 完全流产

E. 稽留流产

28. 病人，男性，75岁，因最近出现的头痛、疲劳和突然失明前来急诊。查体发现右眼视力只有光感，左眼视力1.0。右眼有传入性瞳孔反应缺陷，直接检眼镜检查见视网膜广泛苍白，中心凹为鲜红色红斑。最可能的诊断是

A. 一过性黑朦

B. 视网膜中央动脉阻塞

C. 视神经炎

D. 颅内动脉瘤破裂引起的蛛网膜下腔出血

E. 青光眼

28. 答案：B
解析 视网膜中央动脉阻塞典型表现为单眼无痛性急剧视力下降，严重时甚至无光感，眼底检查可见视盘萎缩苍白、视网膜动脉细如线状、黄斑中心凹呈樱桃红色等。

29. 病人，男性，45岁，5天前早晨起床后无明显诱因下突发右耳听力下降，伴眩晕感，无呕吐。纯音测听示右耳感音神经性听力损失，左耳听力正常。最可能的诊断是

A. 突发性耳聋

B. 梅尼埃病

C. 迷路炎

D. 良性阵发性位置性眩晕

E. 迷路卒中

29. 答案：A
解析 突发性耳聋是指突然发生的、原因不明的感音神经性听力损失，主要表现为单侧听力下降，可伴有耳鸣、眩晕、恶心、呕吐等。

30. 病人，女性，67岁，近期右侧鼻腔经常流血，查体未发现出血点，鼻腔分泌物黏液脓性恶臭，诊断首先考虑

A. 急性鼻炎　　　　B. 高血压鼻出血

C. 萎缩性鼻炎　　　D. 上颌窦恶性肿瘤

E. 慢性鼻窦炎

30. 答案：D
解析 上颌窦恶性肿瘤典型症状为鼻出血或血性鼻涕，常为单侧，分泌物可有臭味，还常有面部疼痛与麻木感等。

31. 病人，男性，25岁，发热伴咽痛3天，吞咽时疼痛加重，查体：双侧扁桃体充血、肿大，腺窝口有黄白色脓性分泌物，易拭去，颌下淋巴结肿大、压痛。最可能的诊断是

A. 急性会厌炎　　　B. 急性喉炎

C. 急性扁桃体炎　　D. 急性咽炎

E. 扁桃体周围脓肿

31. 答案：C
解析 急性扁桃体炎起病急，咽痛为主要症状，吞咽明显，可有畏寒、发热等全身症状，查体可见扁桃体肿大。

A3型题

【1~2题共用题干】

病人，女性，50岁，反复咳嗽半年余，干咳及少许白色黏液痰，伴咽痒不适，平躺时咳嗽更明显，或激烈咳嗽从睡眠中惊醒。病人多次自行服用抗生素，曾多次到呼吸科就诊，胸片、支气管激发试验等肺部相关检查均未见明显异常。喜饮咖啡、浓茶。有慢性胃炎病史，反酸、嗳气等症状多年。

1. 答案：A
解析　胃食管返流病典型症状是胸骨后烧灼感、反流。不典型症状胸骨后胸痛，放射至心前区、后背、肩部，类似心绞痛；咽部异物感、哮喘及慢性咳嗽；上腹痛、胃胀、嗳气、恶心等。

2. 答案：B
解析　治疗胃食管反流病的生活方式干预包括：①减重，BMI控制在24kg/m^{2}以下；②抬高床头15~20cm，睡前2小时不进食；③戒烟戒酒；④避免使用降低食管下括约肌（LES）压的食物，如浓茶、咖啡、可乐、巧克力等；⑤避免服用降低LES压和影响胃排空的药物，如硝酸甘油、抗胆碱能药物、茶碱、钙通道阻滞剂等；⑥保持大便通畅，避免便秘。

1. 导致咳嗽最可能诊断
   A. 胃食管返流病　　　　B. 慢性支气管炎
   C. 咳嗽变异型哮喘　　　D. 慢性咽炎
   E. 上气道咳嗽综合征

2. 下列哪项生活方式干预**不是**治疗该病的方法
   A. 控制体重、戒烟戒酒
   B. 助眠药改善睡眠
   C. 避免咖啡、巧克力、浓茶
   D. 改善便秘
   E. 抬高床头

【3~5题共用题干】

病人，女性，62岁，反复咳嗽2年，加重1周。2年前开始出现刺激性干咳，夜间及凌晨明显，无发热、胸闷、气促，之后咳嗽一直反复，感冒或吸入冷空气、油烟、灰尘等时咳嗽加重。近一周家中新增木衣柜后咳嗽加重，干咳，无发热，有过敏性鼻炎10年。

3. 答案：C
解析　咳嗽变异型哮喘以咳嗽为唯一或主要症状，病人有过敏史，病因有环境和理化因素如季节变化、环境过敏（花粉、粉尘、油烟、尘螨、油漆等），诱因如吸入冷空气。

4. 答案：D
解析　肺通气功能和支气管可逆性检测是诊断哮喘的重要手段，也是评估咳嗽变异型哮喘病情严重程度和控制水平的重要依据。

3. 最有可能的诊断
   A. 胃食管反流病　　　　B. 慢性支气管炎
   C. 咳嗽变异型哮喘　　　D. 慢性咽炎
   E. 上气道综合征

4. 下列哪项是诊断该病重要手段
   A. 过敏原检测

B. 纤维支气管镜

C. 呼出气一氧化氮水平

D. 肺功能检查

E. 胸片或胸部CT

5. 目前该病人治疗上最**不适宜**的药物是

　A. 孟鲁司特口服

　B. 噻托溴铵粉吸入剂

　C. 沙美特罗替卡松粉吸入剂

　D. 布地奈德福莫特罗粉吸入剂

　E. 左氧氟沙星口服

5. 答案：E
解析　咳嗽变异型哮喘治疗药物有糖皮质激素、β_2受体激动剂、吸入抗胆碱能药物、白三烯调节剂。只有明确感染时才用抗菌药。

【6~8题共用题干】

病人，男，50岁，发热伴咳嗽5天入院。5天前出现发热、咳嗽症状，体温在38~39℃波动，伴有畏寒，无寒战，有阵发性咳嗽，咳黄色脓痰，无咯血，胸痛。无吸烟，无疫区旅居史。病人到社区就诊，查体：体温38.5℃，呼吸20次/min，脉搏100次/min，血压130/70mmHg，右下肺闻及细湿啰音，白细胞计数15.3×10^9/L，中性粒细胞百分比80%，C反应蛋白（CRP）150mg/L。

6. 最可能诊断是

　A. 社区获得性肺炎　　　　B. 疫苗相关性发热

　C. 上呼吸道感染　　　　　D. 急性支气管炎

　E. 肺结核

6. 答案：A
解析　社区获得性肺炎临床诊断依据：①新近出现的咳嗽、咳痰，或原有的呼吸道疾病症状加重，并出现脓性痰；②发热；③肺实变体征，和/或闻及湿啰音；④外周血白细胞计数大于10×10^9/L，或小于4×10^9/L；⑤胸部X线检查显示片状、斑片状炎性浸润性阴影或间质性改变。1~4中的任何一项加第5项，除外非感染性疾病，就可作出诊断。

7. 最可能的病原体是

　A. 肺炎链球菌　　　　　　B. 流感嗜血杆菌

　C. 军团菌　　　　　　　　D. 结核分枝杆菌

　E. 呼吸道合胞病毒、腺病毒

7. 答案：A
解析　社区获得性肺炎常见的病原体是革兰氏阳性球菌肺炎链球菌、支原体。

8. 按经验用药选择的药物是

　A. 头孢他啶+左氧氟沙星

　B. 头孢他啶

　C. 左氧氟沙星

8. 答案：C
解析　左氧氟沙星对肺炎链球菌、非典型病原体（衣原体、支原体）敏感，而头孢他啶三代头孢对革兰氏阴性杆菌敏感，对肺炎链球菌、非典型病原体不敏感。奥司他韦对流感病毒敏感。利福平+异烟肼+乙胺丁醇+吡嗪酰胺对结核分枝杆菌敏感。

D. 奥司他韦

E. 利福平＋异烟肼＋乙胺丁醇＋吡嗪酰胺

【9~10题共用题干】

病人，女性，45岁，反复眩晕伴恶心呕吐1周。近1周躺下起床时，反复出现眩晕，伴恶心，无呕吐，持续约数十秒缓解，之后能行走，无头痛、胸闷痛、发热，无耳鸣，无一侧肢体无力，到当地县医院检查，头颅CT、心电图未见异常。近1周因病因不明，病人很担心，睡眠欠佳。无高血压、冠心病、糖尿病病史，有颈椎增生，既往无类似眩晕发作。查体：生命体征平稳，四肢肌力5级，肌张力正常。

9. 诊断应该考虑为

A. 腔隙性脑梗死

B. 良性阵发性位置性眩晕

C. 后循环缺血

D. 颈椎病

E. 梅尼埃病

10. 应完善的检查是

A. 头颅MRI　　　　　　　B. Dix–Halllpike检查

C. 颈椎X线　　　　　　　D. 颈椎MRI

E. 听力学检查

【11~12题共用题干】

病人，女性，72岁，排便费力8年，间断便血2年。8年前无明显诱因出现大便干硬及排便费力，每周排便1~2次，大便干硬成球形，褐色，自服通便茶2天可排便。2年前因便后滴血就诊，检查发现痔疮，此间间断发现血便，暗红血便，大便变细，无明显的腹痛、腹胀，无恶心呕吐，无畏寒发热。近半年体重减轻3kg。2型糖尿病史17年，口服西格列汀、二甲双胍，空腹血糖7~8mmol/L，餐后2小时血糖10~11mmol/L。否认手术外伤史。饮食上喜食肉，食果蔬少，运动少，长期久坐，近期因为便秘焦虑，睡

---

9. 答案：B

解析　良性阵发性位置性眩晕（BPPV）的主要症状是头位变化时，病人可出现短暂的（通常不超过1分钟）眩晕发作，可发生于病人抬头、翻身、弯腰等动作，常有伴眼球震颤。①眩晕多为旋转性，少数为漂浮感，但无耳鸣、耳闷和听力下降。②眩晕和眼震在保持头位不变后很快消失，单次发作持续时间常为数秒至数十秒，极少超过1分钟，再次变换头位时症状再现，发作过后可无任何不适或有头昏和轻度不平衡感。③整个发病过程可为数天至数月，少数达数年，多自然缓解，但可复发，间歇期长短不一。常有诱发动作。④病人还可出现恶心、呕吐等自主神经症状，以及头晕、头重脚轻、漂浮感、平衡不稳感以及振动幻视等症状。

10. 答案：B

解析　Dix-Hallpike检查是为后半规管和前半规管BPPV重要的常规检查方法。滚轮试验是水平半规管BPPV的特异性检查。影像学检查包括CT或MRI检查，但这两项检查一般不作为常规检查，但可为部分不典型或难治性的位置性眩晕提供诊断线索。听力学检查一般无听力学异常改变，但半规管结石症如继发于某些耳源性疾病，则可出现患耳听力异常。

眠欠佳。体格检查：体温36.2℃，呼吸26次/min，脉搏60次/min，血压140/70mmHg，皮肤、巩膜未见明显黄染，睑结膜无苍白，浅表淋巴结无肿大，两肺呼吸音清，心界不大，腹平软，未触及包块，无压痛、反跳痛，肠鸣音每分钟4次。

11. 首先要考虑

    A. 肠息肉   B. 肠道肿瘤

    C. 结肠炎   D. 肠梗阻

    E. 痔疮

11. 答案：B
解析 肠道肿瘤的临床症状表现为消化不良、大便习惯和性状改变、血便等，部分病人可以出现腹痛、腹胀、腹部肿块以及贫血、消瘦、营养不良。

12. 首先需要完善的检查是

    A. 腹部平片   B. 肠镜

    C. 肿瘤相关指标   D. 腹部超声

    E. 肛门指诊检查

12. 答案：B
解析 肠道肿瘤通过肠镜及病理检查诊断。

【13~15题共用题干】

病人，男性，71岁，有高血压。反复乏力不适半年，伴有胸闷、头昏和消瘦，查体：结膜和口唇黏膜苍白，心肺听诊未见异常，腹软，无压痛，下肢无水肿。血常规：白细胞计数6.9×10^9/L、红细胞计数2.92×10^{12}/L、血红蛋白62g/L、红细胞平均体积71.5fl、平均红细胞血红蛋白含量21.0pg、平均红细胞血红蛋白浓度29%、血小板计数256×10^9/L。

13. 引起病人乏力最可能的病因是

    A. 巨幼细胞贫血   B. 缺铁性贫血

    C. 再生障碍性贫血   D. 高血压

    E. 心功能不全

13. 答案：B
解析 血红蛋白62g/L，提示中度贫血。红细胞平均体积<80fl、平均红细胞血红蛋白含量<27pg、平均红细胞血红蛋白浓度<32%，提示小细胞低色素贫血，而缺铁性贫血属于小细胞低色素性贫血。

14. 病人解柏油样大便，粪便隐血（+++），CEA 30ng/ml，引起贫血最可能的病因是

    A. 消化道肿瘤   B. 胃溃疡

    C. 食管胃底静脉曲张   D. 溃疡性结肠炎

    E. 钩虫病

14. 答案：A
解析 病人粪隐血阳性，CEA明显偏高，提示存在上消化道出血，消化道肿瘤可能性大。

15. 答案：D
解析 上消化道出血查因首选胃镜检查。

16. 答案：A
解析 病人意识模糊，面色苍白，四肢厥冷，脉搏细速120次/min，血压90/40mmHg，符合休克表现，结合其被发现倒地后送院，右肋皮肤擦伤，右上腹压痛明显，全腹轻度肌紧张，移动性浊音阳性，肠鸣音弱，考虑实质性脏器如肝脏破裂引起出血性休克。

17. 答案：C
解析 脏器破裂并出血性休克的治疗原则为：积极抗休克的同时进行手术处理，缝合或切除破裂病灶进行止血，挽救病人生命。

18. 答案：B
解析 痈是多个相邻毛囊及其周围组织同时发生的急性化脓性炎症，发病以中、老年居多，大部分病人合并有糖尿病。病变好发于皮肤较厚的颈部和背部，起初表现为局部小片皮肤硬肿、热痛，其中可有数个凸出点或脓点，有恶寒、发热、食欲减退和全身不适。随着局部皮肤硬肿范围增大，周围呈现浸润性水肿，引流区域淋巴结肿大，局部疼痛加剧，全身症状加重。继而病变部位脓点增大、增多，中心处可坏死脱落、破溃流脓。

19. 答案：D
解析 当痈已出现多个脓点、表面紫褐色或已破溃流脓时，需要及时切开引流。

---

15. 下一步首选的检查是
    A. 腹部CT平扫+增强　　　B. 腹部超声
    C. 骨髓穿刺　　　　　　　D. 胃镜
    E. PET-CT

【16~17题共用题干】

病人，男性，65岁，倒地被路人送至医院，意识模糊，面色苍白，四肢厥冷，脉搏细速120次/min，血压90/40mmHg，右肋皮肤擦伤，右上腹压痛明显，全腹轻度肌紧张，移动性浊音阳性，肠鸣音弱，尿色正常。

16. 该病人诊断首先考虑
    A. 失血性休克　　　　　　B. 心源性休克
    C. 感染性休克　　　　　　D. 神经源性休克
    E. 分布性休克

17. 应采取的治疗原则为
    A. 输血补液，并用升压药物抗休克
    B. 抗休克，待血压好转后手术
    C. 抗休克同时手术
    D. 强心升压药物抗休克
    E. 大量止血药物治疗，无须手术

【18~20题共用题干】

病人，男性，50岁，发现背部红色肿块1周，伴疼痛、寒战、发热和全身乏力，既往有糖尿病病史。查体：体温39℃，后背部肿物2cm×4cm，表面可见多处脓点，触之有波动感，触痛明显。

18. 诊断考虑是
    A. 疖　　　　　　　　　　B. 痈
    C. 皮脂腺囊肿　　　　　　D. 脂肪瘤
    E. 急性蜂窝织炎

19. 下一步应首先考虑的治疗措施是
    A. 热敷　　　　　　　　　B. 硫酸镁湿敷

C. 红外线理疗　　　　　　　D. 切开引流

E. 抗感染

20. 当病灶已做局部引流和全身应用抗生素后，仍有寒
　　战、高热，最合适的治疗措施是

A. 联合应用抗生素并加大剂量

B. 使用抗霉菌药物治疗

C. 脓液细菌培养+药敏试验

D. 加用肾上腺皮质激素

E. 寻找有无其他感染病灶

【21~23题共用题干】

病人，女性，35岁，头痛1周，以前额部两侧搏动样
疼痛为主，立位时头痛加重，卧位时头痛减轻或消
失，头痛多在变换体位后15分钟内出现。

21. 最有可能的诊断是

A. 偏头痛　　　　　　　　　B. 颈椎病

C. 低颅压性头痛　　　　　　D. 紧张型头痛

E. 丛集性头痛

22. 下一步诊断应首先完善的检查是

A. 腰椎穿刺脑脊液检查

B. 头颅CT

C. 头颅MRI

D. 脊髓造影

E. 放射性核素脑池显像

23. 病人行腰椎穿刺脑脊液检查，脑脊液压力诊断标准是

A. $<30mmH_2O$　　　　　　B. $<40mmH_2O$

C. $<50mmH_2O$　　　　　　D. $<60mmH_2O$

E. $<70mmH_2O$

【24~26题共用题干】

病人，男性，58岁，反复胸痛发作3个月。胸痛位于
左前胸部，多于爬楼梯或快步行走时出现，休息后缓

20. 答案：E
解析　当已做引流和全身应用抗
生素后，仍有寒战高热应积极寻
找有无其他感染病灶。

21. 答案：C
解析　低颅压性头痛是脑脊液压
力降低导致的头痛，自发性者多
见于女性。头痛以双侧枕部或额
部多见，呈轻至中度钝痛或搏动
样疼痛。头痛特点是与体位有明
显关系，立位时出现或加重，卧
时减轻或消失，常在变换体位
15~30分钟内出现。

22. 答案：A
解析　根据体位性头痛的典型临
床特点，对疑诊低颅压性头痛
者，需要行腰椎穿刺测定脑脊液
压力以确诊。

23. 答案：D
解析　腰椎穿刺测定脑脊液压力
降低（$<60mmH_2O$）（$1mmH_2O=$
$0.098kPa$）可以确诊。

解。当地医院救治，查肌钙蛋白、普通心电图均未见异常，血生化检查结果示总胆固醇5.79mmol/L、甘油三酯2.58mmol/L、血糖7.6mmol/L。既往有糖尿病病史多年。

24. 答案：D
解析 根据病人病史、胸痛发作特点和当地医院辅助检查，首先应考虑是冠心病稳定型心绞痛，因为病人存在冠心病的危险因素：男性、年龄（男性≥45岁）、糖尿病、血脂异常（高胆固醇血症、高甘油三酯血症）等。

25. 答案：B
解析 病人在当地医院行肌钙蛋白、普通心电图等检查均正常，未见明显冠状动脉粥样硬化性心脏病心肌缺血的阳性证据，所以病人需行运动负荷心电图等进一步检查，必要时行冠状动脉造影明确诊断。

26. 答案：A
解析 冠状动脉粥样硬化性心脏病的治疗措施中包括生活方式的调整，建议清淡饮食、戒烟限酒、适当运动等。该病人同时有糖尿病，除了清淡饮食外，还需要糖尿病饮食控制。

24. 该病人首先考虑的诊断是
A. 急性心肌梗死 　　　　 B. 主动脉夹层
C. 肺栓塞 　　　　 D. 稳定型心绞痛
E. 肋间神经痛

25. 为明确诊断，下一步需要首先完善的检查是
A. 胸部CT 　　　　 B. 运动负荷心电图
C. 心脏超声 　　　　 D. 血浆D-二聚体测定
E. 肌钙蛋白

26. 病人行运动负荷心电图检查，运动试验阳性心电图改变表现为ST段水平压低超过0.1mV持续两分钟，诊断冠状动脉粥样硬化性心脏病稳定型心绞痛。下一步治疗措施中**不正确**的是
A. 正常饮食，避免剧烈运动
B. 阿司匹林片1 000mg，每日1次
C. 美托洛尔片25mg，每日2次
D. 阿托伐他汀片20mg，每日1次
E. 硝酸甘油片备用

A4型题

【1~4题共用题干】

病人，男性，55岁，反复咳嗽咳痰10余年，今晨发现痰中带血，无发热、胸痛，有长期吸烟史，查体：神清、气平，血压130/80mmHg，呼吸频率15次/min，左下肺可及湿啰音，心率90次/min，律齐。

1. 答案：C
解析 结合病人长期吸烟、反复咳嗽咳痰并突然出现咯血的病史，胸部CT有助于发现和鉴别病人肺内病灶，如支气管扩张、结核、肿瘤等，结合CT检查的无创、便捷特点，故为首选。

1. 对于该病人首选的进一步检查为
A. 凝血功能 　　　　 B. 痰检查
C. 胸部CT 　　　　 D. 肺动脉造影
E. 支气管镜

2. 该病人进一步查胸部CT见左下肺支气管多发柱状及囊状扩张，支气管壁增厚。病人突然又出现咯血1次，约150ml，呈鲜红色。该病人目前初步诊断最可能是

　　A. 慢性支气管炎合并大量咯血

　　B. 支气管扩张合并大量咯血

　　C. 慢性支气管炎合并中量咯血

　　D. 支气管扩张合并中量咯血

　　E. 左下肺炎合并大量咯血

2. 答案：B
解析　病人胸部CT表现符合支气管扩张的特点，其咯血量一次超过100ml，故考虑为支气管扩张合并大量咯血。

3. 该病人收治入院后再次间断咯血，总量约300ml，突然出现咯血中止，呼吸急促，唇面发绀，烦躁不安，双手乱抓。查体：血压150/70mmHg，三凹征，双肺呼吸音减弱，心率120次/min，律齐。最有可能的诊断是

　　A. 大咯血并休克

　　B. 大咯血并肺不张

　　C. 大咯血并窒息

　　D. 大咯血并急性左心衰竭

　　E. 大咯血并吸入性肺炎

3. 答案：C
解析　病人大咯血后突发出现缺氧、神志改变，咯血突然中止，并出现三凹征，双肺呼吸音减弱，符合窒息表现。

4. 对于该病人目前的处理，以下**不恰当**的是

　　A. 左侧卧位，头低脚高

　　B. 可待因镇咳

　　C. 气管插管吸出积血

　　D. 纤维支气管镜下止血

　　E. 抗感染

4. 答案：B
解析　大咯血窒息的急救措施主要包括体位引流、清除积血、止血和抗感染等，一般不用镇咳剂。

【5~7题共用题干】

病人，女性，60岁。反复咳嗽、咳痰30年，加重伴气喘3年。有高血压，长期降压调脂治疗，血压血脂控制可。昨天傍晚无明确诱因突感胸闷、气短渐渐加重，不能平卧，前来急诊。查体：血压105/90mmHg，端坐呼吸，发绀，气管位置无明显偏移，两肺叩诊过清音，呼吸音普遍降低，伴哮鸣音，心界叩不出，心音遥远，双下肢对称性轻度水肿。

5. 答案：E

解析 继发性自发性气胸多见于有基础肺部病变者，由于病变引起细支气管不完全阻塞，形成肺大疱破裂，如肺结核、慢性阻塞性肺疾病、肺癌、肺脓肿、肺尘埃沉着症及淋巴管平滑肌瘤病等。大多数起病急骤，病人突感一侧胸痛，针刺样或刀割样，持续时间短暂，继之胸闷和呼吸困难，积气量大或原已有较严重的慢性肺疾病者，呼吸困难明显，不能平卧，叩诊过清音或鼓音，心或肝浊音界缩小或消失，听诊呼吸音减弱或消失。

6. 答案：A

解析 胸部X线检查是诊断气胸的重要方法，气胸典型的表现为外凸弧形的细线条形阴影，为气胸线，线外透亮度高，无肺纹理，线内为压缩的肺组织。

7. 答案：C

解析 气胸常见排气治疗方式有胸腔穿刺抽气和胸腔闭式引流。胸腔穿刺抽气适用于小量气胸（20%以下）、呼吸困难较轻、心肺功能较好的病人。胸腔闭式引流适用于单纯抽气失败者，或不稳定的、呼吸困难较严重的、肺压缩明显的气胸病人，以及反复发生开放性或张力性气胸的病人。

8. 答案：A

解析 酮症酸中毒病人表现为疲乏、食欲减退、恶心、呕吐、多尿、口干、头疼、嗜睡、呼吸深快、呼气中有丙酮特征性的烂苹果味，后期严重失水，尿量减少、眼眶下陷、皮肤黏膜干燥、血压下降、心率加快、四肢冰冷，晚期可能出现不同程度的意识障碍、昏迷。糖尿病酮症酸中毒病人还可表现为多食、多饮、多尿和体重下降的糖尿病"三多一少"症状的加重。2型糖尿病可因为感染、用药或饮食不当诱发糖尿病酮症酸中毒。

5. 本病例最可能的诊断是

A. 胸腔积液
B. 急性肺栓塞
C. 急性左心衰竭
D. 急性心肌梗死
E. 自发性气胸

6. 确立诊断最有价值的辅助检查应是

A. 胸部X线
B. 心电图
C. 肺功能检查
D. 超声心动图
E. CT肺动脉造影

7. 首先考虑的处理方式是

A. 抗凝治疗
B. 强心、利尿药物
C. 胸腔穿刺或闭式引流
D. 冠脉造影
E. 胸腔镜手术治疗

【8~10题共用题干】

病人，女性，72岁，退休，恶心、呕吐3天。3天前每天呕吐3~5次，为少量胃内容物，非喷射状，无咖啡样物，食欲明显减退，伴有口干、乏力，无胸闷胸痛，无腹痛、腹泻，发热寒战。有2型糖尿病史15年，1年前开始使用胰岛素，未规律监测血糖。5天前因为外出旅游食用干粮，并停用胰岛素，饮水少，出现尿频、尿急、尿痛，无血尿。否认冠心病、脑卒中病史。查体：体温36.2℃，呼吸26次/min，脉搏90次/min，血压110/70mmHg，嗜睡，双侧瞳孔等圆等大，对光反射存在，呼吸深快、有烂苹果味，两肺未闻啰音，心率87次/min，律齐。

8. 本病例最可能诊断

A. 2型糖尿病、酮症酸中毒、尿路感染
B. 2型糖尿病、急性脑梗死、尿路感染
C. 2型糖尿病、急性冠脉综合征、尿路感染
D. 2型糖尿病、低血糖、尿路感染
E. 2型糖尿病、急性胃炎、尿路感染

9. 明确诊断最有价值的辅助检查应是
   A. 血糖、尿常规、血酮、血气分析
   B. 尿常规、血糖、血气分析、电解质
   C. 血常规、血糖、心电图
   D. 血常规、血糖、甲状腺功能
   E. 血常规、尿常规、血酮、血糖、血气分析

9. 答案：E

解析　糖尿病酮症酸中毒，高血糖、阴离子间隙增高型代谢性酸中毒和酮症。其中，代谢性酸中毒常常是主要表现。如血糖大于 11mmol/L，伴有酮尿和酮血症，血 pH 小于 7.3 或者血液碳酸氢根小于 15mmol/L，可以诊断为糖尿病酮症酸中毒。血常规、尿常规可用于辅助诊断尿路感染。

10. 入院后随机血糖 28mmol/L，尿常规提示白细胞（+++），亚硝酸盐（++），下列处理**不正确**的是
    A. 在 1~2 小时之内输生理盐水 1 000~2 000ml，24 小时输入量约 4 000~6 000ml，严重失水时 24 小时输入量可达 6 000~8 000ml
    B. 经验性选择头孢他啶抗炎治疗
    C. 小剂量胰岛素治疗，每小时每千克体重 0.1U 胰岛素
    D. 血糖尽快在 1 小时降至 10mmol/L 以内
    E. 当血糖降到 13.9mmol/L 时，开始输入 5% 葡萄糖液

10. 答案：D

解析　糖尿病酮症酸中毒主要治疗有补液、小剂量胰岛素、纠正电解质等，血糖下降的速度以每小时降低 3.9~6.1mmol/L，每 1~2 小时测血糖。当血糖降到 13.9mmol/L 时，开始输入 5% 葡萄糖液。尿路感染常见大肠埃希菌，可经验性选择头孢他啶抗炎治疗。

【11~13 题共用题干】

病人，女性，42 岁，颈前区肿块 12 年，近 1 年来出现怕热、多汗、心悸、食欲亢进和消瘦。查体：心率 106 次/min，双手颤动，无突眼，甲状腺Ⅲ度肿大，结节状，可闻及血管杂音。

11. 初步诊断最可能是
    A. 单纯性甲状腺肿
    B. 原发性甲状腺功能亢进
    C. 甲状腺癌
    D. 继发性甲状腺功能亢进
    E. 亚急性甲状腺炎

11. 答案：D

解析　该病人先有结节性甲状腺肿大多年，后出现甲状腺功能亢进的症状。继发性甲状腺功能亢进发病年龄多在 40 岁以上，甲状腺腺体呈结节性肿大，无眼球突出。

12. 确诊主要根据
    A. 甲状腺超声
    B. 甲状腺放射性核素扫描
    C. 甲状腺功能检查
    D. 颈部 CT
    E. MRI

12. 答案：C

解析　甲状腺功能亢进的诊断依据：① 高代谢症状和体征；② 甲状腺肿大；③ 血清甲状腺激素水平增高、促甲状腺素（TSH）减低。

13. 答案：D

解析 甲状腺功能亢进的外科手术指征：①继发性甲状腺功能亢进或高功能腺瘤；②中度以上的原发性甲状腺功能亢进；③腺体较大，伴有压迫症状，或胸骨后甲状腺肿等类型的甲状腺功能亢进；④抗甲状腺药物或^{131}I治疗后复发者或坚持长期用药有困难者；⑤妊娠早、中期的甲状腺功能亢进病人凡具有上述指征者，应考虑手术治疗，并可以不终止妊娠。手术方式行双侧甲状腺次全切除术。

14. 答案：B

解析 急性心肌梗死多见于中老年人，梗死部位如在膈面，尤其是面积较大者多有中上腹痛，多在劳累、紧张或饱餐后突然发作的，呈持续性绞痛，并向左肩或者双臂内侧部位放射。

15. 答案：C

解析 怀疑急性心肌梗死病人首选的检查是心电图。

16. 答案：D

解析 考虑ST段抬高心肌梗死，发作时间在2小时"时间窗"内，则首选冠脉造影评估，必要时行支架植入治疗。

13. 最佳的治疗方法是

A. 内科药物治疗
B. 同位素治疗
C. 外放射治疗
D. 甲状腺次全切除术
E. 甲状腺全切术

【14~16题共用题干】

病人，女性，56岁，腹痛2小时，2小时前爬3层楼梯后，突发出现中上腹部疼痛，程度较剧，持续不缓解，并向左肩部放射，伴有恶心，无呕吐。既往有糖尿病多年。查体：腹软，上腹部有轻压痛，无肌紧张和反跳痛。

14. 病人腹痛最可疑的诊断是

A. 急性胰腺炎
B. 急性心肌梗死
C. 消化性溃疡
D. 急性糜烂出血性胃炎
E. 肠系膜血管栓塞

15. 为明确诊断，首选的检查是

A. 胃镜
B. 血、尿淀粉酶
C. 心电图
D. 血生化
E. 腹部CT

16. 病人行急诊心电图检查提示ST段抬高0.2mV，下一步首选的治疗措施是

A. 硫酸镁针解痉镇痛
B. 他汀类药物调脂
C. 低分子肝素针抗凝治疗
D. 冠状动脉造影术
E. 硝酸甘油片舌下含服

B1型题

【1~3题共用备选答案】

A. 症状持续时间至少为6个月，涉及多个系统

B. 症状持续达3个月，但未超过6个月，涉及2~3个系统

C. 症状轻微，发作频率低，多在2周内改善

1. 轻度未分化疾病的特点

2. 中度未分化疾病的特点

3. 重度未分化疾病的特点

1. 答案：C

2. 答案：B

3. 答案：A

【4~6题共用备选答案】

A. 病人对症状或疾病的担忧（健康信念）

B. 病人对症状或疾病的想法（疾病认知）

C. 病人就医的期望（就医目的）

D. 病人就医的原因（就诊原因）

4. RICE问诊模式的"I"指

5. RICE问诊模式的"C"指

6. RICE问诊模式的"E"指

4. 答案：B

5. 答案：A

6. 答案：C

【7~9题共用备选答案】

A. 克罗恩病   B. 肺炎

C. 流行性感冒   D. 急性肾盂肾炎

E. 成人Still病

7. 发热伴有肌肉痛，需要考虑的疾病有

8. 发热伴有口腔溃疡，需要考虑的疾病有

9. 发热伴淋巴结肿大，需要考虑的疾病有

7. 答案：C
解析　流行性感冒可出现发热、肌肉酸痛表现。

8. 答案：A
解析　克罗恩病的肠外表现有口腔溃疡，全身表现有发热。

9. 答案：E
解析　成人Still病可出现发热、淋巴结肿大表现。

【10~12题共用备选答案】

A. 甲状腺功能亢进症　　　　B. 贫血

C. 慢性肝病　　　　　　　　D. 心功能不全

E. 肺结核

10. 答案：A

解析　甲状腺功能亢进症可出现乏力、消瘦、食欲亢进和突眼等表现。

10. 乏力伴有消瘦、食欲亢进和突眼，需要考虑的疾病有

11. 答案：B

解析　缺铁性贫血可出现乏力、头晕和口唇黏膜苍白等表现。

11. 乏力伴有头晕、口唇黏膜苍白，需要考虑的疾病有

12. 答案：E

解析　肺结核可出现乏力、盗汗、午后低热等结核中毒症状。

12. 乏力伴盗汗、消瘦和午后低热，需要考虑的疾病有

13. 答案：A

解析　肾性水肿是指由于各类原发性或继发性肾脏疾病导致体内水钠潴留引起的水肿，多发生于人体疏松组织及身体下垂部分，即一般先出现于面部及眼睑。

【13~15题共用备选答案】

A. 水肿一般先于面部和眼睑

B. 水肿一般先出现于下肢，随体位改变而移动

C. 水肿部位压之不凹陷

D. 全身性水肿不明显，但常有腹水

E. 全身性水肿不明显，但常有胸腔积液

14. 答案：B

解析　当心功能不全甚至心力衰竭时，体循环障碍，回心血量减少，导致静脉血在组织间隙不断地沉积，出现心源性水肿。因此心源性水肿最先出现的部位是双下肢，随体位改变而移动。若是长期卧床病人则水肿部位出现在骶尾部。

13. 肾源性水肿的特点为

14. 心源性水肿的特点为

15. 答案：D

解析　肝源性水肿是指各种原因引起的肝硬化、重症肝炎及肝脏肿瘤等严重肝脏疾病造成低蛋白血症和门静脉高压，导致胶体渗透压降低及循环障碍，以腹水为特征的可凹陷性体液潴留和水肿状态。

15. 肝源性水肿的特点为

【16~20题共用备选答案】

以下情况属于何种意识障碍

A. 嗜睡　　　　　　　　　　B. 昏睡

C. 浅昏迷　　　　　　　　　D. 深昏迷

E. 谵妄

16. 答案：A

16. 能被叫醒，能配合检查，能回答简单问题

17. 答案：D

17. 任何刺激均无反应，肌肉松弛，反射消失，生命体征不稳定

18. 答案：B

18. 较强刺激可唤醒，回答不完全

19. 有较少的无意识自发动作，生理反射存在，生命体征平稳

19. 答案：C

20. 定向力、自知力障碍，注意力涣散，不能与外界正常接触，伴有错觉、幻觉，呈波动性

20. 答案：E

【21~22题共用备选答案】

A. 颅内占位性病变

B. 偏头痛

C. 紧张性头痛

D. 蛛网膜下腔出血

E. 小脑出血

21. 病人，男性，27岁，发作性头痛，表现为右侧额颞部搏动性头痛，有视觉先兆，伴有恶心呕吐。查体无明显阳性体征，此为

21. 答案：B

解析　有先兆偏头痛在头痛之前或头痛发生时，常以可逆的局灶性神经系统症状为先兆，最常见为视觉先兆，如视物模糊、暗点、闪光、亮点、亮线等。头痛表现为一侧或双侧额颞部或眶后搏动性头痛，常伴有恶心、呕吐、畏光或畏声、易激惹等。

22. 病人，男性，27岁，公司白领，近1周来出现头痛发作，部位不定，呈持续性钝痛，紧箍样，伴有头昏、失眠，头颅CT未见明显异常，此为

22. 答案：C

解析　紧张性头痛是临床最常见的慢性头痛。多在20岁左右发病，头痛部位不定，可为双侧、单侧、全头部、双侧枕部等，通常呈持续性钝痛，一种头部的紧束、受压或紧箍感，更典型的是具有束带感。紧张性头痛多与日常生活中的应激有关，但如持续存在，则可能是焦虑症或抑郁症的特征性症状之一。

【23~25题共用备选答案】

A. 持续性痛

B. 自发性、阵发性痛，有夜间痛

C. 一过性、刀割样剧痛，无夜间痛

D. 遇冷、热、酸、甜出现疼痛，无夜间痛

E. 冷刺激可使疼痛缓解，热刺激疼痛加重

23. 急性化脓性牙髓炎疼痛的特点是

23. 答案：E

解析　急性牙髓炎化脓症加重时，遇热疼痛加剧，遇冷可缓解疼痛。

24. 急性牙髓炎疼痛的特点是

24. 答案：B

解析　急性牙髓炎表现为自发性阵发性痛、夜间痛，冷、热、酸性物质刺激均可激发或加剧疼痛。

25. 牙本质龋疼痛的特点是

25. 答案：D

解析　牙本质中有神经末梢，进食酸、甜食物或者冷、热刺激时会产生反应，出现酸痛和不适。

简　述　题

1. 简述未分化疾病的分级及每个类型的特点。

答案　未分化疾病（MUPS）从症状和程度上可将其分为轻、中、重三级。轻度MUPS指可改善的轻微但无法解释的身体症状，发作频率低，其多为1~2个身体系统的症状，多可在2周内改善。当3个月后症状仍不能解释且不伴随功能性躯体综合征的称为中度MUPS，其发作频率较轻度高，可涉及2~3个身体系统的症状。重度MUPS即持续性或慢性MUPS，其症状持续时间至少为6个月，存在功能性躯体综合征，涉及更多系统症状，如慢性疲劳综合征，肠易激综合征等。

2. 胸闷的常见病因有哪些？

答案　胸闷为非典型症状，很多系统疾病都可以有胸闷的表现：①呼吸系统所致的胸闷，多为限制性通气或换气功能障碍引起的胸闷。如胸廓畸形、胸腔积液、气胸等疾病限制胸廓活动度；肺部感染、间质性肺炎等影响换气功能障碍，此类疾病常合并咳嗽咳痰，呼吸困难，深呼吸时胸闷加重。如有发热，警惕感染性肺疾病，慢性咳嗽胸闷警惕肺癌、哮喘、间质性肺炎等。②循环疾病所致的胸闷，多为心肌缺血缺氧，心排量降低或高动力循环状态引起胸闷，如冠心病、心律失常、心力衰竭等，此类胸闷一般与运动活动量有关。③消化系统疾病所致的胸闷，可因胃食管反流刺激或腹压增高引起，如胃食管反流病、大量的腹腔积液、腹部巨大肿瘤等。④骨骼肌及神经系统疾病所致的胸闷，除胸闷外常合并如肌肉无力、肢体麻木、肢体肌力减低、气促等。⑤全身性疾病所致的胸闷，如全身性疾病造成缺血缺氧、高动力循环状态等会导致胸闷，常见的有甲状腺疾病、贫血、药物过敏等。⑥精神性疾病所致的胸闷，可因一些心理精神因素引起，如焦虑症、抑郁症、惊恐发作、癔症等。⑦部分生理性胸闷，如妊娠、肥胖、亚健康人群。

3. 眩晕的常见病因有哪些？

答案　包含周围性和中枢病因，常见周围性病因包括良性阵发性位置性眩晕、迷路或前庭神经炎、梅尼埃病等；中枢性病因包括脑血管病、大脑变性、偏头痛、多发性硬化、苯妥英钠中毒、脑干或小脑肿瘤等。

4. 皮肤瘙痒的常见病因有哪些？

答案　皮肤干燥、内分泌障碍、寄生虫感染、药物因素、过敏因素、温度突然改变、刺激物、贴身衣物、神经精神因素、全身性疾病（尿毒症、甲状腺功能亢进症或甲状腺功能减退症、糖尿病等）、其他（居住和工作环境卫生条件差）。

名词解释

1. 黄疸

答案　黄疸是指由于胆红素代谢障碍引起血清胆红素浓度升高，导致巩膜、皮肤、黏膜以及其他组织和体液发生黄染的现象。当血清总胆红素（正常范围17.1~34.2μmol/L）超过正常值而肉眼未能观察到时，称为隐性黄疸。当胆红素水平超过34μmol/L时，临床上出现黄疸，称为显性黄疸。黄疸并不是一个独立的疾病，而是多种疾病的共同特征，可发生于多种内科和外科疾病中。

2. 发绀

答案　发绀是指血液中还原血红蛋白增多或存在异常血红蛋白衍生物，使皮肤黏膜呈青紫色改变的一种表现。常发生在皮肤较薄、色素较少和毛细血管较丰富的部位，如口唇、指/趾、甲床等。

3. 晕厥

答案　晕厥是指全脑血液低灌注导致的短暂意识丧失，可有先兆症状，如黑矇、乏力、出汗等，发作特点为迅速、一过性、自限性，并能够完全恢复。

（周　炜、张含之、李建英、任菁菁、刘　颖）

第二节　内科

本节知识点分布涉及呼吸系统疾病、心血管疾病、消化系统疾病、血液系统疾病、内分泌及代谢系统疾病、风湿性疾病、泌尿系统疾病、各系统常见肿瘤等。

A1型题

1. 以下描述错误的是
   A. 成人总呼吸面积约有100m²
   B. 合格痰标本是指痰涂片每低倍视野里上皮细胞>10个，白细胞<25个
   C. 静息状态下每天约有10 000L的气体进出入呼吸道
   D. 烟草烟雾中含有多种致癌物，会引发机体关键基因突变导致细胞癌变和恶性肿瘤的发生
   E. 痰标本定量培养≥10⁷cfu/ml可判定为致病菌

1. 答案：B
解析　本题主要考察呼吸系统一般概念，掌握合格痰标本是指痰涂片每低倍视野里上皮细胞<10个，白细胞>25个或白细胞/上皮细胞>2.5。

2. 呼吸系统与体外环境沟通，成人在静息状态下，每天约有多少的气体进出于呼吸道
   A. 1 000L
   B. 5 000L
   C. 10 000L
   D. 20 000L
   E. 15 000L

2. 答案：C
解析　成年人在静息状态下，每天约有10 000L气体进出于呼吸道，肺具有广泛的呼吸面积，成人的总呼吸面积约100m²。

3. 答案：A
解析　急性上呼吸道感染是指自鼻腔至喉部之间的急性炎症的总称，是最常见的感染性疾病，90%左右是由病毒引起，细菌感染常继发于病毒感染之后。

4. 答案：E
解析　病毒性上呼吸道感染无论轻重都不需要使用抗生素，更不需要预防使用抗生素，主要以对症支持治疗为主。如果是细菌性上呼吸道感染则应给予抗菌治疗。

5. 答案：D
解析　流感病毒分为甲、乙、丙三型。其中甲流有很多亚型。流感疫苗是根据近年的主要流行情况研制的，不可能对所有类型的流感病毒均有效。它与感冒的病原学不同，对感冒无预防作用。流感后很容易继发下呼吸道感染，流感疫苗可以降低流感的发病率和死亡率，当然也可以减少肺炎的发生率和住院率。

6. 答案：D
解析　慢性支气管炎的诊断标准是咳嗽、咳痰或伴喘息每年发作持续3个月，连续2年或以上，并排除其他可以引起类似症状的慢性疾病。

7. 答案：B
解析　慢性支气管炎按照病情进展分为3期。急性发作期，指一周内出现脓性或黏液脓性痰，痰量明显增加，或伴有发热、白细胞计数增高等炎症表现，或1周内咳嗽、咳痰、喘息中任何一项症状明显加剧；慢性迁延期，指不同程度的咳嗽、咳痰、喘息症状迁延不愈达1个月以上；临床缓解期，指经治疗后或自然缓解，症状基本消失，或偶有轻微咳嗽或少量咳痰，保持2个月以上。

3. 急性上呼吸道感染最常见的病原体是
   A. 病毒　　　　　　　　B. 细菌
   C. 支原体　　　　　　　D. 衣原体
   E. 肺炎链球菌

4. 关于上呼吸道感染的治疗原则，**不正确**的是
   A. 一般治疗、休息、多喝水
   B. 注意呼吸道隔离
   C. 预防并发症
   D. 对症治疗，高热予以退热治疗，高热抽搐给予镇静、止痉等处理
   E. 早期积极使用抗生素

5. 对流感疫苗的描述，正确的是
   A. 注射流感疫苗后就不会感冒了
   B. 注射流感疫苗后就不会患流感了
   C. 它可降低流感的发病率和死亡率，但不能减少肺炎的发生率和住院率
   D. 它既可降低流感的发病率和死亡率，又能减少肺炎的发生率和住院率
   E. 注射流感疫苗后就不会再患所有呼吸道疾病了

6. 以下关于慢性支气管炎的描述，**错误**的是
   A. 吸烟是慢性支气管炎最重要的环境发病因素
   B. 呼吸功能检查早期无异常
   C. 慢性支气管炎急性发作期治疗最主要的措施是控制感染
   D. 慢性支气管炎的诊断标准是咳嗽、咳痰或伴喘息，每年发作持续3个月，连续2年或以上
   E. 反复发作者，X线可表现为肺纹理增粗、紊乱，呈网状或条索状、斑点状阴影，以双下肺野明显

7. 慢性支气管炎急性发作是指症状加重的时间在
   A. 3天以内　　　　　　　B. 1周以内
   C. 2周以内　　　　　　　D. 1个月以内
   E. 8周以内

8. 慢性阻塞性肺疾病（COPD）的预防**不包括**
A. 戒烟
B. 减少有害气体或颗粒的吸入
C. 积极防治婴幼儿和儿童期的呼吸系统感染
D. 加强体育锻炼，增强体质
E. 长期家庭氧疗

9. 慢性阻塞性肺疾病稳定期的治疗，**不包括**
A. 抗生素治疗　　　　　B. 支气管扩张剂
C. 糖皮质激素　　　　　D. 祛痰药
E. 教育和劝导病人戒烟，脱离污染环境

10. 下列哪项**不是**慢性阻塞性肺疾病的主要症状
A. 发热
B. 慢性咳嗽，常晨间咳嗽明显，夜间有阵咳
C. 清晨排痰较多，急性发作期痰量增多
D. 气短是慢阻肺的标志性症状
E. 重度病人或急性加重时出现喘息，晚期可有体重下降

11. 哪项与慢性阻塞性肺疾病进展期病人的体征**不符**
A. 桶状胸
B. 缩唇呼吸
C. 肺部叩诊清音，心浊音界缩小
D. 双侧语颤减弱
E. 肺下界和肝浊音界下降

8. 答案：E
解析　慢性阻塞性肺疾病（简称慢阻肺）的预防包括戒烟、控制职业和环境污染，减少有害气体或颗粒的吸入，积极防治婴幼儿和儿童期的呼吸系统感染，注射流感疫苗、肺炎疫苗等对防治慢性阻塞性肺疾病反复感染可能有益。加强体育锻炼，增强体质。

9. 答案：A
解析　慢性阻塞性肺疾病稳定期的治疗包括教育和劝导病人戒烟、脱离污染环境；应用支气管扩张剂；应用糖皮质激素、祛痰药以及长期家庭氧疗。应用抗生素治疗是慢性阻塞性肺疾病急性加重期的治疗措施。

10. 答案：A
解析　慢性阻塞性肺疾病起病缓慢主要症状包括：①慢性咳嗽，常晨间咳嗽明显，夜间有阵咳或排痰；②咳痰，清晨排痰较多，急性发作期痰量增多，可有脓性痰；③气短或呼吸困难，早期在较剧烈活动时出现，后逐渐加重，以致在日常活动甚至休息时也感到气短，是慢性阻塞性肺疾病的标志性症状；④喘息和胸闷，重度病人或急性加重时出现喘息；⑤其他，晚期病人有体重下降、食欲减退。发热可以是急性感染的表现之一，并非慢性阻塞性肺疾病的主要症状。

11. 答案：B
解析　慢性阻塞性肺疾病早期体征可无异常，随疾病进展可出现以下体征：①桶状胸；②双侧语颤减弱；③肺部叩诊过清音，心浊音界缩小，肺下界和肝浊音界下降；④两肺呼吸音减弱、呼气期延长，部分病人可闻及湿啰音和/或干啰音。缩唇呼吸是一种康复训练方法，适用于重度慢性阻塞性肺疾病病人。

12. 答案：B

解析 COPD其特征性的病理生理变化是持续气流受限致肺通气功能障碍，随着病情的发展，肺组织弹性日益减退，肺泡持续扩大、回缩障碍，则残气量及残气量占肺总量的百分比增加。肺气肿加重导致大量肺泡周围的毛细血管受膨胀肺泡的挤压而退化，致使肺毛细血管大量减少，肺泡间的血流量减少，此时肺泡虽有通气，但肺泡壁无血液灌流，导致生理无效腔气量增大；也有部分肺区虽有血液灌流，但肺泡通气不良，不能参与气体交换，导致功能性分流增加，从而产生通气与血流比例失调。

13. 答案：B

解析 COPD诊断主要根据吸烟等高危因素史、临床症状、体征及肺功能检查等，并排除可以引起类似症状和肺功能改变的其他疾病，综合分析确定。肺功能检查见持续气流受限是COPD诊断的必备条件。第一秒用力呼气容积占预计值百分比（$FEV_1\%$预计值），是评估COPD严重程度的良好指标，吸入支气管扩张剂后$FEV_1/FVC<70\%$为确定为持续气流受限的界限。

14. 答案：C

解析 哮喘是一种由多种细胞和细胞组分参与的气道慢性炎症性疾病，主要特征包括气道慢性炎症，气道对多种刺激因素呈现高反应性，广泛多变的可逆性气流受限，随病程延长而导致的气道重构。常见临床表现为反复发作的喘息、气短、胸闷或咳嗽等，多于夜间发作或加重。

15. 答案：D

解析 哮喘具有多基因遗传倾向，其发病有家族聚集现象。哮喘病因中的环境因素包括变应原性因素：①室内变应原，如尘螨、家养宠物、蟑螂等；②室外变应原，如花粉、草粉等；③职业性变应原，如油漆、饲料、活性染料等；④食物，如鱼、虾、蛋类、牛奶等；⑤药物，如阿司匹林、抗生素。非变应原性因素：大气污染、吸烟、运动、减肥。在病史询问中应了解哮喘可能的环境因素病因。

---

12. COPD急性加重期病人出现低氧血症，最可能的原因是

A. 肺部残气量严重减少

B. 通气/血流比率失调

C. 弥散功能障碍

D. 动-静脉血分流

E. 肺泡通气量降低

13. 下列各项检查对诊断COPD最有意义的是

A. 桶状胸

B. 肺功能$FEV_1/FVC<70\%$

C. 心电图呈低电压

D. 血气分析$PaO_2<60mmHg$，$PaCO_2>50mmHg$

E. 胸部X线示肺透亮度增加，肋间隙增宽

14. 下列关于哮喘的描述，不正确的是

A. 是一种由多种细胞和细胞组分参与的气道慢性炎症性疾病

B. 存在气道高反应性

C. 不可逆性气流受限

D. 气道重构

E. 常见临床表现为反复发作的喘息、气短、胸闷或咳嗽等，多于夜间发作或加重

15. 环境因素是哮喘的重要病因之一，下列哪项不是哮喘病因中的变应原性因素

A. 尘螨、家养宠物、蟑螂

B. 花粉、草粉

C. 油漆、饲料、活性染料

D. 大气污染

E. 鱼、虾、蛋类、牛奶

16. 支气管哮喘诊断的主要依据是
    A. 动脉血氧分压降低、二氧化碳分压升高
    B. 血液中嗜酸性粒细胞增加
    C. 胸部X线可见肺透光度增加、横膈下降
    D. 反复发作，喘息和肺部有呼气相哮鸣音
    E. 血清总IgE增高

17. 非急性发作期，哮喘严重性评估方法中关于目前临床控制评估，**不符合**部分控制的是
    A. 白天症状每周2次
    B. 无活动受限
    C. 有夜间症状/憋醒
    D. 需要使用缓解药的次数为每周2次
    E. 肺功能（PEF或FEV_1）＜正常预计值（或本人最佳值）的80%

18. 关于哮喘的药物治疗，正确的是
    A. 短效β_2受体激动剂（SABA）是哮喘急性发作的首选药物
    B. 长效β_2受体激动剂（LABA）可用于运动性哮喘
    C. 吸入性糖皮质激素（ICS）尤适用于阿司匹林哮喘、运动性哮喘和伴有过敏性鼻炎哮喘病人的治疗
    D. 氨茶碱尤适用于夜间哮喘症状的控制
    E. 长效抗胆碱药物（LAMA）主要用于哮喘急性发作

16. 答案：D
解析　哮喘诊断标准：①反复发作喘息、气短、胸闷或咳嗽，多与接触变应原、冷空气，物理、化学性刺激，病毒性上呼吸道感染，运动等有关。②发作时在双肺可闻及散在或弥漫性，以呼气相为主的哮鸣音，呼气相延长。③上述症状可经治疗缓解或自行缓解。④症状不典型者（如无明显喘息或体征）应至少备以下一项试验阳性：a.支气管激发试验或运动试验阳性；b.支气管舒张试验阳性；c.昼夜PEF变异率≥20%。⑤除外其他疾病所引起的喘息、气短、胸闷和咳嗽。

17. 答案：B
解析　根据临床表现哮喘可分为：①急性发作期，包括轻度、中度、重度和危重；②非急性发作期，也即慢性持续期，根据严重程度分为间歇期、轻度持续、中度持续和重度持续4级。非急性发作期哮喘控制水平分级（目前临床控制评估最好4周以上）。完全控制（满足以下所有条件）：无（或≤2次/周）白天症状，无活动受限，无夜间症状/憋醒，不需要使用缓解药的次数，肺功能（PEF或FEV_1）正常或≥正常预计值/本人最佳值的80%。部分控制（在任何1周内出现以下1~2项指征）：白天症状每周出现2次，活动受限，夜间症状/憋醒，需要使用缓解药的次数，肺功能（PEF或FEV_1）＜正常预计值（或本人最佳值）的80%。未控制（在任何1周内）：出现≥3项哮喘部分控制的表现。

18. 答案：A
解析　SABA是哮喘急性发作的首选药物，也可用于运动性哮喘。联合ICS和LABA治疗是目前最常用的哮喘控制性药物。白三烯受体拮抗剂是目前除ICS外唯一可单独应用的哮喘控制性药物。白三烯受体拮抗剂尤其适用于阿司匹林哮喘、运动性哮喘和伴有过敏性鼻炎哮喘病人的治疗。口服缓释茶碱尤适用于夜间哮喘症状的控制。吸入抗胆碱药物分为短效抗胆碱能药物（SAMA）及LAMA，SAMA主要用于哮喘急性发作的治疗，LAMA主要用于哮喘合并慢性阻塞性肺疾病以及慢性阻塞性肺疾病的长期治疗。

19. 答案：B

解析 支气管哮喘临床上表现为反复发作性喘息、呼气性呼吸困难、胸闷或咳嗽等症状，常出现广泛多变的可逆性气流受限，多数病人可自行缓解或经治疗后缓解。对于哮喘的诊断，如症状不典型者（如无明显的喘息和体征），应至少具备以下一项试验阳性：①支气管激发实验或运动试验阳性；②支气管舒张试验阳性，（经吸入β₂受体激动剂）后FEV₁较用药前增加≥12%，且FEV₁绝对值≥200ml，最大呼气流量（PEF）日内（或2周）变异率≥20%。

20. 答案：D

解析 支气管扩张临床表现主要为慢性咳嗽、咯大量脓痰和/或反复咯血。肺脓肿的特点是急起高热、咳嗽、大量脓臭痰，X线检查可见局部浓密炎症阴影，内有空腔液平。高分辨率CT（HRCT）是支气管扩张症目前首选的主要诊断方法。由于受累肺实质通气不足、萎陷，扩张的气道往往聚拢，纵切面可显示为双轨征，横切面显示环形阴影，但对判断有无支气管扩张缺乏特异性。治疗包括控制感染和咯血，改善气流受限，清除气道分泌物以及必要时外科手术切除等。对活动性肺结核伴支扩应积极抗结核治疗。

21. 答案：B

解析 支气管扩张大咯血的病理基础是动脉终末支扩张形成动脉瘤引起的。支气管扩张常伴有毛细血管扩张，支气管动脉和肺动脉终末扩张，易形成血管瘤出现反复咯血。

22. 答案：E

解析 支气管扩张一般好发于支气管。肺组织感染性病变的支气管扩张多见于两肺下叶前，左下叶较右下叶多见，左下叶支气管细长，与组织支气管夹角大，且受心脏血管的压迫，引流不畅，易发生感染。上叶支气管扩张一般以后段常见，多为结核所致，支气管扩张是支气管壁结构破坏引起的异常和持久性扩张，临床特点为慢性咳嗽、咳大量脓痰、反复咯血，多见于儿童和青少年。

19. 对于支气管哮喘最有诊断价值的检查是
 A. 肺功能呈阻塞性通气功能障碍
 B. 支气管扩张试验
 C. 弥散功能降低
 D. 痰中找到嗜酸性粒细胞
 E. 血IgE及嗜酸性细胞阳离子蛋白增加

20. 关于支气管扩张症，正确的是
 A. 急起高热、咳嗽、大量脓臭痰，X线检查可见局部浓密炎症阴影，内有空腔液平
 B. 目前首选的主要诊断方法是支气管碘脂质造影
 C. 双轨征是支扩的特异性表现
 D. 支扩治疗包括控制感染和咯血，改善气流受限，清除气道分泌物以及必要时外科手术切除
 E. 对活动性肺结核伴支扩应积极抗感染治疗

21. 支气管扩张大咯血的病理基础是
 A. 支气管黏膜充血水肿
 B. 动脉终末扩张形成动脉瘤
 C. 慢性溃疡侵蚀小血管
 D. 支气管壁破坏
 E. 毛细血管通透性增加

22. 支气管扩张最好发于
 A. 右上肺　　　　　　B. 右中叶
 C. 右下叶　　　　　　D. 左上叶
 E. 左下叶

23. 双侧支气管扩张症的病人反复大咯血时，最佳的治疗手段是
    A. 长期口服抗生素预防感染
    B. 手术切除病变肺组织
    C. 支气管动脉栓塞术
    D. 支气管镜下介入治疗
    E. 输注止血药物

24. 肺炎的病因分类，不包括
    A. 细菌性肺炎
    B. 病毒性肺炎
    C. 非典型病原体所致肺炎
    D. 肺真菌病
    E. 大叶性肺炎

25. 肺炎链球菌肺炎炎症消散后常见的是
    A. 胸膜粘连增厚
    B. 肺部遗留纤维化
    C. 肺组织基本恢复正常
    D. 肺泡受损产生局部肺气肿、肺大泡
    E. 肺间质性改变

26. 克雷伯菌肺炎的X线表现出现叶间隙下坠，其原因是
    A. 肺泡内的渗出液由Cohn孔向周围肺泡蔓延所致
    B. 细菌在肺泡内生长繁殖，引起组织坏死、液化形成
    C. 病变中的炎性渗出液黏稠而重
    D. 肺泡内的渗出含有较多的红、白细胞
    E. 肺泡内的纤维蛋白渗出较多

23. 答案：C
解析 反复感染、大咯血，经内科治疗后仍反复发作，病变局限者可考虑外科手术切除病变肺组织，否则采用支气管动脉栓塞术治疗。本题为双侧支气管扩张症患者，故答案为C。

24. 答案：E
解析 肺炎可按解剖、病因或患病环境加以分类。解剖分类包括大叶性（肺泡性）肺炎、小叶性（支气管性）肺炎、间质性肺炎。按病因分类包括细菌性肺炎、病毒性肺炎、非典型病原体所致肺炎、肺真菌病、其他病原体所致肺炎、理化因素所致肺炎。按患病环境分类包括社区获得性肺炎和医院获得性肺炎。了解不同的分类方法有助于肺炎的诊断及治疗。

25. 答案：C
解析 肺炎链球菌肺炎病理改变有充血期、红肝变期、灰肝变期及消散期。病变消散后肺组织结构多无损坏，不留纤维瘢痕。

26. 答案：C
解析 肺炎克雷伯菌常存在于人体上呼吸道及肠道，当机体抵抗力降低时，经呼吸道进入肺内引起大叶或者小叶融合性病变，以上叶为多见，病灶中渗出液黏稠而重（C对），致使叶间隙下坠。肺泡内的渗出液由肺泡间孔（Cohn孔）向周围肺泡蔓延所致（A错），肺泡内的纤维蛋白渗出较多（E错），肺泡内的渗出含有较多的红、白细胞（D错）均为肺炎链球菌肺炎的病理变化。细菌在细胞内生长繁殖，引起组织坏死液化形成（B错）为葡萄球菌肺炎的病理变化。

27. 答案：C

解析 金黄色葡萄球菌性肺炎的几种X线片及CT表现相互演变，其特点有：①炎性浸润灶可发展成肺脓肿灶，形成炎性浸润灶和肺脓肿灶并存。金黄色葡萄球菌侵犯支气管周围肺组织，肺泡内大量渗出，X线片及CT表现为大片状炎症性病灶，内可见含气的支气管影，若中心出现液化、坏死，出现空洞，发展成肺脓肿。②炎性浸润灶刚刚吸收消失又在同一部位出现小气囊。金黄色葡萄球菌引起的肺炎，形成大片状阴影或病灶，出现空洞后，若引流的支气管因为炎症形成活瓣时，呈现出圆形薄壁的空腔，即出现肺气囊。③炎性浸润灶在几天内出现脓气胸，并在压缩的肺内出现大气囊。总之，金黄色葡萄球菌性肺炎的典型X线及CT表现是肺气囊形成，几种表现可以是单一的，也可以是几种表现同时存在，可以相互演变。

28. 答案：C

解析 肺炎球菌肺炎是由肺炎链球菌感染引起，一经确诊即应立即开始抗生素治疗，不必等待细菌培养结果。对肺炎球菌肺炎，青霉素G为首选；对青霉素过敏者，可选用红霉素、林可霉素和一代头孢菌素。

29. 答案：C

解析 引发大叶性肺炎常见的病原菌，以肺炎双球菌感染较为多见。发病期间病人容易出现剧烈咳嗽、咳铁锈样痰、发热、胸闷、胸痛，甚至呼吸困难等临床表现。

27. 金黄色葡萄球菌肺炎最具特征的X线表现是
   A. 肺段实变伴脓肿形成
   B. 肺实变伴多发性蜂窝样改变
   C. 浸润阴影易变伴气囊腔形成
   D. 多发性肺浸润
   E. 肺段实变伴液气胸

28. 治疗肺炎链球菌肺炎首选的抗菌药物是
   A. 氧氟沙星
   B. 红霉素
   C. 青霉素
   D. 链霉素
   E. 环丙沙星

29. 引起大叶性肺炎最常见病原菌为
   A. 溶血性链球菌
   B. 结核分枝杆菌
   C. 肺炎球菌
   D. 葡萄球菌
   E. 肺炎克雷伯菌

30. 军团菌肺炎的确诊包括
    A. 痰的革兰氏染色
    B. 血涂片进行瑞氏染色
    C. 尿的普通细菌培养
    D. 动态检测抗体滴度呈4倍或4倍以上升高
    E. 抗体超过1:32

31. 医院内获得性肺炎最常见的致病菌是
    A. 病毒　　　　　　　　B. 厌氧菌
    C. 革兰氏阳性球菌　　　D. 真菌
    E. 革兰氏阴性杆菌

32. 冷凝集试验用于诊断哪个病原体
    A. 腺病毒　　　　　　　B. 肺炎链球菌
    C. 肺炎克雷伯菌　　　　D. 肺炎支原体
    E. 巨细胞病毒

30. 答案：D
解析　参照1992年中华医学会呼吸病学分会制订的诊断标准如下：①临床表现为发热、寒战、咳嗽、胸痛等呼吸道感染症状；②X线胸片具有浸润性阴影或胸腔积液；③呼吸道分泌物、痰、血或胸腔积液，在活性炭酵母浸液琼脂培养基或其他特殊培养基培养有军团菌生长；④呼吸道分泌物直接荧光法检查阳性；⑤血间接荧光法：查前后2次抗体滴度呈4倍以上增高，达1:128或以上；血试管凝集试验：测前后2次抗体滴度呈4倍或以上增高，达1:160或以上；微量凝集试验：测前后2次抗体滴度呈4倍或以上增高，达1:64或以上。凡具有①②项，同时具有③④⑤项中任何一项者，可诊断为军团菌肺炎。

31. 答案：E
解析　医院获得性肺炎最常见的致病菌还是以革兰氏阴性杆菌最为多见，例如铜绿假单胞菌、肺炎克雷伯菌、大肠埃希菌、鲍曼不动杆菌、流感嗜血杆菌等，革兰氏阴性杆菌占60%左右，而且又以耐药菌最为多见。革兰氏阳性菌也不少见，常以金黄色葡萄球菌多见，其中又以耐甲氧西林的金黄色葡萄球菌为主，还可见于肺炎链球菌、肠球菌、凝固酶阴性的葡萄球菌等，部分病人可以出现混合感染，可以合并支原体、衣原体、军团菌、厌氧菌感染。部分医院获得性肺炎有时还可以合并结核分枝杆菌或真菌等感染，从而使其病情更加复杂、更加严重。

32. 答案：D
解析　冷凝集试验主要用于由肺炎支原体引起的原发性非典型性肺炎的辅助诊断。

33. 答案：C

解析　社区获得性肺炎（CAP）是指在医院外罹患的感染性肺实质炎症，包括具有明确潜伏期的病原体感染而在入院后处于平均潜伏期内发病的肺炎。诊断依据是：①新近出现的咳嗽、咳痰，或原有呼吸道疾病症状加重，并出现脓性痰，伴或不伴胸痛；②发热；③肺实变体征和/或闻及湿啰音；④WBC>10×10^9/L或<4×10^9/L，伴或不伴中性粒细胞核左移；⑤胸部X线检查显示片状、斑片状浸润阴影或间质性改变，伴或不伴胸腔积液。以上1~4项中任何一款加第5项，并除外非感染性疾病，可作出诊断。CAP常见病原体为肺炎链球菌、支原体、衣原体、流感嗜血杆菌和呼吸道病毒（甲、乙型流感病毒、腺病毒、呼吸道合胞病毒和副流感病毒）。

34. 答案：A

解析　一旦疑为肺炎即应马上给予首剂抗生素，病情稳定后可将静脉途径改为口服治疗。抗生素疗程7~10天或更长时间，如体温正常48~72小时，肺炎临床稳定可停用抗生素。肺炎临床稳定标准为：①体温≤37.8℃；②心率≤100次/miin；③呼吸频率≤24次/min；④血压收缩压≥90mmHg；⑤呼吸室内空气条件下SaO_2≥90%或PaO_2≥60mmHg；⑥能够经口进食；⑦精神状态正常。任何一项未达到则继续使用。

35. 答案：C

解析　LTOT指征是：①PaO_2≤55mmHg或SaO_2≤88%，有或没有高碳酸血症。②PaO_2 55~60mmHg或SaO_2≤89%，并有肺动脉高压、心力衰竭所致水肿或红细胞增多症（血细胞比容>0.55）。LTOT目的是：病人在静息状态下，达到PaO_2≥60mmHg和/或使SaO_2升至90%以上。一般用鼻导管吸氧，氧流量为1.0~2.0L/min，每天吸氧时间10~15小时。

---

33. 关于社区获得性肺炎，**错误**的是

A. 指在医院外罹患的感染性肺实质炎症，包括具有明确潜伏期的病原体感染而在入院后平均潜伏期内发病的肺炎

B. 胸部X线检查显示片状、斑片状浸润阴影或间质性改变，伴或不伴胸腔积液

C. 常见病原体为金黄色葡萄球菌

D. 新近出现的咳嗽、咳痰，或原有呼吸道疾病症状加重，并出现脓性痰，伴或不伴胸痛

E. 肺实变体征和/或闻及湿啰音

34. 肺炎临床稳定可停用抗生素，以下肺炎临床稳定标准中**错误**的选项是

A. 体温≤37℃

B. 心率≤100次/min

C. 呼吸频率≤24次/min；呼吸室内空气条件下SaO_2≥90%或PaO_2≥60mmHg

D. 血压收缩压≥90mmHg

E. 能够经口进食；精神状态正常

35. 关于长期家庭氧疗（LTOT），**错误**的是

A. PaO_2≤55mmHg或SaO_2≤88%，有或没有高碳酸血症时应考虑LTOT

B. PaO_2 55~60mmHg或SaO_2≤89%，并有肺动脉高压、心力衰竭所致水肿或红细胞增多症时应考虑LTOT

C. 一般用面罩吸氧

D. 氧流量为1.0~2.0L/min

E. 每天吸氧时间10~15小时

36. 下面关于慢性肺心病心电图诊断标准中哪项**错误**
    A. $V_1 R/S \geq 1$
    B. 重度顺时针方向转位（$V_5 R/S \leq 1$）
    C. $Rv_1 + Sv_5 > 1.5mV$
    D. aVR R/S 或 R/Q ≥ 1
    E. $V_1 \sim V_3$ 呈 QS、Qr 或 qr（排除心肌梗死）

36. 答案：C
解析 慢性肺心病心电图诊断标准：① 额面平均电轴 $\geq +90°$；② $V_1 R/S \geq 1$；③ 重度顺时针方向转位（$V_5 R/S \leq 1$）；④ $Rv_1 + Sv_5 > 1.05mV$；⑤ aVR R/S 或 R/Q ≥ 1；⑥ $V_1 \sim V_3$ 呈 QS、Qr 或 qr（排除心肌梗死）；⑦ 肺型 P 波。具有一条即可诊断。

37. 慢性肺心病呼吸性酸中毒最有效的治疗措施
    A. 静脉滴注碳酸氢钠　　B. 抗生素
    C. 通畅气道，纠正缺氧　　D. 强心剂
    E. 利尿剂

37. 答案：C
解析 慢性肺心病失代偿期常合并各种类型的酸碱失衡及电解质紊乱，呼吸性酸中毒以通畅气道，纠正缺氧和解除二氧化碳潴留为主。

38. 下列哪类病人**不是**慢性肺心病正性肌力药物的应用指征
    A. 感染已控制，呼吸功能已改善，利尿治疗后右心功能无改善者
    B. 以右心衰竭为主要表现而无明显感染的病人
    C. 合并室上性快速心律失常，如室上性心动过速、心房颤动（心室率>100次/min）
    D. 合并急性左心衰竭的病人
    E. 低氧血症病人

38. 答案：E
解析 慢性肺心病病人由于慢性缺氧及感染，对洋地黄类药物的耐受性低，易致中毒，出现心律失常，其应用指征是：①感染已控制，呼吸功能已改善，利尿治疗后右心功能无改善者；②以右心衰竭为主要表现而无明显感染的病人；③合并室上性快速心律失常，如室上性心动过速、心房颤动（心室率>100次/min）者；④合并急性左心衰竭的病人。

39. 慢性肺心病肺动脉高压形成的最主要原因是
    A. 缺氧引起肺小动脉痉挛
    B. 肺小动脉炎
    C. 血容量增加
    D. 血液黏稠度增加
    E. 肺气肿压迫及肺泡壁破坏使肺毛细血管床减少

39. 答案：A
解析 肺血管收缩在低氧性肺动脉高压的发生中起着关键作用。缺氧、高碳酸血症和呼吸性酸中毒使肺血管收缩、痉挛，其中缺氧是肺动脉高压形成最重要的因素。

40. 关于结核分枝杆菌错误的是
    A. 对干燥、冷、酸、碱等抵抗力强
    B. 在干燥的环境中可存活数月或数年
    C. 对紫外线比较敏感
    D. 太阳光直射下痰中结核分枝杆菌经1小时可被杀死
    E. 10W紫外灯距照射物 0.5~1m，照射30分钟具有明显杀菌作用

40. 答案：D
解析 结核分枝杆菌对干燥、冷、酸、碱等抵抗力强。在干燥的环境中可存活数月或数年。在室内阴暗潮湿处，结核分枝杆菌能数月不死。结核分枝杆菌对紫外线比较敏感，太阳光直射下痰中结核分枝杆菌经2~7小时可被杀死。10W紫外灯距照射物 0.5~1m，照射30分钟具有明显杀菌作用。

41. 答案：C

解析 内源性复发是继发性肺结核的主要发病原因。在肺内、外因早期菌血症形成潜伏病灶。当机体的抵抗力下降时，可使隐性结核病灶复发而形成继发性肺结核。外源性再感染是指曾感染过结核分枝杆菌，本次发病不是原有病灶的重新活动，而是再次受到结核分枝杆菌的感染。

42. 答案：B

解析 结核菌素试验又称PPD试验，是指通过皮内注射结核菌素，并根据注射部位的皮肤状况诊断结核分枝杆菌感染所致Ⅳ型超敏反应的皮内试验。PPD试验阳性的临床意义：①接种卡介苗后；②结核病病人；③无明显临床症状仅呈一般阳性反应，表示曾感染过结核分枝杆菌；④婴幼儿尤其是未接种卡介苗者，阳性反应多表示体内有新的结核病灶，年龄愈小，活动性结核可能性愈大；⑤强阳性反应者，表示体内有活动性结核病。

43. 答案：C

解析 异烟肼作为一种常见的抗结核药物，其副作用主要包括：①胃肠道反应，如出现恶心、纳差、食欲不振、腹痛、腹胀、便秘、腹泻等；②出现乏力、软弱、精力减退；③神经炎，主要是肢体感觉异常，比如出现肢体麻木感和手指疼痛，均为累及到了周围神经，也可以累及到视神经，导致视力模糊、视力下降以及眼痛等；④导致肝功能毒性，病人可出现肝酶升高、胆红素升高，严重者可出现黄疸，表现为巩膜发黄、皮肤黏膜发黄；⑤药物过敏，可出现荨麻疹、瘙痒、发热、药疹等反应；⑥内分泌失调，男性可出现乳房发育等，女性可出现泌乳、月经不调等；⑦血液系统及造血异常，可出现贫血、白细胞、红细胞下降，嗜酸性粒细胞增多等表现。

44. 答案：D

解析 肺结核化学治疗的原则是早期、规律、全程、适量、联合。整个治疗方案分强化和巩固两个阶段。

41. 继发型肺结核的发生主要是由于
    A. 未接种卡介苗
    B. 与排菌病人密切接触，再感染
    C. 内源性感染复燃
    D. 饮用排菌病牛的牛奶
    E. 吸入带结核分枝杆菌飞沫

42. 结核菌素试验阳性表示
    A. 可排除结核分枝杆菌感染
    B. 曾有结核分枝杆菌感染
    C. 活动性结核病
    D. 需用抗结核治疗
    E. 提示结节病

43. 异烟肼用量过大会引起
    A. 过敏反应　　　　　　　　B. 粒细胞减少
    C. 末梢神经炎及肝损害　　　D. 眩晕和听力障碍
    E. 高尿酸血病

44. 肺结核化学治疗的原则**不包括**
    A. 早期　　　　　　　　　　B. 规律
    C. 全程　　　　　　　　　　D. 大量
    E. 联合

45. 常用抗结核病药物**不包括**
    A. 阿奇霉素
    B. 异烟肼
    C. 抗结核药品固定剂量复合制剂
    D. 吡嗪酰胺
    E. 乙胺丁醇

46. 结核病控制策略与措施中，**不正确**的是
    A. 预防性化学治疗
    B. 病例报告和转诊
    C. 病例登记和管理
    D. 卡介苗接种
    E. 间歇方案为我国结核病规划所采用，可不必采用全程督导化疗管理

47. 人体免疫力低下，大量结核分枝杆菌进入体内，变态反应增强，易发生的结核病变是
    A. 浸润性病变   B. 增生性病变
    C. 纤维化病变   D. 干酪性病变
    E. 钙化病变

48. 结核病在人群中的传播，最主要原因是
    A. 具备传染源，传播途径，易感人群的传播条件
    B. 具备病人大量排菌为前提
    C. 存在糖尿病
    D. 在工作，生活中存在着和排菌病人密切接触状况
    E. 经常和排菌病人共同进餐

45. 答案：A

解析　抗结核病一线药物：①异烟肼（H）是单一抗结核药物中杀菌力，特别是早期杀菌力最强者；②利福平（R）对巨噬细胞内外的结核分枝杆菌均有快速杀菌作用，特别是对C菌群有独特的杀灭菌作用；③吡嗪酰胺（Z）主要是杀灭巨噬细胞内酸性环境中的B菌群；④乙胺丁醇（E）；⑤抗结核药品固定剂量复合制剂。

46. 答案：E

解析　结核病控制策略与措施：①全程督导化学治疗，是指肺结核病人在治疗过程中，每次用药都必须在医务人员的直接监督下进行，因故未用药时必须采取补救措施以保证按医嘱规律用药。②病例报告和转诊。按《中华人民共和国传染病防治法》，肺结核属于乙类传染病。转诊对象为肺结核、疑似肺结核病人。③病例登记和管理。通过对确诊肺结核病例的登记达到掌握疫情和便于管理的目的。④卡介苗接种。⑤预防性化学治疗，主要应用于受结核分枝杆菌感染易发病的高危人群。包括HIV感染者、涂阳肺结核病人的密切接触者、肺部硬结纤维病灶（无活动性）、硅沉着病、糖尿病、长期使用糖皮质激素或免疫抑制剂者、吸毒者、营养不良者、35岁以下结核菌素试验硬结直径达15mm者等。

47. 答案：D

解析　人体在抵抗力下降，变态反应增强，大量结核分枝杆菌进入体内时，病变易发生干酪性坏死，表示病情严重，而余4项均为免疫力较强，病变局限或稳定时的肺部X线影像。

48. 答案：A

解析　结核分枝杆菌的传播必须具备3个条件，即传染源、传播途径、易感者，缺一不可。

49. 答案：D

解析　肺和脏层胸膜对痛觉不敏感，肺炎、肺结核、肺血栓栓塞症、肺脓肿等病变累及壁层胸膜时，才会发生胸痛。胸痛伴高热，考虑肺炎。肺癌侵及壁层胸膜或骨时，出现隐痛，持续加剧，乃至刀割样痛。突发性胸痛伴咯血和/或呼吸困难，应考虑肺血栓栓塞症。胸膜炎常在胸廓活动较大的双（单）侧下胸痛，与咳嗽、深吸气有关。自发性气胸可在剧咳或屏气时突然发生剧痛。亦应注意与非呼吸系统疾病引起的胸痛相鉴别，如心绞痛、纵隔、食管、膈和腹腔疾患所致的胸痛。

50. 答案：A

解析　疑诊肺血栓栓塞症PTE者，应进行如下检查：①血浆D-二聚体敏感性高而特异性差；②动脉血气分析常表现为低氧血症、低碳酸血症；③心电图大多数病例表现有非特异性的心电图异常；④X线胸片；⑤超声心动图；⑥下肢深静脉检查。

51. 答案：B

解析　对PTE疑诊病例进一步明确诊断（确诊），在临床表现和初步检查提示检查，包括以下4项，其中1项阳性即可明确诊断：①螺旋CT；②放射性核素肺通气/血流灌注显像；③磁共振成像和磁共振肺动脉造影；④肺动脉造影。

52. 答案：E

解析　吸烟可引起多种致死性疾病包括慢性阻塞性肺疾病、下呼吸道感染、结核、肺癌、缺血性心血管病和脑血管疾病。

49. 突发性胸痛伴咯血和/或呼吸困难，应考虑

A. 肺炎　　　　　　　　B. 哮喘

C. 肺癌　　　　　　　　D. 肺栓塞

E. 胸膜炎

50. 疑诊肺血栓栓塞症（PTE），应进行如下检查，除外

A. 血常规

B. 血浆D-二聚体

C. 动脉血气分析

D. 超声心动图

E. 下肢深静脉检查

51. 肺血栓栓塞症（PTE）的确诊检查**不包括**

A. 螺旋CT

B. 肺功能检查

C. 放射性核素肺通气/血流灌注显像

D. 磁共振成像和磁共振肺动脉造影

E. 肺动脉造影

52. 吸烟可引起多种致死性疾病，**不包括**

A. 慢性阻塞性肺疾病　　　B. 结核

C. 肺癌　　　　　　　　　D. 脑血管疾病

E. 缺血性心肌病

53. 随着肺动脉压力的升高，特发性肺动脉高压可逐渐出现全身症状，**除外**
    A. 呼吸困难　　　　　　　B. 下肢水肿
    C. 晕厥　　　　　　　　　D. 咯血
    E. Ortner综合征

54. 下列哪项**不是**区别胸腔积液为漏出液和渗出液的依据
    A. 胸腔积液红细胞计数>5×10⁶/L
    B. 胸腔积液/血清蛋白比例>0.5
    C. 胸腔积液/血清LDH比例>0.6
    D. 胸腔积液LDH水平大于血清正常值高限的2/3
    E. 胸腔积液胆固醇浓度>1.56mmol/L

55. 符合下列所有表现者为稳定型自发性气胸，**除外**
    A. 呼吸频率<24次/min
    B. 心率60~120次/min
    C. 血压正常
    D. 呼吸室内空气时SaO₂<90%
    E. 两次呼吸间说话成句

56. 下列哪种情况随进展可导致高血压、冠心病、心律失常、脑血管意外及肺动脉高压等系列并发症
    A. 吸烟　　　　　　　　　B. 打鼾伴呼吸暂停
    C. 肥胖　　　　　　　　　D. 动脉粥样硬化
    E. Hp感染

53. 答案：B
解析　特发性肺动脉高压早期通常无症状，仅在剧烈活动时感到不适；随着肺动脉压力的升高，可逐渐出现全身症状：①呼吸困难；②胸痛；③头晕或晕厥；④咯血，其他症状还包括疲乏、无力，10%的病人出现雷诺现象，增粗的肺动脉迫喉返神经引起声音嘶哑（Ortner综合征）。

54. 答案：A
解析　区别胸前积液为漏出液和渗出液多根据Light标准，符合以下任何1项可诊断为渗出液：①胸腔积液/血清蛋白比例>0.5；②胸腔积液/血清LDH比例>0.6；③胸腔积液LDH水平大于血清正常值高限的2/3。此外，诊断渗出液的指标还有胸腔积液胆固醇浓度>1.56mmol/L，胸腔积液/血清胆红素比例>0.6，血清胸腔积液清蛋白梯度<12g/L。胸腔积液中红细胞超过5×10⁹/L时，可呈淡红色，多由恶性肿瘤或结核所致。胸腔穿刺损伤血管亦可引起血性胸腔积液，应谨慎鉴别。红细胞超过100×10⁹/L时应考虑创伤、肿瘤或肺梗死。

55. 答案：D
解析　为了便于临床观察和处理，根据临床表现把自发性气胸分成稳定型和不稳定型，符合下列所有表现者为稳定型，否则为不稳定型：①呼吸频率<24次/min；②心率60~120次/min；③血压正常；④呼吸室内空气时SaO₂>90%；⑤两次呼吸间说话成句。

56. 答案：B
解析　睡眠呼吸暂停低通气综合征是多种原因导致睡眠状态下反复出现低通气和/或呼吸中断，引起间歇性低氧血症伴高碳酸血症以及睡眠结构紊乱，进而使机体发生一系列病理生理改变的临床综合征。主要临床表现为睡眠打鼾伴呼吸暂停、日间嗜睡、疲乏等，随病情发展可导致高血压、冠心病、心律失常、脑血管意外、糖和脂类代谢紊乱及肺动脉高压等一系列并发症。

57. 答案：D

解析　肺性脑病主要表现为神志淡漠、肌肉震颤或扑翼样震颤、间歇抽搐、昏睡甚至昏迷等。亦可出现腱反射减弱或消失，锥体束征阳性等。此时应与合并脑部病变作鉴别。

58. 答案：B

解析　I 型呼吸衰竭即低氧性呼吸衰竭，血气分析特点是 $PaO_2<60mmHg$，$PaCO_2$ 降低或正常。主要见于肺换气功能障碍（通气/血流比例失调、弥散功能损害、肺动-静脉分流等）。II 型呼吸衰竭即高碳酸性呼吸衰竭，血气分析特点是 $PaO_2<60mmHg$ 同时伴有 $PaCO_2>50mmHg$，系肺泡通气不足所致。

59. 答案：B

解析　临床上分为三种类型：中枢型睡眠呼吸暂停综合征（CSAS）、阻塞型睡眠呼吸暂停综合征（OSAS）、混合型睡眠呼吸暂停综合征（MSAS），这三种类型中以 OSAS 最常见。

60. 答案：C

解析　睡眠呼吸暂停综合征是指每晚 7 小时睡眠过程中，鼻或口腔气流暂停每次超过 15 秒，暂停发作超过 30 次，或每小时睡眠呼吸暂停低通气发作≥5 次。

61. 答案：D

解析　24 小时平均 SBP≥130mmHg 和/或 DBP≥80mmHg，白天平均 SBP≥135mmHg 和/或 DBP≥85mmHg，夜间平均 SBP≥120mmHg 和/或 DBP≥70mmHg。

62. 答案：B

解析　《高血压基层诊疗指南（2019 年）》指出，第一次出现血压控制不满意或出现药物不良反应的病人，2 周内随访。

---

57. 下列哪项**不是**肺性脑病主要表现

A. 神志淡漠　　　　　　　B. 肌肉震颤

C. 间歇抽搐　　　　　　　D. 腱反射增强

E. 昏睡甚至昏迷

58. II 型呼吸衰竭的病人肺功能改变主要是

A. 动-静脉样分流增加

B. 肺泡通气功能障碍

C. 通气/血流比例失调

D. 弥散功能障碍

E. 机体氧耗量增加

59. 睡眠呼吸暂停综合征最常见的类型是

A. 中枢型　　　　　　　　B. 阻塞型

C. 混合型　　　　　　　　D. 周围型

E. 扩张型

60. 睡眠呼吸暂停综合征是指每晚 7 小时睡眠中，呼吸暂停反复发作大于

A. 20 次　　　　　　　　　B. 25 次

C. 30 次　　　　　　　　　D. 35 次

E. 40 次

61. 下列关于高血压的动态血压诊断标准，正确的是

A. 24 小时平均 SBP≥140mmHg 和/或 DBP≥90mmHg

B. 白天平均 SBP≥130mmHg 和/或 DBP≥80mmHg

C. 夜间平均 SBP≥125mmHg 和/或 DBP≥80mmHg

D. 24 小时平均 SBP≥130mmHg 和/或 DBP≥80mmHg

E. 白天平均 SBP≥135mmHg 和/或 DBP≥80mmHg

62. 对第一次出现血压控制不满意的病人，随访应在（　　　）进行

A. 1 周内　　　　　　　　B. 2 周内

C. 3 周内　　　　　　　　D. 4 周内

E. 5 周内

63. 抗高血压药物β受体阻滞剂的禁忌证**不包括**
   A. 病窦综合征
   B. 窦房阻滞
   C. 有症状的心动过缓
   D. 一度房室传导阻滞
   E. 二度及三度房室传导阻滞

63. 答案：D
解析 β受体阻滞剂禁用于严重的心动过缓、病态窦房结综合征、二度或三度房室传导阻滞、支气管哮喘。

64. 对高血压病人进行健康教育减少钠盐摄入，以下**不正确**的是
   A. 每人每天食盐摄入量不超过1啤酒瓶盖
   B. 减少咸菜的摄入
   C. 鸡精对血压不影响，可不限量
   D. 少食用酱油
   E. 少食用耗油

64. 答案：C
解析 鸡精中含有隐性盐，不能无限量食用。

65. 高血压药物治疗的原则**不包括**
   A. 小剂量起始   B. 尽量使用长效制剂
   C. 联合用药   D. 个体化
   E. 快速降压，尽快达标

65. 答案：E
解析 降压原则是小剂量起始，尽量使用长效制剂，联合用药，个体化，平稳降压。

66. 高血压的靶器官损害**不包括**
   A. 脑卒中   B. 眼底动脉出血
   C. 左心室肥厚   D. 蛋白尿或肾功能不全
   E. 心肌桥

66. 答案：E
解析 高血压的靶器官损害脑、眼、心、肾，心肌桥不属于高血压的靶器官损害。

67. 高血压病人心率测量，**不推荐**的方法是
   A. 首选坐姿，双腿不交叉
   B. 至少休息5分钟，根据情况可适量延长
   C. 推荐通过心电图计数心率
   D. 测量前避免运动、吸烟、饮酒
   E. 通过脉搏触诊计数心率时，时间不能短于30秒

67. 答案：C
解析 通过心电图计数心率，可以接受，但不推荐。

68. 高血压伴心率增快病人的药物治疗，首选药物是
   A. 福辛普利   B. 酒石酸美托洛尔
   C. 硝苯地平   D. 螺内酯
   E. 利血平

68. 答案：B
解析 高血压伴心率增快，首选兼有减慢心率和降低交感神经兴奋性作用的抗高血压药β受体阻滞剂。

69. 答案：C

解析 我国高血压病人的心率干预点定义为>80次/min。

70. 答案：E

解析 麻黄碱、肾上腺皮质激素、非甾体抗炎药、甘草可使血压升高。非那雄胺用于治疗前列腺增生，治疗男性型脱发，不良反应主要为性欲减退和勃起功能障碍。

71. 答案：D

解析 优化联合方案，血管紧张素转化酶抑制剂（ACEI）/血管紧张素Ⅱ受体阻滞剂（ARB）+二氢吡啶类，钙通道阻滞剂（CCB）、ARB/ACEI+噻嗪类利尿剂、二氢吡啶类CCB+噻嗪类利尿剂、二氢吡啶类CCB+β受体阻滞剂。有研究说明β受体阻滞剂联合ARB药物可能会增加脑卒中风险。

72. 答案：B

解析 老年高血压的特点：脉压增大、血压波动大、高血压合并继发体位性低血压和餐后低血压等增多，清晨高血压增多，白大衣高血压增多，继发性高血压不少见。

73. 答案：D

解析 ACEI用于高血压合并糖尿病、蛋白尿等，可降低尿蛋白及其肾功能保护，可作为首选药物。

74. 答案：C

解析 只有β受体阻滞剂同时具有两方面的作用。

69. 我国高血压病人的心率干预切点定义为静息心率，具体为

A. >100次/min
B. >90次/min
C. >80次/min
D. >70次/min
E. >60次/min

70. **不能**引起高血压的药物有

A. 麻黄碱
B. 地塞米松
C. 塞来昔布
D. 甘草
E. 非那雄胺

71. 单纯高血压，抗高血压药物联合**不合理**的是

A. 福辛普利+氢氯噻嗪
B. 厄贝沙坦+硝苯地平控释片
C. 硝苯地平控释片+酒石酸美托洛尔
D. 酒石酸美托洛尔+福辛普利
E. 硝苯地平控释片+氢氯噻嗪片

72. 老年高血压的临床特点**不包括**

A. 脉压增大
B. 血压波动小
C. 清晨高血压增多
D. 白大衣高血压增多
E. 继发性高血压不少见

73. 高血压合并2型糖尿病、蛋白尿，肾功能正常，治疗应首选的药物是

A. 螺内酯
B. 美托洛尔
C. 硝苯地平缓释片
D. 福辛普利
E. 特拉唑嗪

74. 既能缓解症状，改善缺血，又能预防心肌梗死、死亡等不良心血管事件的药物是

A. 抗血小板药物
B. 调脂药物
C. β受体阻滞剂
D. ACEI/ARB
E. CCB

75. 心绞痛诊断主要依据是
    A. 典型的症状　　　　　　B. 心电图
    C. 运动心电图　　　　　　D. 冠状动脉CTA
    E. 冠状动脉造影

76. 急性心肌梗死中，75%~95%的病人可发生心律失常，
    其中最常见的是
    A. 房性期前收缩
    B. 短阵性房性心动过速
    C. 室性期前收缩
    D. 室性心动过速
    E. 三度房室传导阻滞

77. 急性心肌梗死后，24小时内出现的室性期前收缩，首
    选的药物是
    A. 去乙酰毛花苷　　　　　B. 美托洛尔
    C. 普罗帕酮　　　　　　　D. 利多卡因
    E. 胺碘酮

78. 对于预防动脉粥样硬化性心血管疾病，甘油三酯达到
    以下哪个水平时，贝特类作为一线用药
    A. 甘油三酯≥5.6mmol/L
    B. 甘油三酯≥6.5mmol/L
    C. 甘油三酯≥2.3mmol/L
    D. 甘油三酯≥1.7mmol/L
    E. 甘油三酯≥4.9mmol/L

79. 病人，女性，45岁，间断乏力1年余，伴有烦渴、多
    饮。查体：血压170/90mmHg，心界不大，腹部未闻
    及啰音，双下肢无水肿，血钾2.6mmol/L。最可能的
    诊断是
    A. 原发性高血压　　　　　B. 嗜铬细胞瘤
    C. 原发性醛固酮增多症　　D. 肾性高血压
    E. 甲状腺功能亢进症

75. 答案：A
解析　心绞痛诊断主要依据典型
的症状特征。

76. 答案：C
解析　急性心肌梗死后，心律失
常多发生在起病1~2天，而以24
小时最多见，各种心律失常中，
以室性心律失常最多，尤其是室
性期前收缩。

77. 答案：D
解析　急性心肌梗死后易出现室
性期前收缩及室性心动过速，立
即用利多卡因50~100mg静脉滴
注，每5~10分钟重复1次，至期
前收缩消失或总量已达300mg，
继以每分钟1~3mg的速度静脉滴
注维持。

78. 答案：A
解析　对于预防动脉粥样硬
化性心血管疾病，甘油三酯
<5.6mmol/L时，应以他汀类药
物为主，甘油三酯>5.6mmol/L
时，贝特类为一线用药，同时合
并低密度脂蛋白胆固醇升高时，
推荐他汀类药物联合贝特类药物。

79. 答案：C
解析　高血压伴有低血钾，间断
乏力、烦渴、多尿是原发性醛固
酮增多症的临床表现。

80. 答案：C

解析 左心功能不全最早出现的症状是劳力性呼吸困难，因为进行活动时回心血量增加，左房压升高，肺静脉压增高，肺淤血加重，出现呼吸困难，引起呼吸困难的运动量随心力衰竭程度加重而减少，肺淤血达到一定程度出现端坐呼吸、夜间阵发性呼吸困难、急性肺水肿等。

81. 答案：C

解析 起病数小时内，可尚无异常或出现异常高大两支不对称的T波，为超急期改变。

82. 答案：A

解析 室性心动过速常发生于各种器质性心脏病病人。最常见为冠心病，特别是曾有心肌梗死的病人，其次是心肌病、心力衰竭、二尖瓣脱垂、心脏瓣膜病等，其他病因包括电解质紊乱、长QT间期综合征等。偶可发生在无器质性心脏病者。

83. 答案：D

解析 有器质性心脏病的病人仍有持续性单形性室性心动过速首选胺碘酮。

84. 答案：E

解析 室性心动过速心电图表现：①室性融合波；②心室夺获；③室房分离；④全部心前区导联QRS波群主波方向呈同向性，即全部向上或向下。

85. 答案：D

解析 非ST段抬高心肌梗死最典型的心电图变化是ST段压低或T波（低平或倒置）改变。

---

80. 左心功能不全最早出现的症状是
   A. 咳嗽
   B. 咳粉红色泡沫痰
   C. 活动后气短
   D. 少尿
   E. 夜间阵发性呼吸困难

81. 急性心肌梗死的超急期心电图改变是
   A. ST段明显抬高
   B. 病理性Q波
   C. T波高耸直立
   D. R波降低
   E. 出现U波

82. 室性心动过速最常见的病因是
   A. 冠心病
   B. 心脏瓣膜病
   C. 心肌病
   D. 心肌炎
   E. 感染性心内膜炎

83. 有器质性心脏病的病人在治疗基础疾病及诱发因素的前提下，仍有持续性单形性室性心动过速，首选的抗心律失常药物是
   A. 利多卡因
   B. 倍他乐克
   C. 普罗帕酮
   D. 胺碘酮
   E. 维拉帕米

84. 以下心电图表现哪项能证明心动过速起源于心室
   A. Ⅱ、Ⅲ、aVF导联P波倒置
   B. 心动过速时左束支传导阻滞
   C. QRS宽大畸形
   D. 1:1房室传导
   E. 室性融合波

85. 非ST段抬高心肌梗死最典型的心电图表现是
   A. ST段水平延长
   B. T波高尖
   C. 病理性Q波
   D. ST段压低，T波倒置
   E. R波降低

86. 慢性心力衰竭急性加重最常见的诱因
    A. 呼吸道感染
    B. 心律失常
    C. 血容量增加
    D. 过度劳累
    E. 突然停用抗高血压药

86. 答案：A
解析 慢性心力衰竭急性加重的诱因中呼吸道感染是最常见最主要的诱因。

87. 心力衰竭时以下神经体液变化不正确的是
    A. 交感神经兴奋性增加
    B. 迷走神经兴奋性增加
    C. 肾素－血管紧张素－醛固酮系统激活
    D. 精氨酸加压素释放增加
    E. 利钠肽分泌增加

87. 答案：B
解析 当心脏排血量不足，心脏压力升高，机体全面启动神经体液机制进行代偿，包括：交感神经兴奋性增加、肾素－血管紧张素－醛固酮系统（RAAS）激活、精氨酸加压素升高、利钠肽分泌增加。

88. 目前我国慢性心力衰竭最常见的病因是
    A. 风湿性心脏病
    B. 慢性肺源性心脏病
    C. 冠状动脉粥样硬化性心脏病
    D. 高血压
    E. 高原性心脏病

88. 答案：C
解析 冠心病、高血压已成为慢性心力衰竭的最主要病因。据2000年对我国17个地区的慢性心力衰竭病因的调查，冠心病居首位，其次为高血压。

89. 慢性心力衰竭病人咳嗽、咳痰的特点叙述不正确的是
    A. 合并肺部感染时才出现咳嗽、咳痰
    B. 常于夜间发生，坐位减轻
    C. 白色浆液性泡沫状痰
    D. 偶尔见痰中带血
    E. 急性左心衰竭时咳粉红色泡沫样痰

89. 答案：A
解析 心力衰竭时咳嗽、咳痰是肺泡和支气管黏膜淤血所致，开始常于夜间发生，坐位或立位时咳嗽可减轻，白色浆液性泡沫状痰为其特点，偶尔见痰中带血，急性左心衰竭发作时可出现粉红色泡沫样痰。

90. 右心衰竭特征性体征是
    A. 双下肢凹陷性水肿
    B. 胸腔积液
    C. 颈静脉充盈
    D. 肝－颈静脉回流征阳性
    E. 肝静脉淤血性病变

90. 答案：D
解析 右心衰竭体征包括：水肿、胸腔积液、颈静脉征、肝静脉淤血性病变（肝大、淤血）等，但肝－颈静脉回流征阳性更具特征性。

91. 答案：C

解析 对于伴有血同型半胱氨酸水平升高（≥15μmol/L）的原发性高血压病人，在降压治疗的基础上加用叶酸可降低首次缺血性脑卒中及总体脑卒中风险。

92. 答案：E

解析 高血压伴一侧颈动脉狭窄≥70%的病人，收缩压应控制在130～150mmHg；伴双侧颈动脉狭窄≥70%的病人，收缩压应控制在150～170mmHg。

93. 答案：D

解析 对于急性心肌梗死伴心源性休克的病人钙增敏剂左西孟旦能够改善心功能和血流动力学参数，且不增加心律失常风险。

94. 答案：D

解析 对于高血压合并阻塞性睡眠呼吸暂停低通气综合征（OSAHS），选择抗高血压药时应注意以下问题：①首选24小时长效降压；②CCB对OSAHS程度无影响；③避免使用的抗高血压药，包括中枢性抗高血压药和非选择性β受体阻滞剂。OSAHS病人呼吸暂停和低氧血症可致潜水样反射，激活心脏迷走神经反射，引起心动过缓，甚至心脏停搏，故β受体阻滞剂应避免使用。

95. 答案：C

解析 TG升高的程度不同，其临床意义也有所不同，严重的TG增高可增加急性胰腺炎的发病风险，而轻中度TG增高可能与ASCVD的发生有关。

91. 对于伴有血同型半胱氨酸水平升高的原发性高血压病人，在降压的基础上加用以下哪种药物可降低首次缺血性脑卒中发生率

A. 尼莫地平   B. 阿司匹林肠溶片

C. 叶酸   D. 瑞舒伐他汀钙片

E. 双嘧达莫

92. 高血压伴双侧颈动脉狭窄≥70%病人，收缩压控制目标是

A. 90～110mmHg   B. 110～130mmHg

C. 120～140mmHg   D. 130～150mmHg

E. 150～170mmHg

93. 对于急性心肌梗死伴心源性休克的病人，为改善心功能和血流动力学参数，但不增加心律失常风险，可选用的正性肌力药是

A. 多巴酚丁胺   B. 洋地黄

C. 米力农   D. 左西孟旦

E. 多巴胺

94. 高血压合并OSAHS病人，应避免使用的抗高血压药有

A. 福辛普利   B. 氯沙坦钾

C. 氨氯地平   D. 阿替洛尔

E. 氢氯噻嗪

95. 严重甘油三酯升高可显著增加哪种疾病的发病风险

A. 脂肪肝   B. 急性胆囊炎

C. 急性胰腺炎   D. 急性心肌梗死

E. 急性脑卒中

96. 主动脉夹层最常见的临床症状是
    A. 休克
    B. 突发撕裂样胸痛
    C. 头痛
    D. 腹痛
    E. 多发大动脉炎

97. 主动脉夹层紧急处理中的降压治疗首选
    A. 贝那普利
    B. 肼屈嗪
    C. 硝普钠+β受体阻滞剂
    D. 呋塞米
    E. 硝苯地平

98. 对于基层医疗机构，发现病人血压≥180/110mmHg
    不伴心脑肾急性并发症的病人的处理**不正确**的是
    A. 卡托普利25mg口服
    B. 酒石酸美托洛尔25mg口服
    C. 硝苯地平10mg舌下含服
    D. 服药后血压仍≥180/110mmHg者，转诊
    E. 24~48小时血压降至160/110mmHg以下

99. 心房颤动的心电图特征**不包括**
    A. P波消失，代之以f波
    B. f波频率为350~600次/min
    C. 心室率规则
    D. QRS波形通常正常
    E. 当心率过快，发生室内差异性传导，QRS波增宽

100. 心房颤动的并发症**不包括**
    A. 心绞痛
    B. 心力衰竭
    C. 脑栓塞
    D. 肺栓塞
    E. 深静脉血栓

101. **不推荐**作为心房颤动抗凝治疗的药物是
    A. 华法林
    B. 达比加群酯
    C. 利伐沙班
    D. 阿哌沙班
    E. 氯吡格雷

96. 答案：B
解析 胸痛为本病突出而有特征性的症状，约96%的病人有突发、急起、剧烈、持续且不能耐受的疼痛，不像心肌梗死的疼痛时逐渐加重且不如其剧烈。

97. 答案：C
解析 急性病人无论是否介入或手术治疗均首先予以强化的内科药物治疗。①降压：迅速将收缩压降至100~120mmHg或更低，可静脉滴注硝普钠；②β受体阻滞剂：减慢心率至60~70次/min。

98. 答案：C
解析 降压治疗不建议舌下含服硝苯地平快速降压，可反射性增加心率，使心血管不良事件发生率增加。

99. 答案：C
解析 心房颤动的心室率复极不规则。

100. 答案：E
解析 心房颤动心房失去有效收缩与舒张的功能，心排出血量比窦性心律时减少达25%以上，如心室率超过150次/min，病人可发生心绞痛与充血性心力衰竭。心房颤动并发血栓栓塞的危险性大，栓子大多来自左心房，可发生脑栓塞及其他部位的动脉栓塞；栓子来自右心房，则可发生肺栓塞，但不能发生深静脉栓塞。

101. 答案：E
解析 心房颤动病人最严重的并发症是脑卒中等血栓性疾病。维生素K拮抗剂华法林，直接凝血酶抑制剂达比加群酯，Xa因子抑制剂利伐沙班、阿哌沙班均可使心房颤动病人卒中发生率明显降低。不推荐抗血小板药物如阿司匹林、氯吡格雷等用于血栓栓塞的预防。

102. 答案：D

解析 ST段下斜形压低，T波双向，双支不对称，前支陡直，呈鱼钩样典型洋地黄型ST-T改变的特征，为洋地黄作用，而非中毒。

103. 答案：B

解析 慢性心房颤动病人有较高的栓塞发生率。应接受长期抗凝治疗。口服华法林，使INR维持在2.0~3.0，能安全而有效地预防脑卒中发生。

104. 答案：E

解析 心尖区舒张早期奔马律的出现，提示有严重器质性心脏病，常见于左心心力衰竭。

105. 答案：E

解析 在慢性心力衰竭的临床应用中，BNP/NT-proBNP用于排除心力衰竭价值更高，排除慢性心力衰竭诊断的界值：BNP<35ng/L，NT-proBNP<125ng/L，在此范围内，心力衰竭诊断的可能性非常小。

106. 答案：C

解析 目前沙库巴曲缬沙坦钠的适用人群为：心力衰竭、高血压，尤其是老年高血压、盐敏感高血压、高血压合并心力衰竭、高血压合并左心室肥厚、高血压合并慢性肾脏病、高血压合并肥胖。

---

102. 洋地黄中毒的心电图表现**不包括**

A. 室性期前收缩

B. 非阵发性交界区心动过速

C. 房性期前收缩

D. ST-T呈鱼钩样改变

E. 房室传导阻滞

103. 慢性心房颤动病人，口服华法林抗凝治疗，应使凝血酶原时间国际标准化比值（INR）维持在

A. 1.5~2.5   B. 2.0~3.0

C. 2.5~3.5   D. 1.0~2.0

E. 2.5~3.0

104. 最能提示左心功能不全的表现是

A. 心尖部3/6级收缩期杂音

B. 心脏扩大

C. 肝-颈静脉回流征阳性

D. 双下肢水肿

E. 心尖区舒张早期奔马律

105. 可用于排除慢性心力衰竭的检查是

A. 超声心动图   B. X线胸片

C. 心电图   D. 肌钙蛋白T

E. BNP/NT-proBNP

106. 作为全球首个血管紧张素受体脑啡肽酶抑制剂（ARNI）沙库巴曲缬沙坦钠，目前有循证医学证据与相关指南推荐的适用人群**不包括**

A. 心力衰竭

B. 高血压

C. 糖尿病肾病

D. 高血压合并慢性肾脏病

E. 高血压合并肥胖

107. 胃食管反流病典型食管症状是
    A. 胸痛
    B. 吞咽困难
    C. 胸骨后异物感
    D. 胃灼热和反酸
    E. 慢性咳嗽

107. 答案：D
解析　胃食管反流病典型食管症状是胃灼热和反酸。胸痛、吞咽困难和胸骨后异物感是胃食管反流病非典型食管症状，慢性咳嗽是胃食管反流病食管外症状。

108. 下列**不属于**胃食管反流病并发症的是
    A. 食管黏膜糜烂
    B. 胃溃疡
    C. 食管黏膜溃疡
    D. 上消化道出血
    E. Barrett食管

108. 答案：B
解析　胃食管反流病并发症有食管黏膜糜烂或溃疡导致上消化道出血、食管炎反复发作导致瘢痕狭窄、Barrett食管。

109. 下列**不属于**胃食管反流病治疗原则的是
    A. 抗结核治疗
    B. 控制症状
    C. 治愈食管炎
    D. 减少复发
    E. 防治并发症

109. 答案：A
解析　胃食管反流病的治疗原则有控制症状、治愈食管炎、减少复发和防治并发症，抗结核治疗用于治疗结核病，而不属于胃食管反流症的治疗原则。

110. 下列**不属于**消化性溃疡临床症状特点的是
    A. 慢性过程
    B. 周期性发作
    C. 转移性腹痛
    D. 与进餐相关的节律性上腹痛
    E. 腹痛可被抑酸或抗酸剂缓解

110. 答案：C
解析　消化性溃疡疼痛部位较为固定，转移性腹痛是急性阑尾炎的临床特点。

111. 消化性溃疡并发症**不包括**
    A. 穿孔
    B. 败血症
    C. 幽门梗阻
    D. 出血
    E. 癌变

111. 答案：B
解析　消化性溃疡并发症有穿孔、幽门梗阻、出血、癌变，败血症不是消化性溃疡的并发症。

112. 消化性溃疡诊断的首选方法是
    A. 胃镜
    B. X线钡餐
    C. Hp检测
    D. 粪便潜血
    E. 诊断性治疗

112. 答案：A
解析　胃镜是消化性溃疡诊断首选方法，其目的在于确定有无病变、部位、分期，鉴别良恶性，治疗效果评价，对合并出血者给予止血治疗。

113. 下列**不具有**抑制胃酸分泌作用的药物是
    A. 雷尼替丁
    B. 奥美拉唑
    C. 雷贝拉唑
    D. 法莫替丁
    E. 氢氧化铝凝胶

113. 答案：E
解析　氢氧化铝凝胶是弱碱性抗酸剂，通过中和胃酸短暂缓解胃痛，不具有抑制胃酸分泌作用。

114. 答案：C
解析 引起急性糜烂出血性胃炎的常见药物：常见的有非甾体抗炎药，如阿司匹林、吲哚美辛等，某些抗肿瘤药、口服氯化钾或铁剂等。

115. 答案：A
解析 十二指肠球部溃疡的并发症包括出血、穿孔、幽门梗阻，与胃溃疡不同，多数学者认为十二指肠球部溃疡一般不发生癌变。

116. 答案：E
解析 急诊内镜检查宜在出血发生后24~48小时内进行。因某些病变（特别是非甾体抗炎药或乙醇）引起者在短期内消失，延迟胃镜检查可能无法确定病因。

117. 答案：B
解析 不同病因所致胃黏膜损伤和修复过程中产生的慢性胃炎组织学变化有炎症、化生、萎缩、异型增生，不包括溃疡，其中化生、萎缩、异型增生被视为胃癌前状态。

118. 答案：C
解析 慢性胃炎病理表现为黏膜层以淋巴细胞和浆细胞为主的慢性炎症细胞浸润；幽门螺杆菌感染引起的慢性胃炎常见淋巴滤泡形成，当见有中性粒细胞增多时显示有活动性炎症，称慢性活动性胃炎。

119. 答案：B
解析 慢性胃窦炎症状的有无及严重程度与胃镜所见组织病理改变并无肯定相关性。

---

114. 引起急性糜烂性出血性胃炎的常见药物是
A. 雷尼替丁　　　　　　　B. 阿莫西林
C. 吲哚美辛　　　　　　　D. 呋喃唑酮
E. 硝酸甘油

115. 十二指肠球部溃疡的并发症一般不包括
A. 癌变　　　　　　　　　B. 穿孔
C. 幽门梗阻　　　　　　　D. 大出血
E. 形成穿透性溃疡

116. 急诊胃镜检查应在上消化道出血后
A. 1周内进行　　　　　　B. 5天内进行
C. 4天内进行　　　　　　D. 3天内进行
E. 1~2天内进行

117. 不同病因所致胃黏膜损伤和修复过程中产生的慢性胃炎组织学变化不包括
A. 炎症　　　　　　　　　B. 溃疡
C. 化生　　　　　　　　　D. 萎缩
E. 异型增生

118. 慢性胃炎活动期判定根据是
A. 胃黏膜有糜烂
B. 胃黏膜出血
C. 中性粒细胞浸润胃黏膜，可见中性粒细胞增多
D. 胃黏膜浅层炎性细胞主要为淋巴细胞、浆细胞
E. 胃黏膜有溃疡形成

119. 关于慢性胃窦炎的描述，正确的是
A. 常见上腹痛，可有消化道出血
B. 症状很严重，其胃镜的表现不一定严重
C. 壁细胞抗体多为阳性
D. 血清胃泌素多升高
E. 胃泌酸检查降低

120. 慢性胃炎 Hp 阳性，目前推荐的治疗是

　　A. PPI+铋剂+两种抗生素

　　B. 铋剂+西沙必利

　　C. 铋剂+硫糖铝

　　D. 铋剂+稀盐酸

　　E. 铋剂+胃蛋白酶+西沙必利

120. 答案：A

解析　根据第五次全国幽门螺杆菌感染处理共识，目前推荐7种抗Hp治疗方案，均为质子泵抑制剂（PPI）+铋剂+两种抗生素。

121. 下列**不属于**肝硬化病因的是

　　A. 吸烟

　　B. 病毒性肝炎

　　C. 酒精

　　D. 自身免疫性肝炎

　　E. 长期服用损害肝脏的药物

121. 答案：A

解析　肝硬化是由一种或多种原因所致，如病毒性肝炎、酒精、胆汁淤积、循环障碍、药物或化学毒物、免疫疾病、寄生虫感染、遗传或代谢性疾病、营养障碍等，吸烟不属于肝硬化病因。

122. 肝硬化肝功能失代偿期门静脉高压临床表现**不包括**

　　A. 腹水　　　　　　B. 门-腔侧支循环开放

　　C. 脾大　　　　　　D. 肝掌

　　E. 脾功能亢进

122. 答案：D

解析　肝硬化肝功能失代偿期门静脉高压临床表现有腹水、门-腔侧支循环开放、脾大及脾功能亢进，肝掌是肝功能减退雌激素增多所致。

123. 肝硬化肝功能失代偿期可有明显的内分泌失衡表现，**不受影响**的是

　　A. 性激素　　　　　B. 促红细胞生成素

　　C. 肾上腺皮质功能　D. 抗利尿剂激素

　　E. 甲状腺激素

123. 答案：B

解析　促红细胞生成素由肾组织分泌，慢性肾衰竭时由于促红细胞生成素分泌减少致贫血，称为肾性贫血，肝硬化不影响促红细胞生成素合成与分泌。

124. 以下哪项**不是**肝硬化上消化道出血常见病因

　　A. 门静脉高压性胃病

　　B. 食管胃底静脉曲张出血

　　C. 消化性溃疡

　　D. 肛裂

　　E. 急性出血性糜烂性胃炎

124. 答案：D

解析　肛裂是下消化道出血的常见原因。

125. 下列**不是**肝性脑病诱因的是

　　A. 消化道出血　　　B. 益生菌制剂

　　C. 大量排钾利尿　　D. 催眠镇静药

　　E. 便秘

125. 答案：B

解析　益生菌制剂是含双歧杆菌、乳酸杆菌的微生态调节剂，可通过调节肠道菌群结构，抑制产氨、产尿素酶细菌的生长，对减少氨的生成有一定作用，可预防或减轻肝性脑病，故不是肝性脑病的诱因。

126. 答案：B

解析 乳果糖或乳梨醇服用后到达结肠被分解为乳酸、乙酸而降低肠道pH，氨的生成减少，还能减少氨的吸收。

127. 答案：E

解析 高蛋白饮食是诱发、加重肝性脑病的常见诱因，在肝性脑病急性期应禁食蛋白质，慢性肝性脑病无须禁食。

128. 答案：D

解析 肝性脑病昏迷期，病人不能合作而无法引出扑翼样震颤。

129. 答案：B

解析 高蛋白饮食可诱发、加重肝性脑病，肝性脑病急性起病数天内禁食蛋白质，神志清楚后开始逐渐增加蛋白质摄入量。

130. 答案：B

解析 胃肠道大量积血时，血中富含的蛋白质被肠道细菌分解产生氨。当pH>6时，NH_3弥散入血。而肥皂水是碱性的，灌肠可提高肠道pH，导致NH_3入血，血氨增加。

126. 引发肝性脑病的诱因须及时去除，**不属于**去除诱因的措施是

 A. 纠正电解质和酸碱平衡紊乱

 B. 服用乳果糖或乳梨醇

 C. 预防和控制感染

 D. 慎用镇静剂

 E. 止血和清除肠道积血

127. 以下**不是**治疗肝性脑病主要措施的是

 A. 去除引发肝性脑病的诱因

 B. 维护肝脏功能

 C. 调节神经递质

 D. 促进氨代谢

 E. 高蛋白饮食

128. 肝性脑病病人昏迷期，下列哪项表现**不正确**

 A. 阵发性惊厥

 B. 浅昏迷时，腱反射仍亢进

 C. 昏迷

 D. 可引出扑翼样震颤

 E. 脑电图异常

129. 肝性脑病病人应给予

 A. 低盐饮食　　　　　　　　　B. 低蛋白饮食

 C. 高热量饮食　　　　　　　　D. 无盐或低钠饮食

 E. 低脂肪饮食

130. 门静脉性肝硬化并伴有上消化道出血时，下列哪项可诱发肝性脑病

 A. 口服去甲肾上腺素

 B. 肥皂水灌肠清除积血

 C. 硫酸镁导泻

 D. 静脉输入氨甲苯酸

 E. 静脉滴注支链氨基酸

131. 关于肝性脑病的氨代谢，下述选项**不正确**的是
    A. 大多数门腔静脉分流术病人血氨及脑脊液中氨含量都增高
    B. 暴发性肝功能衰竭时血氨往往明显增高
    C. 动脉血和脑脊液中氨含量明显相关
    D. 便秘时会引起血氨增高
    E. 结肠呈碱性环境时产氨增多

132. 肝肾综合征与下列哪项因素有关
    A. 肾皮质血流量减少
    B. 肾小球坏死
    C. 肾小管坏死
    D. 肾间质炎性病变
    E. 胆红素对肾脏的毒性

133. 缓慢发生的肝性脑病最早出现的症状为
    A. 意识模糊　　　　　B. 肝臭
    C. 行为异常，欣快　　D. 定向力障碍
    E. 意识模糊

134. 肝硬化的诊断，下列最可靠的是
    A. 腹水的出现
    B. 脾大
    C. 肝掌及蜘蛛痣
    D. 白蛋白/球蛋白倒置
    E. 肝穿刺有假小叶形成

135. 肝硬化发生消化道出血的原因是
    A. 合并胃溃疡
    B. 合并十二指肠溃疡
    C. 合并浅表性胃炎
    D. 食管下段及胃底静脉破裂
    E. 合并食管炎

131. 答案：B
解析　暴发性肝功能衰竭系各种原因引起的急性肝功能衰竭。临床表现的特点是急性起病、黄疸迅速加深、进行性神志改变直到昏迷，并有出血倾向、肝脏缩小、血清转氨酶升高、凝血酶原时间显著延长等。暴发性肝衰竭时血氨升高或正常，属于内源性肝性脑病。

132. 答案：A
解析　肝肾综合征多在快速利尿、上消化道出血、外科手术后、低钾或低钙血症、感染及肝性脑病等诱因下，肾脏血液动力学发生改变及内毒素血症导致少（无）尿及氮质血症。参与的因素甚多，主要包括交感神经兴奋性增高，去甲肾上腺素分泌增加。肾素-血管紧张素系统活动增强，致使肾血流量与肾小球滤过率降低。

133. 答案：C
解析　肝性脑病的早期症状前驱期，表现为轻度性格改变和行为失常，如欣快激动或淡漠少语。衣冠不整或随地便溺，可有扑翼样震颤，但脑电图正常。

134. 答案：E
解析　肝组织活检病理学检查，仍是诊断肝硬化最可靠的方法。肝硬化的病理组织学上特征是广泛的肝细胞坏死、残存肝细胞结节性再生、结缔组织增生与纤维隔形成，导致肝小叶结构破坏和假小叶形成。

135. 答案：D
解析　肝硬化门静脉压高致侧支循环开放，食管下段及胃底静脉曲张破裂是肝硬化消化道出血的主要原因。

136. 答案：C

解析 上消化道大出血呕血时头应偏向一侧以防呕吐物吸入气管引起窒息。

137. 答案：D

解析 上消化道出血主要表现为呕血和黑便。呕血的颜色取决于出血量和速度，大量而快速出血呈鲜红色；少而慢的出血，血在胃内停时长，经胃酸作用形成正铁血红素导致呈咖啡色；血红蛋白的铁质经肠内硫化物作用形成黑色硫化铁使大便呈柏油样。

138. 答案：E

解析 萎缩性胃炎病人，胃镜活检发现重度不典型增生者考虑手术治疗，如果是中度不典型增生病人，必须定期胃镜追踪观察，以及时发现重度不典型增生。

139. 答案：B

解析 大便失禁为不自主排便，一般由支配肛门直肠的神经肌肉性疾病或盆底疾病所致。

140. 答案：A

解析 禁食48小时后腹泻停止或显著减轻是渗透性腹泻的临床特点，分泌性腹泻禁食48小时后腹泻仍持续存在。

141. 答案：B

解析 结肠性腹痛临床有里急后重的特点，小肠性腹痛无里急后重。

136. 上消化道大出血呕血时头偏向一侧的目的是
   A. 减少出血　　　　　　　　　B. 便于测血压
   C. 防止窒息　　　　　　　　　D. 改善脑血供
   E. 利于止血

137. 上消化道出血的主要临床表现为
   A. 中下腹疼痛
   B. 右下腹肿块
   C. 鲜血便或略红色血便
   D. 呕血呈咖啡色，大便呈柏油样
   E. 恶心、呕吐胃内容物

138. 萎缩性胃炎病人，胃镜活检发现中度不典型增生者，最重要的措施是
   A. 外科手术切除　　　　　　　B. 积极药物治疗
   C. 病因治疗　　　　　　　　　D. 防治并发症
   E. 定期胃镜追踪观察

139. 下列哪些**不是**腹泻的发病机制
   A. 渗透性腹泻　　　　　　　　B. 大便失禁
   C. 分泌性腹泻　　　　　　　　D. 渗出性腹泻
   E. 动力异常性腹泻

140. 下列哪项**不是**分泌性腹泻的特点
   A. 禁食48小时后腹泻停止或显著减轻
   B. 禁食48小时后腹泻仍持续存在
   C. 大便为水样，无脓血
   D. 每天大便量>1L
   E. 粪便的 pH 多为中性或碱性

141. 结肠性腹痛临床特点**不包括**
   A. 腹痛位于下腹部或左下腹
   B. 无里急后重
   C. 体重减轻少见
   D. 粪便量少，肉眼可见脓血，有黏液
   E. 可有里急后重

142. 结肠克罗恩病病人的治疗首选
    A. 考来烯胺　　　　　　B. 阿托品
    C. 硫唑嘌呤　　　　　　D. 柳氮磺胺吡啶
    E. 肾上腺糖皮质激素

142. 答案：D
解析　结肠克罗恩病（Crohn病）治疗首选柳氮磺胺吡啶，激素适用于对柳氮磺胺吡啶疗效不佳者及中、重度活动，对上述两药无效者使用免疫抑制剂如硫唑嘌呤。

143. 克罗恩病发生剧烈腹痛和腹肌紧张，提示
    A. 进餐过多
    B. 局部肠痉挛
    C. 急性肠穿孔
    D. 不完全性或者完全性肠梗阻
    E. 肠蠕动增加

143. 答案：C
解析　腹痛是克罗恩病最常见的症状，多位于右下腹或脐周，间歇性发作，常为痉挛性阵发性痛伴腹鸣。如合并肠梗阻的症状，提示出现不完全或完全性肠梗阻；出现持续性腹痛和明显压痛，提示炎症波及腹膜或腹腔内脓肿形成。全腹剧痛和腹肌紧张，可能是病变肠段急性穿孔所致。

144. 无症状溃疡的特点是
    A. 约5%消化性溃疡者无症状
    B. 多为巨大溃疡
    C. NSAIDs引起的溃疡近半数无症状
    D. 药物治疗效果差
    E. 以十二指肠溃疡多见

144. 答案：C
解析　15%～35%消化道溃疡病人无症状，无症状溃疡的大小、部位、药物治疗效果与其他类型消化性溃疡无明显差异。非甾体抗炎药（NSAIDs）引起的溃疡近半数无症状。

145. 下列哪项是慢性胃炎最常见的病因
    A. 幽门螺杆菌感染　　　B. 动力异常
    C. 饮酒　　　　　　　　D. 吸烟
    E. 喜食辛辣食物

145. 答案：A
解析　幽门螺杆菌感染后产生的氨及空泡细胞毒素导致细胞损伤，促进上皮细胞释放炎症介质，菌体细胞壁引起的自身免疫反应，多种机制使炎症反应迁延或加重。

146. 关于溃疡性结肠炎的叙述，**不正确**的是
    A. 里急后重，常有黏液脓血便
    B. 有发热症状，右下腹或脐周疼痛较重
    C. 可有中毒性巨结肠
    D. 黏膜脆性增加，触之易出血
    E. 常见炎性息肉

146. 答案：B
解析　溃疡性结肠炎症状中，发热是一个相对不常见的征象，可表现为腹痛，但是腹痛定位无明显规律特征。

147. 急性胰腺炎病人出现下列何种症状为重症和预后不佳的征兆
    A. 血清淀粉酶高　　　　B. 代谢性碱中毒
    C. 低钙血症　　　　　　D. 低镁血症
    E. 低钾血症

147. 答案：C
解析　急性胰腺炎的病死率约10%，几乎所有死亡病例均为首次发作。出现呼吸功能不全或低钙血症提示预后不良。重症坏死性胰腺炎的病死率达50%或更高，手术治疗可使其降至20%左右。

148. 答案：C

解析 少数病人因胰酶侵蚀，坏死组织及出血沿腹膜间隙与肌层渗入腹壁下，至两侧肋腹皮肤呈暗灰蓝色，称Grey-Turner征。

149. 答案：C

解析 确诊急性胰腺炎，一般应具备下列3条中任意2条：①急性、持续中上腹腹痛；②血淀粉酶或脂肪酶应>正常上限3倍；③急性胰腺炎的典型影像学改变。

150. 答案：A

解析 70%~80%胰管与胆总管汇合成共同通道开口于十二指肠壶腹部，一旦结石、蛔虫嵌顿在壶腹部，胆管内炎症或胆结石移行时损伤Oddi括约肌等，将使胰管流出道不畅，胰管内高压，导致急性胰腺炎。

151. 答案：E

解析 上消化道出血主要表现为呕血和黑便，呕血的颜色取决于出血量和速度；血红蛋白的铁质经肠内硫化物作用形成黑色硫化铁使大便呈柏油样；暗红色大便或鲜红色大便多为中或下消化道出血的临床表现。

152. 答案：A

解析 成人每天消化道出血>5ml，潜血试验即出现阳性；每天出血量超过50ml可出现黑便；胃内积血超250ml可引起呕血；超过400ml可出现头晕、心悸、乏力；短期超过1 000ml可出现休克。

153. 答案：A

解析 常用的H_2受体拮抗剂中抑制胃酸分泌的能力相差20~50倍，西咪替丁最弱，法莫替丁最强。

154. 答案：C

解析 由于肠道内积血需经数天（约3天）才能排尽，故不能以黑便作为上消化道持续出血的指标。

---

148. Grey-Turner征是指
  A. 上腹可扪及肿块，有肌紧张及反跳痛
  B. 明显腹胀，肠鸣音稀少而低
  C. 急性胰腺炎时见肋腹皮肤呈灰紫色斑
  D. 急性胰腺炎时见脐周皮肤青紫
  E. 胆总管或壶腹嵌顿性结石时出现黄疸

149. 确诊急性胰腺炎，血淀粉酶或脂肪酶应超过正常上限多少倍
  A. 1   B. 2
  C. 3   D. 4
  E. 5

150. 急性胰腺炎主要病因是
  A. 胆石症及胆道感染   B. 酒精
  C. 高甘油三酯血症   D. 手术与创伤
  E. 胰管阻塞

151. 上消化道出血特征性表现是
  A. 暗红色大便   B. 鲜红色大便
  C. 贫血   D. 发热
  E. 呕血与黑便

152. 成人每天消化道出血超过多少时，大便潜血试验即出现阳性
  A. 5ml   B. 10ml
  C. 25ml   D. 50ml
  E. 100ml

153. 作用强、持久且副作用少的H_2受体拮抗剂是
  A. 法莫替丁   B. 雷尼替丁
  C. 尼扎替丁   D. 西咪替丁
  E. 非那西丁

154. 以下哪项指标**不能**作为上消化道持续出血的指标
  A. 反复呕血次数增多

B. 网织红细胞计数持续增高

C. 黑便

D. 血红蛋白浓度、红细胞计数与血细胞比容继续下降

E. 周围循环经充分补液及输血后未见明显改善或继续恶化

155. 诊断消化道出血原因、部位和出血情况的首选方法是

  A. 胃镜和结肠镜   B. X线钡剂造影

  C. 超声   D. CT

  E. MRI

155. 答案：A

解析 胃镜和结肠镜是诊断消化道出血原因、部位和出血情况的首选方法，它不仅能直视病变、取活检，对于出血病灶也可进行及时准确地止血治疗。

156. 食管胃底静脉曲张出血药物治疗，不包括

  A. 生长抑素   B. 奥曲肽

  C. PPI   D. 垂体后叶素

  E. 特利加压素

156. 答案：C

解析 PPI或H_2受体拮抗剂用于消化性溃疡引起的上消化道出血，通过抑制胃酸，提高胃内pH，具有止血的作用。

157. 上消化道大出血最常见的病因是

  A. 消化性溃疡

  B. 食管胃底静脉曲张破裂

  C. 急性糜烂出血性胃炎

  D. 胃癌

  E. 食管贲门黏膜撕裂伤

157. 答案：A

解析 上消化道大出血是临床常见的急重症，由于失血量较多可以引起失血性休克，严重的可以危及到病人生命，其常见的病因有消化性溃疡，包括药物、酒精、应激性因素等诱发的各种溃疡性出血。

158. 急性水肿性胰腺炎的临床表现不包括

  A. 上腹部持续疼痛 B. 中等程度发热

  C. 恶心、呕吐   D. 轻度黄疸

  E. 上腹部有压痛、反跳痛与肌紧张

158. 答案：E

解析 急性水肿性胰腺炎的临床表现主要是腹痛、恶心、呕吐、发热、黄疸，凡有上腹部明显压痛，无明显肌紧张，尤其在饱餐或饮酒后发生者，应先考虑胰腺炎。

159. 急性胰腺炎并发<4cm的胰腺假性囊肿，正确的处理是

  A. 经皮穿刺引流 B. 内镜引流

  C. 定期观察即可 D. 外科引流

  E. 手术切除

159. 答案：C

解析 急性胰腺炎并发<4cm的胰腺假性囊肿几乎均可自行吸收，不需要引流或手术等处置，定期复查即可。

160. 急性胰腺炎时，血清脂肪酶于起病后几小时开始升高

  A. 2~12   B. 12~24

160. 答案：E

解析 急性胰腺炎时，血清脂肪酶于起病后24~72小时开始升高，持续7~10天，其敏感性和特异性均略高于血淀粉酶。

C. 24~48　　　　　　　　D. 48~72

E. 24~72

161. 答案：C
解析　急性胰腺炎时禁食，抑制胃酸、生长抑素及其类似物可抑制胰液分泌，不属于急性胰腺炎器官支持治疗措施。

161. 急性胰腺炎器官支持治疗，**不包括**
A. 液体复苏　　　　　　　　B. 呼吸功能支持
C. 禁食　　　　　　　　　　D. 肠功能维护
E. 连续性血液净化

162. 答案：A
解析　吗啡可增加 Oddi 括约肌的压力，胰管内压力增高，胰腺炎病情加重，故急性胰腺炎时不宜使用。

162. 急性胰腺炎时，**不宜**使用的是
A. 吗啡　　　　　　　　　　B. 奥曲肽
C. 生长抑素　　　　　　　　D. 充分补液
E. 导泻

163. 答案：E
解析　胆碱能受体拮抗剂如阿托品可诱发或加重肠麻痹，故急性胰腺炎时不宜使用。

163. 急性胰腺炎时，**不宜**使用的是
A. 哌替啶　　　　　　　　　B. 奥曲肽
C. 生长抑素　　　　　　　　D. 充分补液
E. 阿托品

164. 答案：E
解析　肝细胞分泌的胆汁进入微胆管后，依次流经 Hering 管、小叶间胆管、左右肝管、肝总管，肝总管与胆囊管汇合后形成胆总管，进入十二指肠。

164. 胆总管是由下列哪项汇合而成
A. 左右肝管
B. Hering 管和小叶间胆管
C. 左肝管与胆囊管
D. 右肝管与胆囊管
E. 肝总管与胆囊管

165. 答案：B
解析　$^{13}C-$ 或 $^{14}C-$ 尿素呼气试验不依赖内镜，病人依从性好，准确性较高，为幽门螺杆菌检测的"金标准"方法之一。

165. 幽门螺杆菌非侵入性检测方法是
A. 快速尿素酶试验
B. $^{13}C-$ 或 $^{14}C-$ 尿素呼气试验
C. 胃黏膜组织切片免疫组化染色镜检
D. 胃黏膜组织切片甲苯胺蓝染色镜检
E. 细菌培养

166. 答案：B
解析　凝血因子Ⅲ又称组织因子，是氨基酸残基组成的跨膜单链糖蛋白，其生成不依赖于维生素K，维生素K依赖性凝血因子有Ⅱ、Ⅶ、Ⅸ、Ⅹ。

166. 绝大部分凝血因子都在肝脏合成，下列哪项**不属于**维生素K依赖性凝血因子
A. 凝血因子Ⅱ　　　　　　　B. 凝血因子Ⅲ
C. 凝血因子Ⅶ　　　　　　　D. 凝血因子Ⅸ
E. 凝血因子Ⅹ

167. 严重肝炎时，肝细胞发生严重坏死，"酶胆分离"现象是指
    A. 转氨酶和胆红素升高不同步
    B. 转氨酶和胆红素降低不同步
    C. 转氨酶升高而胆红素下降
    D. 转氨酶下降而胆红素升高
    E. 转氨酶升高而胆红素正常

167. 答案：D
解析 严重肝炎时，转氨酶下降而胆红素升高，此"酶胆分离"现象，是肝细胞发生严重坏死的表现，病死率高达90%。

168. 食物中的哪种营养素与内因子结合形成复合物，使之不被酶消化，到达回肠后使其得以吸收
    A. 维生素 A
    B. 维生素 B_2
    C. 维生素 B_6
    D. 维生素 B_{12}
    E. 维生素 D

168. 答案：D
解析 胃体腺壁细胞分泌一种黏蛋白称为内因子，它能与食物中的维生素 B_{12} 结合形成复合物，使之不被酶消化，到达回肠后，维生素 B_{12} 得以吸收。

169. 巨大消化性溃疡是指直径超过多少的溃疡
    A. 1cm
    B. 2cm
    C. 3cm
    D. 4cm
    E. 5cm

169. 答案：B
解析 巨大消化性溃疡是指直径 >2cm 的溃疡，常见于有 NSAIDs 服用史及老年病人。

170. 巨大十二指肠球部溃疡发生部位常在
    A. 后壁
    B. 前壁
    C. 上壁
    D. 下壁
    E. 均可

170. 答案：A
解析 巨大十二指肠球部溃疡常在后壁，易发展为穿透性。

171. 下列哪项**不能**用于消化性溃疡反复复发、Hp 阴性及已去除其他危险因素的病人的维持治疗
    A. 法莫替丁
    B. 雷尼替丁
    C. 奥美拉唑
    D. 雷贝拉唑
    E. 铋剂

171. 答案：E
解析 消化性溃疡反复复发、Hp 阴性及已去除其他危险因素的病人，可维持治疗，即较长时间服用维持剂量的 H_2 受体拮抗剂或 PPI，疗程因人而异，短者3~6个月，长者1~2年甚至更长时间。

172. 消化性溃疡**不考虑**外科手术的是
    A. 大量出血经药物、胃镜及血管介入治疗无效时
    B. 急性穿孔、慢性穿透性溃疡
    C. 无症状性溃疡
    D. 瘢痕性幽门梗阻
    E. 胃溃疡疑有癌变

172. 答案：C
解析 大多数消化性溃疡已不需要外科手术治疗，但在下列情况时可考虑手术治疗：①大量出血经药物、胃镜及血管介入治疗无效时；②急性穿孔、慢性穿透性溃疡；③瘢痕性幽门梗阻；④胃溃疡疑有癌变。

173. 答案：E
解析 胆总管结石、胰头癌、壶腹癌、原发性硬化性胆管炎均可导致阻塞性黄疸。

173. 哪种疾病一般**不引起**阻塞性黄疸

A. 胆总管结石　　　　　　B. 胰头癌
C. 壶腹癌　　　　　　　　D. 原发性硬化性胆管炎
E. 肝内胆管结石

174. 答案：E
解析 幽门梗阻时病人大量呕吐，呕吐物含大量的氢、氯和钾离子，导致血液中氯、钾离子浓度下降，碳酸根离子浓度增加，出现代谢性碱中毒；钾、氯离子经尿、大便丢失，血钾、血氯浓度明显下降。

174. 当幽门梗阻出现持续性呕吐时，可引起

A. 低钾性碱中毒　　　　　B. 低氯高钾碱中毒
C. 低氯低钾酸中毒　　　　D. 低氯高钠碱中毒
E. 低氯低钾碱中毒

175. 答案：E
解析 肠结核属于肺外结核，可分为增生性肠结核、溃疡性肠结核、混合性肠结核。增生性肠结核主要表现为腹痛、便秘、腹部肿块等。增生性肠结核常使局部肠壁增厚、僵硬，亦有肿块突入肠腔，使肠腔狭窄，引起梗阻。

175. 增生性肠结核主要的消化道症状为

A. 发热　　　　　　　　　B. 腹泻
C. 消瘦　　　　　　　　　D. 便秘
E. 腹部肿块

176. 答案：C
解析 溃疡性结肠炎临床主要症状有腹痛、腹泻、脓血便、消化不良，急性及重症病人可出现发热、水电解质失衡，维生素、蛋白质丢失，贫血、体重下降等。

176. 下列关于溃疡性结肠炎的描述，正确的是

A. 因属非感染性疾病，故应没有脓便出现
B. 因属非感染性疾病，故不会出现发热
C. 一般均有腹泻，粪质多稀烂且常混有黏液
D. 因不是肿瘤性病变，故病人不会出现明显的消瘦
E. 因不是肿瘤性病变，故病人不应有血便出现

177. 答案：C
解析 正常细胞性贫血常见疾病包括：再生障碍性贫血、红细胞再生障碍性贫血、溶血性贫血、骨髓病性贫血、急性失血性贫血。

177. 下列属于正常细胞性贫血的有

A. 缺铁性贫血
B. 巨幼细胞贫血
C. 再生障碍性贫血
D. 骨髓增生异常综合征
E. 铁粒幼细胞性贫血

178. 答案：A
解析 二价铁可以被肠黏膜上皮细胞直接吸收，其吸收率为10%~25%。在胃酸的作用下，三价铁与有机部分分离，还原为二价铁离子进行吸收。三价铁的吸收率较低，一般为3%~5%，所以二价铁比三价铁易吸收。

178. 关于铁的吸收，**错误**的是

A. 三价铁比二价铁易吸收
B. 与维生素C同服效果好
C. 主要在十二指肠、空肠上段吸收
D. 正常人每天约吸收 1~1.5mg
E. 食物中的草酸、茶多酚可抑制铁的吸收

179. 缺铁性贫血的血常规特点**错误**的是
　　A. 平均红细胞血红蛋白浓度（MCHC）小于32%
　　B. 平均红细胞血红蛋白含量（MCH）小于27pg
　　C. 平均红细胞体积（MCV）低于80fl
　　D. 白细胞计数正常或减低
　　E. 网织红细胞计数多减少

179. 答案：E
解析　缺铁性贫血的血常规特点是呈小细胞低色素性贫血，平均红细胞体积（MCV）低于80fl，平均红细胞血红蛋白量（MCH）小于27pg，平均红细胞血红蛋白浓度（MCHC）小于32%，网织红细胞计数多正常或轻度增高，白细胞计数可正常或减低。

180. 下列属于小细胞低色素性贫血的有
　　A. 溶血性贫血
　　B. 急性失血性贫血
　　C. 再生障碍性贫血
　　D. 骨髓增生异常综合征
　　E. 铁粒幼细胞贫血

180. 答案：E
解析　小细胞低色素性贫血常见疾病包括：缺铁性贫血、铁粒幼细胞贫血、珠蛋白生成障碍性贫血。

181. 缺铁性贫血组织缺铁表现**错误**的有
　　A. 指甲脆薄易裂　　　　B. 异食癖
　　C. 口角皲裂　　　　　　D. 舌乳头增生
　　E. 匙状甲

181. 答案：D
解析　缺铁性贫血组织缺铁表现包括：精神行为异常，如烦躁、注意力不集中、异食癖等，体力、耐力下降，口腔炎、舌炎、舌乳头萎缩、口角皲裂，指/趾甲缺乏光泽、脆薄易裂，重者指/趾甲变平，甚至凹下呈勺状（匙状甲）。

182. 缺铁性贫血采用铁剂治疗后，观察疗效最早的指标是
　　A. 血红蛋白的上升
　　B. 网织红细胞增多
　　C. 红细胞平均体积增大
　　D. 骨髓红系细胞形态恢复
　　E. 血清铁、总铁结合力恢复正常

182. 答案：B
解析　采用铁剂治疗后有效的表现首先是外周血网织红细胞增多。

183. 缺铁性贫血病人口服铁剂后，血红蛋白浓度上升时间是
　　A. 1周后　　　　　　　B. 2周后
　　C. 3周后　　　　　　　D. 10天后
　　E. 4周后

183. 答案：B
解析　口服铁剂治疗后，2周后血红蛋白浓度上升。

184. 口服铁剂方法正确的是
　　A. 建议将铁剂与食物同服
　　B. 建议服用铁剂的同时服用维生素B₂
　　C. 不建议餐后服用铁剂

184. 答案：E
解析　口服铁剂注意事项：①若无明显胃肠道反应，一般不应将铁剂与食物同服；②应在服用抗酸剂前2小时或服用后4小时服用铁剂；③建议服用铁剂的同时服用维生素C促进铁的吸收；④餐后服用铁剂胃肠道反应小且易耐受。

D. 应在服用抗酸剂后2小时服用铁剂

E. 应在服用抗酸剂前2小时服用铁剂

185. 答案：C
解析　缺性贫血铁代谢特点包括：① 血清铁降低；② 总铁结合力升高；③ 转铁蛋白饱和度降低；④ 血清转铁蛋白受体浓度升高；⑤ 血清铁蛋白降低。

185. 缺性贫血铁代谢特点**错误**的是

A. 总铁结合力升高

B. 转铁蛋白饱和度降低

C. 血清铁蛋白升高

D. 血清铁降低

E. 血清转铁蛋白受体浓度升高

186. 答案：D
解析　缺铁性贫血的治疗原则是根除病因，补足贮存铁。

186. 关于缺铁性贫血，以下描述**错误**的是

A. 缺铁性贫血仅是一种临床表现，其背后往往隐藏着其他疾病

B. 只有明确病因，缺铁性贫血才可能根治

C. 有时缺铁的病因比贫血本身更为严重

D. 缺铁性贫血的治疗原则是补足贮铁，改善症状

E. 缺铁性贫血是最常见的贫血

187. 答案：B
解析　铁剂治疗应在血红蛋白恢复正常后至少持续4~6个月，待铁蛋白正常后停药。

187. 铁剂治疗的停药指征是

A. 血红蛋白恢复正常

B. 铁蛋白恢复正常

C. 血红蛋白正常后至少持续1~2个月

D. 血红蛋白正常后至少持续1~2周

E. 血清铁、总铁结合力恢复正常

188. 答案：E
解析　动物食品铁吸收率较高（可达20%），而植物食品铁吸收率低（1%~7%）；进食谷类、乳类、茶和咖啡等会抑制铁剂的吸收；鱼类、肉类和维生素C可加强铁剂的吸收。柑橘、绿叶蔬菜等富含维生素C的食物可以促进非血红素铁（植物性食物中的铁为非血红素铁）的吸收。

188. 食物与铁吸收的关系正确的是

A. 动物食品铁吸收率低于植物食品铁吸收率

B. 进食谷类、肉类会抑制铁剂的吸收

C. 进食鱼类、乳类可加强铁剂的吸收

D. 茶、咖啡会加强铁剂的吸收

E. 柑橘、绿叶蔬菜等可以促进非血红素铁的吸收

189. 答案：E
解析　巨幼细胞贫血的血常规特点是呈大细胞性贫血，平均红细胞体积（MCV）高于100fl，平均红细胞血红蛋白量（MCH）大于34pg，平均红细胞血红蛋白浓度（MCHC）正常或大于35%，网织红细胞计数正常或轻度增高，重者全血细胞减少。

189. 巨幼细胞贫血的血常规特点**不正确**的是

A. 平均红细胞血红蛋白浓度（MCHC）正常或大于35%

B. 平均红细胞血红蛋白含量（MCH）大于34pg

C. 平均红细胞体积（MCV）大于100fl

D. 重者全血细胞减少

E. 网织红细胞计数多减少

190. 以下关于叶酸代谢，**错误**的是
    A. 食物中的叶酸不受烹煮时间影响
    B. 叶酸主要在十二指肠及近端空肠吸收
    C. 新鲜水果、蔬菜、肉类食品中富含叶酸
    D. 叶酸属维生素B族
    E. 叶酸主要经尿和粪便排出体外

190. 答案：A
解析 食物中的叶酸经长时间烹煮，可损失50%~90%；叶酸主要在十二指肠及近端空肠吸收；叶酸属维生素B族；叶酸富含于新鲜水果、蔬菜、肉类食品中；叶酸主要经尿和粪便排出体外。

191. 关于巨幼细胞贫血的病因，以下**不正确**的是
    A. 血液透析、酗酒可减少叶酸排出
    B. 甲氨蝶呤可干扰叶酸的利用
    C. 叶酸或维生素B_{12}摄入不足
    D. 胃肠道疾病会影响叶酸或维生素B_{12}的吸收
    E. 抗癫痫药物会影响叶酸吸收

191. 答案：A
解析 血液透析、酗酒可增加叶酸排出。

192. 关于维生素B_{12}缺乏的原因，正确的是
    A. 摄入减少是维生素B_{12}缺乏最常见的原因
    B. 恶性贫血、胃切除、胃黏膜萎缩等引起内因子缺乏会影响维生素B_{12}吸收
    C. 与胃酸和胃蛋白酶缺乏无关
    D. 与胰蛋白酶缺乏无关
    E. 二甲双胍、对氨基水杨酸、秋水仙碱等药物不会影响维生素B_{12}的吸收

192. 答案：B
解析 维生素B_{12}缺乏的原因包括摄入减少、吸收障碍、利用障碍，其中，吸收障碍是维生素B_{12}缺乏最常见的原因。恶性贫血、胃切除、胃黏膜萎缩等引起内因子缺乏会影响维生素B_{12}吸收；胃酸和胃蛋白酶、胰蛋白酶缺乏会造成维生素B_{12}吸收障碍；药物（二甲双胍、对氨基水杨酸、秋水仙碱等）也会影响维生素B_{12}的吸收。

193. 下列关于巨幼细胞贫血的临床表现，**不正确**的是
    A. 起病缓慢
    B. 口腔黏膜、舌乳头增生，舌面呈"草莓舌"
    C. 可有神经系统表现，如对称性远端肢体麻木、深感觉障碍等
    D. 可有精神症状，如易怒、妄想、抑郁等
    E. 重者全血细胞减少，反复感染和出血

193. 答案：B
解析 巨幼细胞贫血的临床表现包括血液系统、消化系统、神经系统表现和精神症状，其中消化系统表现有口腔黏膜、舌乳头萎缩，舌面呈"牛肉样舌"，可伴舌痛。"草莓舌"见于猩红热初期或长期发热的病人。

194. 答案：D

解析　巨幼细胞贫血的治疗包括：原发病的治疗和补充缺乏的营养物质。其中，有原发病（如胃肠道疾病、自身免疫病等）的巨幼细胞贫血，应积极治疗原发病；用药后继发的巨幼细胞贫血，应酌情停药。叶酸缺乏者，口服叶酸，每次5~10mg，每日3次，用至贫血表现完全消失；如同时有维生素B_{12}缺乏，还需同时注射维生素B_{12}，否则可加重神经系统损伤；单纯缺乏维生素B_{12}时，建议使用维生素B_{12}治疗，直至血常规恢复正常；若有神经系统表现，治疗维持半年到1年；恶性贫血病人治疗维持终身。

195. 答案：E

解析　再生障碍性贫血简称再障，是一种可能由不同病因和机制引起的骨髓造血功能衰竭症。主要表现为骨髓造血功能低下、全血细胞减少及所致的贫血、出血、感染综合征。

196. 答案：E

解析　多数病因不明确，可能为：①病毒感染，特别是肝炎病毒等；②化学因素，特别是磺胺类药物、苯、杀虫剂等；③长期接触放射性物质。

197. 答案：B

解析　再生障碍性贫血的诊断标准，包括：①全血细胞减少，淋巴细胞比例增高，网织红细胞百分数<0.01；②一般无肝脾大；③骨髓多部位增生减低，骨髓小粒空虚；④除外引起全血细胞减少的其他疾病。

198. 答案：A

解析　再生障碍性贫血治疗中基本治愈的疗效标准包括：①贫血和出血症状消失；②血红蛋白男性达120g/L，女性达110g/L；③中性粒细胞达1.5×10^9/L；④血小板达100×10^9/L；⑤随访3个月病情稳定未复发。

194. 关于巨幼细胞贫血的治疗，以下**不正确**的是

A. 用药后继发巨幼细胞贫血的应酌情停药

B. 叶酸缺乏者，口服叶酸，每次5~10mg，每日3次，用至贫血表现完全消失

C. 叶酸与维生素B_{12}均缺乏者，口服叶酸，同时还需注射维生素B_{12}

D. 单纯缺乏维生素B_{12}时，建议使用叶酸治疗

E. 单纯缺乏维生素B_{12}者，可肌内注射维生素B_{12}；无维生素B_{12}吸收障碍者，可口服维生素B_{12}，直至血常规完全正常

195. 关于再生障碍性贫血的概念，**错误**的是

A. 骨髓造血功能低下

B. 全血细胞减少

C. 可以出现贫血、出血

D. 可以出现感染综合征

E. 是由相同病因和机制引起的骨髓造血功能下降

196. 下列关于再生障碍性贫血的病因，**错误**的是

A. 可能与长期接触放射性物质有关

B. 可能与接触苯有关

C. 可能与接触杀虫剂有关

D. 可能与肝炎病毒感染有关

E. 可能与长期缺乏维生素B_{12}有关

197. 关于再生障碍性贫血的诊断标准，正确的是

A. 全血细胞减少，淋巴细胞比例下降

B. 除外引起全血细胞减少的其他疾病

C. 骨髓增生减低的部位少

D. 骨髓小粒不空虚

E. 一般有肝脾大

198. 下列关于再生障碍性贫血治疗中基本治愈的疗效标准，正确的是

A. 贫血和出血症状消失

B. 血红蛋白男性达110g/L，女性达100g/L

C. 中性粒细胞达 $2.0 \times 10^9/L$

D. 血小板达 $90 \times 10^9/L$

E. 随访2个月病情稳定未复发

199. 下列关于再生障碍性贫血中血常规检查的诊断标准，正确的是

    A. 全血细胞（包括网织红细胞）减少，淋巴细胞比例减少

    B. Hb<100g/L，PLT<$50 \times 10^9/L$

    C. Hb<100g/L，中性粒细胞绝对值<$2.0 \times 10^9/L$

    D. PLT<$30 \times 10^9/L$，中性粒细胞绝对值<$1.5 \times 10^9/L$

    E. Hb<90g/L，中性粒细胞绝对值<$1.5 \times 10^9/L$

199. 答案：B

解析　再生障碍性贫血中血常规检查的诊断标准：全血细胞（包括网织红细胞）减少，淋巴细胞比例增高。至少符合以下三项中两项：①Hb<100g/L；②PLT<$50 \times 10^9/L$；③中性粒细胞绝对值<$1.5 \times 10^9/L$。

200. 下列关于再生障碍性贫血的治疗，正确的是

    A. 血红蛋白低于60g/L，且病人对贫血耐受较差时，可以输血

    B. 环孢素疗程一般不超过半年

    C. 雄激素不能促进造血治疗

    D. 造血生长因子适用于全部再生障碍性贫血，特别是非重型

    E. 40岁以下，重型再生障碍性贫血病人，不建议造血干细胞移植

200. 答案：A

解析　血红蛋白低于60g/L，且病人对贫血耐受较差时，可以输血；环孢素疗程一般长于1年；雄激素能够促进造血治疗；造血生长因子适用于全部再生障碍性贫血，特别是重型；40岁以下，无感染及其他并发症，有合适供体的重型再生障碍性贫血病人，首先考虑异基因造血干细胞移植。

201. 下列关于溶血性贫血的实验室检查，正确的是

    A. 直接抗人球蛋白试验（DAT）阳性是遗传性球形红细胞增多症的诊断性检查

    B. 网织红细胞计数下降是红系代偿性增生的检查

    C. 血非结合胆红素升高、尿胆原升高、尿胆红素阴性是红细胞破坏增加的检查

    D. 尿含铁血黄素阳性是红系代偿性增生的检查

    E. 外周血涂片检查一般无有核红细胞

201. 答案：C

解析　溶血性贫血的发病机制包括红细胞破坏增加（血管内溶血、血管外溶血）、红系代偿性增生。网织红细胞计数升高及外周血涂片可见有核红细胞都是红系代偿性增生的检查。血非结合胆红素升高、尿胆原升高、尿胆红素阴性是红细胞破坏增加的检查。直接抗人球蛋白试验（DAT）阳性是自身免疫学溶血性贫血最具诊断意义的实验室检查。

202. 在急性白血病中，下列关于白血病细胞增殖浸润表现的说法，**错误**的是

    A. 不包括淋巴结和肝脾大

    B. 常有胸骨下段局部压痛

202. 答案：A

解析　白血病细胞增殖浸润的表现，包括：①淋巴结和肝脾大；②常有胸骨下段局部压痛；③多为一侧睾丸无痛性肿大；④皮肤可出现蓝灰色斑丘疹，局部呈紫蓝色结节；⑤白血病最常见的髓外浸润部位是中枢神经系统。

C. 皮肤可出现蓝灰色斑丘疹，局部呈紫蓝色结节

D. 白血病最常见的髓外浸润部位是中枢神经系统

E. 一侧睾丸无痛性肿大

203. 答案：E
解析　慢性髓系白血病的特点包括：①外周血粒细胞显著增多；②白血病细胞中可见到 Ph 染色体；③*BCR-ABL* 融合基因阳性；④脾大；⑤是一种发生在多能造血干细胞的恶性骨髓增殖性肿瘤。

203. 下列关于慢性髓系白血病的特点，正确的是

A. 外周血淋巴细胞显著增多

B. 白血病细胞中很少见到 Ph 染色体

C. 一般脾脏不大

D. 是一种发生在淋巴细胞的恶性骨髓增殖性肿瘤

E. *BCR-ABL* 融合基因阳性

204. 答案：B
解析　类白血病反应的特点包括：①嗜酸粒细胞和嗜碱粒细胞不增多；②中性粒细胞碱性磷酸酶反应强阳性；③Ph 染色体及 *BCR-ABL* 融合基因阴性；④粒细胞胞质中常有中毒颗粒和空泡。

204. 下列关于类白血病反应的特点，正确的是

A. 嗜酸粒细胞和嗜碱粒细胞增多

B. 中性粒细胞碱性磷酸酶反应强阳性

C. 粒细胞胞质中无中毒颗粒和空泡

D. Ph 染色体阳性

E. *BCR-ABL* 融合基因阳性

205. 答案：D
解析　正常骨髓造血功能受抑制的表现包括：①贫血；②发热，但高热往往提示有继发感染；③出血。

205. 下列急性白血病临床表现中，**不属于**正常骨髓造血功能受抑制的是

A. 贫血　　　　　　　B. 发热

C. 出血　　　　　　　D. 淋巴结肿大

E. 继发感染

206. 答案：A
解析　急性淋巴细胞白血病的治疗包括诱导缓解治疗、缓解后治疗以及中枢神经系统白血病的防治和睾丸白血病的治疗；长春新碱和泼尼松组成的VP方案是基本方案；缓解后的治疗一般分为强化巩固和维持治疗两个阶段；强化巩固治疗主要有化学治疗和造血干细胞移植两种方式；造血干细胞移植对治愈成人急性淋巴细胞白血病至关重要。

206. 关于急性淋巴细胞白血病的治疗，**错误**的是

A. 长春新碱和甲氨蝶呤组成的方案是基本方案

B. 包括诱导缓解治疗、缓解后治疗以及中枢神经系统白血病的防治和睾丸白血病的治疗

C. 缓解后的治疗一般分为强化巩固和维持治疗两个阶段

D. 强化巩固治疗主要有化学治疗和造血干细胞移植

E. 造血干细胞移植对治愈成人至关重要

207. 答案：B
解析　当循环血液中白细胞数 >100×10⁹/L，病人可产生白细胞淤滞症，表现主要是呼吸困难、反应迟钝、言语不清等，病理学显示白血病血栓栓塞与出血并存；应紧急使用血细胞分离机，单采清除过高的白细胞，同时给予水化和化学治疗。

207. 关于白细胞淤滞症，下列**错误**的是

A. 循环血液中白细胞数 >100×10⁹/L，可产生白细胞淤滞症

B. 临床表现主要是发热、皮肤出血，一般不影响思维与言语

C. 病理学显示白血病血栓栓塞与出血并存

D. 应紧急使用血细胞分离机

E. 给予水化和化学治疗

208. 关于急性白血病造成高尿酸血症肾病，下列描述**错误**的是

A. 由于血清和尿中尿酸浓度增高，积聚在肾小管，引起阻塞

B. 应鼓励病人多饮水

C. 最好24小时持续静脉补液

D. 每小时尿量>150ml/m², 保持碱性尿

E. 可给予口服苯溴马隆抑制尿酸合成

208. 答案：E
解析　由于白血病细胞大量破坏，血清和尿中尿酸浓度增高，积聚在肾小管，引起阻塞而发生高尿酸血症肾病。因此应鼓励病人多饮水，最好24小时持续静脉补液，使每小时尿量>150ml/m²并保持碱性尿。在化学治疗的同时给予别嘌醇，以抑制尿酸合成。

209. 下列**不属于**慢性髓系白血病的治疗有

A. 分子靶向治疗　　　B. 干扰素

C. 烷化剂　　　　　　D. 羟基脲

E. 异基因造血干细胞移植

209. 答案：C
解析　慢性髓系白血病的治疗有分子靶向治疗、干扰素、羟基脲、异基因造血干细胞移植。烷化剂用于慢性淋巴细胞性白血病的治疗。

210. 关于慢性粒细胞白血病，以下描述**不正确**的是

A. 慢性期病人主要临床表现为贫血和脾脏肿大相关的症状

B. 血常规白细胞数升高是本病的显著特征，通常在 25×10^9/L 以上

C. 血红蛋白及红细胞早期可正常，血小板多数增高或正常

D. 脾大和面色苍白是最常见的临床体征

E. 胸骨压痛不常见

210. 答案：E
解析　慢性髓细胞性白血病，俗称慢粒，自然病程分为慢性期、加速期和急变期。慢性期病人主要临床表现为贫血和脾脏肿大相关的症状；血常规白细胞数升高是本病的显著特征，通常在 25×10^9/L 以上；血红蛋白及红细胞早期可正常，血小板多数增高或正常；脾大和面色苍白是最常见的临床体征；胸骨压痛是常见的体征。

211. 羟基脲作为临床中的一线药物，关于其特点正确的是

A. 细胞周期非特异性化疗药

B. 起效快，用药后1周白细胞计数即下降

C. 停药后又很快回升

D. 常用剂量为每次3g, 每天2次

E. 白细胞减至 10×10^9/L 左右时，可以停药

211. 答案：C
解析　羟基脲是细胞周期特异性化疗药，起效快，用药后2~3天白细胞计数即下降，停药后又很快回升。常用剂量为每天3g，分2次口服，待白细胞减至 10×10^9/L 左右时，改为小剂量（0.5~1g/d）维持治疗。

212. 答案：A

解析　慢性淋巴细胞白血病的特点包括：①60%~80%的病人存在淋巴结肿大；②是惰性白血病，并非所有病人在确诊后都需要立刻治疗；③是一种进展缓慢的成熟B淋巴细胞增殖性肿瘤；④形态上类似成熟淋巴细胞，但免疫学表型和功能异常；⑤肿大淋巴结一般为无痛性、质韧、无粘连。

213. 答案：C

解析　慢性淋巴细胞白血病的治疗包括：烷化剂、嘌呤类似物、分子靶向治疗、化学免疫治疗，大多数病人无须一线接受造血干细胞移植。

214. 答案：E

解析　霍奇金淋巴瘤多见于青年，儿童少见。60%~80%的病人首发症状是无痛性颈部或锁骨上淋巴结进行性肿大，肿大的淋巴结可以活动。发热、盗汗、瘙痒及消瘦等全身症状较多见。

215. 答案：A

解析　EB病毒可能是Burkitt淋巴瘤的病因；幽门螺杆菌可能是胃MALT淋巴瘤的病因；感染与免疫因素对淋巴瘤起重要作用；淋巴瘤与遗传有关；与免疫应答过程中淋巴细胞增殖分化产生的某种免疫细胞恶变有关。

216. 答案：A

解析　非霍奇金淋巴瘤淋巴结肿大多呈全身性，对各器官的压迫和浸润较多见。随年龄增长非霍奇金淋巴瘤发病增多，一般发展迅速，较易发生早期远处扩散。

212. 下列关于慢性淋巴细胞白血病的特点，正确的是
- A. 60%~80%的病人存在淋巴结肿大
- B. 尽管是惰性白血病，但所有病人在确诊后都需要立刻治疗
- C. 是一种进展缓慢的成熟T淋巴细胞增殖性肿瘤
- D. 形态上类似成熟淋巴细胞，但免疫学表型和功能正常
- E. 肿大淋巴结一般为有触痛、质韧、有粘连

213. 下列**不属于**慢性淋巴细胞白血病的治疗有
- A. 嘌呤类似物
- B. 分子靶向治疗
- C. 大多数病人都需一线接受造血干细胞移植
- D. 烷化剂
- E. 化学免疫治疗

214. 下列关于霍奇金淋巴瘤的临床表现，正确的是
- A. 多见于中老年，青年少见
- B. 60%~80%的病人首发症状是无痛性腋下淋巴结进行性肿大
- C. 其次为颈部或锁骨上淋巴结进行性肿大
- D. 肿大的淋巴结一般活动性差
- E. 发热、盗汗、瘙痒及消瘦等全身症状较多见

215. 关于淋巴瘤的病因，以下**不正确**的是
- A. EB病毒不是Burkitt淋巴瘤的病因
- B. 幽门螺杆菌可能是胃MALT淋巴瘤的病因
- C. 与感染与免疫因素有关
- D. 与遗传有关
- E. 与免疫应答过程中淋巴细胞增殖分化产生的某种免疫细胞恶变有关

216. 下列关于非霍奇金淋巴瘤的临床表现，正确的是
- A. 淋巴结肿大多呈全身性
- B. 对各器官的压迫和浸润较少见
- C. 随年龄增长而发病减少

D. 一般发展缓慢

E. 不易发生早期远处扩散

217. 下列关于多发性骨髓瘤的描述，正确的是

A. 血钙降低

B. 血清中出现M蛋白是本病的突出特点

C. 偶有骨痛，以胸部最多见

D. 血清β_2-微球蛋白与全身骨髓瘤细胞总数无显著相关性

E. 骨髓中浆细胞异常减低

217. 答案：B

解析 多发性骨髓瘤由广泛的溶骨性改变和肾功能不全导致高钙血症；血清中出现M蛋白是本病的突出特点；骨痛为主要症状，以腰骶部最多见；血清β_2-微球蛋白与全身骨髓瘤细胞总数有显著相关性；骨髓中浆细胞异常增生。

218. 关于原发性血小板增多症，下列描述错误的是

A. 血小板计数持续$\geqslant 450 \times 10^9/L$

B. 骨髓活检示巨核细胞高度增生

C. 年龄 <60岁，无心血管疾病史的低危无症状病人也应积极治疗

D. 治疗上给予抗血小板治疗，防治血栓并发症

E. 首选羟基脲降低血小板计数

218. 答案：C

解析 原发性血小板增多症诊断的主要标准有血小板计数持续$\geqslant 450 \times 10^9/L$；骨髓活检示巨核细胞高度增生等。治疗上给予抗血小板治疗，防治血栓并发症。但年龄<60岁，无心血管疾病史的低危无症状病人无须治疗。骨髓抑制药首选羟基脲治疗来降低血小板计数。

219. 关于多发性骨髓瘤引起的骨骼损害，下列描述错误的是

A. 主要是由于破骨细胞和成骨细胞活性失衡所致

B. 为溶骨性改变

C. 因骨质改变，出现高钙血症

D. 血清碱性磷酸酶明显减少

E. 骨痛为主要症状，以腰骶部最多见

219. 答案：D

解析 多发性骨髓瘤引起的骨骼损害，是以骨痛为主要症状，腰骶部最多见，主要是由于破骨细胞和成骨细胞活性失衡所致。因为广泛的溶骨性改变、骨质破坏，病人出现高钙血症，血清碱性磷酸酶正常或轻度增高。

220. 关于霍奇金淋巴瘤的治疗，以下不正确的是

A. 主要采用化学治疗加放射治疗的综合治疗

B. 主要采用化学治疗，放射治疗效果差

C. ABVD是首选化疗方案

D. 是第一种用化学治疗能治愈的恶性肿瘤

E. Ⅲ、Ⅳ期霍奇金淋巴瘤病人，若病情在化疗中进展或早期复发，应考虑挽救性高剂量化疗及造血干细胞移植

220. 答案：B

解析 霍奇金淋巴瘤的治疗，主要采用化学治疗加放射治疗的综合治疗；ABVD是首选化疗方案；霍奇金淋巴瘤是第一种用化学治疗能治愈的恶性肿瘤；Ⅲ、Ⅳ期霍奇金淋巴瘤病人，若病情在化学治疗中进展或早期复发，应考虑挽救性高剂量化疗及造血干细胞移植。

221. 答案：C

解析　慢性淋巴细胞白血病为惰性白血病，过早治疗并不能延长病人生存期，早期病人无须治疗，定期随访即可。淋巴结进行性肿大或直径>10cm时可开始治疗；进行性外周血淋巴细胞增多，2个月内增加>50%，或倍增时间<6个月时应开始治疗；治疗应致力于提高完全缓解（CR）率和尽可能清除微小残留病；在疾病进展期（Ⅲ、Ⅳ期或C期）无疾病进展表现者，有时也可观察和等待。

222. 答案：A

解析　脾切除对遗传性球形红细胞增多症有显著疗效。术后90%的病人贫血及黄疸可改善，但球形细胞依然存在。

223. 答案：B

解析　自身免疫性溶血性贫血的首选治疗是糖皮质激素，有效率80%以上。

224. 答案：D

解析　过敏性紫癜的诊断要点包括：①发病前1~3周常有低热、咽痛、乏力或上呼吸道感染史；②典型四肢皮肤紫癜，可伴有腹痛、关节肿痛及血尿；③血小板计数、功能及凝血相关检查正常；④排除其他原因所致的血管炎及紫癜。

225. 答案：E

解析　过敏性紫癜的病因很多，密切相关的主要因素包括①感染：主要为β溶血性链球菌引起的呼吸道感染最为常见；麻疹、水痘、风疹等发疹性病毒感染；寄生虫感染。②食物：主要是鱼、虾、蟹、蛋、牛奶等动物异体蛋白引起机体过敏所致。③药物：青霉素、头孢菌素等抗生素类；水杨酸类等解热镇痛药物；磺胺类、噻嗪类利尿药等药物。④花粉、疫苗接种、虫咬及寒冷刺激等。

221. 慢性淋巴细胞白血病的治疗策略正确的是

A. 积极早期治疗能延长病人生存期

B. 淋巴结进行性肿大或直径>5cm时可开始治疗

C. 治疗应致力于提高完全缓解（CR）率和尽可能清除微小残留病

D. 在疾病进展期（Ⅲ、Ⅳ期或C期）无疾病进展表现者应积极治疗

E. 进行性淋巴细胞增多，2个月内增加>50%时应开始治疗

222. 首选脾切除治疗的溶血性贫血是

A. 遗传性球形红细胞增多症

B. 红细胞葡萄糖−6−磷酸脱氢酶缺乏症

C. 地中海贫血

D. 自身免疫溶血性贫血

E. 阵发性睡眠性血红蛋白尿症

223. 常见自身免疫性溶血性贫血的首选治疗是

A. 脾切除　　　　　　　　B. 糖皮质激素

C. 免疫球蛋白　　　　　　D. 环磷酰胺

E. 利妥昔单抗

224. 关于过敏性紫癜的诊断要点，以下**不正确**的是

A. 典型四肢皮肤紫癜

B. 可伴有腹痛、关节肿痛及血尿

C. 发病前1~3周常有低热、咽痛、乏力或上呼吸道感染史

D. 血小板计数减少

E. 排除其他原因所致的血管炎及紫癜

225. 关于过敏性紫癜的病因，以下**不正确**的是

A. 主要为β溶血性链球菌引起的呼吸道感染

B. 麻疹、水痘、风疹等发疹性病毒感染

C. 鱼、虾等动物异体蛋白引起机体过敏

D. 水杨酸类等解热镇痛药物

E. 含有苯的有机溶剂

226. 以下**不属于**过敏性紫癜的治疗措施有
    A. 消除致病因素
    B. 抗凝疗法适用于关节型病人
    C. 使用维生素C、曲克芦丁等改善血管通透性的药物
    D. 有严重肾脏病变、关节肿痛等，可以使用糖皮质激素
    E. 常用抗组胺药物

227. 以下**不属于**血栓性血小板减少性紫癜五联征的是
    A. 血小板减少性紫癜　　B. 消化系统异常
    C. 微血管病性溶血　　　D. 肾损害
    E. 发热

228. 血栓性血小板减少性紫癜的发病机制是
    A. 局限的微血管内皮细胞损伤
    B. 血管性血友病因子裂解酶缺乏或活性减低
    C. 体液免疫和细胞免疫介导的血小板过度破坏
    D. B细胞多克隆活化
    E. 巨核细胞数量和质量异常，血小板生成不足

229. 以下原发免疫性血小板减少症的诊断要点**错误**的是
    A. 至少3次检查血小板计数减少
    B. 血细胞形态无异常
    C. 脾脏一般不增大
    D. 骨髓检查巨核细胞数正常或增多，有成熟障碍
    E. 排除其他继发性血小板减少症

230. 血栓性血小板减少性紫癜首选治疗为
    A. 糖皮质激素
    B. 血浆置换
    C. 大剂量静脉注射免疫球蛋白
    D. 长春新碱
    E. 环磷酰胺

231. 原发免疫性血小板减少症的首选治疗是
    A. 静脉滴注丙种球蛋白　　B. 脾切除

226. 答案：B
解析　过敏性紫癜的治疗措施包括：① 消除致病因素。② 一般治疗：急性期卧床休息，消化道出血时禁食等一般处理；使用抗组胺药物；使用维生素C、曲克芦丁等改善血管通透性的药物。③ 糖皮质激素主要用于关节肿痛、严重腹痛合并消化道出血及有急进性肾炎或肾综合征等严重肾脏病变者。④ 对症治疗。⑤ 其他：如上述治疗效果不佳或近期内反复发作者，可酌情使用免疫抑制剂（如环孢素、环磷酰胺等）以及抗凝疗法（适用于肾型病人）等治疗。

227. 答案：B
解析　血栓性血小板减少性紫癜五联征包括：微血管病性溶血、血小板减少性紫癜、神经系统异常、发热以及伴有不同程度的肾脏损害。

228. 答案：B
解析　血栓性血小板减少性紫癜的发病机制包括：① 广泛的微血管内皮细胞损伤；② 血管性血友病因子裂解酶缺乏或活性减低。

229. 答案：A
解析　原发免疫性血小板减少症的诊断要点：① 至少2次检查血小板计数减少，血细胞形态无异常；② 查体脾脏一般不增大；③ 骨髓检查巨核细胞数正常或增多，有成熟障碍；④ 排除其他继发性血小板减少症。

230. 答案：B
解析　血栓性血小板减少性紫癜首选治疗为血浆置换。

231. 答案：C
解析　原发免疫性血小板减少症的首选治疗是糖皮质激素，近期有效率约80%。

C. 糖皮质激素 　　　　D. 利妥昔单抗

E. 达那唑

232. 答案：E

解析　血友病是一组因遗传性凝血活酶生成障碍引起的出血性疾病，包括血友病A和血友病B，均属于X连锁隐性遗传性疾病。血友病A又称FⅧ缺乏症，是临床上最常见的遗传性出血性疾病；血友病B又称FⅨ缺乏症。血友病为男性病人，以幼年发病、阳性家族史、自发或轻度外伤后出血不止、血肿形成及关节出血为特征。

233. 答案：C

解析　血管性血友病是常染色体遗传性出血性疾病，多为显性遗传。

234. 答案：C

解析　DIC的临床表现包括：①出血倾向，特点为自发性、多发性出血；②休克或微循环衰竭；③深部器官微血管栓塞导致的器官衰竭在临床上更为常见，较少出现局部坏死和溃疡；④微血管病性溶血，表现为进行性贫血，贫血程度与出血量不成比例，偶见皮肤、巩膜黄染；⑤原发病临床表现。

235. 答案：D

解析　动脉血栓多见于冠状动脉、脑动脉、肠系膜动脉及肢体动脉等。临床表现：①发病多较突然，可有局部剧烈疼痛，如心绞痛、腹痛、肢体剧烈疼痛等；②相关供血部位组织缺血、缺氧所致的器官、组织结构及功能异常，如心肌梗死、心力衰竭等；③血栓脱落引起脑栓塞、肾栓塞等相关症状及体征；④供血组织缺血性坏死引发的临床表现，如发热等。而肺栓塞是静脉血栓。

232. 关于血友病，以下描述**不正确**的是

　　A. 是一组因遗传性凝血酶生成障碍引起的出血性疾病

　　B. 属于X连锁隐性遗传性疾病

　　C. 血友病A又称FⅧ缺乏症，是临床上最常见的遗传性出血性疾病

　　D. 血友病B又称FⅨ缺乏症

　　E. 一般成年发病，且男女均可发病

233. 下列属于常染色体遗传性出血性疾病的是

　　A. 血友病

　　B. 遗传性球形红细胞增多症

　　C. 血管性血友病

　　D. β地中海贫血

　　E. 遗传性疾病G-6-PD缺乏症

234. 关于DIC的临床表现，以下**不正确**的是

　　A. 出血倾向，特点为自发性、多发性出血

　　B. 休克或微循环衰竭

　　C. 临床上很少见深部器官微血管栓塞导致的器官衰竭

　　D. 微血管病性溶血

　　E. 偶见皮肤、巩膜黄染

235. 以下**不符合**动脉血栓表现的是

　　A. 发病多较突然，可有局部剧烈疼痛，如心绞痛、腹痛、肢体剧烈疼痛等

　　B. 相关供血部位组织缺血、缺氧所致的器官、组织结构及功能异常，如心肌梗死、心力衰竭等

　　C. 供血组织缺血性坏死引发的临床表现，如发热等

　　D. 血栓脱落后栓塞血管引起相关脏器功能障碍，如肺栓塞

　　E. 多见于冠状动脉、脑动脉、肠系膜动脉及肢体动脉等

236. DIC的实验室检查指标，以下**不正确**的是

    A. 血小板<100×10⁹/L或进行性下降；肝病、白血病病人血小板<50×10⁹/L

    B. 血浆纤维蛋白原含量<1.5g/L或进行性下降；或>4g/L；白血病或其他恶性肿瘤<1.8g/L，肝病<1.0g/L

    C. 3P试验阳性或血浆FDP>20mg/L；肝病、白血病病人FDP>60mg/L，D-二聚体水平升高或阳性

    D. PT缩短或延长3秒以上；肝病、白血病病人延长5秒以上，或APTT缩短或延长10秒以上

    E. 血浆纤维蛋白原含量<1.0g/L或进行性下降；或>5g/L；白血病或其他恶性肿瘤<1.5g/L，肝病<1.0g/L

237. 关于DIC的治疗，以下**不正确**的是

    A. 治疗基础病及消除诱因是终止DIC病理过程的最为关键和根本的治疗措施

    B. 纤溶抑制药物在临床上使用广泛

    C. 由于DIC主要形成微血管血栓，并多伴有纤溶亢进，因此原则上不使用溶栓剂

    D. 糖皮质激素不作常规应用

    E. 抗凝治疗是终止DIC病理过程、减轻器官损伤、重建凝血-抗凝平衡的重要措施

238. 关于DIC抗凝治疗中肝素使用的禁忌证，下列**错误**的是

    A. 近期有大咯血或有大量出血的活动性消化性溃疡

    B. 在补充凝血因子情况下，消耗性低凝期但病因短期内不能去除者

    C. DIC晚期，病人有多种凝血因子缺乏及明显纤溶亢进

    D. 手术后或损伤创面未经良好止血者

    E. 蛇毒所致DIC

---

236. 答案：E

解析 DIC的实验室检查指标：①血小板<100×10⁹/L或进行性下降；肝病、白血病病人血小板<50×10⁹/L。②血浆纤维蛋白原含量<1.5g/L或进行性下降；或>4g/L；白血病或其他恶性肿瘤<1.8g/L，肝病<1.0g/L。③3P试验阳性或血浆FDP>20mg/L；肝病、白血病病人FDP>60mg/L，D-二聚体水平升高或阳性。④PT缩短或延长3秒以上；肝病、白血病病人延长5秒以上，或APTT缩短或延长10秒以上。

237. 答案：B

解析 DIC的治疗包括：①治疗基础疾病及消除诱因是终止DIC病理过程的最为关键和根本的治疗措施。②抗凝治疗是终止DIC病理过程、减轻器官损伤、重建凝血-抗凝平衡的重要措施。③替代治疗适用于有明显血小板或凝血因子减少证据，已进行病因及抗凝治疗，DIC未能得到良好控制，有明显出血表现者。④纤溶抑制药物：临床上一般不使用，仅适用于DIC的基础病因及诱发因素已经去除或控制，并有明显纤溶亢进的临床及实验证据，继发性纤溶亢进已成为迟发性出血主要或唯一原因的病人。⑤溶栓疗法：由于DIC主要形成微血管血栓，并多伴有纤溶亢进，因此原则上不使用溶栓剂。⑥其他治疗：糖皮质激素不作常规应用。

238. 答案：B

解析 DIC抗凝治疗中肝素使用的禁忌证，包括：①手术后或损伤创面未经良好止血者；②近期有大咯血或有大量出血的活动性消化性溃疡；③蛇毒所致DIC；④DIC晚期病人有多种凝血因子缺乏及明显纤溶亢进者。而在补充凝血因子情况下，消耗性低凝期但病因短期内不能去除者是DIC抗凝治疗中肝素使用的适应证。

239. 答案：E

解析 静脉血栓最为多见，常见于深静脉，如腘静脉、股静脉等。主要表现有：①血栓形成的局部肿胀、疼痛；②血栓远端血液回流障碍，如远端水肿、胀痛、皮肤颜色改变等；③血栓脱落后栓塞血管引起相关脏器功能障碍，如肺栓塞等。而供血组织缺血性坏死引发的临床表现如发热等是动脉血栓的临床表现。

240. 答案：D

解析 非溶血性不良反应包括6项。①发热；②过敏反应，如荨麻疹、血管神经性水肿等；③传播疾病；④输血相关性急性肺损伤：献血者血浆中存在的组织相容性抗原抗体或中性粒细胞特异性抗体引起中性粒细胞在输血者的肺血管内聚集、激活补体，导致肺毛细血管内皮损伤和肺间质水肿等；⑤血小板输注无效；⑥其他：一次过量输血引起的急性左心衰竭、肺淤血等。血红蛋白尿属于溶血性不良反应。

241. 答案：B

解析 自体输血适应证包括：①拟择期手术而预期术中需输血者（术前无贫血）；②有严重异体输血反应病史者；③稀有血型或曾配血发生困难者；④预存自体血以备急需时用的健康人；⑤避免分娩时异体输血的孕妇；⑥边远地区供血困难而可能需要输血者。而可能患败血症或正在使用抗生素是自体输血的禁忌证。

242. 答案：A

解析 只有摄取碘的病灶才能用 ^{131}I 治疗。

243. 答案：C

解析 多个专家共识推荐将电生理测试纳入糖尿病神经病变的评估中，包括神经传导测试和最远端肌肉肌电图等。影像学研究对于糖尿病神经病变的诊断和管理的帮助较少，但是有些时候颈椎和/或腰椎部位的MRI有助于排除糖尿病神经病变相似症状的病因。放射性核素成像技术用于检测和量化心脏自主神经病变。

239. 以下**不符合**静脉血栓表现的是

A. 血栓形成的局部肿胀、疼痛

B. 血栓远端血液回流障碍，如远端水肿、胀痛、皮肤颜色改变等

C. 血栓脱落后栓塞血管引起相关脏器功能障碍，如肺栓塞

D. 常见于深静脉，如腘静脉、股静脉等

E. 供血组织缺血性坏死引发的临床表现，如发热等

240. 输血不良反应中，**不属于**非溶血性不良反应的是

A. 发热

B. 荨麻疹

C. 肺间质水肿

D. 血红蛋白尿

E. 一次过量输血引起的急性左心衰竭

241. 自体输血适应证，下列**不正确**的是

A. 稀有血型或曾配血发生困难者

B. 可能患败血症或正在使用抗生素者

C. 预存自体血以备急需时用的健康人

D. 有严重异体输血反应病史者

E. 拟择期手术而预期术中需输血者（术前无贫血）

242. ^{131}I 治疗甲状腺癌的必要条件是

A. ^{131}I 全身显像中发现聚碘的转移灶

B. 转移灶存在但不聚碘

C. 癌肿位于甲状腺但无转移

D. 甲状腺髓样癌

E. 以上都是

243. 在糖尿病神经病变的常规评估中，以下哪项在多个专家共识中推荐

A. MRI   B. CT

C. 电生理测试   D. 放射性核素成像

E. 以上都是

244. 诊断甲亢最有价值的体征是
    A. 皮肤湿润多汗、手颤
    B. 窦性心动过速
    C. 阵发性心房颤动
    D. 收缩压升高、舒张压降低、脉压增大
    E. 甲状腺肿大伴震颤和血管杂音

244. 答案：E
解析　甲状腺功能亢进的临床表现包括：①甲状腺毒症表现为高代谢综合征，皮肤湿润多汗，精神神经系统表现有手和眼睑震颤，心血管系统有心动过速、收缩压升高、舒张压降低、脉压增大、阵发性心房颤动的表现。②甲状腺肿表现为弥漫性、对称性、无压痛，甲状腺上、下极可触及震颤，可闻及血管杂音，此体征最有价值。③眼征；④胫前黏液性水肿。

245. 下列有关胰岛素储存错误的是
    A. 开封后的胰岛素可室温保存28天（一般指25℃左右）
    B. 未开封的胰岛素均应贮存于2~8℃的冰箱内，避免冰冻
    C. 外出旅行可将胰岛素放于保温袋中
    D. 使用中的胰岛素笔应放入冰箱
    E. 应避免阳光直射和反复震荡

245. 答案：D
解析　使用中的胰岛素笔不应放入冰箱，否则会对注射笔造成损害，影响其使用期限。

246. 我国成人肥胖症是指BMI超过多少
    A. $24kg/m^2$　　　　　　B. $25kg/m^2$
    C. $28kg/m^2$　　　　　　D. $30kg/m^2$
    E. $26kg/m^2$

246. 答案：C
解析　我国成人肥胖症的诊断标准为BMI超过$28kg/m^2$，国际成人肥胖症诊断标准为BMI超过$30kg/m^2$。

247. 下列属于超短效胰岛素类似物的是
    A. 生物合成人胰岛素
    B. 赖脯胰岛素
    C. 甘精胰岛素
    D. 低精蛋白锌胰岛素注射液
    E. 精蛋白锌重组人胰岛素

247. 答案：B
解析　生物合成人胰岛素属短效胰岛素，赖脯胰岛素为超短效胰岛素类似物，精蛋白锌重组人胰岛素和低精蛋白锌胰岛素注射液为中效胰岛素，甘精胰岛素为长效胰岛素。

248. CT对甲状腺肿瘤的诊断评价，下列说法不正确的是
    A. 定位较准确
    B. 有无钙化是鉴别良恶性的依据
    C. 判断有无邻近组织受累
    D. 判断有无淋巴结转移
    E. 鉴别良恶性有一定限度

248. 答案：B
解析　CT对甲状腺肿瘤的良恶性鉴别有一定限度，钙化可分为良性钙化与恶性钙化，从两者形态及分布可做鉴别。

249. 下列关于胰岛素注射的说法，错误的是
    A. 长效胰岛素（睡前注射）优先考虑注射在臀部

249. 答案：B
解析　注射结束后，用干棉球按压，不要按摩注射部位。

B. 注射完成后，可对注射部位进行按揉

C. 长期在同一部位注射，会使局部组织吸收胰岛素能力下降，故应注意轮换注射部位

D. 采用两快一慢注射方法可以减轻注射疼痛，即进、出针快，推注时缓慢

E. 注射部位按吸收快慢依次为腹部（脐周除外）、上臂三角肌、大腿内外侧、臀部

250. 答案：B

解析　磺脲类作用于胰岛 B 细胞表面的受体，促进胰岛素释放。因此其作用有赖于尚存在相当数量（30%）以上有功能的 B 细胞。此外，还可改善 2 型糖尿病病人的胰岛素受体和 / 或受体后缺陷，增强靶组织对胰岛素的敏感性。主要适用于 2 型糖尿病病人在用饮食管理、体力活动甚至服用双胍类药物后仍不能使病情获得良好控制者。一般不用于 1 型病人及 2 型糖尿病人有严重应激、合并急性并发症及妊娠等病人。

251. 答案：D

解析　与严重并发症相关的危险因素包括：血糖控制不佳、高龄、高血压、糖尿病病程长、血脂异常、吸烟、酗酒、HLA-DR3/4 表型和高身材。

252. 答案：A

解析　皮下脂肪增生是胰岛素治疗中最常见的局部并发症。第二次全球胰岛素注射技术近况调查显示：48% 的病人在注射部位观察到脂肪组织隆起或硬结。

253. 答案：A

解析　按照《中国成人住院病人高血糖管理目标专家共识》中住院病人血糖控制目标分层。①一般控制：空腹血糖（FBG）或餐前血糖（PMBG）6~8mmol/L；餐后 2 小时血糖（2hPG）或不能进食时任意时点血糖水平 8~10mmol/L。②宽松控制：FBG 或 PMBG 8~10mmol/L；2hPG 或不能进食时任意时点血糖水平 8~12mmol/L，特殊情况可放宽至 13.9mmol/L。③严格控制：FBG 或 PMBG 4.4~6.0mmol/L；2hPG 或不能进食时任意时点血糖水平 6~8mmol/L。

250. 磺脲类降血糖药主要适用于

A. 糖尿病合并妊娠

B. 单用饮食管理不能获得满意控制的 2 型糖尿病病人

C. 糖尿病病人手术前控制血糖

D. 糖尿病合并感染时

E. 1 型糖尿病可合并应用本药加双胍类

251. 以下哪项被认为是与糖尿病神经病变严重并发症相关的危险因素

A. 年轻时患有糖尿病　　　　B. 脂质吸收减少

C. 新诊断的糖尿病　　　　　D. 身材高大

E. 以上都是

252. 糖尿病病人皮下注射胰岛素治疗最常见的局部并发症是

A. 皮下脂肪增生　　　　　　B. 皮肤坏死

C. 皮下结节　　　　　　　　D. 局部感染

E. 以上都不是

253. 住院高血糖病人实施血糖控制分层目标管理的，其中一般控制的血糖目标是

A. 空腹血糖（FBG）或餐前血糖（PMBG）：6~8mmol/L；餐后 2 小时血糖（2hPG）或不能进食时任意时点血糖水平：8~10mmol/L

B. FBG 或 PMBG：8~10mmol/L

C. FBG 或 PMBG：4.4~6.0mmol/L

D. 2hPG 或不能进食时任意时点血糖水平：8~12mmol/L，

特殊情况可放宽至13.9mmol/L

 E. 2hPG或不能进食时任意时点血糖水平：6~8mmol/L

254. 对于肝肾功能不全的住院高血糖病人，其血糖控制目标采用下列哪项标准

 A. 一般控制   B. 宽松控制

 C. 严格控制   D. 不控制

 E. 以上都不是

254. 答案：B

解析 根据《中国成人住院病人高血糖管理目标专家共识》中特殊人群血糖控制目标的建议：肝肾功能不全病人采用宽松标准。

255. 关于抗利尿激素分泌失调综合征（SIADH），以下哪项正确

 A. SIADH时，尿渗透压降低

 B. SIADH时，血浆渗透压增加

 C. 低钠血症是Na^+缺乏导致

 D. 低钠血症是体内水分过多导致

 E. 以上都不是

255. 答案：D

解析 SIADH是由于抗利尿激素过量分泌导致体内水分潴留、稀释性低钠血症、尿钠与尿渗透压升高的临床综合征。掌握SIADH病理生理学、体征、症状及治疗的关键是理解该综合征的低钠血症是由于水分过多导致而非Na^+缺乏。SIADH病人可出现低钠血症、尿渗透压异常升高（>100mOsm/kg）及血清渗透压降低。

256. 下列哪一项通常被认为是延缓糖尿病神经病变进展的最重要的治疗方法

 A. 膳食补充

 B. 严格和稳定的血糖控制

 C. 并发症首次出现迹象时立即手术校正

 D. 醛糖还原酶抑制剂

 E. 以上都不是

256. 答案：B

解析 在所有的治疗中，严格和稳定的血糖控制可能是延缓糖尿病神经病变进展的最有效措施。因为从低血糖到高血糖的快速波动可以诱发和加重神经痛。有研究显示，严格的血糖控制可使1型糖尿病人5年内神经病变风险降低60%。严格血糖控制对2型糖尿病人或糖耐量受损/空腹血糖受损人群多发性神经病变的影响需要进一步的前瞻性研究确定。

257. 2型糖尿病合并慢性肾脏病病人口服降血糖药，当肾小球滤过率低于多少时，大多数口服降血糖药需酌情减量或停药

 A. 90ml/min   B. 80ml/min

 C. 70ml/min   D. 60ml/min

 E. 45ml/min

257. 答案：D

解析 一般而言，当GFR低于60ml/min大多数口服降血糖药物需酌情减量或停药。

258. 以下哪项对原发性醛固酮增多症的确诊和分型无帮助

 A. 生理盐水输注试验

 B. 卡托普利试验

 C. 肾上腺CT检查

258. 答案：E

解析 生理盐水输注试验、卡托普利试验、肾上腺影像学检查、双侧AVS均有助于原醛症的确诊和分型，血、尿儿茶酚胺测定有助于明确嗜铬细胞瘤的诊断。

D. 双侧肾上腺静脉取血

E. 血、尿儿茶酚胺测定

259. 答案：C

解析　短效（常规）胰岛素吸收入血的速度相对缓慢，故不能模拟人体生理性的胰岛素分泌。短效（常规）胰岛素主要被用作餐时胰岛素，必须在进餐前30~45分钟注射，以使胰岛素的吸收峰与餐后碳水化合物的吸收峰相吻合。胰岛素在腹部的吸收速度较快，因此短效胰岛素的注射部位首选腹部。

260. 答案：E

解析　餐后高血糖的主要病理生理基础与第一时相/早期胰岛素分泌缺陷、外周组织胰岛素敏感性下降、胰高血糖素分泌在进餐后不受抑制及餐后肝糖输出持续增高相关。

261. 答案：E

解析　凡是能引起血清TBG水平变化的因素均可影响T_3、T_4的测定结果，尤其对T_4的影响较大，如病毒性肝炎、遗传性TBG增多症和某些药物（雌激素、口服避孕药、三苯氧胺等）可使TBG增高而导致T_4和T_3测定结果假性增高。低蛋白血症则可降低TBG，使T_4和T_3测定结果出现假性降低。

262. 答案：E

解析　凡是能引起血清TBG水平变化的因素均可影响T_3、T_4的测定结果，尤其对T_4的影响较大，低蛋白血症、遗传性TBG缺乏症和多种药物（雄激素、糖皮质激素、生长激素等）可降低TBG，使T_4和T_3测定结果出现假性降低。妊娠则可使TBG增高而导致T_4和T_3测定结果假性增高。

263. 答案：D

解析　大部分（约90%）的利格列汀以原型排泄，肾排泄低于给药剂量的5%，因此该药的使用不受肾功能降低的影响。利格列汀用于慢性肾脏病1~5期的病人时无须调整剂量。

259. 以下有关短效胰岛素的说法，正确的是

A. 必须在进餐前1小时注射

B. 可以在任何部位注射

C. 注射部位首选腹部

D. 可以模拟生理性胰岛素分泌

E. 以上都不是

260. 以下关于餐后高血糖病理生理的描述，正确的是

A. 外周组织胰岛素敏感性下降

B. 第一时相/早期胰岛素分泌缺陷

C. 胰高血糖素分泌在进餐后不受抑制

D. 餐后肝糖输出持续增高

E. 以上全是

261. 下面哪个因素可导致T_4和T_3测定结果出现假性降低

A. 病毒性肝炎

B. 某些药物（雌激素、口服避孕药、三苯氧胺等）

C. 遗传性TBG增多症

D. 肺炎

E. 低蛋白血症

262. 下面哪个因素可导致T_4和T_3测定结果出现假性升高

A. 低蛋白血症　　　　　　B. 雄激素、生长激素

C. 遗传性TBG缺乏症　　　D. 糖皮质激素

E. 妊娠

263. 下列二肽基肽酶-Ⅳ（DPP-4）抑制剂中，针对糖尿病合并5期慢性肾病病人均无须谨慎用药或调整用药剂量的是

A. 西格列汀　　　　　　　B. 沙格列汀

C. 维格列汀　　　　　　　D. 利格列汀

E. 以上都是

264. 住院高血糖诊断标准为
   A. 病人住院期间任意时点的血浆葡萄糖水平 >11mmol/L
   B. 病人住院期间空腹血浆葡萄糖水平 >6.1mmol/L
   C. 病人住院期间任意时点的血浆葡萄糖水平 >7.8mmol/L
   D. 病人住院期间任意时点的血浆葡萄糖水平 >6.1mmol/L
   E. 以上都不是

264. 答案：C
解析 根据《中国成人住院患者高血糖管理目标专家共识》，住院高血糖诊断标准为：病人住院期间任意时点的血浆葡萄糖水平 >7.8mmol/L。

265. 甲状腺肿大并出现Horner综合征时，最可能的诊断是
   A. 甲状腺功能亢进症
   B. 甲状腺炎
   C. 甲状腺癌
   D. 甲状腺腺瘤
   E. 单纯性甲状腺肿

265. 答案：C
解析 甲状腺癌早期多无明显症状，常偶尔发现甲状腺肿块，质硬、不光滑，吞咽时活动度低。分化高的甲状腺癌发展缓慢；分化低的甲状腺癌常迅速增大而有压迫症状：吞咽困难、呼吸不畅、声音嘶哑、Horner综合征。颈淋巴结转移率高，有时转移灶可大于原发灶。

266. 以下哪项表现无助于肾上腺危象的临床诊断
   A. 突发脱水、低血压、休克
   B. 在疲劳、厌食、体重降低的基础上出现急腹症
   C. 无法解释的突发高热、低体温
   D. 无法解释的突发低血糖
   E. 无法解释的突发易饥、多食

266. 答案：E
解析 A、B、C、D是肾上腺危象诊断的临床主要依据。

267. 硫脲类药物最严重的不良反应是
   A. 血管神经性水肿
   B. 粒细胞缺乏
   C. 甲状腺功能减退
   D. 诱发心绞痛
   E. 肝功能不良

267. 答案：B
解析 硫脲类的不良反应：常见瘙痒、药疹等过敏反应。严重不良反应为粒细胞缺乏症，用药期间应定期检查血常规，如发现咽痛、发热应立即停药。

268. 我国糖尿病病人的胰岛素不规范注射现象普遍存在，包括
   A. 注射笔用针头的重复使用
   B. 注射部位轮换不规范
   C. 注射手法错误
   D. 病人教育不充分
   E. 以上都是

268. 答案：E
解析 全球范围内，不规范注射现象普遍存在，而我国糖尿病病人的注射现状更是不容乐观，包括注射部位轮换不规范、注射笔用针头的重复使用、注射时手法错误以及病人教育不充分等。

269. 答案：C

解析　原发性醛固酮增多症筛查推荐对以下人群进行原醛症筛查：① 持续性血压 >160/100mmHg、难治性高血压；②高血压合并自发性或利尿剂所致的低钾血症；③高血压合并肾上腺意外瘤；④早发性高血压家族史或早发（<40岁）脑血管意外家族史的高血压病人；⑤原醛症病人中存在高血压的一级亲属；高血压合并阻塞性呼吸睡眠暂停。

270. 答案：D

解析　分化型甲状腺癌病人术后第一天即应开始服用左甲状腺素（L–T$_4$）。

271. 答案：E

解析　近期的一项已发表的观察性研究发现，皮下脂肪增生的发生与使用纯度不高的胰岛素制剂、未轮换注射部位、注射部位选择区域较小、反复多次注射同一部位和针头的重复使用有关。

272. 答案：D

解析　甲状旁腺主细胞合成和分泌的甲状旁腺素（PTH）含84个氨基酸残基。PTH的主要生理功能包括：①增加尿钙重吸收、抑制尿磷重吸收并调节维生素D在肾脏的活化和代谢；②刺激骨形成和骨吸收，但通常情况下以刺激骨吸收占主导地位。

269. 以下**不属于**《原发性醛固酮增多症诊断治疗的专家共识》中推荐的原发性醛固酮增多症（原醛症）筛查人群的是

A. 持续性血压>160/100mmHg、难治性高血压

B. 高血压合并阻塞性呼吸睡眠暂停

C. 原醛症病人中存在高血压的二级亲属

D. 高血压合并肾上腺意外瘤

E. 早发性高血压家族史

270. 甲状腺癌术后为了防止复发，有关TSH抑制治疗说法，**错误**的是

A. TSH抑制水平与分化型甲状腺癌的复发、转移和癌症相关死亡的关系密切，特别是对高危DTC者，这种关联性更加明确。肿瘤复发的危险性越高，要求对TSH抑制水平越低

B. 2015ATA指南推荐DTC复发与进展危险度高的病人应将TSH控制在<0.1mU/L水平，但如果病人出现甲状腺激素治疗的不良反应，可将TSH控制目标调整为0.1~0.5mU/L

C. 高危组推荐终身服用L–T$_4$（优甲乐）

D. 分化型甲状腺癌病人术后第7天开始服用L–T$_4$

E. TSH抑制治疗时需要评估病人出现骨质疏松的风险

271. 胰岛素治疗中，皮下脂肪增生的发生与以下哪个因素有关

A. 使用纯度不高的胰岛素制剂

B. 反复多次注射同一部位

C. 未轮换注射部位

D. 针头的重复使用

E. 以上都是

272. 以下**不属于**甲状旁腺的生理作用的是

A. 增加尿钙重吸收

B. 抑制尿磷重吸收

C. 刺激骨形成和骨吸收

D. 促进骨矿物质动员

E. 以上都不是

273. 《原发性醛固酮增多症诊断治疗的专家共识》中建议特发性醛固酮增多症一线治疗用药为

A. 螺内酯　　　　　　B. 依普利酮

C. 糖皮质激素　　　　D. 阿米洛利

E. 以上都不是

274. 极化液是能帮助病态的心肌细胞恢复极化状态的输液组合，下列哪项是常规极化液的组合

A. 胰岛素 20U+10% 氯化钾 15ml+10% 葡萄糖液 500ml 和 50% 葡萄糖 60ml

B. 500ml 的 10% 葡萄糖 +10U 的胰岛素 +10ml 的 10% 氯化钾

C. 500ml 的 10% 葡萄糖 +10U 的胰岛素 +10ml 的 10% 氯化钾 +20ml 的 L–门冬氨酸钾镁（L–PMA）

D. L–门冬氨酸钾镁 20ml+10% 葡萄糖液 500ml

E. 以上都不是

274. 答案：B
解析　常规极化液（G–I–K）由 500ml 的 10% 葡萄糖 +10U 的胰岛素 +10ml 的 10% 氯化钾组成。其中胰岛素可促进多种组织细胞摄取葡萄糖，提供能量并将钾带入细胞，恢复细胞的膜电位，从而防止心律失常的发生。

275. 肾上腺皮质肿瘤引起的库欣综合征与库欣病鉴别，最有意义的试验检查是

A. 血皮质醇昼夜节律

B. 过夜地塞米松抑制试验

C. 24小时尿17–羟类固醇

D. 小剂量地塞米松抑制试验

E. 大剂量地塞米松抑制试验

275. 答案：E
解析　在库欣综合征诊断成立后，再进一步行大剂量（8mg）地塞米松抑制试验。如能抑制，则支持库欣病诊断；如不能抑制，则支持肾上腺皮质肿瘤或异位 ACTH 综合征的诊断。

276. 甲亢手术，预防术后并发甲状腺危象的关键是

A. 手术切除腺体适当

B. 术中勿过多挤压甲状腺

C. 术中止血彻底

D. 术毕冲洗切口

E. 基础代谢率降到正常范围再进行手术

276. 答案：E
解析　术后甲状腺危象多与术前准备不够、甲状腺功能亢进症状未控制有关，表现为术后高热、脉搏细速、呕吐和精神症状等，多发生于术后36小时以内，病情凶险。

277. 答案：E

解析 先天性甲状腺功能减低症是由于甲状腺激素合成不足所造成。本病分为两类：①散发性：因先天性甲状腺发育不良或甲状腺激素合成途径中酶缺陷所造成；②地方性：多见于甲状腺肿流行的山区，由于该地区水、土和食物中碘缺乏所造成。

278. 答案：A

解析 理想的左旋甲状腺素片服药方法是每天晨起空腹服药1次，如果剂量大，且有不良反应，可以分多次服用。从吸收最好到最差排序是早餐前60分钟，睡前，早餐前30分钟和餐时。空腹服药与睡前服药相比有产生更稳定TSH值的优势。

279. 答案：C

解析 抗甲状腺药物（丙硫氧嘧啶）治疗甲状腺功能亢进症的常见副作用是粒细胞减少（发生率5%）、皮疹（发生率2%~3%）和中毒性肝病（发生率0.1%~0.2%）。

280. 答案：B

解析 临床实践证明阿司匹林是有效抑制血小板聚集的药物，我国阿司匹林一级预防的使用严重不足，高危人群中阿司匹林的使用率仅为14.09%。

281. 答案：D

解析 HbA1c是评价长期血糖控制的金指标，也是指导临床调整治疗方案的重要依据。标准检测方法下的HbA1c正常值为4%~6%，在治疗之初建议每3个月检测1次，一旦达到治疗目标可每6个月检查一次。

277. 导致先天性甲状腺功能减低症的病因**不包括**

　　A. 甲状腺不发育或发育不全

　　B. 甲状腺素合成途径缺陷

　　C. 促甲状腺激素缺乏

　　D. 甲状腺或靶器官反应性低下

　　E. 碘摄入过多

278. 左旋甲状腺素片理想服药方法，什么时间服药吸收最好

　　A. 早餐前60分钟　　　　B. 睡前

　　C. 早餐前30分钟　　　　D. 餐时

　　E. 以上都不是

279. 丙硫氧嘧啶治疗甲状腺功能亢进症的常见副作用是

　　A. 肝功能损害　　　　　B. 肾功能损害

　　C. 粒细胞减少　　　　　D. 甲状腺功能减退

　　E. 以上都不是

280. 我国阿司匹林一级预防的使用严重不足，高危人群中阿司匹林的使用率仅为

　　A. 4.09%　　　　　　　B. 14.09%

　　C. 24.09%　　　　　　D. 34.09%

　　E. 以上都不是

281. 据《中国2型糖尿病防治指南（2020年版）》建议，中国血糖监测中，HbA1c监测的频率应为

　　A. 在治疗之初至少每半个月检测1次，一旦达到治疗目标可每1个月检测1次

　　B. 在治疗之初至少每1个月检测1次，一旦达到治疗目标可每2个月检测1次

　　C. 在治疗之初至少每2个月检测1次，一旦达到治疗目标可每4个月检测1次

　　D. 在治疗之初至少每3个月检测1次，一旦达到治疗目标可每6个月检测1次

　　E. 以上都不是

282. 下列哪种化合物可大幅提高糖尿病病人动态血糖监测设备的读数

    A. 维生素B₁₂

    B. 阿司匹林

    C. 对乙酰氨基酚

    D. 布洛芬

    E. 以上都不是

282. 答案：C

解析　对乙酰氨基酚可大幅提高糖尿病病人动态血糖监测设备的读数。

283. 主要通过增加外周组织对葡萄糖摄取和利用的降血糖药物是

    A. 磺脲类

    B. 双胍类

    C. 葡萄糖苷酶抑制剂

    D. 胰岛素增敏剂

    E. 硫脲类

283. 答案：B

解析　口服降血糖药主要有磺脲类、双胍类和葡萄糖苷酶抑制剂。磺脲类直接刺激胰岛B细胞释放胰岛素，改善胰岛素受体和/或受体后缺陷；双胍类对胰岛无刺激作用，主要通过增加外周组织对葡萄糖摄取和利用，抑制葡萄糖异生及肝糖原分解而起降低血糖作用；葡萄糖苷酶抑制剂抑制小肠α葡萄糖苷酶活性，减慢葡萄糖吸收，降低餐后血糖。

284. 在静息状态下，人体调节产热活动的主要激素是

    A. 甲状腺激素

    B. 孕激素

    C. 去甲肾上腺素

    D. 乙酰胆碱

    E. 肾上腺素

284. 答案：A

解析　静息状态下产热的主要为甲状腺激素，此外还有肾上腺激素、去甲肾上腺素及生长激素等，但其中最重要的为甲状腺激素。

285. 以下哪项**不属于**美国糖尿病学会（ADA）2021指南的推荐内容

    A. 优化血压控制（<140/90mmHg）可以有效减少或减慢糖尿病肾脏疾病（DKD）的发生或进展

    B. 每年进行一次全面的足部检查以确定发生溃烂和截肢的风险性大小

    C. 对女性而言，眼科检查应在怀孕前或怀孕后的前3个月进行，随后每隔3个月复查一次直至产后1年

    D. 对于1型糖尿病病史≥5年病人，所有2型糖尿病病人以及所有并发高血压的DM病人，需要每5年监测一次肾功能

    E. 以上都是

285. 答案：D

解析　对于1型糖尿病病史≥5年病人，所有2型糖尿病病人以及所有并发高血压的DM病人，需要每1年监测一次肾功能，包括监测尿蛋白（通常以尿蛋白/肌酐比值表示）和估计肾小球滤过率（eGFR）。

286. 美国食品药品监督管理局（FDA）裁定，以下哪种药物必须在说明书中对其在某些人群中的卒中和心肌梗死风险进行警示

    A. 用于男性的睾酮替代产品

    B. 某些减肥药

    C. 用于女性的激素替代治疗（HRT）产品

286. 答案：A

解析　虽然FDA发布过一些关于SGLT-2抑制剂的警告，但只有睾酮产品厂商被要求在说明书中加入卒中和心肌梗死风险升高的相关警示，并明确此类药物的适用范围。

D. 用于2型糖尿病的SGLT-2抑制剂

E. 用于2型糖尿病的GLP-1受体激动剂

287. 答案：D

解析　增加尿酸排泄的代表药物为苯溴马隆和丙磺舒。

287. 以下哪种药物可以增加尿酸排泄

A. 别嘌呤醇　　　　　　　　B. 秋水仙碱

C. 非布司他　　　　　　　　D. 苯溴马隆

E. 以上都是

288. 答案：C

解析　ATA表示，如果病人仍然存在甲状腺功能减退症状，尽管没有充足的证据支持在T_4治疗的基础上常规联用T_3，但在某些情况下不能明确排除联用T_3。

288. 以下哪一项是美国甲状腺学会（ATA）和美国临床内分泌学会（AACE）在甲状腺功能减退治疗中的争议所在

A. 是否将左甲状腺素作为一线治疗

B. 是否保证病人一直使用同一种左甲状腺素产品

C. 是否在左甲状腺素（T_4）基础上联用三碘甲状腺原氨酸（T_3）

D. 建议使用甲状腺素片

E. 以上都是

289. 答案：B

解析　我国妊娠糖尿病（GDM）诊断标准采用WHO的GDM标准，空腹血糖阈值为≥5.1mmol/L。

289. 我国妊娠糖尿病的空腹血糖诊断阈值是多少

A. 7.8mmol/L（140mg/dl）

B. 5.1mmol/L（92mg/dl）

C. 5.6mmol/L（101mg/dl）

D. 7.5mmol/L（135mg/dl）

E. 6.1mmol/L（110mg/dl）

290. 答案：C

解析　Ⅰ型骨质疏松症即绝经后骨质疏松症，发生于绝经后女性。

290. 绝经后骨质疏松症（PMOP）属于

A. 正常骨量　　　　　　　　B. 骨量减少

C. Ⅰ型骨质疏松症（OP）　　D. Ⅱ型OP

E. 继发性OP

291. 答案：B

解析　人体约在30岁达到峰值骨量。

291. 人体达到峰值骨量的年龄大约是

A. 20岁　　　　　　　　　　B. 30岁

C. 40岁　　　　　　　　　　D. 50岁

E. 60岁

292. Ⅱ型OP病人的骨折部位多见于

    A. 肋骨   B. 脊柱

    C. 股骨颈   D. 前臂

    E. 盆骨

293. 下列哪项生活方式或生活环境**不是**骨质疏松的危险因素

    A. 长期卧床   B. 酗酒

    C. 体力活动过少   D. 充足日照

    E. 吸烟

294. 关于骨质疏松症的一般治疗中，**错误**的是

    A. 补充足够的蛋白质有助于骨质疏松症的治疗

    B. 每天元素钙的总摄入量应达 800~1 200mg

    C. 每天补充维生素 D 400~600U

    D. 多从事户外活动，加强负重锻炼

    E. 有疼痛者避免给予非甾体抗炎药

295. 骨质疏松的特殊治疗**不包括**

    A. 性激素补充治疗   B. 钙剂

    C. 双膦酸盐   D. 甲状旁腺激素

    E. 降钙素

296. 高尿酸血症是很多疾病发生发展的独立危险因素，但**不包括**

    A. 2型糖尿病   B. 痛风

    C. 高血压   D. 代谢综合征

    E. 肺间质纤维化

297. 糖尿病病人注射速效胰岛素的时间是

    A. 餐前15分钟

    B. 餐前5分钟或餐前即刻

    C. 餐前30分钟

    D. 餐前1小时

    E. 餐后15分钟

292. 答案：C

解析 股骨颈骨折以老年OP病人多见，脊柱压缩性骨折多见PMOP病人。

293. 答案：D

解析 骨质疏松症的危险因素很多，如高龄、吸烟、制动、体力活动过少、酗酒、跌倒、长期卧床、长期服用糖皮质激素、光照减少、钙和维生素D摄入不足等。

294. 答案：E

解析 骨质疏松症一般治疗包括：① 改善营养状况，补给足够的蛋白质有助于骨质疏松症及OP性骨折的治疗；② 补充钙剂和维生素D，每天元素钙的总摄入量应达800~1 200mg，同时每天补充维生素D 400~600U；③ 加强运动，多从事户外活动，加强负重锻炼；④ 纠正不良生活习惯和行为偏差，提倡低钠、高钾、高钙和高非饱和脂肪酸饮食，戒烟忌酒；⑤ 避免使用致OP药物；⑥ 对症治疗，有疼痛者可给予适量非甾体抗炎药。

295. 答案：B

解析：OP的特殊治疗包括：① 性激素补充治疗；② 选择性雌激素受体调节剂；③ 双膦酸盐；④ 降钙素；⑤ 甲状旁腺激素；⑥ 其他药物如小剂量氟化钠。补充钙剂及维生素D为OP的一般治疗。

296. 答案：E

解析 高尿酸血症与代谢综合征、2型糖尿病、高血压、心血管疾病、慢性肾病、痛风等密切相关，是这些疾病发生发展的独立危险因素。

297. 答案：B

解析 速效胰岛素类似物起效时间较快，注射时间应为餐前即刻或餐前5分钟。

298. 答案：C
解析 视网膜微血管病变是糖尿病引起失明的主要原因，也是不可逆性失明的首位原因。

299. 答案：D
解析 糖尿病酮症酸中毒的治疗过程中首先以补足液体、静脉补充胰岛素降糖等治疗为主，碳酸氢钠不作为常规应用，一般在血碳酸氢根<5.0mmol/L或血pH<7.0时开始应用。

300. 答案：C
解析 1型和2型糖尿病最根本的区别为是否还存在胰岛素分泌，因此胰岛素C肽释放试验是鉴别二者的最好指标。

301. 答案：B
解析 腹壁是注射胰岛素安全且起效快的首选部位。

302. 答案：C
解析 糖尿病酮症酸中毒治疗过程中，建议以每小时0.1U/kg静脉滴注补充胰岛素。

303. 答案：C
解析 系统性红斑狼疮（SLE）病人妊娠期间可以使用的免疫抑制剂包柳氮磺胺吡啶、硫唑嘌呤、环孢霉素、他克莫司；禁用的免疫抑制剂有甲氨蝶呤、霉酚酸酯、来氟米特、环磷酰胺、雷公藤等。

298. 糖尿病引起失明的主要原因是
    A. 青光眼　　　　　　　　B. 白内障
    C. 视网膜微血管病变　　　D. 结膜炎
    E. 角膜炎

299. 糖尿病酮症酸中毒治疗中应用碳酸氢钠的指征是
    A. 出现严重心律失常
    B. 合并严重感染
    C. 出现低钾血症
    D. 血碳酸氢根 <5.0mmol/L 或血 pH<7.0
    E. 常规应用

300. 1型和2型糖尿病最好的鉴别指标是
    A. 糖化血红蛋白
    B. 口服葡萄糖耐量试验
    C. 胰岛素C肽释放试验
    D. 空腹血糖水平
    E. 胰岛素抗体

301. 注射胰岛素安全且起效快的部位是
    A. 大腿　　　　　　　　B. 腹壁
    C. 上臂　　　　　　　　D. 臀部
    E. 静脉

302. 抢救糖尿病酮症酸中毒昏迷病人，静脉法小剂量胰岛素治疗的用量最合适是
    A. 0.4U/（kg·h）　　　　B. 0.5U/（kg·h）
    C. 0.1U/（kg·h）　　　　D. 1.0U/（kg·h）
    E. 0.7U/（kg·h）

303. 以下哪种免疫抑制剂是系统性红斑狼疮病人妊娠期**禁止**使用的
    A. 硫唑嘌呤　　　　　　B. 他克莫司
    C. 来氟米特　　　　　　D. 柳氮磺胺吡啶
    E. 环孢霉素

304. 下列哪一项**不提示**SLE活动

    A. 发热

    B. 皮疹

    C. 抗双链DNA抗体效价升高

    D. C3、CH50水平下降

    E. 抗Sm抗体阳性

305. 类风湿关节炎**不常**累及的关节是

    A. 肘关节   B. 近端指间关节

    C. 远端指间关节   D. 掌指关节

    E. 腕关节

306. 以下哪项是类风湿关节炎最为特异性的自身抗体

    A. 抗核抗体   B. 抗CCP抗体

    C. 抗Jo-1抗体   D. 类风湿因子

    E. 抗dsDNA抗体

307. Felty综合征**不包括**

    A. 血小板减少   B. 脾大

    C. 中性粒细胞增加   D. 类风湿关节炎

    E. 贫血

308. 下列对于抗核抗体（ANA）的描述，**错误**的是

    A. ANA是结缔组织病的筛选项目

    B. ANA阳性就代表结缔组织病存在

    C. ANA阳性也可见于慢性感染者

    D. ANA是针对细胞核抗原成分的抗体

    E. ANA低滴度阳性常无临床意义

309. 非甾体抗炎药的作用机制是

    A. 抑制滑膜炎   B. 增强NK细胞活性

    C. 抑制B细胞   D. 抑制T细胞

    E. 抑制环氧化酶，减少前列腺素的合成

310. 下列关于RA的临床表现的描述中，**错误**的是

    A. 晨僵时间与病情活动有关

---

304. 答案：E

解析 抗Sm抗体是诊断SLE的标记抗体之一，特异性达99%，但敏感性仅25%。有助于早期或不典型病人或回顾性诊断所用，它不代表疾病活动性。

305. 答案：C

解析 关节痛往往是类风湿关节炎（RA）的首发症状，最常受累的部位为腕关节、掌指关节、近端指间关节，其次是跖趾关节以及膝、踝、肘、肩等关节；颞下颌关节、髋关节、颈椎也可以受累；多呈对称性、持续性，但时轻时重；不包括远端指间关节。远端指间关节的受累更常见于骨性关节炎。

306. 答案：B

解析 类风湿关节炎特异性自身抗体是抗CCP抗体，其可出现在关节症状前10~15年，类风湿关节炎病人可以出现抗核抗体阳性，类风湿因子阳性，但非类风湿关节所特有。

307. 答案：C

解析 Felty综合征是指类风湿关节炎病人伴有脾大，中性粒细胞减少，有的还有贫血和血小板减少。

308. 答案：B

解析 ANA阳性的疾病很多，最常见于弥漫性结缔组织病，某些非结缔组织病也可阳性，如慢性活动性肝炎、重症肌无力、慢性淋巴细胞性甲状腺炎等，正常老年人也可出现低滴度的ANA阳性。

309. 答案：E

解析 非甾体抗炎药的作用机制是抑制环氧化酶，减少前列腺素的合成。

310. 答案：D

解析 类风湿关节炎（RA）受累关节以对称性腕、掌指、近端指间关节为主，也可以侵犯膝关节、踝关节等大关节。

B. 受累关节以对称性腕、掌指、近端指间关节为主

C. 可出现类风湿小结

D. 不侵犯膝关节、踝关节等大关节

E. 晚期常出现关节畸形

311. 答案：B
解析　晨僵、类风湿结节、血沉增快、C反应蛋白增高都与类风湿关节炎活动有关。

311. 下列与类风湿关节炎活动**无关**的是

　　A. 晨僵　　　　　　　　　　　B. 关节畸形

　　C. 类风湿结节　　　　　　　　D. 血沉增快

　　E. C反应蛋白增高

312. 答案：E
解析　向阳疹是皮肌炎病人特有的皮疹。

312. 下列哪一项**不是**系统性红斑狼疮病人的面部皮疹特点

　　A. 蝶形红斑　　　　　　　　　B. 颧部红斑

　　C. 盘状红斑　　　　　　　　　D. 常不累及鼻唇沟

　　E. 向阳疹

313. 答案：D
解析　HLA-DR4和类风湿关节炎相关，HLA-B51和白塞病相关，HLA-B27和强直性脊柱炎相关，HLA-B5801和应用别嘌呤醇引起过敏相关。

313. 强直性脊柱炎的发病与下列哪个遗传基因密切相关

　　A. *HLA-DR4*　　　　　　　　B. *HLA-B7*

　　C. *HLA-B51*　　　　　　　　D. *HLA-B27*

　　E. *HLA-B5801*

314. 答案：D
解析　急性痛风性关节炎最常受累部位是第一跖趾关节。

314. 急性痛风性关节炎最常受累部位是

　　A. 踝关节　　　　　　　　　　B. 膝关节

　　C. 肘关节　　　　　　　　　　D. 第一跖趾关节

　　E. 骶髂关节

315. 答案：B
解析　手骨性关节炎最常累及手指远端指间关节，远端指间关节骨肥大，称Heberden结节，近端指间关节骨肥大，称Bouchard结节。

315. 手远端指间关节的Heberden结节常见于

　　A. 类风湿关节炎　　　　　　　B. 骨性关节炎

　　C. 风湿热　　　　　　　　　　D. 大骨节病

　　E. 痛风性关节炎

316. 答案：D
解析　类风湿关节炎的病理基础是滑膜炎，强直性脊柱炎的病理基础是附着点炎，痛风性关节炎的病理基础是尿酸结晶的沉积，骨性关节炎病理基础是软骨变性破坏。

316. 以软骨变性破坏为主要病理改变的风湿病是

　　A. 类风湿关节炎　　　　　　　B. 强直性脊柱炎

　　C. 风湿热关节受累　　　　　　D. 骨性关节炎

　　E. 痛风性关节炎

317. 关于巨细胞动脉炎的诊断，**不正确**的是

    A. 颞动脉病理检查提示血管炎

    B. 颞动脉有压痛，搏动增强

    C. 明显头痛

    D. 血沉增快

    E. 多发生于50岁以上

318. 下列哪项**不符合**系统性红斑狼疮的血液系统改变

    A. 白细胞减少

    B. 血小板减少

    C. 自身免疫性溶血性贫血

    D. 正色素细胞性贫血

    E. 类白血病样改变

319. 非甾体抗炎药最常见的不良反应是

    A. 胃肠道溃疡、出血　　B. 转氨酶升高

    C. 肾功能损伤　　D. 心血管不良事件

    E. 皮疹

320. 类风湿关节炎的自身抗体**不包括**

    A. 类风湿因子

    B. 抗角蛋白抗体

    C. 抗环瓜氨酸多肽抗体

    D. 抗dsDNA抗体

    E. 抗核周因子抗体

321. 下列哪项**不是**类风湿关节炎的特点

    A. 晨僵

    B. 四肢大关节游走性肿痛

    C. 出现关节畸形

    D. 血清抗链球菌溶血素O滴度不高

    E. RF阳性

322. 与系统性红斑狼疮血栓形成相关的自身抗体是

    A. 抗Sm抗体　　B. 抗SSA抗体

    C. 抗心磷脂抗体　　D. 抗dsDNA抗体

    E. 抗nRNP抗体

317. 答案：B

解析 巨细胞动脉炎的病人查体示：颞动脉有压痛，搏动应减弱而不是增强。

318. 答案：E

解析 系统性红斑狼疮血液系统受累，可以出现白细胞减少、血小板减少、自身免疫性溶血性贫血、正色素细胞性贫血，不会出现类白血病样改变。

319. 答案：A

解析 消化道反应是非甾体抗炎药最常见的不良反应，包括胃肠道溃疡、出血，上腹不适、恶心、呕吐等。肝脏损害比较少见，长期应用可以出现肾功能的损伤，选择性的COX-2抑制剂要警惕心血管不良事件，可以出现皮疹，但相对少见。

320. 答案：D

解析 类风湿因子、抗角蛋白抗体、抗环瓜氨酸多肽抗体、抗核周因子抗体均为类风湿关节炎的自身抗体，抗dsDNA抗体为SLE抗体。

321. 答案：B

解析 晨僵、关节畸形、RF阳性、血清抗链球菌溶血素O滴度不高，均可以出现在类风湿关节炎，四肢大关节游走性肿痛等多见于风湿热引起的关节痛。

322. 答案：C

解析 抗Sm抗体对SLE的诊断高度特异；抗SSA抗体与干燥综合征相关，也可以见于系统性红斑狼疮，肌炎等疾病；抗心磷脂抗体与血栓形成，习惯性流产和血小板减少相关；抗dsDNA抗体对SLE的诊断高度特异，且与SLE的活动性相平行，可以用于治疗和预后的评估；抗nRNP抗体与混合性结缔组织病相关。

323. 答案：C

解析 尿路感染易感因素包括：尿路梗阻、膀胱输尿管反流、机体免疫力低下（如长期使用免疫抑制剂、糖尿病、长期卧床、严重的慢性病和艾滋病等）、神经源性膀胱、妊娠、性别（女性容易发生）、性生活、医源性因素（导尿、留置导尿管、膀胱镜检查等）、泌尿系统结构异常（如肾发育不良、肾盂及输尿管畸形、多囊肾、移植肾等）、遗传因素。

324. 答案：E

解析 膀胱炎一般无全身感染症状。

325. 答案：B

解析 尿细菌定量培养可出现假阳性或假阴性结果。假阳性主要见于：①中段尿收集不规范，标本被污染；②尿标本在室温下存放超过1小时才进行接种；③检验技术错误等。假阴性主要原因为：①近7天内使用过抗生素；②尿液在膀胱内停留时间不足；③饮水过多，尿液被稀释；④收集中段尿时，消毒药混入尿标本内；⑤感染灶排菌呈间歇性等。

326. 答案：D

解析 通常起病较急；伴有发热、全身酸痛等全身症状；腰痛程度不一，多为钝痛或酸痛；部分病人泌尿系统症状，如尿频、尿急、尿痛、排尿困难等症状不典型或缺如。所有这些症状中，会至少出现某一个。

327. 答案：A

解析 尿道综合征，部分可能由于逼尿肌与膀胱括约肌功能不协调、妇科或肛周疾病、神经焦虑等引起，也可能是衣原体等非细菌感染造成。

328. 答案：C

解析 尿路感染急性期不宜做静脉肾盂造影。

323. 下列**不属于**尿路感染易感因素的有

A. 尿路梗阻　　　　　　　B. 糖尿病

C. β溶血性链球菌感染　　D. 神经源性膀胱

E. 女性

324. 下列膀胱炎的临床表现，**不正确**的是

A. 主要表现为尿频、尿急、尿痛

B. 可有耻骨上方疼痛或压痛

C. 可出现肉眼血尿

D. 致病菌多为大肠埃希菌

E. 多伴有发热、周身酸痛等全身感染症状

325. 尿细菌定量培养出现假阳性，主要原因可能是

A. 近7天内使用过抗生素

B. 尿标本在室温下存放超过1小时

C. 饮水过多，尿液被稀释

D. 感染灶排菌呈间歇性

E. 尿液在膀胱内停留时间不足

326. 关于急性肾盂肾炎的临床表现，**不正确**的是

A. 尿频、尿急、尿痛　　　B. 腰痛

C. 发热　　　　　　　　　D. 无症状性菌尿

E. 排尿困难

327. 下列尿道综合征的病因，**不正确**的是

A. 大肠埃希菌感染

B. 衣原体感染

C. 逼尿肌与膀胱括约肌功能不协调

D. 妇科或肛周疾病

E. 神经焦虑

328. 尿路感染急性期**不宜**做的检查是

A. 超声　　　　　　　　　B. X线腹平片

C. 静脉肾盂造影　　　　　D. CT

E. 尿细菌培养

329. 尿道综合征与不典型尿路感染的区别是
  A. 女性
  B. 尿频、尿急、尿痛
  C. 排尿不适
  D. 多次检查均无真性细菌尿
  E. 尿常规正常

330. 肾盂肾炎的定位诊断，**不正确**的是
  A. 明显腰痛
  B. 尿沉渣镜检有白细胞管型，并排除间质性肾炎、狼疮肾炎等疾病
  C. 输尿管点和/或肋脊点压痛阳性
  D. 尿路刺激征
  E. 膀胱冲洗后尿培养阴性

331. 关于尿路感染的用药原则，以下**不正确**的是
  A. 无病原学结果前，一般首选对革兰氏阴性杆菌有效的抗生素
  B. 治疗3天症状无改善，应调整用药
  C. 单一药物治疗失败、严重感染时，应联合用药
  D. 临床症状消失后，可以马上停药
  E. 选用肾毒性小、副作用少的抗生素

332. 关于急性肾盂肾炎的治疗，**不正确**的是
  A. 首选对革兰氏阴性杆菌有效的药物
  B. 3天显效者无须换药
  C. 病情较轻者，可在门诊口服药物治疗，疗程5~7天
  D. 严重感染全身中毒症状明显者，应静脉给药或联系住院治疗
  E. 发热病人热退后继续用药3天再改为口服抗生素，完成2周疗程

333. 急性膀胱炎的治疗，以下**不正确**的是
  A. 疗程一般3~7天
  B. 不推荐喹诺酮类中的莫西沙星，因为该药不能在尿中达到有效浓度

C. 停服抗生素7天后，需进行尿细菌定量培养

D. 尿细菌定量培养有真性细菌尿，应继续给予1周抗生素治疗

E. 停服抗生素7天后，尿细菌定量培养阴性，表示已治愈

334. 答案：A
解析 肾结核膀胱刺激症状更为明显。

334. 以下**不支持**肾结核诊断的是

A. 膀胱刺激症状不明显

B. 一般抗生素治疗无效

C. 尿沉渣可找到抗酸杆菌

D. 尿培养结核分枝杆菌阳性

E. 静脉肾盂造影可发现肾实质虫蚀样缺损

335. 答案：B
解析 尿路感染治愈的评定标准是临床症状消失，尿细菌培养阴性，疗程结束后2周、6周复查尿菌仍阴性。

335. 尿路感染治愈的标准是

A. 临床症状消失

B. 临床症状消失，尿细菌培养阴性，疗程结束后2周、6周复查尿菌仍阴性

C. 尿菌仍阳性，但临床症状消失

D. 临床症状消失，尿细菌培养阴性，疗程结束后2周、6周无须再复查尿细菌培养

E. 临床症状好转，尿细菌培养阴性

336. 答案：E
解析 如必须留置导尿管，前3天给予抗生素可延迟尿路感染的发生。

336. 尿路感染预防措施，以下**不正确**的是

A. 多饮水、勤排尿是最有效的预防方法

B. 注意会阴部清洁

C. 尽量避免尿路器械的使用，必须应用时严格无菌操作

D. 与性生活有关的尿路感染，应于性交后立即排尿，并口服一次常用量抗生素

E. 如必须留置导尿管，1周后给予抗生素可延迟尿路感染的发生

337. 答案：A
解析 肾小球肾炎的血尿常为无痛性。

337. 肾小球肾炎的血尿特点，以下**不正确**的是

A. 疼痛性

B. 全程性

C. 镜下或肉眼血尿

D. 持续性或间歇性

E. 可以是单纯性血尿，也可伴蛋白尿、管型尿

338. 急性肾小球肾炎的临床特点，正确的是

    A. 多见于成人，男性略多

    B. 常于感染后4周起病

    C. 可伴有一过性肾功能不全

    D. 90%以上伴有肉眼血尿

    E. 不伴高血压

338. 答案：C

解析　急性肾小球肾炎，多见于儿童，男性略多；常于感染后2周起病；约30%为肉眼血尿；可有一过性高血压；可伴有一过性肾功能不全。

339. 急进性肾小球肾炎的诊断，以下**不正确**的是

    A. 免疫学检查可以有 ANCA 阳性

    B. 可伴血清C3降低

    C. 可伴有不同程度贫血

    D. 血和尿嗜酸性粒细胞增加

    E. 肾功能急剧恶化

339. 答案：D

解析　血和尿嗜酸性粒细胞增加是急性过敏性间质性肾炎的表现。

340. 以下**不属于**急性肾炎综合征表现的是

    A. 血尿　　　　　　　　B. 蛋白尿

    C. 水肿　　　　　　　　D. 贫血

    E. 一过性肾功能不全

340. 答案：D

解析　急性肾炎综合征主要表现为血尿、蛋白尿、水肿和高血压，可伴有一过性肾功能不全。

341. 关于急进性肾小球肾炎的治疗，**错误**的是

    A. 血浆置换

    B. 强化疗法无须再配合使用细胞毒药物，如环磷酰胺等

    C. 尽早开始强化免疫抑制治疗

    D. 及时明确病因诊断和免疫病理分型

    E. 甲泼尼松龙冲击治疗

341. 答案：B

解析　强化疗法需配合糖皮质激素（口服泼尼松）及细胞毒药物（环磷酰胺）。

342. 以下哪项**不是**肾病综合征的诊断标准

    A. 大量蛋白尿（>3.5g/d）

    B. 低白蛋白血症（血清白蛋白 <30g/d）

    C. 高脂血症

    D. 水肿

    E. 高血压

342. 答案：E

解析　肾病综合征的诊断标准是：①大量蛋白尿（>3.5g/d）；②低白蛋白血症（血清白蛋白<30g/d）；③水肿；④高脂血症。其中前两项是必备条件。

343. 答案：A
解析　肾病综合征的并发症是感染、血栓和栓塞、急性肾损伤、蛋白质和脂肪代谢紊乱，感染是肾病综合征的常见并发症；易发生血栓、栓塞并发症，以肾静脉血栓最为常见；因有效血容量不足而致肾血流量下降，可诱发肾前性氮质血症；少数病例可出现急性肾损伤；内分泌激素结合蛋白不足可诱发内分泌紊乱（如低 T_3 综合征等）。

344. 答案：D
解析　要求病史达 3 个月以上。

345. 答案：C
解析　新月体肾炎是急进性肾小球肾炎的病理类型。

346. 答案：D
解析　慢性肾小球肾炎（简称慢性肾炎）可发生于任何年龄，以中青年为主，男性多见。

347. 答案：A
解析　实验室检查多为轻度尿异常，尿蛋白常在 1~3g/d。

343. 关于肾病综合征的并发症，以下**不正确**的是
　　A. 易引起出血
　　B. 易发生血栓、栓塞并发症，以肾静脉血栓最为常见
　　C. 可诱发肾前性氮质血症
　　D. 感染是肾病综合征的常见并发症
　　E. 可引起低 T_3 综合征

344. 关于慢性肾小球肾炎的诊断标准，以下**错误**的是
　　A. 尿检异常（蛋白尿、血尿）
　　B. 伴或不伴水肿及高血压
　　C. 有或无肾功能损害
　　D. 以上病史达 2 个月以上
　　E. 除外继发性肾小球肾炎及遗传性肾小球肾炎

345. 以下哪项**不是**慢性肾炎的肾脏病理类型
　　A. 系膜增生性肾小球肾炎
　　B. 系膜毛细血管性肾小球肾炎
　　C. 新月体肾炎
　　D. 膜性肾病
　　E. 局灶节段性肾小球硬化

346. 慢性肾炎的临床表现，以下**不正确**的是
　　A. 水肿可有可无，一般不严重
　　B. 早期病人可无特殊症状
　　C. 可有乏力、疲倦、腰部疼痛和食欲缺乏
　　D. 可发生于任何年龄，以老年为主，女性多见
　　E. 多数起病缓慢、隐匿

347. 慢性肾炎的实验室检查，以下**错误**的是
　　A. 尿蛋白多数 >3g/d
　　B. 肾功能正常或轻度受损（肌酐清除率下降）
　　C. 尿沉渣镜检红细胞可增多，可见管型
　　D. 尿相差显微镜尿红细胞形态检查可判定血尿性质为肾小球源性血尿
　　E. 血压可正常或轻度升高

348. 慢性肾炎的治疗，下列**不正确**的是

    A. 积极控制高血压和减少尿蛋白

    B. 限制食物中的蛋白

    C. 积极应用糖皮质激素和细胞毒药物

    D. 限制食物中的磷

    E. 治疗目的是防止或延缓肾功能进行性恶化、改善或缓解临床症状及防治心脑血管并发症

348. 答案：C
解析　一般不主张积极应用糖皮质激素和细胞毒药物治疗慢性肾炎。

349. 关于慢性肾炎高血压或蛋白尿的治疗，以下**不正确**的是

    A. 如无禁忌证，应尽量首选 ACEI 和 ARB 类药物

    B. 血压控制欠佳时，可联合使用多种抗高血压药物将血压控制到靶目标值

    C. 血肌酐>264μmol/L（3mg/dl）时务必在严密观察下谨慎使用 ACEI 或 ARB 类药物，防止高血钾

    D. ACEI 和 ARB 类药物能够降低肾小球高压、高灌注和高滤过

    E. 尽管要达到减少蛋白尿的目的，但 ACEI 和 ARB 类药物的应用剂量也不能高于常规的降压剂量

349. 答案：E
解析　通常要达到减少蛋白尿的目的，ACEI 和 ARB 类药物的应用剂量需高于常规的降压剂量。

350. 链球菌感染后急性肾小球肾炎必有的临床表现是

    A. 肉眼血尿　　　　B. 镜下血尿

    C. 水肿　　　　　　D. 高血压

    E. 肾功能异常

350. 答案：B
解析　链球菌感染后急性肾小球肾炎，临床均有肾小球源性血尿，约30%为肉眼血尿。可伴有轻、中度蛋白尿，少数可呈肾病综合征范围的蛋白尿。80%的病人可有晨起眼睑及下肢水肿，可有一过性高血压。

351. 急性肾炎的主要临床表现是

    A. 水肿、蛋白尿、高血压、高脂血症

    B. 高血压、血尿、蛋白尿、低蛋白血症

    C. 水肿、血尿、蛋白尿、高血压

    D. 少尿、水肿、蛋白尿、高脂血症

    E. 少尿、水肿、血尿、低蛋白血症

351. 答案：C
解析　急性肾小球肾炎简称急性肾炎，临床特点为血尿、蛋白尿、水肿和高血压，可伴有一过性肾功能不全。

352. 诊断早期糖尿病肾病最有意义的检查是

    A. 尿常规检查

    B. 尿微量白蛋白测定

    C. 尿渗透压测定

352. 答案：B
解析　早期糖尿病肾病出现持续微量白蛋白尿，尿白蛋白排泄率持续在20~200μg/min（正常<10μg/min），肾小球滤过率正常或升高。

D. 双肾彩超

E. 肌酐清除率

353. 答案：B
解析：急进性肾小球肾炎的病理类型为新月体肾炎，光镜下肾小球囊腔50%以上有大新月体形成，是其标志性表现。

353. 诊断急进性肾小球肾炎最有价值的指标是

A. BUN、Scr迅速升高

B. 50%以上肾小球囊内有大新月体形成

C. 尿量减少但蛋白排泄量增加

D. 血清抗中性粒细胞胞浆抗体阳性

E. 影像学检查显示双肾增大

354. 答案：A
解析 肾病性水肿主要由于长期、大量蛋白尿造成血浆白蛋白过低，血浆胶体渗透压降低，液体从血管内渗入组织间隙，产生水肿；同时，由于有效血容量减少，刺激肾素-血管紧张素-醛固酮系统激活、抗利尿激素分泌增加，肾小管重吸收水、钠增多，进一步加重水肿。肾炎性水肿主要是由于肾小球滤过率下降，而肾小管重吸收功能基本正常，造成"球-管失衡"和肾小球滤过分数（肾小球滤过率/肾血浆流量）下降，导致水、钠潴留。

354. 关于肾性水肿的特点，下列**不正确**的是

A. 肾病性水肿是由于肾小球滤过率下降而导致水、钠潴留

B. 包括肾病性水肿和肾炎性水肿

C. 肾病性水肿组织间隙蛋白含量低，水肿多从下肢部位开始

D. 肾炎性水肿组织间隙蛋白含量高，水肿多从眼睑、颜面部位开始

E. 基本病理改变是水、钠潴留

355. 答案：B
解析 尿蛋白>150mg/d或尿蛋白定性试验为阳性，称为蛋白尿；随机尿白蛋白/肌酐<0.03为正常；随机尿白蛋白/肌酐0.03~0.3为微量白蛋白；随机尿白蛋白/肌酐>0.3为临床蛋白尿；尿蛋白>3.5g/d，称为大量蛋白尿。

355. 关于尿蛋白的描述，以下正确的是

A. 尿蛋白>100mg/d或尿蛋白定性试验为阳性，称为蛋白尿

B. 随机尿白蛋白/肌酐0.03~0.3为微量白蛋白尿

C. 随机尿白蛋白/肌酐>0.35为临床蛋白尿

D. 尿蛋白>3g/d，称为大量蛋白尿

E. 随机尿白蛋白/肌酐<0.02为正常

356. 答案：D
解析 心房利钠肽直接或间接参与肾性高血压的发生。

356. 肾小球疾病高血压的发生机制，下列**不正确**是

A. 水、钠潴留，血容量增加引起容量依赖性高血压

B. 肾实质缺血刺激肾素、血管紧张素分泌增加，引起肾素依赖性高血压

C. 肾内前列腺素系统降压物质生成减少

D. 心房利钠肽通常不参与肾性高血压发生

E. 交感神经系统和其他内分泌激素直接或间接参与肾性高血压的发生

357. 关于尿相差显微镜检查，下列**不正确**的是
    A. 棘形红细胞>50%，可判断为肾小球源性血尿
    B. 是判断血尿部位的重要检查
    C. 用于判断尿中红细胞的来源
    D. 以变异型红细胞为主，可判断为肾小球源性血尿
    E. 尿中出现红细胞管型，可断为肾小球源性血尿

358. 关于IgA肾病的实验室检查，以下**不正确**的是
    A. 镜下血尿
    B. 无肉眼血尿
    C. 以畸形红细胞为主
    D. 约60%的病人伴有不同程度的蛋白尿
    E. 有些病人可表现为肾病综合征（>3.5g/d）

359. 关于IgA肾病的概述，以下**不正确**的是
    A. 是目前世界范围内和我国最常见的肾小球疾病
    B. 可发生于任何年龄
    C. 是肾小球系膜区以IgA或IgA沉积为主的肾小球疾病
    D. 是终末期肾病（ESRD）的重要病因
    E. 好发于20~30岁女性

360. 以下哪项**不是**IgA肾病的特点
    A. 有镜下血尿的年轻人
    B. 有蛋白尿的老年人
    C. 血尿与上呼吸道感染或消化道感染有关
    D. 血IgA水平增高
    E. 肾活检免疫病理检查

361. 下列哪项**不是**SLE病人诊断狼疮肾炎的条件
    A. 蛋白尿持续>0.5g/d
    B. 随机尿检查尿蛋白++
    C. 肾活检病理显示为免疫复合物介导的肾小球肾炎
    D. 尿白蛋白/肌酐>0.5
    E. 红细胞管型或白细胞管型

357. 答案：A
解析 尿相差显微镜检查，棘形红细胞>5%，可判断为肾小球源性血尿。

358. 答案：B
解析 IgA肾病的尿液检查可表现为镜下血尿或肉眼血尿。

359. 答案：E
解析 IgA肾病可发生于任何年龄，但以20~30岁男性为多见。

360. 答案：B
解析 年轻人出现镜下血尿和/或蛋白尿，尤其是与上呼吸道感染有关的血尿，临床上应考虑IgA肾病的可能。有些病人起病前数小时或数天内还有消化道感染等前驱症状，主要表现为发作性的肉眼血尿。可伴有蛋白尿，多见于儿童和年轻人。IgA肾病的确诊有赖于肾活检免疫病理检查。

361. 答案：B
解析 SLE出现以下一项时即可诊断狼疮肾炎：蛋白尿持续>0.5g/d，或随机尿检查尿蛋白+++，或尿白蛋白/肌酐>0.5；细胞管型、白细胞管型、颗粒管型等；肾活检病理显示为免疫复合物介导的肾小球肾炎。

362. 答案：C

解析 对于糖尿病肾病病人的饮食，早期应限制蛋白质摄入量；肾功能正常病人，给予蛋白质0.8g/（kg·d）；肾功能不全病人，给予蛋白质0.6g/（kg·d），以优质蛋白为主；透析病人、儿童及孕妇不宜过度限制蛋白质摄入；为防止营养不良的发生，应保证给予足够的热量。

363. 答案：A

解析 肾周围脓肿常出现明显的单侧腰痛，且在向健侧弯腰时疼痛加剧。

364. 答案：E

解析 慢性肾衰竭主要为肾性贫血，肾性贫血主要由于肾组织分泌促红细胞生成素（EPO）减少所致；慢性肾衰竭同时也与缺铁、营养不良、红细胞寿命缩短、胃肠道慢性失血、炎症等因素有关。

365. 答案：D

解析 肾前性急性肾损伤常见病因包括：①有效血容量不足；②心排血量减低；③全身血管扩张；④肾动脉收缩；⑤肾血流自主调节反应受损。双侧尿路梗阻或孤立肾单侧尿路梗阻可发生肾后性急性肾损伤。

366. 答案：B

解析 慢性肾衰竭时常出现各种电解质代谢紊乱和酸碱平衡失调，其中以代谢性酸中毒和水、钠平衡紊乱最为常见。水、钠潴留导致稀释性低钠血症；肾脏排钾、镁、磷能力下降，易出现高钾血症、高镁血症、高磷血症。

367. 答案：A

解析 急性肾衰竭的诊断标准，符合下列情况之一者，即可诊断：①48小时内血清肌酐升高≥0.3mg/dl（≥26.5μmol/L）；②7天内血清肌酐较基础值升高≥50%；③尿量减少（<0.5ml/kg·h），持续≥6小时。

362. 关于糖尿病肾病病人的饮食治疗，正确的是

A. 早期不应限制蛋白质摄入量

B. 肾功能正常病人，给予蛋白质1.0g/（kg·d）

C. 为防止营养不良的发生，应保证给予足够的热量

D. 透析病人、儿童及孕妇更应限制蛋白质摄入

E. 肾功能不全病人，给予蛋白质0.8g/（kg·d），以优质蛋白为主

363. 关于肾周围脓肿的描述，以下**不正确**的是

A. 常有明显的单侧腰痛，且在向患侧弯腰时疼痛加剧

B. 多有糖尿病、尿路结石等易感因素

C. 致病菌常为革兰氏阴性杆菌，尤其是大肠埃希菌

D. 为严重肾盂肾炎直接扩展所致

E. 治疗主要是加强抗感染治疗和/或局部切开引流

364. 慢性肾衰竭贫血的主要原因是

A. 缺铁
B. 营养不良
C. 胃肠道慢性失血
D. 炎症
E. 肾组织分泌促红细胞生成素（EPO）减少

365. 下列哪项**不是**引起肾前性急性肾损伤的原因

A. 创伤、手术或出血

B. 剧烈呕吐、腹泻或过度利尿

C. 心力衰竭

D. 双侧尿路梗阻或孤立肾单侧尿路梗阻

E. 大量应用血管扩张剂

366. 慢性肾衰竭**不会**出现下列哪种情况

A. 代谢性酸中毒
B. 低磷血症
C. 高钾血症
D. 高镁血症
E. 低钠血症

367. 以下哪项是急性肾衰竭的诊断标准

A. 48小时内血清肌酐升高≥0.3mg/dl（≥26.5μmol/L）

B. 肾功能在72小时内突然减退

C. 7天内血清肌酐较基础值升高≥30%

D. 每天血钾上升1.0~2.0mmol/L

E. 尿量减少（<0.5ml/kg·h），持续≥24小时

368. 肺癌局部扩展引起的症状和体征，**不包括**

    A. 呼吸困难   B. 胸痛

    C. 声音嘶哑   D. 吞咽困难

    E. 胸腔积液

369. 副癌综合征表现**不包括**

    A. 原发性肥大性骨关节病   B. 异位 ACTH 综合征

    C. 神经肌病综合征   D. 低钙血症

    E. 类癌综合征

370. 肺癌远处转移引起的症状和体征，**不包括**

    A. 中枢神经系统转移   B. 骨骼转移

    C. 腹部转移   D. 淋巴结转移

    E. 胸腔积液

371. 肺癌常用的化学治疗药物，**不包括**

    A. 铂类   B. 吉西他滨

    C. 培美曲塞   D. 紫杉类

    E. 厄洛替尼

372. 如出现高亢的干咳伴呼吸困难时应警惕

    A. 肺炎   B. 哮喘

    C. 肺癌   D. 喉炎

    E. 肺脓肿

373. 下列哪项**不是**非小细胞肺癌的组织病理学类型

    A. 燕麦细胞癌   B. 鳞状上皮细胞癌

    C. 腺癌   D. 大细胞癌

    E. 类癌

368. 答案：A

解析 肺癌局部扩展引起的症状和体征有：①胸痛；②声音嘶哑；③吞咽困难；④胸腔积液；⑤上腔静脉阻塞综合征；⑥Horner 综合征；⑦心包积液。

369. 答案：D

解析 肺癌非转移性胸外表现也称副癌综合征，主要有以下表现：①内分泌综合征：抗利尿激素分泌异常综合征、异位 ACTH 综合征、高钙血症、异位分泌促性腺激素；②骨骼-结缔组织综合征：原发性肥大性骨关节病、神经-肌病综合征、血液学异常及其他。

370. 答案：E

解析 胸腔积液为肺癌局部扩展引起的症状和体征。

371. 答案：E

解析 厄洛替尼为以 $EGFR$ 突变阳性为靶点 EGFR-酪氨酸激酶抑制剂。

372. 答案：C

解析 急性发作的刺激性干咳伴有发热、声嘶，常为急性喉、气管和支气管炎。常年咳嗽，秋冬季加重提示慢性阻塞性肺疾病。急性发作的咳嗽伴胸痛，可能是肺炎。发作性干咳（尤其在夜间规律发作），可能是咳嗽型哮喘，高亢的干咳伴有呼吸困难可能是支气管肺癌累及气管或主支气管，持续而逐渐加重的刺激性咳嗽伴有气促（气短）则考虑特发性肺纤维化或支气管肺泡癌。

373. 答案：A

解析 非小细胞癌的组织病理学分类：①鳞状上皮细胞癌（简称鳞癌），包括乳头型、透明细胞型、小细胞型和基底细胞样型；②腺癌，包括腺泡状腺癌、乳头状腺癌、支气管肺泡癌、伴黏液产生的实性腺癌及腺癌混合亚型；③大细胞癌，包括大细胞神经内分泌癌、复合性大细胞神经内分泌癌、基底细胞样癌、淋巴上皮瘤样癌、透明细胞癌、伴横纹肌样表型的大细胞癌；④其他，腺鳞癌、类癌、肉瘤样癌、唾液腺型癌（腺样囊性癌、黏液表皮样癌）等。小细胞肺癌包括燕麦细胞型、中间细胞型、复合燕麦细胞型。

374. 答案：B
解析 原发性肝癌位于第一肝门区，压迫肝门引起黄疸、腹水者可考虑试行放射治疗。

375. 答案：B
解析 原发性支气管肺癌的发病有关因素包括：吸烟、职业致癌因子、空气污染、电离辐射、饮食与营养、遗传与基因改变，其他因素如结核病、病毒感染、真菌感染等。

376. 答案：E
解析 原发肺癌引起的临床症状包括：咳嗽、发热、痰血或咯血、气短或喘鸣、体重下降。

377. 答案：A
解析 Horner综合征是由于病变阻断了颈交感神经通路而引起的眼、瞳孔、眼睑等改变的一组病因复杂的病征。临床表现为典型的三联征：眼裂变小、瞳孔缩小及同侧面部少汗。

378. 答案：E
解析 巨块型肝癌是指肿块直径大于10cm，巨块型易发生破裂出血。传统上按肿瘤大小分为小肝癌（直径≤5cm）和大肝癌（直径>5cm）两类。新的分类：微小肝癌直径≤2cm；小肝癌>2~5cm；大肝癌>5~10cm和巨大型肝癌>10cm。按照病理形态分为巨块型、结节型和弥漫型。弥漫型肝癌影响肝功能，死亡原因多为肝功能衰竭。

379. 答案：B
解析 CT是诊断肝癌的重要的影像学检查手段，平扫CT可以在肝脏上看到单个或者是多发的圆形，类圆形的低密度病灶。如果注射增强对比剂，可以在动脉期看到肝实质内的病灶明显的强化，要强于周围正常的肝实质，而到了门静脉期或者是实质期。这些病灶的强化的密度，就会低于周围正常的肝脏，称之为"快进快出"。

374. 原发性肝癌在下列哪种情况下仍可考虑试行放射治疗
    A. 有严重的肝功能损害并伴有肝硬化
    B. 肿瘤位于第一肝门区，压迫肝门引起黄疸、腹水
    C. 一般情况差，伴有黄疸、腹水
    D. 炎症型肝癌
    E. 伴有肝外转移

375. 原发性支气管肺癌的发病有关因素，**不包括**
    A. 吸烟   B. 噪音
    C. 空气污染   D. 电离辐射
    E. 饮食与体力活动

376. 原发肺癌引起的临床表现，**不包括**
    A. 咳嗽、发热   B. 痰血或咯血
    C. 气短或喘鸣   D. 体重下降
    E. 咽下困难

377. 肺癌引起Horner综合征是由于
    A. 肺癌压迫颈交感神经
    B. 肺癌压迫上腔静脉
    C. 肺癌压迫喉返神经
    D. 肺癌压迫膈神经
    E. 肺癌侵犯纵隔

378. 原发性肝癌经按大体形态分型，下述**错误**的是
    A. 巨块型易发生坏死引起肝破裂
    B. 巨块型癌直径>10cm
    C. 孤立的直径<5cm的癌结节称为小肝癌
    D. 弥漫型往往因肝功能衰竭而死亡
    E. 结节型易发生癌结节破裂出血

379. 关于原发性肝癌的CT表现，**错误**的是
    A. 强化类型为肝动脉供血型
    B. 增强扫描为"快进慢出"型
    C. 平扫肿块内可有高密度影
    D. 肝门可变形移位
    E. 平扫肿块内可有更低密度区

380. Ⅱ期非小细胞肺癌的首选治疗是

    A. 化学治疗

    B. 单纯治疗

    C. 生物治疗

    D. 手术治疗

    E. 化学治疗及放射治疗

380. 答案：D
解析　Ⅱ期非小细胞肺癌的首选治疗为手术治疗，5年生存率约40%。

381. 肺癌筛查的首选方法是

    A. X线正侧位胸片

    B. 低剂量胸部CT

    C. 核素

    D. MRI检查

    E. 经皮胸腔穿刺肺活检

381. 答案：B
解析　肺癌筛查的首选方法是低剂量CT。很多早期的肺癌病灶非常小，甚至只有几毫米，有很多病灶呈磨玻璃样改变，没有明显的实性成分，这些病灶在常规的胸部X线片上很难被发现。常规的胸部X线片上，心影、膈肌均会遮挡部分肺组织，致使这些部位的小病灶很容易被漏诊。CT的分辨率高又是断层扫描，还可以进行多角度重建，可以很圆满的解决胸片存在的问题，而低剂量CT辐射量较小，非常适合进行筛查。

382. 食管癌中晚期症状**不包括**

    A. 胸骨后不适烧灼感

    B. 进行性吞咽困难

    C. 食物反流

    D. 咽下疼痛

    E. 声嘶、呛咳

382. 答案：A
解析　胸骨后不适烧灼感是食管癌的早期症状。

383. 早期食管癌内镜治疗的方式，**不包括**

    A. 内镜黏膜切除术

    B. 多换套扎黏膜切除术

    C. 内镜黏膜下剥离术

    D. 内镜下非切除治疗

    E. 内镜下癌肿消融术

383. 答案：E
解析　内镜下癌肿消融术是中晚期食管癌的内镜治疗方式。

384. 食管癌典型症状是

    A. 哽噎感

    B. 胸骨后不适

    C. 进行性吞咽困难

    D. 胸骨后牵拉样痛

    E. 胸骨后烧灼感

384. 答案：C
解析　进行性吞咽困难是食管癌较晚期临床典型表现，早期食管癌症状多不典型，主要症状有胸骨后不适、烧灼感、牵拉样痛以及哽咽感，时轻时重，易被忽略。

385. 食管癌的发病有关因素，**不包括**

    A. 亚硝胺类化合物和真菌毒素

    B. 慢性理化刺激及炎症

    C. 空气污染

    D. 营养因素

    E. 遗传因素

385. 答案：C
解析　食管癌的发病有关因素包括：亚硝胺类化合物和真菌毒素、慢性理化刺激及炎症、营养因素、遗传因素及癌基因。

386. 答案：E
解析 食管黏膜增粗迂曲呈蚯蚓状为食管静脉曲张。

387. 答案：A
解析 肝癌一般可见低回声光团。

388. 答案：B
解析 胃癌癌前变化分为癌前疾病（即癌前状态）和癌前病变，前者是指与胃癌相关的胃良性疾病，有发生胃癌的危险性；后者是指较易转变为癌组织的病理学变化，主要指异型增生。

389. 答案：A
解析 胃癌的好发部位依次为胃窦58%、贲门20%、胃体15%、全胃或大部分胃7%。

390. 答案：E
解析 胃癌一般先转移到局部淋巴结再到远处淋巴结；转移到左锁骨上淋巴结时，称为Virchow淋巴结。

391. 答案：B
解析 胃癌细胞侵及浆膜层脱落入腹腔，种植于肠壁和盆腔，如种植于卵巢，称为Krukenberg瘤。

386. 下列**不属于**食管癌的X线征象的是
A. 管腔不规则狭窄
B. 不规则的充盈缺损
C. 不规则的龛影
D. 局部管壁僵硬不能扩张
E. 黏膜增粗迂曲呈蚯蚓状

387. 下列**不属于**肝癌超声表现的是
A. 肝癌一般可见强回声光团
B. 肿瘤周边晕环的厚度约为肿瘤的1/10
C. 肝癌在超声检查时，多为相对较均匀的低回声
D. 肿瘤周边多可见低回声的晕环
E. 如果肿瘤内部有脂肪变性、肝窦扩张、出血、坏死、间质纤维变等，其内部回声可不均匀

388. 下列哪项是胃癌癌前病变
A. 肠上皮化生　　　　B. 异型增生
C. 胃息肉　　　　　　D. 残胃炎
E. 萎缩性胃炎

389. 胃癌的好发部位最多见于
A. 胃窦　　　　　　　B. 贲门
C. 胃体　　　　　　　D. 全胃
E. 大部分胃

390. 胃癌转移到下列哪项时称为Virchow淋巴结
A. 肠系膜淋巴结　　　B. 颌下淋巴结
C. 耳后淋巴结　　　　D. 颈前淋巴结
E. 左锁骨上淋巴结

391. 胃癌细胞种植于下列哪项者称为Krukenberg瘤
A. 肠壁　　　　　　　B. 卵巢
C. 腹膜　　　　　　　D. 肾上腺
E. 肾

392. 下列哪项**不适合**内镜下黏膜切除术或黏膜下剥离术
    A. 无溃疡的任何大小的黏膜内肠型胃癌
    B. <3cm的伴有溃疡的黏膜内肠型胃癌
    C. 直径小于2cm的早期胃癌
    D. 无淋巴转移的黏膜内胃癌
    E. 溃疡型胃癌

392. 答案：E
解析　溃疡型胃癌需手术治疗。

393. 下列哪项是胃癌的X线征象
    A. 项圈征　　　　　　　B. 狭颈征
    C. Hampton线　　　　　D. 黏膜皱襞车轮状纠集
    E. 指压迹征

393. 答案：E
解析　指压迹征为胃癌的X线征象。项圈征、狭颈征、黏膜皱襞车轮状纠集为良性溃疡X线征象。Hampton线为肺动脉末梢梗死导致的肺梗死影像学表现。

394. 幽门螺杆菌感染与下列何种癌症有关
    A. 肝癌　　　　　　　　B. 胶质细胞瘤
    C. 胃癌　　　　　　　　D. 结肠癌
    E. 宫颈癌

394. 答案：C
解析　1994年WHO下属的国际癌症研究机构将幽门螺杆菌感染定为人类Ⅰ类致癌原因。

395. 从病理学角度进行分期，下列属于早期胃癌概念的是
    A. 局限于胃窦内　　　　B. 直径在2cm以内
    C. 局限于黏膜及黏膜下层　D. 尚未侵及浆膜层
    E. 无淋巴结转移

395. 答案：C
解析　从病理学角度来分期，早期胃癌是指局限在黏膜和黏膜下层的胃癌，而无论其是否伴有淋巴结转移。

396. 目前对早期胃癌检查的最佳组合是
    A. 气钡双重对比造影+胃镜
    B. 气钡双重对比造影+MRI
    C. 气钡双重对比造影+超声
    D. 气钡双重对比造影+CT
    E. 胃镜+PET

396. 答案：A
解析　胃癌诊断主要依赖X线钡剂检查和胃镜加活检。

397. 单个肝癌结节直径多大称为小肝癌
    A. <3cm　　　　　　　　B. <5cm
    C. <1cm　　　　　　　　D. <4cm
    E. <2cm

397. 答案：A
解析　单个肝癌结节直径<3cm或相邻两个肝癌结节直径之和小于<3cm者称为小肝癌。

398. 肝细胞肝癌的肝动脉供血超过
    A. 10%　　　　　　　　B. 30%

398. 答案：D
解析　正常肝脏的肝动脉供血约占30%，与之不同的是，肝细胞肝癌的肝动脉供血超过90%，这是目前肝癌影像诊断及介入治疗的重要组织学基础。

C. 60%   D. 90%

E. 100%

399. 答案：A
解析 肝细胞肝癌最常见血行转移部位是肺，其他部位有胸、肾上腺、肾及骨骼，甚至可见肝静脉中癌栓延至下腔静脉及右心房。

399. 肝细胞肝癌最常见血行转移部位是

A. 肺   B. 胸

C. 肾上腺   D. 肾

E. 骨骼

400. 答案：C
解析 CEA为存在于结肠癌细胞及正常胚胎的结肠黏膜上皮细胞的一种糖蛋白；POA是一种糖蛋白，胰腺癌的POA的阳性率为95%；CA19-9是一种糖脂，85%~95%的胰腺癌病人该项指标较高；CA12-5是上皮性卵巢癌和子宫内膜癌的标志物。

400. 肝细胞癌特异性标志物是

A. CEA   B. CA19-9

C. AFP   D. CA12-5

E. POA

401. 答案：D
解析 肝癌高危人群指各种原因所致的慢性肝炎、肝硬化以及>35岁的HBV或HCV感染者，应每6~12个月行超声和AFP检测。

401. 下列哪项**不是**肝癌高危人群

A. 慢性肝炎   B. 肝硬化

C. >35岁的HBV感染者   D. 脂肪肝

E. >35岁的HCV感染者

402. 答案：C
解析 AFP对诊断本病有相对的特异性，放射免疫法测定持续血清AFP≥400μg/L，并能排除妊娠、活动性肝病等，即可考虑肝癌的诊断。临床上约30%的肝癌病人AFP为阴性。

402. AFP对肝细胞癌的临床价值，下列哪一项是**错误**的

A. 为反映病情变化和疗效的敏感指标

B. 有助于检出亚临床期复发和转移

C. 只要AFP>500μg/L就可确诊为肝细胞癌

D. 检测AFP为目前最好的早期诊断方法之一

E. 为肝癌血清学诊断特异性最高的标志物

403. 答案：C
解析 超声检查是目前肝癌筛查的首选方法，简便易行、价格低廉及无创，可检出直径大于1cm的占位病变。

403. 肝癌初筛的影像学检查方法是

A. CT   B. DSA

C. 超声   D. MRI

E. CTAP

404. 答案：D
解析 原发性肝癌的病理类型分为肝细胞性肝癌、胆管细胞性肝癌、混合型肝癌，其中肝细胞性肝癌最为多见，约占原发性肝癌的90%。

404. 原发性肝癌的最常见病理类型为

A. 胆管细胞性肝癌   B. 未分化癌

C. 腺癌   D. 肝细胞性肝癌

E. 混合型肝癌

405. 需与肝癌鉴别的最常见疾病为

    A. 肝肉瘤

    B. 肝转移瘤

    C. 肝炎性假瘤

    D. 肝血管瘤

    E. 肝包虫病

406. 下列**不是**胰岛素治疗不良反应的是

    A. 低血糖

    B. 胰岛素过敏反应

    C. 注射部位感染

    D. 体重增加

    E. 食欲增加

A2型题

1. 病人，女性，35岁，既往患支气管哮喘，现由于患急性风湿热，服用阿司匹林后，出现哮喘发作，诊断为"阿司匹林哮喘"，其发生的机制是

    A. 抗原-抗体反应引起

    B. 乙酸水杨酸使前列腺素（PG）合成增加使支气管痉挛

    C. 乙酸水杨酸引起白三烯增加所引起

    D. 乙酸水杨酸诱发过敏物质释放所引起

    E. 风湿热引起支气管平滑肌痉挛

2. 病人，男性，40岁，哮喘史30年，近1周咳嗽、气喘，昨夜气短突然加重。查体：发绀、大汗，两肺叩诊过清音，满布哮鸣音，左肺呼吸音减弱，心率126次/min，律齐。用氨茶碱激素治疗后哮鸣音稍改善，但气短无好转。病情加重的原因最可能是

    A. 哮喘引起严重支气管痉挛

    B. 哮喘并发左心衰竭

    C. 哮喘并发气胸

    D. 哮喘继发肺部感染

    E. 哮喘并发呼吸衰竭

3. 病人，男性，42岁，右肺上叶前段炎症入院。追问病史，近半年曾2次患右上肺炎。应首选检查

    A. 分层摄片

    B. 胸部CT

    C. 纤维支气管镜

    D. 血癌胚抗原

    E. 胸部磁共振成像

405. 答案：B

解析 临床上原发性肝癌常需与继发性肝癌、肝硬化、肝脓肿、胰腺癌等疾病相鉴别。

406. 答案：E

解析 胰岛素注射常见的不良反应有低血糖、体重增加、胰岛素过敏、注射部位感染、注射部位脂肪萎缩等，但一般不会直接引起食欲增加。

1. 答案：C

解析 某些哮喘病人服用阿司匹林后可诱发哮喘，即为"阿司匹林哮喘"，并非由抗原-抗体反应引起，而与药物抑制PG合成进而引起白三烯及其他脂氧酶代谢产物等内源性支气管收缩物水平升高有关，这种哮喘用肾上腺素治疗无效。

2. 答案：C

解析 哮喘的病人出现单侧的呼吸音减弱，心率增快，应用平喘药物后症状不能缓解的，需要考虑气胸可能。

3. 答案：C

解析 反复出现同一部位的肺部感染需要警惕局部支气管异物阻塞，包括支气管结核和早期肺肿瘤，需要进一步给予纤维支气管镜检查，以了解支气管占位情况和病理性质。

4. 答案：B

解析 根据病史该病人诊断为肺栓塞，肺栓塞的次大面积栓塞，在病人无右心功能不全表现时，不主张溶栓治疗，可考虑抗凝治疗。

5. 答案：D

解析 脏胸膜无一般感觉神经纤维分布，对痛不敏感；而壁胸膜有来自肋间神经和膈神经丰富分支的分配，所以对痛刺激极为敏感。当炎症累及到了壁胸膜，则发生胸痛。

6. 答案：D

解析 肺泡蛋白质沉积症（PAP）以肺泡和细支气管腔内充满PAS染色阳性，来自肺的富磷脂蛋白质物质为其特征。好发于青中年，男性发病约3倍于女性。治疗方面主要针对如何清除沉着于肺泡内蛋白样物质。近年来用双腔气管导管（Carlen导管）或纤维支气管镜一侧肺或肺叶的生理盐水灌洗，定期交替进行。

7. 答案：B

解析 病人诊断为肺炎伴休克，临床应首先考虑为感染中毒性休克。在处理上，使用血管活性药物及肾上腺皮质激素是可以的，但最主要的是应首先补充血容量，因为在感染性休克病人常常出现外周循环血量不足。使用利尿剂及强心剂是错误的。

4. 病人，男性，35岁，20天前因地震砸伤致右股骨干骨折，经内固定手术治疗，2小时前突然出现呼吸困难，胸痛伴咯血。查体：BP 120/70mmHg，颈静脉无怒张，肝颈征阴性，$A_2 > P_2$。CTPA：肺栓塞。UCG及血流动力学监测示：右室运动功能正常。最适当的治疗是

A. 溶栓治疗

B. 抗凝治疗

C. 糖皮质激素

D. 抗生素和支气管舒张药

E. 强心利尿

5. 病人，女性，40岁，2天前突感右侧胸痛，伴发热、咳嗽、咳痰。查体：右肺可闻及少许湿啰音，胸片示右下肺炎。病人胸痛是由于炎症累及

A. 脏胸膜   B. 肺泡

C. 肺间质   D. 壁胸膜

E. 肺血管

6. 病人，男性，40岁，活动后气短半年。胸片两肺弥漫性结节影融合成片。纤维支气管镜肺活检示肺泡及细支气管有嗜酸PAS阳性物质充塞，应给予哪项治疗

A. 糖皮质激素

B. 免疫抑制剂

C. 支气管扩张剂

D. 肺叶灌洗

E. 随访观察

7. 病人，男性，28岁，因咳嗽、咳痰、发热3天就诊。查体：体温39℃，血压80/50mmHg，心率140次/min。治疗除控制感染外，首先的处理应该是

A. 使用强心剂

B. 补充血容量

C. 使用血管活性药物

D. 使用大剂量肾上腺皮质激素

E. 使用利尿剂

8. 病人，男性，60岁，急性肺脓肿，经内科积极治疗半年，症状改善，但仍有3cm大小脓腔未闭合，进一步治疗应考虑

    A. 气管内给药　　　　B. 继续用抗生素

    C. 体位引流　　　　　D. 纤维支气管镜吸引

    E. 外科手术

8. 答案：E

解析　肺脓肿的手术治疗指征：病程超过三个月，经内科治疗无效，脓腔不缩小或者是脓腔过大（超过5cm），预计不容易闭合。

9. 病人，男性，34岁，既往体健，突发寒战，高热39~40℃，咳嗽，胸痛，咳黏液脓痰，第2天症状加重，气促，烦躁，神志模糊，四肢厥冷，出汗，指端发绀，R 35次/min，HR 120次/min，BP 80/50mmHg。最可能的诊断是

    A. 自发性气胸　　　　B. 胸膜炎

    C. 重症肺炎　　　　　D. 肺梗死

    E. 真菌性肺炎

9. 答案：C

解析　病人起病急，有寒战、高热、咳嗽、咳痰、胸痛，考虑有肺炎存在，且符合重症肺炎的诊断标准：意识障碍，R>30次/min，BP<90/60mmHg，故诊断为重症肺炎。

10. 病人，女性，77岁，间断咳嗽、喘息30余年，近5年出现下肢水肿。2周前受凉感冒后咳嗽、喘息加重。查体：球结膜水肿，双肺可闻及干、湿啰音，双下肢轻度水肿。血气分析：pH 7.32，PO_2 51mmHg，PCO_2 78mmHg。不宜采用的治疗措施是

    A. 静脉滴注呼吸兴奋剂

    B. 持续低流量吸氧

    C. 静脉滴注光谱抗生素

    D. 雾化吸入M受体拮抗剂

    E. 口服糖皮质激素

10. 答案：A

解析　根据资料，该病人诊断AECOPD、Ⅱ型呼吸衰竭。治疗原则上主要是控制感染、低流量吸氧、平喘、解痉，根据病情使用糖皮质激素。呼吸衰竭病人如出现呼吸抑制才考虑使用呼吸兴奋剂，且要保持气道通畅的条件下应用。

11. 病人，男性，63岁，因头晕1个月就诊，连续3天监测血压在166/80mmHg到170/84mmHg之间，无其他疾病史，目前可选用的抗高血压药物是

    A. 卡托普利　　　　　B. 氨氯地平

    C. 酒石酸美托洛尔　　D. 氢氯噻嗪片

    E. 厄贝沙坦氢氯噻嗪

11. 答案：E

解析　当SBP≥160mmHg和/或DBP≥100mmHg，即联合药物起始治疗或用固定复方制剂。

12. 病人，男性，58岁，乏力10天就诊，既往有高血压病史5年，平时口服福辛普利钠10mg每日1次，血压

12. 答案：C

解析　吲达帕胺为排钾利尿药，容易致低血钾，当出现乏力时，首先考虑是否有低血钾。

控制可，近半年自行更换为吲达帕胺2.5mg每日1次，首先需要完善的检查是

A. 肝功能　　　　　　　　　B. 肾功能

C. 血清钾离子浓度　　　　　D. 心肌酶谱

E. 甲状腺功能

---

13. 答案：C

解析　硝苯地平控释片可引起便秘。

13. 病人，男性，71岁，因便秘就诊，既往有高血压和2型糖尿病，现口服阿司匹林、瑞舒伐他汀钙、硝苯地平控释片、盐酸二甲双胍片、沙格列汀片，因便秘严重，首先考虑更换的药物是

A. 阿司匹林肠溶片　　　　　B. 瑞舒伐他汀钙片

C. 硝苯地平控释片　　　　　D. 二甲双胍片

E. 沙格列汀片

---

14. 答案：C

解析　若首诊SBP≥180mmHg和/或DSP≥110mmHg，无明确症状者，排除其他可能的诱因，并安静休息后复测血压仍达此标准，即可确诊高血压，建议立即给予药物治疗。

14. 病人，男性，56岁，BMI 28kg/m²，体格检查时测血压为186/90mmHg，但无任何不适，无任何诱发因素，安静休息30分钟后复测血压为184/90mmHg，此时的处理**不正确**的是

A. 低盐饮食　　　　　　　　B. 减轻体重

C. 先观察1个月　　　　　　D. 可确诊为高血压

E. 立即药物治疗

---

15. 答案：D

解析　高血压分级：收缩压140~159mmHg和/或舒张压90~99mmHg为1级，收缩压160~179mmHg和/或舒张压100~109mmHg为2级，收缩压≥180mmHg和/或舒张压≥110mmHg为3级。该病人血压为高血压2级，合并糖尿病为极高危。

15. 病人，男性，65岁，高血压病史5年，最高血压156/106mmHg，2型糖尿病病史2年，高血压的诊断正确的是

A. 高血压1级高危　　　　　B. 高血压1级极高危

C. 高血压2级高危　　　　　D. 高血压2级极高危

E. 高血压3级高危

---

16. 答案：D

解析　痛风病人禁用噻嗪类利尿剂，该药可使尿酸进一步升高。

16. 病人，男性，48岁，高血压病史5年，痛风病史2年，**不能**选用的抗高血压药物是

A. 赖诺普利　　　　　　　　B. 氯沙坦钾

C. 硝苯地平控释片　　　　　D. 氢氯噻嗪

E. 酒石酸美托洛尔

17. 病人，女性，56岁，体检发现血压高，无不适，其父于49岁死于急性心肌梗死。查体：BP 150/90mmHg。实验室检查：总胆固醇5.9mmol/L，24小时尿蛋白350mg，对该病人高血压的诊断为

A. 高血压1级高危
B. 高血压2级高危
C. 高血压2级极高危
D. 高血压2级中危
E. 高血压1级极高危

17. 答案：E
解析　高血压分级：详见本节A2型题15题解析。该病人血压为高血压1级，24小时尿蛋白≥300mg，伴随肾脏损害，为极高危组。

18. 病人，女性，48岁，患支气管哮喘和高血压，为控制血压应**禁用**的抗高血压药为

A. ACEI
B. β受体阻滞剂
C. CCB
D. 利尿剂
E. 复方利血平氨苯蝶啶片

18. 答案：B
解析　哮喘病人禁用β受体阻滞剂。

19. 病人，男性，60岁，高血压10年，缺血性卒中2年，为降低脑卒中复发风险，推荐标准降压目标为

A. <150/90mmHg
B. <140/90mmHg
C. <130/80mmHg
D. <120/80mmHg
E. <160/90mmHg

19. 答案：B
解析　对脑卒中二级预防，一般建议降压目标可为<140/90mmHg，如耐受良好，可<130/80mmHg，高龄<150/90mmHg。

20. 病人，女性，32岁，体检发现血压升高。查体：腹部可闻及血管杂音，最可能的诊断是

A. 肾实质性高血压
B. 肾动脉狭窄
C. 原发性醛固酮增多症
D. 嗜铬细胞瘤
E. 恶性高血压

20. 答案：B
解析　年轻高血压病人，腹部可闻及血管杂音，考虑肾动脉狭窄可能性大。

21. 病人，男性，65岁，高血压5年，间断口服抗高血压药，劳累后出现呼吸困难，不能平卧。查体：血压240/120mmHg，双肺满布湿啰音，宜选下列哪种药物降压

A. 硝酸甘油
B. 硝普钠
C. 硝苯地平
D. 卡托普利
E. 氢氯噻嗪

21. 答案：B
解析　该病人出现高血压急症：急性左心衰竭，此时首选静脉抗高血压药硝普钠。硝普钠同时直接扩张静脉和动脉，降低前后负荷，可用于各种高血压急症。

22. 答案：E
解析 高血压急症：首选静脉抗高血压药，避免短效口服药（如硝苯地平）。降压速度：初始1小时内平均动脉压下降不超过治疗前水平的25%，随后的2~6小时内血压降至160/100mmHg左右，待病情初步控制后及时转诊。

22. 病人，男性，58岁，吸烟30年，突发右侧肢体偏瘫2小时就诊。查体：血压220/140mmHg，右侧上下肢肌力0级，病理征阳性，头颅CT示左侧基底节区脑出血，在基层医院此时的处理正确的是
A. 尽快降压达标
B. 含服硝苯地平迅速降压
C. 血压完全控制平稳后转诊
D. 初始1小时内平均动脉压下降超过治疗前水平的25%
E. 2~6小时内血压降至160/100mmHg左右

23. 答案：A
解析 老年病人，糖尿病病史较长，心绞痛发作时可无胸痛，仅为乏力、胸闷等非特异性症状。

23. 病人，男性，75岁，2型糖尿病10年，近1周感乏力不适，间断出现与活动有关的胸闷气短，无胸痛，诊断首先考虑
A. 急性冠脉综合征　　　　B. 肺动脉栓塞
C. 气胸　　　　　　　　　D. 心脏神经症
E. 糖尿病植物神经病变

24. 答案：D
解析 急性心肌梗死合并心力衰竭，应用β受体阻滞剂会加重病情。

24. 病人，男性，55岁，10小时前出现胸痛。查体：血压140/76mmHg，呼吸急促，端坐位，双肺满布湿啰音。超声心动图：V_1~V_5导联ST段抬高0.5~0.8mV。下列药物**不宜**应用的是
A. 吗啡　　　　　　　　　B. 硝酸甘油
C. 呋塞米　　　　　　　　D. 美托洛尔
E. 贝那普利

25. 答案：B
解析 该病人突发呼吸困难，咳粉红色泡沫痰，为急性左心衰竭，血压明显升高。硝普钠为动、静脉血管扩张剂，起效快，可迅速降压，减轻心脏负荷，缓解急性左心衰竭症状。

25. 病人，男性，56岁，吸烟30年，每天20支，高血压病史6年，突起呼吸困难，咳粉红色泡沫痰，血压190/100mmHg，该病人此时最佳治疗药物是
A. 去乙酰毛花苷　　　　　B. 硝普钠
C. 多巴胺　　　　　　　　D. 硝酸甘油
E. 氨茶碱

26. 答案：B
解析 病人既往有心肌梗死病史，无再次急性心肌梗死的依据，出现一般活动受限，休息时无症状，为NYHA Ⅱ级。

26. 病人，男性，66岁，既往有心肌梗死病史，近1周散步时感气短、乏力，休息时无不适。查体：双肺未闻及啰音，心界向左扩大，双下肢无水肿。心电图：窦

性心律，V_1~V_3导联ST段抬高，T波低平，肌钙蛋白T正常，该病人目前心功能分级是

A. NYHA Ⅰ级 　　　B. NYHA Ⅱ级

C. Killip Ⅰ级 　　　D. Killip Ⅱ级

E. NYHA Ⅲ级

27. 病人，男性，68岁，因急性下壁心肌梗死入院，第3天发现心尖部出现3/6级粗糙的收缩期杂音，伴喀喇音，该病人最可能出现

A. 心室壁瘤 　　　B. 心脏梗死后综合征

C. 室间隔穿孔 　　　D. 二尖瓣穿孔

E. 乳头肌功能失调

27. 答案：E
解析　心肌梗死后乳头肌功能失调、断裂总发生率可高达50%。心尖区出现中晚期喀喇音及吹风样杂音。

28. 病人，男性，45岁，高血压5年，2型糖尿病2年，LDL-C的目标值是

A. LDL-C≤4.9mmol/L

B. LDL-C≤3.4mmol/L

C. LDL-C≤2.6mmol/L

D. LDL-C≤2.0mmol/L

E. LDL-C≤1.8mmol/L

28. 答案：E
解析　高血压合并至少一项以下疾病或情况，建议LDL-C≤1.8mmol/L：①慢性肾脏病；②≥40岁糖尿病；③严重高胆固醇血症TC≥7.2mmol/L或LDL-C≥4.9mmol/L。

29. 病人，女性，42岁，反复上腹痛3年，饥饿时明显，进食后很快缓解，春季多发。最可能诊断是

A. 慢性胃炎 　　　B. 功能性消化不良

C. 消化性溃疡 　　　D. 胃癌

E. 胆囊炎

29. 答案：C
解析　慢性病程、周期性发作、节律性上腹疼痛是疑诊消化性溃疡的重要病史，胃镜可以确诊。

30. 病人，男性，49岁，上腹剧烈疼痛4小时。查体：上腹压痛轻微，无板状腹，为明确诊断，下列哪些检查没必要

A. 心电图

B. 血淀粉酶

C. 腹部X线片（立位）

D. 肝、胆、胰超声检查

E. 尿淀粉酶

30. 答案：E
解析　本题中，病人起病4小时，如果病人是急性胰腺炎（AP），此时尿AMY此时还未升高，检查无意义。目前临床诊断AP建议以血AMY为主，尿AMY仅供参考。

31. 答案：C

解析　最能提示急性出血性坏死性胰腺炎的指标是血钙降低，暂时性的低钙血症常见于重症急性胰腺炎，低钙程度与临床严重程度平行，若血钙低于1.5mmol/L提示预后不良。需要说明的是出血性坏死性胰腺炎血淀粉酶可正常或低于正常。

32. 答案：B

解析　溃疡性结肠炎多数在直肠、乙状结肠。病变早期有黏膜弥漫性炎症，可见水肿、充血与灶性出血，黏膜面呈弥漫性细颗粒状，组织变脆，触之易出血。浅小溃疡可逐渐融合成不规则的大片溃疡。

33. 答案：C

解析　年轻男性，节律性上腹痛需要考虑消化道溃疡，解柏油样便需考虑消化道出血，上腹痛与进食时间的关系可以作为胃溃疡、十二指肠球部溃疡的鉴别，服药史可以明确消化道出血是否由非甾体抗炎药物等特殊药物引起，头晕、出冷汗的现象可以判断出血的大小，以往的胃镜及X线检查作为既往病史，对于消化道出血的原因判断提供依据。一个月发热与消化道出血的相关性不大。

34. 答案：C

解析　原发性胆汁性肝硬化具备以下三项诊断标准中的两项，即可诊断：①存在胆汁淤积的生化证据，以碱性磷酸酶、γ-谷氨酰基转移酶明显升高为主；②AMA即线粒体抗体、AMA-m2、gp210、SP100之一，这四种指标之一出现阳性；③肝组织学检查，符合原发性胆汁性肝硬化标准。

31. 病人，男性，78岁，呕吐、腹胀21小时，无明显腹痛，既往有消化性溃疡病史。查体：腹肌紧张。血淀粉酶250U（Somogyi法），血钙1.7mmol/L，最可能的诊断是

A. 急性心肌梗死

B. 急性水肿性胰腺炎

C. 急性出血性坏死性胰腺炎

D. 急性肠梗阻

E. 消化性溃疡急性穿孔

32. 病人，女性，30岁，反复黏液脓血便3年，因情绪激动、劳累而诱发，每天大便3~6次。查体在左下腹部轻压痛，大便检查多次细菌培养阴性，乙状结肠镜检查直肠、乙状结肠黏膜弥漫性充血、水肿；呈细颗粒状，触之易出血，可见多个片状表浅溃疡。诊断应是

A. 结肠癌　　　　　　　　B. 溃疡性结肠炎

C. 慢性细菌性痢疾　　　　D. 节段性肠炎

E. 肠结核

33. 病人，男性，30岁，间竭性、节律性上腹痛3年，2小时内解柏油样便3次。急诊询问病史时，以下哪项与本症关系最少：

A. 上腹痛与进食时间的关系

B. 近期服药史

C. 1个月内发热史

D. 有否头晕、出冷汗现象

E. 以往的胃镜及X线检查结果

34. 病人，女性，40岁。9个月来持续黄疸，伴皮肤瘙痒。查体：巩膜皮肤明显黄染，肝肋下3cm，质硬，光滑，脾大肋下6cm，血清抗线粒体阳性，血胆红素134mmol/L，1分钟胆红素88mmol/L，5-核苷酸酶升高，GPT 30U，γ-GT 200U，最可能诊断为

A. 慢性活动性肝炎

B. 原发性肝癌

C. 原发性胆汁性肝硬化

D. 肝炎后肝硬化

E. 继发性胆汁性肝硬化

35. 病人，女性，23岁，腹胀，腹痛3个月，近1个月有发热、盗汗。查体：移动性浊音（+）。腹水常规：比重1.018，蛋白质定量为37g/L，白细胞580×10⁹/L，淋巴细胞占80%，HBsAg（+），肝功能正常，最可能的疾病是

A. 结核性腹膜炎

B. 肝硬化并自发性腹膜炎

C. 肝硬化并结核性腹膜炎

D. 卵巢囊肿

E. 腹膜癌

35. 答案：A
解析 病人中青年，有发热、盗汗、结核中毒症状、长期不明原因发热，伴有腹痛、腹胀、腹水、腹部包块或腹壁柔韧感；腹水检查为渗出液，以淋巴细胞为主，应考虑结核性腹膜炎。

36. 病人，男性，30岁，3年来间断性上腹痛，多在春秋发作。近10天又有上腹痛，晨呕血400ml，排柏油便4次，自觉头晕、心悸。BP 98/68mmHg，心率108次/min，肝脾未触及。HBsAg（+），可能的诊断为

A. 肝硬化食管静脉曲张破裂出血

B. 消化性溃疡出血

C. 急性胃黏膜损伤

D. 食管贲门黏膜撕裂症

E. 胃癌出血

36. 答案：B
解析 年轻男性，有间断性腹痛反复发作，近期出现上消化道出血，血压偏低、心率增快，故而最有可能的诊断考虑消化性溃疡出血。

37. 病人，男性，45岁，上腹胀痛不适5年，疼痛无规律，嗳气，呃逆，基础酸分泌量为零，最大酸分泌量低，上消化道X线钡餐未见特殊异常，最可能是

A. 消化性溃疡　　　　　　B. 胃癌

C. 慢性浅表性胃炎　　　　D. 慢性萎缩性胃炎

E. 慢性胰腺炎

37. 答案：D
解析 病人反复上腹部不适多年，有嗳气等症状，同时结合基础酸分泌量零，最大酸分泌量低，需要考虑慢性萎缩性胃炎。慢性萎缩性胃炎病人由于胃酸分泌比较低或者分泌量明显减少，可出现严重的消化不良现象。

38. 病人，男性，50岁，乙型肝炎病史20年，1小时前呛咳后出现呕血，鲜红色，量约500ml。最可能的呕血原因是

A. 急性胃黏膜病变

B. 食管贲门黏膜撕裂

38. 答案：D
解析 肝硬化的病因是以乙型肝炎为主，临床以门静脉高压和肝功能减退为特征，门静脉高压促使侧支循环建立、开放，食管胃底静脉曲张易破裂导致上消化道大出血。

C. 食管癌

D. 食管胃底静脉曲张易破裂

E. 胆道出血

39. 答案：B
解析 既往有明确的严重肝病病史，出现精神紊乱，进一步发展为昏迷，最可能的诊断就是肝性脑病，如肝功能生化指标明显异常、血氨增高，则进一步支持该诊断。

39. 病人，男性，52岁，肝硬化病史3年，3天前无诱因出现轻度性格改变和精神异常，未引起重视，今天晨起不能唤醒。最可能诊断是

A. 低血糖   B. 肝性脑病

C. 脑血管意外   D. 尿毒症

E. 精神分裂症

40. 答案：D
解析 血红蛋白101g/L，为轻度贫血。平均红细胞体积（MCV）低于80fl，平均红细胞血红蛋白浓度（MCHC）小于32%，是小细胞低色素贫血，常见疾病为缺铁性贫血、铁粒幼细胞贫血、珠蛋白生成障碍性贫血等。原发性血小板增多症的主要标准是血小板计数持续≥450×10⁹/L。

40. 病人，女性，45岁，月经正常，无不适，体检血常规：血红蛋白101g/L，平均红细胞血红蛋白浓度（MCHC）31.2%，平均红细胞体积（MCV）72.6fl，红细胞压积0.32，白细胞计数$7.3×10^9$/L，血小板$433×10^9$/L，最可能的诊断是

A. 巨幼细胞贫血   B. 溶血性贫血

C. 原发性血小板增多症   D. 缺铁性贫血

E. 继发性血小板增多症

41. 答案：C
解析 缺铁性贫血的铁剂治疗应在血红蛋白恢复正常后至少持续4~6个月，待铁蛋白正常后停药。

41. 病人，女性，59岁，乏力4个月，大小便正常。查体：面色苍白、皮肤干燥、指甲变平，心肺未见明显异常。血常规：白细胞计数$4.2×10^9$/L，红细胞计数$3.5×10^{12}$/L，血红蛋白76g/L，血小板计数$350×10^9$/L，铁蛋白3.2μg/L。诊断为缺铁性贫血，口服琥珀酸亚铁4周复查血常规Hb 102g/L，下一步的治疗是

A. 药物减量

B. 持续口服铁剂治疗1个月停药

C. 持续口服铁剂治疗4~6个月停药

D. 持续口服铁剂治疗3个月停药

E. 持续口服铁剂治疗2个月停药

42. 答案：A
解析 甲状腺功能亢进治愈的指标：甲状腺肿明显缩小，TRAb或TSAb转为阴性，FT₃、FT₄与病情严重程度、是否治愈无相关性。

42. 病人，女性，30岁。原发性甲亢病人，服用丙硫氧嘧啶治疗已18个月，下列哪项**不能**作为甲亢治愈的指标

A. FT₃、FT₄恢复正常   B. TRAb转为阴性

C. TSAb转为阴性   D. 甲状腺肿明显缩小

E. 以上都不是

43. 某中年女性行甲状腺功能常规检查中，发现FT$_4$稍低于正常下限，TSH正常，请问如何解释检查结果

    A. 检测误差建议重新检查

    B. 甲状腺功能正常

    C. 原发性甲状腺功能减低

    D. 继发性甲状腺功能减低

    E. 以上都不是

44. 病人，男性，56岁，糖尿病病人，用胰岛素治疗，晚10时突起心慌、多汗、虚弱，继而神志不清，查脉搏120次/min，尿糖（－），尿酮体（－），尿素氮10.0mmol/L，最可能为

    A. 高渗性昏迷　　　　B. 低血糖昏迷

    C. 酮症酸中毒昏迷　　D. 脑血管意外

    E. 尿毒症昏迷

45. 病人，女性，7个月。因逗笑少，对玩具不感兴趣，矮小，而去医院检查，医生怀疑智能低下。对其病因如先天性甲状腺功能低下未能肯定，如需确诊，进一步应做的实验室检查是

    A. 测血清T$_4$和TSH浓度

    B. TRH刺激试验

    C. X线腕骨片判定骨龄

    D. 核素检查（甲状腺SPECT）

    E. 以上都不是

46. 病人，男性，8岁，多饮、多尿、多食、消瘦三个月，查血糖13.9mmol/L，尿糖（＋＋＋＋），给予速效胰岛素6U、4U、6U三餐前皮下注射及中效胰岛素6U睡前皮下注射，反复于凌晨1时左右出现心悸、饥饿、出汗，持续约0.5小时可缓解，晨起空腹血糖反复大于10mmol/L，本病人下一步的治疗措施为

    A. 增加睡前胰岛素剂量

    B. 减少睡前胰岛素剂量

    C. 减少晚餐前胰岛素剂量

---

43. 答案：D

解析　在甲状腺功能下降的过程中，TSH是更为敏感的指标，当出现FT$_4$下降而TSH不升高的情况，考虑为继发性（垂体性）甲状腺功能减低的可能性比较大，由垂体TSH分泌低下引起。

44. 答案：B

解析　胰岛素的主要不良反应是低血糖，与药物剂量过大和/或饮食失调有关，表现为心悸、出汗、手抖、头晕、饥饿感、虚弱、严重者出现昏迷。

45. 答案：A

解析　任何新生儿筛查结果可疑或临床有可疑症状的小儿，都应检测血清T$_4$和TSH浓度，如T$_4$降低、TSH明显增高时确诊，血清T$_3$在甲状腺功能减低时可能降低或正常。

46. 答案：B

解析　病人应用胰岛素强化治疗方案后出现夜间低血糖症状，晨起空腹血糖明显升高，考虑可能存在Somogyi现象，需减少睡前中长效胰岛素剂量，并监测夜间血糖水平。

D. 加用口服降血糖药物

E. 停用所有胰岛素

47. 答案：D
解析 病人中年男性，体型偏胖，有多尿、多饮症状，空腹血糖水平升高，需进一步完善OGTT明确能否诊断糖尿病。OGTT中的静脉血糖水平是诊断糖尿病的标准。

47. 病人，男性，46岁，体型偏胖，平素食欲较好。近2个月饮水量逐渐增多，每天约3000ml，伴有尿量增多，空腹血糖7.0mmol/L，尿糖（+），下一步需完善哪项检查来确诊是否糖尿病

A. 24小时尿糖定量

B. 空腹胰岛素和C肽水平

C. 随机指尖血糖

D. 口服葡萄糖耐量试验（OGTT）

E. 尿酮体含量

48. 答案：C
解析 甲状腺功能亢进症的特征性体征改变是甲状腺增大并可闻及血管性杂音。

48. 病人，男性，22岁，甲状腺功能亢进。其查体特征性的改变是

A. 甲状腺弥漫增大

B. 甲状腺质地柔软

C. 甲状腺可闻及血管杂音

D. 甲状腺随吞咽上下活动

E. 甲状腺可触及结节

49. 答案：D
解析 根据病人症状，考虑Graves眼病可能性大，但甲功五项正常，除外甲状腺功能亢进症，因此病人最可能的诊断是甲状腺功能正常的Graves眼病。Graves眼病常见于Graves病、甲状腺功能亢进病人中，但也可见于甲减、甲状腺功能正常正常病人。

49. 病人，女性，47岁，双眼球突出4月余，畏光、流泪、夜间闭目困难，近半月出现复视，T_3、T_4、FT_3、FT_4、TSH正常，最可能的诊断是

A. 眼眶肿瘤

B. 颅内占位性病变

C. Graves病

D. 甲状腺功能正常的Graves眼病

E. 以上都不是

50. 答案：D
解析 病人青年男性，既往甲状腺功能亢进病史明确，未规律治疗，查体甲状腺肿大伴杂音，突眼（+），合并低钾血症及四肢软瘫，首先考虑甲状腺功能亢进合并周期性麻痹可能性大，可完善甲状腺功能、甲状腺彩超等进一步明确。既往无高血压，无前驱感染史，神志清楚，应答切题，暂不考虑重症肌无力、原发性醛固酮增多症等其他疾病，临床上可完善相关实验室检查进一步除外。

50. 病人，男性，29岁。清晨起床时突然发现四肢软瘫、不能活动，既往甲亢病史3年，未规律治疗，否认高血压，否认近期感冒或病毒感染病史。查体：神清，语利，应答切题，突眼（+），眼睑及眼球活动自如，甲状腺Ⅱ度肿大，质软，可闻及血管杂音，双下肢肌力4级，无感觉障碍及肌肉萎缩，血钾2.9mmol/L。最

可能的诊断是

A. 重症肌无力

B. 感染性多发性神经炎

C. 原发性醛固酮增多症

D. 甲亢伴周期性麻痹

E. 癔症性瘫痪

51. 病人，男性，19岁，既往诊断1型糖尿病，3天前停用胰岛素后出现恶心、呕吐、呼吸深快，逐渐出现神志模糊以致昏迷，最可能的诊断是

A. 乳酸性酸中毒

B. 尿毒症酸中毒

C. 呼吸性酸中毒

D. 糖尿病酮症酸中毒

E. 高渗性高血糖昏迷

51. 答案：D

解析　病人青年男性，1型糖尿病诊断明确，停用胰岛素后出现恶心、呕吐、呼吸深快、神志障碍等典型酮症酸中毒表现，首先考虑糖尿病酮症酸中毒，可完善尿常规、血气分析等进一步明确。

52. 病人，男性，38岁，身高174cm，体重93kg，既往体健，母亲有2型糖尿病。体检空腹静脉血糖8.3mmol/L，肝肾功能正常，无多尿、多饮、多食、体重下降等不适，复查空腹静脉血糖7.9mmol/L，OGTT 2小时血糖13.7mmol/L，除了生活方式干预外，首选的治疗是

A. 格列苯脲　　　　　　B. 二甲双胍

C. 阿卡波糖　　　　　　D. 西格列汀

E. 胰岛素

52. 答案：B

解析　病人青年男性，根据血糖结果，糖尿病诊断明确。有糖尿病家族史，体型偏胖，BMI大于28kg/m^2，肝肾功能正常，首选生活方式干预联合二甲双胍降糖。

53. 病人，女性，30岁，两月前日晒后面部出现盘状红斑，双手多关节肿痛，双下肢水肿，尿中泡沫增多。血常规：WBC 3.0×10^9/L，PLT 60×10^9/L。免疫学检查：抗核抗体1:320。该病人最可能的诊断为

A. 类风湿关节炎

B. 系统性红斑狼疮

C. 肾病综合征

D. 日光皮炎

E. 风湿热

53. 答案：B

解析　2019 EULAR/ACR系统性红斑狼疮分类标准，入围标准：ANA滴度≥1:80，盘状红斑4分，关节炎6分，蛋白尿4分，白细胞减少3分，血小板减少4分，总分>10分，可以诊断SLE。

54. 答案：C

解析 1987年美国风湿病学会（ACR）类风湿关节炎的分类标准为：①晨僵至少1小时≥6周；②对称性关节肿≥6周；③3个或3个以上关节肿≥6周；④腕、掌指关节或近端指间关节肿≥6周；⑤类风湿皮下结节；⑥手X线片改变；⑦类风湿因子阳性（滴度>1∶32）。符合以上7项中4项可以诊断RA。

55. 答案：D

解析 风湿性多肌痛（PMR）是以肩胛带肌、骨盆带肌和颈肌疼痛和僵硬为主要表现，伴有明显的血沉增快。肌酶谱、肌电图和肌肉活检一般均正常。

56. 答案：C

解析 晨僵、对称性多关节肿痛3个月，RF（+），应考虑类风湿关节炎，补体升高可与系统性红斑狼疮鉴别。

57. 答案：C

解析 有对称性关节肿痛、浆膜腔积液、神经系统及血液系统受累、肾脏病变5项阳性，可诊断系统性红斑狼疮。

---

54. 病人，女性，46岁，半年前出现双手腕关节、掌指关节及近端指间关节肿痛，伴晨僵，每天持续2小时。查体：枕部有一黄豆大小结节，贴近骨面，活动度差，质硬。双手X线：双手各关节面骨质未见破坏及关节间隙狭窄。该病人最可能的诊断

  A. 风湿热   B. 淋巴瘤

  C. 类风湿关节炎   D. 结节病

  E. 混合性结缔组织病

55. 病人，女性，72岁，1年前无诱因出现双肩、大腿及臀部肌肉酸痛，晨起明显，伴发热，体温37.8℃左右，无明显规律，翻身、起床和活动受影响。双上肢上举受限，不能下蹲，四肢肌力4级，肌张力正常，无明显压痛点。血沉102mm/h，CRP 57mg/L，血常规、心肌酶谱正常，肌电图正常，抗核抗体系列均阴性。该病人最可能的诊断是

  A. 多发性肌炎   B. 重症肌无力

  C. 纤维肌痛综合征   D. 风湿性多肌痛

  E. 结节性多动脉炎

56. 病人，女性，48岁，发热伴对称性多关节肿痛，晨僵3个月，查ANA低滴度阳性，RF（+），IgG和补体升高，最可能的诊断是

  A. 多肌炎   B. 系统性红斑狼疮

  C. 类风湿关节炎   D. 干燥综合征

  E. 混合性结缔组织病

57. 病人，女性，32岁，双腕和膝关节疼痛，伴高热2个月，曾有癫痫样发作一次。心脏超声检查示中等量心包积液，X线胸片示右侧少量胸腔积液。血常规检查：血红蛋白、白细胞和血小板下降。尿蛋白（+++），多种抗生素治疗无效，最可能的诊断是

  A. 肾小球肾炎急性发作

  B. 恶性肿瘤颅内转移

  C. 系统性红斑狼疮

  D. 结核性胸膜炎和心包炎

  E. 再生障碍性贫血

58. 病人，女性，31岁，近3年来易脱发，经常反复发作
　　口腔溃疡，2年来出现雷诺现象。医生在问病史时得
　　知，夏天病人受阳光照射后面部皮肤患红斑，疑诊系
　　统性红斑狼疮。再加上下列哪项实验室检查结果即可
　　确诊
　　A. ESR增快
　　B. 类风湿因子（＋）和高球蛋白血症
　　C. 抗SSA（＋）和抗SSB（＋）
　　D. 全血细胞减少
　　E. ANA（＋）和抗dsDNA（＋）

58. 答案：E
解析　有脱发，口腔溃疡，光过
敏，再加上ANA和抗dsDNA阳
性，即可诊断SLE。

59. 病人，女性，38岁，既往体健，发热2天，来社区门
　　诊。全身酸痛，腰痛明显，体温多在38.8℃左右，无
　　咽痛、咳嗽，无尿频、尿痛。查体：输尿管点压痛阳
　　性，双肾区叩击痛阳性。最可能的诊断是
　　A. 肾结核　　　　　　　B. 急性膀胱炎
　　C. 肾动脉栓塞　　　　　D. 急性肾盂肾炎
　　E. 肾周围脓肿

59. 答案：D
解析　急性肾盂肾炎以育龄女
性最多见，起病较急，体温多
在38℃以上，伴或不伴尿频、尿
急、尿痛，腰痛程度不一，多为
钝痛或酸痛，体检时可发现肋脊
角或输尿管点压痛和／或肾区叩
击痛；肾结核膀胱刺激症状更为
明显；肾动脉栓塞一般无发热；
肾周围脓肿常出现明显的单侧腰
痛，且向健侧弯腰时疼痛加剧。
故答案为D。

60. 病人，男性，49岁，蛋白尿及镜下血尿5年，因少尿、
　　乏力来诊，查尿素氮11.3mmol/L，血肌酐430μmol/L，
　　血钾6.5mmol/L，血红蛋白6.2g/L，心电图提示频发
　　室性期前收缩、T波高尖。最先采取的治疗措施应为
　　A. 碳酸氢钠静脉滴注
　　B. 葡萄糖+胰岛素静脉推注
　　C. 10%葡萄糖酸钙稀释后静脉缓慢推注
　　D. 口服离子交换树脂
　　E. 血液透析

60. 答案：C
解析　当血钾>6mmol/L或心电
图有高钾表现时，需紧急处理，
目前钾离子对心肌产生毒性作
用，应首先于10%葡萄糖酸钙稀
释后缓慢推注，来对抗钾离子心
肌毒性。

61. 病人，男性，37岁，右上叶肺癌切除术后24小时，肺
　　癌的非转移性全身症状即逐渐消失。此类症状不包括
　　A. 骨关节痛
　　B. 重症肌无力
　　C. 男性乳腺增大
　　D. 库欣综合征
　　E. 颈交感神经综合征

61. 答案：E
解析　颈交感神经综合征是由于
交感神经中枢至眼部的通路上受
到任何压迫和破坏，引起瞳孔缩
小、眼球内陷、上睑下垂及患侧
面部无汗的综合征。根据受损部
位的不同，可分为中枢性障碍、
节前障碍及节后障碍的损害。

62. 答案：B

解析 EGFR-TKI类药物最常见的不良反应是皮肤毒性（约占50%~85%），其具体表现形式包括：皮疹（60%~80%）、甲沟炎及甲裂（6%~12%）、毛发改变（5%~6%）、皮肤干燥（4%~35%）、超敏反应（2%~3%）、黏膜炎（2%~36%）等。另一项常见的不良反应是腹泻，发生率约为55%。

63. 答案：A

解析 该病人手术无法切除。

64. 答案：A

解析 胸上段食管鳞癌术后病理为肿瘤侵透肌层达纤维膜为T_3；食管旁淋巴结4/6，上纵隔淋巴结1/2为区域淋巴结；锁骨上淋巴结1/2为颈淋巴结转移，为M_1A。

65. 答案：A

解析 假如临床上判断胸腔积液是由肺癌引起的，则不管胸腔积液细胞学是否阳性，均定义为T_4；转移至同侧纵隔和/或隆突下淋巴结；M_0：没有远处转移。

---

62. EGFR-TKI类药物主要的不良反应是

A. 骨髓抑制　　　　　　　　B. 皮疹和腹泻

C. 恶心和呕吐　　　　　　　D. 神经毒性

E. 脱发

63. 病人，男性，60岁，发现左肺门区肿块5个月，近1个月来出现声嘶、吞咽困难，痰液细胞学检查发现鳞癌细胞。治疗**不能**选择的是

A. 手术治疗　　　　　　　　B. 化学治疗

C. 放射治疗　　　　　　　　D. 中医中药

E. 免疫治疗

64. 胸上段食管鳞癌术后病理为肿瘤侵透肌层达纤维膜，淋巴结转移6/10（其中食管旁淋巴结4/6，上纵隔淋巴结1/2，锁骨上淋巴结1/2），按1997年国际分期标准应为

A. $T_3N_1M_1$　　　　　　　　B. $T_3N_1M_0$

C. $T_4N_1M_0$　　　　　　　　D. $T_3N_2M_0$

E. $T_3N_2M_1$

65. 病人CT扫描示右肺下叶一直径2cm的结节，密度较淡伴胸膜皱缩和毛刺，肺门上纵隔淋巴结肿大，直径2cm，同侧胸腔积液，多次胸腔穿刺为血性，细胞学检查（-），按UICC分期为

A. $T_4N_2M_0$　　　　　　　　B. $T_3N_3M_0$

C. $T_3N_2M_0$　　　　　　　　D. $T_4N_1M_0$

E. $T_4N_2M_1$

A3型题

【1~3题共用题干】

病人，男性，25岁，身高180cm，体重65kg，既往体健，晨起后突感右胸刀割样疼痛，伴有轻度胸闷、咳嗽，查体血压120/70mmHg，心率74次/min，无发热，无咯血，无反酸、胃灼热，无恶心呕吐，发病前1天曾打篮球比赛。

1. 考虑该男性最可能发生的情况是
   A. 急性心肌梗死
   B. 自发性气胸
   C. 肺血栓栓塞症
   D. 肺大疱
   E. 消化性溃疡穿孔

2. 下一步最需要完善的检查是
   A. 胸部X线检查
   B. 心电图
   C. 血清酶学
   D. D-二聚体
   E. 超声心动检查

3. 该病人近期最好不要乘坐哪种交通工具
   A. 公交车
   B. 火车
   C. 轮船
   D. 飞机
   E. 出租车

【4~5题共用题干】

病人，男性，68岁，因头昏不适就诊，既往有2型糖尿病及糖尿病肾病，肾功能不全，查体：血压160/80mmHg。肌酐285μmol/L，尿蛋白（+++）。

4. 该病人的降压目标是
   A. <150/80mmHg
   B. <140/90mmHg
   C. <130/80mmHg
   D. <120/70mmHg
   E. <110/60mmHg

5. 该病人目前不适合选用的抗高血压药是
   A. 福辛普利钠片
   B. 硝苯地平控释片
   C. 呋塞米片
   D. 美托洛尔
   E. 复方利血平

【6~7题共用题干】

病人，男性，28岁，有高血压家族史，近1个月血压增高，查体：血压200/120mmHg，上腹部可闻及血管杂音。

1. 答案：B
解析　自发性气胸尤其是老年人和原有心、肺慢性疾病基础者，临床表现酷似其他心、肺急症，必须与肺大疱鉴别。位于肺周边的肺大疱，尤其是巨型肺大疱易被误认为气胸。肺大疱通常起病缓慢，呼吸困难并不严重，而气胸症状多突然发生。影像学上，肺大疱气腔呈圆形或卵圆形，疱内有细小的条纹理，为肺小叶或血管的残遗物。肺大疱向周围膨胀，将肺压向肺尖区、肋膈角及心膈角。而气胸则呈胸外侧的透光带，其中无肺纹理。

2. 答案：A
解析　自发性气胸首先应考虑行胸部X线检查。

3. 答案：D
解析　气胸病人禁止乘坐飞机，因为在高空上可加重病情，引发严重后果；如果肺完全复张1周后可乘坐飞机。英国胸科学会建议气胸病人未接受外科手术治疗者，气胸发生后一年内不要乘坐飞机，因为有复发的危险。

4. 答案：C
解析　高血压合并糖尿病、慢性肾脏疾病、蛋白尿者，如能耐受，应降压至130/80mmHg以下。

5. 答案：A
解析　当肌酐（Cr）≥265μmol/L时，禁用ACEI及ARB类药物。

6. 答案：D
解析　35岁以前发病，腹部有血管杂音者，多考虑肾血管性高血压。

7. 答案：D
解析　肾动脉血管造影是诊断肾动脉狭窄的金标准。

6. 可能的诊断为
A. 原发性高血压　　　　　　B. 嗜铬细胞瘤
C. 肾实质性高血压　　　　　D. 肾血管性高血压
E. 腹主动脉瘤

7. 为明确诊断，下列哪项检查是金标准
A. 肾血管超声　　　　　　　B. 肾动脉CT
C. 肾动脉MRA　　　　　　　D. 肾动脉造影
E. 卡托普利试验

【8~10题共用题干】
病人，女性，40岁，近1个月来头昏，血压在160/100mmHg，伴有阵发性头痛、心悸、大汗，发作时查体：血压240/120mmHg，心率120次/min，面色苍白。

8. 答案：C
解析　血压持续性升高，阵发性加剧，伴心动过速、大汗、面色苍白，是嗜铬细胞瘤的特点。

8. 最可能的诊断是
A. 原发性高血压　　　　　　B. 肾血管性高血压
C. 嗜铬细胞瘤　　　　　　　D. 甲状腺功能亢进症
E. 原发性醛固酮增多症

9. 答案：C
解析　嗜铬细胞瘤首选手术切除，药物可选择α受体阻滞剂，心率快者可联合β受体阻滞剂，避免单独应用β受体阻滞剂。

9. 该病人首选的抗高血压药是
A. 酒石酸美托洛尔　　　　　B. 卡托普利
C. 特拉唑嗪　　　　　　　　D. 硝苯地平控释片
E. 氢氯噻嗪

10. 答案：D
解析　该病人考虑嗜铬细胞瘤，发作期间行血、尿儿茶酚胺及VMA测定，如显著增高，提示嗜铬细胞瘤。

10. 为明确诊断，应该完善的检查是
A. 超声心动图
B. 甲状腺功能
C. 尿17-羟皮质类固醇
D. 血、尿儿茶酚胺及VMA测定
E. 地塞米松试验

【11~13题共用题干】
病人，男性，62岁，高血压15年，间断用药，血压控制差，近半月每天凌晨5时出现胸闷不适，持续10分钟左右自行缓解，入院查心电图正常。

11. 该病人诊断考虑
  A. 消化性溃疡   B. 慢性胃炎
  C. 变异型心绞痛   D. 胆囊炎
  E. 反流性食管炎

12. 如需明确诊断，最基本的检查是
  A. 胃镜   B. 上腹部超声
  C. 发作时心电图   D. 心肌酶谱
  E. 上消化道钡餐透视

13. 该病人可选用的药物是
  A. 酒石酸美托洛尔
  B. 福辛普利钠
  C. 硝苯地平控释片
  D. 单硝酸异山梨酯缓释片
  E. 塞来昔布

【14~16题共用题干】

病人，女性，82岁，有高血压病史，间断上腹部疼痛半个月入院，上腹部疼痛以饱餐后明显，伴有恶心，无放射痛。查体：剑突下压痛阳性。入院时心电图：窦性心律，Ⅱ、Ⅲ、aVF导联T波倒置。上腹部疼痛时心动图：窦性心律，Ⅱ、Ⅲ、aVF导联T波直立，正常心电图。

14. 该病人诊断考虑
  A. 胃溃疡   B. 胆心综合征
  C. 反流性食管炎   D. 不稳定型心绞痛
  E. 胰腺炎

15. 如需明确诊断，需完善的检查是
  A. 胃镜   B. 冠状动脉造影
  C. 超声心动图   D. 上腹部超声
  E. 上腹部增强CT

11. 答案：C
解析 变异型心绞痛发作常在下半夜或者凌晨发生，发作时没有明显的诱发因素。心绞痛发作时症状也比较严重，而且持续时间比较长，可以达到15~20分钟，含服硝酸甘油不是很敏感。

12. 答案：C
解析 变异型心绞痛发作时心电图可见相应导联ST抬高，发作过后恢复正常。

13. 答案：C
解析 治疗变异型心绞痛首选CCB类药物。

14. 答案：D
解析 心电图的动态变化提示冠心病。下壁心肌缺血时刺激迷走神经，引起恶心，无腹痛时心电图示：Ⅱ、Ⅲ、aVF导联T波倒置，发作时T波直立，属于假正常化。

15. 答案：B
解析 该病人心电图相同导联动态变化考虑冠心病，须行冠状动脉造影，进一步明确诊断。

16. 答案：E
解析　该病人为不稳定型心绞痛，无地高辛适应证。

16. 该病人在转诊前的处理，**不正确**的是
    A. 阿司匹林　　　　　　　　B. 氯比格雷片
    C. 低分子肝素　　　　　　　D. 瑞舒伐他汀钙片
    E. 地高辛

【17~20题共用题干】
病人，男性，62岁，高血压10年，近3天因劳累出现阵发性左前胸闷痛不适，每次持续20~30分钟，伴有心悸、出汗、恶心，每天发作2~3次，现出现咳嗽。查体：血压110/70mmHg，双肺底可闻及少量湿啰音。心电图：窦性心律，心率86次/min，Ⅱ、Ⅲ、aVF、V_5~V_6导联ST段抬高。心肌酶：肌酸激酶521U/L，肌酸激酶同工酶80U/L。

17. 答案：C
解析　急性心肌梗死引起的心力衰竭应按照Killip分级：有左心衰竭，肺部啰音小于50%肺野为Ⅱ级。

17. 该病人心功能分级为
    A. Killip分级Ⅰ级　　　　　B. NYHA分级Ⅰ级
    C. Killip分级Ⅱ级　　　　　D. NYHA分级Ⅱ级
    E. Killip分级Ⅲ级

18. 答案：D
解析　Ⅱ、Ⅲ、aVF、V_5~V_6导联ST段抬高，为下壁心肌梗死，而在下壁、右心室或明显低血压的病人，不适合使用硝酸酯类药物。

18. 该病人转诊至可行PCI治疗的医院之前，可以给予治疗，**不正确**的是
    A. 阿司匹林　　　　　　　　B. 氯吡格雷
    C. 瑞舒伐他汀钙　　　　　　D. 硝酸甘油
    E. 低分子肝素钠

19. 答案：C
解析　急性心肌梗死时乳头肌功能失常或断裂，总发生率可达50%，在心尖部出现收缩中晚期的吹风样杂音，室间隔穿孔，在胸骨左缘3~4肋间出现响亮的收缩期杂音，常伴有震颤。

19. 住院第3天，病人突然出现呼吸困难，不能平卧，查体：血压120/70mmHg，心率80次/min，心尖部可闻及4/6级收缩期吹风样杂音，考虑出现的并发症是
    A. 心脏破裂　　　　　　　　B. 室壁瘤形成
    C. 乳头肌功能失调　　　　　D. 左心室附壁血栓
    E. 室间隔穿孔

20. 答案：C
解析　该病人急性心肌梗死期间出现急性左心衰竭，心尖部出现收缩中晚期的吹风样杂音，考虑乳头肌功能失调。超声心动图是评估心脏结构和功能的首选方法。

20. 为了明确该病人突然出现呼吸困难的原因，首选的检查是
    A. 冠状动脉造影　　　　　　B. B型利钠肽
    C. 超声心动图　　　　　　　D. 胸部X线
    E. 心脏MRI

【21~26题共用题干】

病人，男性，62岁，有高血压病史10年，5年前出现心肌梗死。此次因受凉后出现咳嗽咳痰，夜间呼吸困难，不能平卧。查体：血压130/80mmHg，双肺可闻及哮鸣音。

21. 该病人的诊断是
    A. 急性左心衰竭
    B. 支气管哮喘
    C. 肺动脉栓塞
    D. 急性心包炎
    E. 感染性心内膜炎

21. 答案：A
解析 该病人有高血压、心肌梗死病史，受凉后出现呼吸困难，不能平卧，感染为心力衰竭最常见的诱发因素，故该病人的诊断为急性左心衰竭。

22. 为快速鉴别诊断，可完善的检查是
    A. 超声心动图
    B. NT-proBNP
    C. 胸部X线
    D. 肺动脉CTA
    E. 冠状动脉造影

22. 答案：B
解析 主要是心源性哮喘和支气管哮喘的鉴别，常用BNP或NT-proBNP。

23. 以下NT-proBNP结果，支持该病人急性左心衰竭的是
    A. 125ng/L
    B. 200ng/L
    C. 300ng/L
    D. 500ng/L
    E. 1 000ng/L

23. 答案：E
解析 诊断急性左心衰竭时，50岁以下的病人NT-proBNP水平>450ng/L，50岁以上的病人>900ng/L，75岁以上的病人>1 800ng/L。

24. 该病人病情稳定后行超声心动图检查，结果为：左心室扩大，LVEF35%，为改善预后，最佳的治疗方案是
    A. ACEI+β受体阻滞剂
    B. ARB+β受体阻滞剂
    C. ARNI+β受体阻滞剂
    D. ACEI+ARB+β受体阻滞剂
    E. 醛固酮拮抗剂+β受体阻滞剂

24. 答案：C
解析 对于NYHA Ⅱ~Ⅲ级，有症状的心肌梗死后的HFrEF病人，若能耐受ACEI或ARB，可考虑ARNI替代ACEI或者ARB，以进一步改善预后。

25. 该病人已用ARNI和最大耐受剂量的β受体阻滞剂，心电图：窦性心律，心率78次/min，此时可以用以下哪种药物控制心率
    A. 地高辛
    B. 地尔硫草
    C. 普罗帕酮
    D. 伊伐布雷定
    E. 胺碘酮

25. 答案：D
解析 慢性心力衰竭病人，心率管理目标为55~60次/min，已使用最大耐受剂量的β受体阻滞剂的情况下，心率仍≥70次/min的稳定性心力衰竭病人，可选用伊伐布雷定。

26. 答案：D

解析　对于病情稳定的心力衰竭病人，鼓励病人适当运动，以不出现心力衰竭症状为宜，出院后每2周复诊1次，病情稳定后1~2个月复诊1次，超声心动图每3个月复查一次，保持大便通畅，轻症心力衰竭病人每天摄入食盐2~3g。

26. 对于该病人出院后的管理，**不正确**的是
   A. 出院后每2周复诊1次，病情稳定后1~2个月复诊1次
   B. 超声心动图每3个月复查一次
   C. 保持大便通畅
   D. 注意休息，鼓励病人卧床
   E. 每天摄入食盐2~3g

【27~29题共用题干】

病人，男性，49岁，生活不规律，工作压力大，近2年反复出现上腹部钝痛，进食可缓解，3小时前突然出现呕血，鲜红色，量约200ml。

27. 答案：D

解析　该病人有明确的呕血症状而非咯血，符合上消化道出血临床特征。

27. 最可疑诊断是
   A. 支气管扩张　　　　　　　　B. 肺结核
   C. 食管炎　　　　　　　　　　D. 上消化道出血
   E. 血友病

28. 答案：A

解析　慢性病程、节律性上腹痛是疑诊消化性溃疡的重要病史。

28. 呕血原因是
   A. 消化性溃疡　　　　　　　　B. 食管贲门黏膜撕裂
   C. 胃癌　　　　　　　　　　　D. 急性糜烂出血性胃炎
   E. 食管胃底静脉曲张破裂出血

29. 答案：D

解析　胃镜是消化性溃疡诊断的首选方法，其目的在于明确有无病变、部位、分期及鉴别良恶性。

29. 为明确诊断，首选的检查是
   A. X线钡餐　　　　　　　　　B. 幽门螺杆菌检测
   C. 粪便潜血　　　　　　　　　D. 胃镜
   E. 超声

【30~32题共用题干】

病人，女性，70岁，糖尿病病史10年，一直规律服用格列本脲5mg，每日2次，偶尔监测空腹血糖多在7.0~8.0mmol/L之间，近半年未监测血糖。昨天夜间出现哭闹，随后昏迷，呼之不应，家人送入医院急诊科，测血糖1.6mmol/L，诊断低血糖症，给予静脉推注50%葡萄糖液60ml后病人清醒回家，3小时后又昏迷被再次送来急诊科。

30. 病人又昏迷的最可能原因为
    A. 脑血管意外　　　　　　B. 低血糖症
    C. 癫痫　　　　　　　　　D. 脑水肿
    E. 高渗性非酮症糖尿病昏迷

30. 答案：B
解析　格列本脲半衰期长，其降解产物也有降糖作用。另外老年人可无低血糖的症状而直接陷入昏迷，因此救治不合理可以再次低糖昏迷。

31. 此次最恰当的紧急处理应该是
    A. 行头颅CT检查
    B. 查血糖、电解质和尿酮体
    C. 立即静脉滴注葡萄糖液
    D. 立即静脉滴注甘露醇
    E. 立即补液、小剂量胰岛素治疗

31. 答案：C
解析　如果病史支持有低血糖症的诱因，即使在诊断不明的情况下也应该先静脉补糖以抢救生命。

32. 病人规律用药而于近期发生严重低血糖，可能的诱因有
    A. 胰岛素抵抗减少，敏感性增加
    B. 并发糖尿病肾病
    C. 胰岛功能部分恢复
    D. 糖尿病"蜜月期"
    E. 存在应激因素

32. 答案：B
解析　糖尿病病史长可能会出现糖尿病肾病，可延长药物的半衰期，增加低血糖危险性。

【33~34题共用题干】

病人，男性，18岁，意识不清3小时入院，既往患1型糖尿病5年，长期皮下注射胰岛素，近3天因腹泻而停用。查体：血压70/50mmHg，皮肤中度失水征，呼吸深大，有烂苹果味，心率130次/min。

33. 首先考虑的诊断是
    A. 糖尿病乳酸性酸中毒
    B. 糖尿病酮症酸中毒
    C. 高渗性非酮症性糖尿病昏迷
    D. 低血糖昏迷
    E. 感染性休克

33. 答案：B
解析　病人呼吸深大，有烂苹果味，为酮症酸中毒典型体征。

34. 下列与诊断无关的检查是
    A. 血气分析　　　　　　　B. 血电解质测定
    C. 尿糖、尿酮　　　　　　D. 血糖
    E. 血培养

34. 答案：E
解析　血培养常用于查找感染病原体，与本病关系不大。

35. 答案：B

解析　尿微量白蛋白/肌酐及肾小球滤过率是明确诊断糖尿病肾病的参考标准，以及分级、分期标准。

36. 答案：E

解析　结合病人年龄、性别、血肌酐比值，计算eGFR 30~45ml/（min·1.73m²），不宜再选用二甲双胍作为降血糖药物。胰岛素、利格列汀可以在肾功能全程使用，阿卡波糖、格列喹酮在eGFR>30ml/（min·1.73m²）时可以使用，但格列喹酮需要减量使用。

37. 答案：A

解析　控制血糖、血压，适当运动，低优质蛋白饮食均有助于延缓糖尿病肾病的进展，但不宜加用糖皮质激素，以免血糖波动过大、加重肾脏损害。

38. 答案：D

解析　女性，有面部红斑，关节炎，时有低热，尿蛋白（++），尿红细胞3~8个/HP，首先考虑SLE。

【35~37题共用题干】

病人，男性，68岁，诊断2型糖尿病15年，既往高血压10年。查体：双下肢轻度凹陷性水肿。尿蛋白（++），血肌酐160μmol/L，眼底检查提示视网膜出现棉絮状渗出。

35. 为明确该病人是否合并有糖尿病肾病，下一步应进行的实验室检查是

A. 尿渗透压

B. 尿微量白蛋白/肌酐

C. 糖化血红蛋白

D. 血、尿β₂微球蛋白

E. 尿比重

36. 该病人**不宜**选用的降血糖药物是

A. 胰岛素　　　　　　　　　B. 阿卡波糖

C. 格列喹酮　　　　　　　　D. 利格列汀

E. 二甲双胍

37. 为延缓该病人糖尿病肾病的进展，**不宜**采用的措施是

A. 使用糖皮质激素　　　　　B. 控制血压

C. 低优质蛋白饮食　　　　　D. 控制血糖

E. 适当运动

【38~40题共用题干】

病人，女性，44岁，日晒后面部红斑2年，近1个月来晨起颜面部轻度水肿，掌指关节肿痛，时有低热，尿蛋白（++），尿红细胞3~8个/HP。

38. 最有助于诊断的检查方法是

A. 内生肌酐清除率测定

B. 手关节X线照片

C. 血沉

D. 抗dsDNA抗体测定

E. 血免疫球蛋白定量测定

39. 对预后判断最有价值的指标是
    A. 24小时尿蛋白定量　　　B. 皮肤活检结果
    C. 肾组织病理改变　　　　D. 尿红细胞数量
    E. 血肌酐浓度

40. 首选的治疗药物是
    A. 消炎痛　　　　　　　　B. 氯喹
    C. 环孢菌素A　　　　　　D. 雷公藤
    E. 强的松

【41~43题共用题干】
病人，女性，63岁，近一年膝关节肿痛，上下楼时疼痛加重，伴晨僵。双手关节疼痛，程度不重，以近端指间关节和远端指间关节明显。实验室检查示血沉及C反应蛋白均正常，类风湿因子阴性，血、尿常规正常。

41. 病人最可能的诊断是
    A. 类风湿关节炎　　　　　B. 骨关节炎
    C. 强直性脊柱炎　　　　　D. 骨关节结核
    E. 假性痛风

42. 此疾病的基本的病理特征是
    A. 滑膜炎　　　　　　　　B. 血管炎
    C. 软骨变性　　　　　　　D. 附着点炎
    E. 血管翳形成

43. 关于此疾病的描述，正确的是
    A. 位于远端指间关节背面内外侧的肿大结节为 Bouchard结节
    B. 位于远端指间关节背面内外侧的肿大结节为 Heberden结节
    C. 可有尺侧偏斜
    D. "天鹅颈"样畸形
    E. "纽扣花"样畸形

39. 答案：C
解析　肾组织病理改变对于狼疮肾炎预后有指导价值。

40. 答案：E
解析　治疗方案激素+免疫抑制剂。

41. 答案：B
解析　病人出现膝关节疼痛、肿胀，远端指间关节疼痛，实验室检查提示炎症指标正常，类风湿因子阴性，血、尿常规正常，首先考虑骨性关节炎。

42. 答案：C
解析　类风湿关节炎是以滑膜炎和血管翳形成为病理基础，脊柱关节炎的病理基础是附着点炎，骨性关节炎的病理基础是软骨变性。

43. 答案：B
解析　位于远端指间关节背面内外侧的肿大结节为Heberden结节，位于近端指间关节背面内外侧的肿大结节为Bouchard结节；尺侧偏斜、"天鹅颈"样畸形以及"纽扣花"样畸形见于类风湿关节炎晚期。

44. 答案：D
解析　肾病综合征的诊断标准是：① 大量蛋白尿（>3.5g/d）；② 低白蛋白血症（血清白蛋白<30g/d）；③ 水肿；④ 高脂血症。其中前两项是必备条件。目前病人有水肿、高脂血症、低白蛋白血症，故首先考虑的诊断是肾病综合征。

45. 答案：E
解析　大量蛋白尿（>3.5g/d）诊断是肾病综合征必备条件之一，故首选检查应为24小时蛋白定量。

46. 答案：A
解析　糖皮质激素和细胞毒药物是肾病综合征的主要药物，若无激素禁忌，细胞毒药物一般不作为首选或单独治疗用药。

47. 答案：B
解析　食管癌典型症状为进行性吞咽困难，钡剂造影征象：黏膜皱襞迂曲及中断。

48. 答案：C
解析　胃镜检查是发现与诊断食管癌的首选方法，组织活检可提高早期食管癌的检出率。

【44~46题共用题干】

病人，女性，38岁，发现双下肢水肿1个月，来社区门诊，无胸闷及呼吸困难，无少尿，既往体健。血压120/70mmHg，查尿常规示蛋白（+++），潜血（+），血白蛋白28g/L，总胆固醇6.1mmol/L，尿素氮5.2mmol/L，血清肌酐69μmol/L。

44. 最可能的诊断是
A. 急性肾小球肾炎　　　　B. 慢性肾小球肾炎
C. 急性间质性肾炎　　　　D. 肾病综合征
E. 急进性肾小球肾炎

45. 首选的检查是
A. 甲状腺功能　　　　　　B. 糖化血红蛋白
C. 肝功+电解质　　　　　D. 血常规
E. 24小时蛋白定量

46. 确诊后一般应首选的治疗是
A. 糖皮质激素　　　　　　B. 环磷酰胺
C. 环孢素　　　　　　　　D. 螺内酯
E. 肝素钠

【47~49题共用题干】

病人，男性，48岁，因吞咽哽噎感半年来院就诊，目前仅能进半流质食物。查体：稍消瘦，锁骨上未扪及肿大淋巴结。食管吞钡X线片示食管中下段4cm长之局限性管壁僵硬，黏膜部分中断，钡剂尚能通过。

47. 首先考试的诊断是
A. 食管炎　　　　　　　　B. 食管癌
C. 食管良性肿瘤　　　　　D. 贲门失弛缓症
E. 食管憩室

48. 进一步的检查应是
A. 胸部CT　　　　　　　　B. 胸部MRI
C. 食管镜检查及组织活检　D. 胸腔镜检查
E. 纵隔镜检查

49. 确诊后应选择的治疗是
    A. 手术治疗　　　　　　　B. 放射疗法
    C. 化学疗法　　　　　　　D. 免疫疗法
    E. 中医中药治疗

49. 答案：A
解析　食管癌手术切除率可达80%~90%，早期切除常可达根治效果。

【50~52题共用题干】

病人，男性，62岁，持续性肝区胀痛半年，AFP 600ng/ml。

50. 最可能的诊断是
    A. 胆囊炎　　　　　　　　B. 胰腺炎
    C. 原发性肝癌　　　　　　D. 继发性肝癌
    E. 肝硬化

50. 答案：C
解析　肝区疼痛是肝癌最常见的症状，多呈持续性胀痛或钝痛，是因为癌肿生长过快、肝包膜被牵拉所致，继发性肝癌甲胎蛋白一般为阴性。

51. 如出现精神紊乱、嗜睡、昏迷，最可能并发症是
    A. 继发感染
    B. 上消化道出血
    C. 肝癌结节破裂出血
    D. 癌栓栓塞
    E. 肝性脑病

51. 答案：E
解析　有严重肝病基础，且出现高级神经中枢的功能紊乱，符合肝性脑病的临床表现。

52. 肝癌筛查首选方法是
    A. 增强CT
    B. 增强MRI
    C. 超声
    D. 选择性肝动脉造型
    E. 肝穿刺活体组织检查

52. 答案：C
解析　超声是目前肝癌筛查的首选方法，具有方便易行、价格低廉及无创等优点，能检出肝内直径>1cm的占位性病变。

A4型题

【1~4题共用题干】

病人，男性，56岁。高血压10年，2年前心肌梗死，近2个月逐渐出现咳嗽，咳白色浆液性泡沫痰，不能平卧，纳差。查体：双肺底可闻及少量湿啰音，心界向左下扩大。电解质：K^+ 4.02mmol/L，Na^+ 125mmol/L。超声心动图示：左心室扩大，左室前壁运动幅度减弱，LVEF 35%。

1. 答案：C

解析　病人目前存在左心功能不全，有肺淤血，利尿剂是心力衰竭治疗中改善症状的基石，是治疗中唯一能够控制体液潴留的药物，应作为首选。

2. 答案：B

解析　该病人为心力衰竭合并低钠，应首选托伐普坦（AVP受体拮抗剂），可通过结合V_2受体减少水的吸收，不增加排钠。

3. 答案：D

解析　对于NYHA心功能Ⅱ～Ⅳ级，LVEF≤35%，已使用ACEI（或ARB或ARNI）及β受体阻滞剂治疗后持续有症状的病人应加用醛固酮受体拮抗剂。

4. 答案：C

解析　高血压合并心力衰竭时，在已用ACEI（A）、β受体阻滞剂（B）及利尿剂（D）后仍未控制者，可加用CCB类（C），但仅限氨氯地平、非洛地平，其他CCB类抗高血压药有负性肌力、水钠潴留作用，会加重心力衰竭。

5. 答案：D

解析　根据病人的年龄、病史及症状，心悸不适突发突止，心尖区第一心音强度恒定，心律规则，该病人最有可能的诊断是阵发性室上性心动过速。

---

1. 此时治疗心力衰竭首选的药物是
   A. ACEI
   B. β受体阻滞剂
   C. 利尿剂
   D. 钙通道阻滞剂
   E. 洋地黄类

2. 该病人首选的利尿剂是
   A. 呋塞米注射液
   B. 托伐普坦
   C. 氢氯噻嗪
   D. 螺内酯
   E. 呋塞米、螺内酯

3. 如果该病人已用福辛普利20mg每日1次，酒石酸美托洛尔47.5mg每日1次，现病人的日常活动轻度受限，应加用的药物是
   A. 缬沙坦
   B. 地高辛
   C. 呋塞米
   D. 螺内酯
   E. 曲美他嗪

4. 如果该病人已用上述药物治疗，日常活动不受限制，但血压150/80mmHg，可联用的药物是
   A. 氯沙坦钾片
   B. 硝苯地平控释片
   C. 氨氯地平片
   D. 呋塞米片
   E. 利血平

【5~8题共用题干】

病人，女性，35岁，无心脏病病史，偶有阵发性心悸不适，持续数分钟，突发突止，未在意。此次2小时前突然出现心悸不适，未停止，故就诊。查体：BP 90/60mmHg，心尖区第一心音强度恒定，心律规则。

5. 该病人最可能的诊断是
   A. 心房扑动
   B. 窦性心动过速
   C. 阵发性心房颤动
   D. 阵发性室上性心动过速
   E. 预激综合征

6. 心电图**不可能**为
   A. 心率正常，节律规则
   B. QRS波形态正常
   C. P波为逆行性
   D. P波与QRS波保持固定关系
   E. 室性融合波

6. 答案：E
解析　根据病史，考虑该病人为阵发性室上性心动过速，其心电图表现为QRS波群形态正常、RR间期规则的快速心率，室性融合波为室性心动过速的心电图特点。

7. 以下急诊处理中**不正确**的是
   A. 刺激咽部诱导恶心
   B. Valsalva动作
   C. 同时按摩双侧颈动脉窦
   D. 面部浸没于冰水中
   E. 腺苷注射液快速静脉滴注

7. 答案：C
解析　对于阵发性室上性心动速的急诊处理，包括刺激迷走神经：Valsalva动作，刺激咽部诱导恶心，将面部浸没于冰水中作潜水动作，按摩单侧颈动脉窦（禁忌双侧同时按摩）及药物治疗等。

8. 上述处理后，病人心悸无好转且出现大汗，血压为70/50mmHg，此时应
   A. 去乙酰毛花苷注射液静脉注射
   B. 胺碘酮静脉注射
   C. 维拉帕米静脉注射
   D. 直流电复律
   E. 食管心房调搏

8. 答案：D
解析　当病人出现严重心绞痛、低血压、充血性心力衰竭表现或者急性发作应用药物无效时，应立即直流电复律。但应注意，已应用洋地黄者不应接受电复律治疗。

【9~12题共用题干】

病人，男性，56岁，吸烟20年，高血压10年，血压控制不理想，晨起时突然出现心前区剧烈的压榨样疼痛，伴有左肩部疼痛，大汗，半小时后在当地基层医院就诊。

9. 基层医院接诊医师完善病史采集后，应首先采取的检查是
   A. X线胸片
   B. 心电图
   C. 心脏超声
   D. 血气分析
   E. 胃镜

9. 答案：B
解析　对于胸痛病人，怀疑是STEMI的初始诊断，通常是基于持续性心肌缺血的症状和心电图检查，并且心电图检查快捷方便。

10. 答案：A
解析 对于疑似ACS的胸痛病人，应在首次医疗接触后10分钟内记录第一份12导联心电图，推荐记录18导联心电图。对于有持续胸痛症状，但第一份心电图不能明确诊断的病人，需在15~30分钟内复查。

11. 答案：A
解析 肌红蛋白起病后2小时内升高，12小时达高峰，24~48小时恢复正常；肌钙蛋白I、T起病后3~4小时升高，肌酸激酶同工酶在起病后4小时内升高。肌酸激酶因其特异性及敏感性低，已不用于诊断急性心肌梗死。

12. 答案：A
解析 病人就诊于无直接PCI条件的医院，如能在首次医疗接触后120分钟内转运至PCI中心，并完成再灌注治疗，则应将病人在就诊后30分钟内转出，不应等待心肌损伤标志物结果。

13. 答案：C
解析 慢性病程，规律性上腹饥饿痛，进食可缓解，符合消化性溃疡的腹痛特点。

14. 答案：A
解析 消化道溃疡是上消化道出血中最常见的病因，轻者表现为黑便，重者出现呕血。

10. 对于疑似ACS的病人，首次医疗接触后，为了最大限度地提高再灌注效率，应当多长时间内记录第一份心电图
A. 10分钟　　　　　　　　B. 20分钟
C. 25分钟　　　　　　　　D. 30分钟
E. 45分钟

11. 该病人心电图：窦性心律，V_1~V_3导联ST段抬高，T波高耸直立。接诊医师为病人检查心肌损伤标志物，最先升高的标志物是
A. 肌红蛋白　　　　　　　B. 肌钙蛋白I
C. 肌钙蛋白T　　　　　　D. 肌酸激酶同工酶
E. 肌酸激酶

12. 接诊医师把心电图经微信上传至距此医院60km的胸痛中心，诊断为急性ST段抬高心肌梗死，接诊医师处理**不正确**的是
A. 等待肌红蛋白结果决定是否转诊
B. 监测生命体征
C. 缓解疼痛
D. 抗血小板治疗
E. 抗凝治疗

【13~15题共用题干】
病人，男性，57岁，反复上腹部疼痛4年，进食可很快缓解。

13. 最可能的诊断是
A. 慢性胃炎　　　　　　　B. 慢性胆囊炎
C. 消化性溃疡　　　　　　D. 功能性消化不良
E. Zollinger-Ellison综合征

14. 如果出现黑便，最可能的并发症是
A. 出血　　　　　　　　　B. 穿孔
C. 幽门梗阻　　　　　　　D. 癌变
E. 难治性溃疡

15. 为明确诊断，首选检查方法是

    A. X线钡餐   B. Hp检测

    C. 粪便潜血   D. 胃镜

    E. 胃酸测定

15. 答案：D
解析 胃镜是消化性溃疡诊断的首选方法，其目的在于确定有无病变、部位、分期及鉴别良恶性。

【16~18题共用题干】

病人，女性，48岁，近1个月感口渴，饮水量增至每天2 000ml。身高156cm，体重71kg，空腹血糖180mg/dl（10.0mmol/L），餐后血糖252mg/dl（14.0mmol/L），系初次发现血糖高，过去无糖尿病病史。

16. 给病人的治疗建议是

    A. 饮食及运动治疗

    B. 双胍类降血糖药

    C. 磺脲类降血糖药

    D. α-葡萄糖苷酶抑制剂

    E. 胰岛素

16. 答案：A
解析 根据病人的年龄、体征及实验室检查，可诊断为2型糖尿病，首先给予饮食及运动治疗。

17. 按以上建议治疗3个月后空腹血糖163mg/dl（8.6mmol/L），餐后血糖225mg/dl（12.5mmol/L），进一步治疗建议是

    A. 氯磺丙脲   B. 格列齐特

    C. 二甲双胍   D. 阿卡波糖

    E. 正规胰岛素

17. 答案：C
解析 病人经饮食、运动治疗血糖控制不佳，应用降血糖药物，病人体重指数29.2kg/m²，为超重，首选双胍类降血糖药物。

18. 4年后该病人被发现有浸润型肺结核，降血糖治疗宜

    A. 原降血糖药增加剂量

    B. 改用降血糖作用更强的口服降血糖药

    C. 增加一种口服降血糖药

    D. 双胍类、磺脲类、α-葡萄糖苷酶抑制剂联合使用

    E. 胰岛素治疗

18. 答案：E
解析 糖尿病合并感染为应用胰岛素治疗的适应证。

【19~21题共用题干】

病人，女性，35岁，颈前区肿块10年，近年来易出汗、心悸，渐感呼吸困难。查体：晨起心率104次/min，血压120/60mmHg，无突眼，甲状腺Ⅲ度肿大、结节状，

19. 答案：A

解析 该病人甲状腺结节样肿大多年后出现甲状腺功能亢进，为多结节性甲状腺肿伴甲状腺功能亢进，属于原发性甲状腺功能亢进。

20. 答案：B

解析 该病确诊主要依据甲状腺功能检查，即血T_3、T_4值。

21. 答案：B

解析 多结节性甲状腺肿伴甲状腺功能亢进首选手术治疗。

心电图示窦性心律不齐。

19. 初步诊断最可能是

A. 原发性甲亢   B. 单纯性甲状腺肿

C. 继发性甲亢   D. 桥本甲状腺炎

E. 亚急性甲状腺炎

20. 确诊主要根据

A. 颈部CT   B. 血T_3、T_4值

C. 甲状腺超声   D. 颈部X线检查

E. MRI

21. 最佳的治疗方法是

A. 内科药物治疗   B. 甲状腺大部切除术

C. 甲状腺全切术   D. 同位素治疗

E. 外放射治疗

【22~24题共用题干】

病人，男性，51岁，以"反复关节红肿热痛10余年，复发并加重2天"入院。10年前饮酒后出现右足第一跖趾关节红肿热痛，口服"扑热息痛"治疗，3~4天后缓解，以后多于劳累或饮酒后发作上述症状，3~7天可自行缓解。逐渐累及左足第一跖趾关节、左足跟、右膝和腕关节。2天前，突发左膝关节肿痛。查体：血压150/90mmHg。耳廓未及结节，心肺腹查体无异常。双足第一跖趾关节膨大，可及多个质硬结节。左膝关节肿胀，有压痛，浮髌试验阴性，活动受限。实验室检查：血沉40mm/h，血尿酸649mmol/L。

22. 答案：B

解析 病人反复出现关节疼痛，右足第一跖趾，左足第一跖趾关节、左足跟、右膝和腕关节疼痛，双足第一跖趾关节膨大，可及多个质硬结节，血沉增快，尿酸升高，考虑痛风性关节炎。

22. 该患最可能的诊断是

A. 类风湿关节炎   B. 痛风性关节炎

C. 反应性关节炎   D. 强直性脊柱炎

E. 骨关节炎

23. 下列哪个药物一般**不用于**该病急性期的治疗

    A. 碳酸氢钠　　　　　B. 非甾体抗炎药

    C. 苯溴马隆　　　　　D. 糖皮质激素

    E. 秋水仙碱

23. 答案：C
解析　2019年《中国高尿酸血症与痛风诊疗指南》建议在痛风发作2~4周后，开始降尿酸药物治疗，已服用病人急性期不建议停药。

24. 该病的发病机制是

    A. 尿酸盐在关节腔里沉积

    B. 焦磷酸钙在关节腔里沉积

    C. 草酸盐在关节腔里沉积

    D. 胆固醇晶体在关节腔里沉积

    E. 羟基磷灰石晶体在关节腔里沉积

24. 答案：A
解析　目前认为痛风发病机制是尿酸盐在关节腔里沉积。

B1 型题

【1~5题共用备选答案】

    A. 高热、肌痛、相对缓脉；X线征象为下叶斑片状浸润、进展迅速、无空洞

    B. 起病急，寒战、高热、脓血痰、气短、毒血症症状、休克；X线征象为肺叶或小叶浸润，早期空洞，脓胸、可见液气囊腔

    C. 起病缓，乏力、肌痛、头痛，可小流行；X线征象为下叶间质性支气管肺炎，3~4周自行消散

    D. 起病急，寒战、高热、咳铁锈色痰、胸痛、肺实变体征；X线征象为肺叶或肺段实变，无空洞，可伴胸腔积液

    E. 起病急，寒战、高热、全身衰竭、咳砖红色胶冻状痰；X线征象为肺叶或肺段实变、蜂窝状脓肿、叶间隙下坠

1. 肺炎链球菌

1. 答案：D

2. 金黄色葡萄球菌

2. 答案：B

3. 肺炎克雷伯菌

3. 答案：E

4. 军团菌

4. 答案：A

5. 答案：C

解析 临床可根据各种肺炎的临床和放射学特征估计可能的病原体，见表1。

5. 支原体

表1 不同病原体引起肺炎的临床特征

病原体	病史、症状、体征	X 线征象
肺炎链球菌	起病急，寒战、高热、咳铁锈色痰、胸痛、肺实变体征	肺叶或肺段实变，无空洞，可伴胸腔积液
金黄色葡萄球菌	起病急，寒战、高热、脓血痰、气短、毒血症症状、休克	肺叶或小叶浸润，早期空洞，脓胸、可见液气囊腔
肺炎克雷伯菌	起病急，寒战、高热、全身衰竭、咳砖红色胶冻状痰	肺叶或肺段实变、蜂窝状脓肿、叶间隙下坠
铜绿假单胞菌	毒血症症状明显、脓痰，可呈蓝绿色	弥漫性支气管肺炎、早期脓肿
大肠埃希菌	原有慢性病，发热、脓痰、呼吸困难	支气管肺炎、脓胸
流感嗜血杆菌	高热、呼吸困难、衰竭	支气管肺炎、肺叶实变、无空洞
军团菌	高热、肌痛、相对缓脉	下叶斑片状浸润、进展迅速、无空洞
厌氧菌	吸入病史，高热、腥臭痰、毒血症症状明显	支气管肺炎、脓胸、脓气胸、多发性肺脓肿
支原体	起病缓，乏力、肌痛、头痛，可小流行	下叶间质性支气管肺炎，3~4周自行消散
念珠菌	慢性病史，畏寒、高热、黏痰	两下肺纹理增多、支气管肺炎或大片浸润，可有空洞
曲霉菌	免疫抑制宿主，发热、干咳或棕黄色痰、胸痛、咯血、喘息	以胸膜为基底的楔形影、结节或团块影，内有空洞，晕轮征和新月体征

【6~9题共用备选答案】

A. 白色泡沫或黏液状转为脓性

B. 铁锈样痰

C. 粉红色泡沫痰

D. 红棕色胶冻样痰

E. 大量黄脓痰

6. 支气管扩张

7. 肺炎链球菌感染

6. 答案：E

解析 痰的性状、量及气味对诊断有一定帮助。痰由白色泡沫或黏液状转为脓性多为细菌性感染，大量黄脓痰常见于肺脓肿或支气管扩张。

7. 答案：B

解析 铁锈样痰可能是肺炎链球菌感染。

8. 肺炎克雷伯菌感染

9. 肺水肿

【10~14题共用备选答案】

A. 持续性肝区胀痛

B. 无规律性上腹餐后痛

C. 急性剧烈左上腹痛向背部放射

D. 左下腹阵痛

E. 反复上腹部饥饿性痛

10. 功能性消化不良

11. 原发性肝癌

12. 消化性溃疡

13. 急性胰腺炎

14. 溃疡性结肠炎

【15~19题共用备选答案】

A. 糊状黏液便　　　B. 柏油样便

C. 大便表面带血　　D. 反复发作黏液脓血便

E. 暗红色果酱样脓血便

15. 溃疡性结肠炎

16. 肠易激综合征

17. 上消化道出血

18. 痔疮

8. 答案：D

解析　红棕色胶冻样痰可能是肺炎克雷伯菌感染。

9. 答案：C

解析　肺水肿时，则可能咳粉红色稀薄泡沫痰。

10. 答案：B

解析　功能性消化不良上腹痛为常见症状，常与进食有关，表现为餐后痛，亦可无规律性。

11. 答案：A

解析　肝区疼痛是肝癌最常见的症状，多呈持续性胀痛或钝痛，是因癌肿生长过快、肝包膜被牵拉所致。

12. 答案：E

解析　消化性溃疡呈慢性病程、与进食相关的节律性上腹疼痛。

13. 答案：C

解析　急性胰腺炎腹痛呈急性发作，常较剧烈，多位于中左上腹，甚至全腹，部分病人腹痛向背部放射。

14. 答案：D

解析　反复发作的腹泻、黏液脓血便及腹痛是溃疡性结肠炎的主要临床症状，腹痛多为轻至中度，为左下腹或下腹阵痛，亦可累及全腹。

15. 答案：D

解析　黏液脓血便是溃疡性结肠炎活动期重要表现，系黏膜炎性渗出、糜烂及溃疡所致。

16. 答案：A

解析　肠易激综合征腹泻型常排便较急，粪便呈糊状或稀水样，可带有黏液，但无脓血。

17. 答案：B

解析　上消化道每天出血量超过50ml即可出现黑便，呈柏油样，黏稠而发亮。

18. 答案：C

解析　主要是内痔出血，多在排大便后手纸上有血迹，大便表面带血，肛门滴鲜红色血或喷血，血不与大便混合且常无疼痛。

19. 答案：E

解析 阿米巴痢疾的粪便主要特点是糊状、果冻样脓血便。阿米巴痢疾是由于肠道系统受到阿米巴原虫感染造成的一种疾病，主要表现为腹部疼痛、畏寒、腹泻等症状。

20. 答案：C

解析 β地中海贫血血红蛋白电泳 HbA_2（$\alpha_2\delta_2$）及 HbF（$\alpha_2\gamma_2$）增多。

21. 答案：B

解析 直接抗球蛋白试验（Coombs 试验）阳性是诊断温抗体型 AIHA 的重要依据。

22. 答案：A

解析 酸化血清溶血试验（Ham 试验）是阵发性睡眠性血红蛋白尿症经典的确诊试验。

23. 答案：D

解析 遗传性球形红细胞增多症外周血中小球形细胞增多（10%以上）。

24. 答案：B

解析 T_3、T_4 是反映甲状腺功能最基本的指标，尤其在甲亢和甲亢复发的早期，T_3 上升很快，为诊断甲亢较为敏感的指标。

25. 答案：C

解析 TRAb 在甲状腺功能亢进病人中的阳性率在 80% 以上，对甲状腺功能亢进的诊断、病情活动和复发均有重要意义，同时是治疗停药的重要指标。

26. 答案：D

解析 对诊断系统性红斑狼疮最有诊断价值的免疫学检查是：抗 Sm 抗体阳性。

27. 答案：C

解析 95%~100% 的混合性结缔组织病呈阳性，是一种标记性抗体，在诊断和鉴别诊断上有重要意义，但是与疾病的活动和稳定无关。

19. 阿米巴痢疾

【20~23 题共用备选答案】

A. 酸化血清溶血试验阳性

B. 抗球蛋白阳性

C. 血红蛋白电泳 HbA_2 及 HbF 增多

D. 小球形红细胞增多

E. 高铁血红蛋白还原试验异常

20. β地中海贫血

21. 自身免疫性溶血性贫血

22. 阵发性睡眠性血红蛋白尿症

23. 遗传性球形红细胞增多症

【24~25 题共用备选答案】

A. FT_3、FT_4　　　　　B. T_3、T_4

C. TRAb　　　　　　　D. rT_3

E. 甲状腺摄 ^{131}I 率

24. 诊断甲亢的首选实验室检查

25. 甲亢内科治疗停药首选实验室检查

【26~28 题共用备选答案】

下列疾病最有诊断价值的免疫学检查是

A. 抗 Jo-1 抗体（+）　　B. 抗 dsDNA 抗体阳性

C. 抗 RNP 抗体强阳性　　D. 抗 Sm 抗体阳性

E. ANA 阳性

26. 系统性红斑狼疮

27. 混合性结缔组织病

28. 多发性肌炎

【29~31题共用备选答案】

    A. 近端指间关节痛疼、晨僵，活动后减轻

    B. 远端指间关节痛疼活动后加重

    C. 蝶形红斑、光过敏

    D. 累及外分泌腺

    E. 四肢近端肌无力

29. 皮肌炎

30. SLE

31. 类风湿关节炎

【32~34题共用备选答案】

    A. 结节红斑   B. 蝶形红斑

    C. 眶周水肿性红斑   D. 紫癜样皮疹

    E. 关节肿胀

32. 系统性红斑狼疮的典型皮疹是

33. 干燥综合征的特征性皮疹是

34. 皮肌炎的特征性皮疹

【35~38题共用备选答案】

    A. 抗dsDNA抗体阳性

    B. 皮肤紫癜

    C. 血清乙型肝炎抗原阳性

    D. 尿本周蛋白阳性

    E. 血糖增高

35. 乙型肝炎病毒相关性肾炎

36. 过敏性紫癜肾炎

28. 答案：A

解析 目前发现的抗ARS抗体有针对组氨酸（Jo-1）、苏氨酸、丙氨酸、氨基乙酰等氨酰基合成酶的抗体10余种，其中抗Jo-1抗体最常见也最具临床意义。

29. 答案：E

解析 皮肌炎病人出现四肢近端肌无力。

30. 答案：C

解析 蝶形红斑、光过敏见于系统性红斑狼疮病人。

31. 答案：A

解析 类风湿关节炎出现近端指间关节痛疼、晨僵，活动后减轻。

32. 答案：B

解析 蝶形红斑是系统性狼疮病人的典型体征。

33. 答案：D

解析 干燥综合征病人合并高球蛋白血症可以出现紫癜样皮疹。

34. 答案：C

解析 眶周水肿性红斑，披肩征是皮肌炎的特征性皮疹。

35. 答案：C

解析 乙型肝炎病毒相关性肾炎多见于儿童及青少年，临床主要表现为蛋白尿或肾病综合征，常见的病理类型为膜性肾病，其次为系膜毛细血管性肾小球肾炎等。主要诊断依据包括：①血清乙型肝炎病毒抗原阳性；②有肾小球肾炎临床表现，并除外狼疮性肾炎等继发性肾小球肾炎；③肾活检组织中找到乙型肝炎病毒抗原。我国为乙型肝炎高发区，对有乙型肝炎病人，儿童及青少年蛋白尿或肾病综合征病人，尤其是膜性肾病，应认真鉴别和排除。

36. 答案：B

解析 过敏性紫癜肾炎好发于青少年，有典型的皮肤紫癜，可伴关节痛、腹痛及黑便，多在皮疹出现后1~4周出现血尿和/或蛋白尿，典型皮疹有助于鉴别诊断。

37. 答案：A

解析 狼疮性肾炎可通过检查有无多系统、多器官受累表现，多次查血清ANA、抗dsDNA抗体、抗Sm抗体等诊断。

38. 答案：D

解析 好发于中老年，男性多见，病人可有多发性骨髓瘤的特征性临床表现，如骨痛、血清单株球蛋白增高、蛋白电泳M带及尿本周蛋白阳性，骨髓象显示浆细胞异常增生（占有核细胞的15%以上），并伴有质的改变。多发性骨髓瘤累及肾小球时可出现肾病综合征。

39. 答案：A

解析 大肠埃希菌最常见于无症状性细菌尿、非复杂性尿路感染，或首次发生的尿路感染。

40. 答案：C

解析 医院内感染、复杂性或复发性尿路感染、尿路器械检查后发生的尿路感染，则多为肠球菌、变形杆菌、克雷伯菌和铜绿假单胞菌所致。其中变形杆菌常见于伴有尿路结石者。

41. 答案：B

解析 铜绿假单胞菌多见于尿路器械检查后引起的尿路感染。

42. 答案：E

解析 金黄色葡萄球菌常见于血源性尿路感染。

43. 答案：B

解析 根据肺癌发生的位置我们可以将肺癌分为中心型肺癌（靠近肺门的肺癌）和周围型肺癌（位于肺周围部分的肺癌）。中心型肺癌容易导致支气管狭窄或阻塞而引起气促、气短。

44. 答案：C

解析 肺上沟瘤X线表现为：肺尖部大片致密影，下缘可呈凹陷或隆突状块影，可合并第1~3肋骨后段骨质破坏。

45. 答案：E

解析 食管癌诊断的临床检查：胃镜检查、食管钡剂造影、胸部CT检查、EUS（超声内镜）。

46. 答案：B

---

37. 系统性红斑狼疮肾炎

38. 骨髓瘤性肾病

【39~42题共用备选答案】

A. 大肠埃希菌　　　　　　B. 铜绿假单胞菌

C. 变形杆菌　　　　　　　D. 腺病毒

E. 金黄色葡萄球菌

39. 无症状性细菌尿

40. 伴尿路结石尿路感染

41. 尿路器械检查后尿路感染

42. 血源性尿路感染

【43~44题共用备选答案】

A. 肺底实变影伴邻近肋骨破坏

B. 肺门影增大伴慢性肺炎

C. 肺尖实变影伴第1~3肋骨破坏

D. 肺尖实变影伴卫星病灶

E. 肺门旁实变影伴邻近小斑片影

43. 中心型肺癌

44. 肺上沟瘤

【45~47题共用备选答案】

A. 胃镜检查　　　　　　　B. 食管钡剂造影

C. 胸部CT检查　　　　　　D. 超声内镜（EUS）

E. 血液生化检查

45. 上述哪项检查对食管癌的诊断没有临床意义

46. 哪项可观察晚期食管癌在食管腔内生长情况

47. 发现与诊断食管癌的首选方法是

47. 答案：A
解析　胃镜检查可直接观察病灶的形态，并可在直视下做活检以确定诊断。胃镜是发现与诊断食管癌的首选方法。

简 述 题

1. 如何判断有消化道活动出血？

答案　消化道出血是指从食管到肛门之间消化道的出血。由于肠道内积血需经数天（约3天）才能排尽，故不能以黑便作为上消化道继续出血的指标。下列情况应考虑有消化道活动出血：①反复呕血或黑便（血便）次数增多、粪质稀薄，肠鸣音活跃；②周围循环状态经充分补液及输血后未见明显改善，或虽暂时好转而又继续恶化；③血红蛋白浓度、红细胞计数与血细胞比容持续下降，网织红细胞计数持续增高；④补液及尿量足够的情况下，血尿素氮持续或再次增高。

2. 甲状腺危象的治疗原则？

答案　①迅速抑制甲状腺激素合成：首选丙基硫氧嘧啶（PTU）300mg每6小时口服或鼻饲1次，或他巴唑30mg每6小时1次。大剂量硫脲类药物可在1小时内阻断甲状腺激素合成。②迅速抑制甲状腺激素释放：碘化钠250mg静脉滴注，每6小时1次，或口服复方碘溶液10~20滴，每8小时1次。③降低周围组织对甲状腺激素的反应：心得安20~60mg，每4~6小时口服1次或以每分钟1mg速度静脉滴注，可用至2~10mg；或用利血平1mg，每4~6小时肌内注射1次。④应用肾上腺糖皮质激素：氢化可的松每天200~300mg或地塞米松每天15~30mg，分次静脉滴注。⑤对症治疗：抗感染，纠正水电解质紊乱，吸氧、降温、抗心力衰竭、抗休克等。⑥清除血中过多的甲状腺激素：血液透析、腹透，在其他措施无效时，有条件医院可试用该措施。

3. 糖尿病酮症处理原则？

答案　①补液：必须快速补充足量液体，恢复有效循环血量。原则是"先快后慢，先盐后糖"，推荐0.9%氯化钠作为首选，当血糖下降至16.7mmol/L或以下时选用5%葡萄糖液。对老年病人及心、肾功能障碍者，补液速度不宜太快，需密切观察。②补充胰岛素：胰岛素是治疗酮症酸中毒的关键药物，首选小剂量静脉滴注胰岛素。③补充钾及碱性药物：在补液中应注意缺钾情况。酮症酸中毒时血钾总是低的，故在有尿量时应尽早开始补钾，并密切监测血钾和心电图。一般不必补碱，当血pH≤7.0，可给予碱性药物，以碳酸氢钠溶液为宜。④其他：对症处理及消除诱因。

4. 高血糖高渗状态的处理原则？

答案　一经确诊，需立即治疗，主要治疗原则包括：①积极补液、纠正脱水：原则是"先快后慢，先盐后糖"，推荐0.9%氯化钠作为首选，当血糖下降至16.7mmol/L或以下时选用5%葡萄糖液，直到血糖得到控制。②小剂量胰岛素静脉滴注控制高血糖。③补钾治疗：经补液和胰岛素治疗后，可能会出现低钾血症，在开始补液和胰岛素治疗后，若病人的尿量正常，血钾低于5.2mmol/L时，即应开始静脉补钾。④去除诱因：如感染等应激状态等。⑤防治并发症：如脑水肿、休克、急性肾损伤、急性胃黏膜病变等。

5. 类风湿关节炎的关节表现有哪些？

答案　类风湿关节炎的关节表现：对称性多关节炎，好发在掌指关节、近端指间关节及腕关节，也可出现在膝关节、肘关节、肩关节及踝关节等。此外，还有晨僵、关节疼痛和压痛、关节梭形肿胀、关节畸形和关节功能障碍。

6. SLE常见的皮肤黏膜病变有哪些？

答案　SLE常见的皮肤黏膜病变：①皮肤病变，颊部红斑、盘状红斑、亚急性皮肤型红斑狼疮、光过敏。②黏膜病变，口腔溃疡、脱发。③血管性皮肤病变，甲周红斑、雷诺现象、血管炎性皮肤病变及网状青斑。

7. 简述强直性脊柱炎的主要临床症状。

答案　①脊柱症状：腰背痛、晨僵、腰椎活动受限，病变自下而上发展。②外周关节：髋、膝、踝受累多见，髋关节者病情重。下肢多，不对称。③关节外症状：全身症状包括发热、乏力、眼炎、主动脉瓣关闭不全、肺间质纤维化等。

8. 糖尿病肾病的临床分期？

答案　Ⅰ期：临床无肾病表现，仅有血流动力学改变，此时肾小球滤过率（GFR）升高，肾脏体积增大，肾小球和肾小管肥大。在运动、应激、血糖控制不良时可有一过性微量蛋白尿。Ⅱ期：持续性微量白蛋白尿，GFR正常或升高，临床无症状，肾脏病理出现肾小球/肾小管基底膜增厚、系膜区增宽等。Ⅲ期：蛋白尿/白蛋白尿明显增加（尿白蛋白排泄率>200mg/24h，24小时尿蛋白定量>0.5g），可有轻度高血压，GFR下降，但血肌酐正常。肾脏病理出现局灶/弥漫性硬化，K-W结节，入/出球小动脉透明样变等。Ⅳ期：大量蛋白尿，可达肾病综合征程度。Ⅴ期：肾功能持续减退直至终末期肾脏病。

9. 肺癌原发肿瘤和局部扩散引起的症状及体征有哪些？

答案　原发肿瘤引起的症状和体征：①咳嗽，最常见的早期症状，表现为刺激性咳嗽，无痰或少量黏液痰，细支气管肺泡癌时可有大量黏液痰；②胸闷气短，主要是由于管腔狭窄，或转移压迫所致，可闻及喘鸣音；③消瘦体重下降；④发热，肿瘤组织坏死或继发性阻塞性肺炎所致。

肿瘤局部扩散引起的症状和体征：①胸痛，多为钝痛或隐痛；②呼吸困难，肿大的肿瘤压迫局部气道；③吞咽困难；④声音嘶哑，单侧喉返神经受压；⑤上腔静脉阻塞综合征或Horner综合征。

10. 简述食管癌的分段。

答案：食管癌分段：①颈段食管（上起下咽，下至胸廓入口即胸骨上切迹水平，据上切牙15~20cm）；②胸上段食管（上起胸廓入口，下至奇静脉弓下缘即肺门水平之上，据上切牙20~25cm）；③胸中段食管（上起奇静脉弓下缘，下至肺静脉下缘即肺门水平，据上切牙25~30cm）；④胸下段食管（上起肺静脉下缘，下至食管交界处，据上切牙30~40cm）。

11. 简述中心型肺癌的X线特点。

答案　中心型肺癌的X线表现为：①癌瘤局限于黏膜，未构成支气管的狭窄及阻塞者，X线上可无阳性表现。②癌瘤致支气管狭窄，可出现一侧或叶的肺气肿。③癌瘤致支气管狭窄造成分泌物引流不畅，则出现阻塞性肺炎。④癌瘤主要向支气管管外蔓延，在肺门区形成肿块及结节，边缘多呈分叶状或欠规则。右侧者可示肺门角消失。⑤癌瘤致支气管阻塞则出现阻塞性肺不张。另外，癌瘤向支气管外蔓延，形成肺门区肿块。右上叶肺癌可出现典型的反"S"征。

12. 简述周围型肺癌X线的特点。

答案　周围型肺癌的X线表现为：①早期肺癌表现为肺内2cm以下的结节阴影，有分叶，边缘模糊，有的表现为小片状阴影，呈磨玻璃密度。②进展期肺癌肿块较大，多在3cm以上，肿瘤密度一般比较均匀。较大的肿瘤内部可发生坏死液化而形成空洞。多数肺癌的边缘呈凹凸不平的分叶状轮廓，称为分叶征。③肿瘤侵犯支气管引起阻塞性肺炎，表现为肿瘤周围的斑片状阴影。较大的支气管受侵时合并较大范围的肺炎及肺不张。周围型肺癌瘤体内的瘢痕组织牵拉邻近的脏层胸膜引起胸膜凹陷征，表现为肿瘤与胸膜间的线形或幕状阴影。

名词解释

1. 急性冠脉综合征

答案　急性冠脉综合征是一组由急性心肌缺血引起的临床综合征，主要包括不稳定型心绞痛、非ST段抬高心肌梗死以及ST段抬高心肌梗死。

2. 慢性腹泻

答案　腹泻是指排便次数增多（>3次/d）、粪便量增加（>200g/d）、粪质稀薄（含水量>85%）。腹泻可分为急性和慢性两类，病史短于3周者为急性腹泻，超过3周或长期反复发作者为慢性腹泻。

3. 功能性消化不良

答案　功能性消化不良是指由胃和十二指肠功能紊乱引起的慢性或反复发作的胃肠道症状，而无器质性疾病的一组临床综合征，是临床上最常见的一种功能性胃肠病，我国调查资料显示，功能性消化不良占胃肠病专科门诊病人的50%左右。

4. 骨髓增生异常综合征

答案　骨髓增生异常综合征（MDS）是一组起源于造血干细胞，以血细胞病态造血，高风险向急性髓系白血病（AML）转化为特征的异质性髓系肿瘤性疾病。任何年龄男、女均可发病，约80%病人大于60岁。

5. 骨质疏松症

答案　骨质疏松症是一种以低骨量和骨组织微细结构破坏为特征，导致骨骼脆性增加，易发生骨折代谢的代谢性疾病。

6. 库欣综合征

答案　库欣综合征是由于各种病因引起肾上腺皮质分泌过量糖皮质激素（主要是皮质醇）所致病症的总称。其中以垂体促肾上腺皮质激素（ACTH）分泌亢进所致者最为多见，称为库欣病。

7. Somogyi效应

答案　Somogyi效应指糖尿病病人在夜间曾有低血糖，在睡眠中未被察觉，但导致体内胰岛素拮抗激素分泌增加，继而发生低血糖后的反跳性高血糖的现象。

8. 黎明现象

答案　黎明现象是指糖尿病病人在夜间血糖控制良好且无低血糖的情况下，于黎明时分（约3：00至9：00）出现高血糖或胰岛素需求量增加的情况。

9. 甲亢危象

答案　甲亢危象是指甲状腺功能亢进病人在病情没有被控制的情况下，由于一些应激的激发因素，比如外伤、手术、感染等因素，使病情突然加重，出现了严重的危及病人健康和生命的状态，医学上称作甲状腺危象，又称甲亢危象。

10. Felty综合征

答案　类风湿关节炎并有中性粒细胞减少及脾大的综合征，有的甚至有贫血和血小板减少。

11. Heberden结节

答案　远端指间关节骨肥大，发生于骨关节炎。

12. 雷诺现象

答案　雷诺现象是指病人在寒冷或紧张刺激后，肢端小动脉间歇性痉挛引起的周围血管病变，表现为肢端阵发性发白、发绀、发红，伴局部发冷、感觉异常和疼痛的临床表现。

13. 急性间质性肾炎

答案　急性间质性肾炎又称急性肾小管间质性肾炎，由多种病因引起，急骤起病，以肾间质水肿和炎症细胞浸润为主要病理表现，肾小球及肾血管多无受累或病变较轻。急性间质性肾炎是以肾小管功能障碍，可伴或不伴肾小球滤过功能下降为主要临床特点的一组临床病理综合征。

14. Barrett食管

答案　Barrett食管是指食管下段的复层鳞状上皮被化生的单层柱状上皮所替代的一种病理现象，可伴肠化或无肠化，其中伴有特殊肠上皮化生者属于食管腺癌的癌前病变。

15. 小肝癌

答案　小肝癌是指单个结节最大直径≤3cm，或相邻两个结节，结节直径之和≤3cm。

16. Horner综合征

答案　Horner综合征是以患侧眼球内陷、瞳孔缩小、上睑下垂、血管扩张及面颈部无汗为特征的一组交感神经麻痹症候群。

（赵　冬、唐国宝、刘　青、周　颖、马军庄）

第三节　神经内科

本节知识点涉及短暂性脑缺血发作、动脉粥样硬化性脑梗死、心源性栓塞性脑梗死、腔隙性脑梗死、脑出血、蛛网膜下腔出血、高血压脑病以及其他神经内科疾病。

A1型题

1. 运动性失语，其病变部位在
   A. 左侧大脑半球
   B. 右侧大脑半球
   C. 主侧（优势）半球额下回后部
   D. 角回
   E. 颞回后部

2. 吉兰–巴雷综合征最具有特征性表现的是
   A. 末梢型感觉障碍
   B. 四肢弛缓性瘫痪
   C. 四肢腱反射消失
   D. 神经根性疼痛
   E. 脑脊液蛋白–细胞分离

3. 高血压动脉硬化性脑出血最常见的破裂血管是
   A. 脉络膜前动脉　　　　B. 豆纹动脉
   C. 小脑上动脉　　　　　D. 大脑前动脉
   E. 大脑后动脉

4. 急性重症脑出血，首选的治疗原则是
   A. 预防休克　　　　　　B. 应用脱水剂
   C. 控制感染　　　　　　D. 立即输血
   E. 给予苏醒剂

5. 蛛网膜下腔出血最主要体征是
   A. 乳头水肿　　　　　　B. 感觉障碍
   C. 脑神经麻痹　　　　　D. 脑膜刺激征
   E. 玻璃体下出血

1. 答案：C
解析　运动性失语是运动性语言中枢受损所致，见于优势半球额下回后部及岛盖区（Broca区）病变。

2. 答案：E
解析　吉兰–巴雷综合征是常见的周围神经的脱髓鞘疾病，脑脊液检查出现典型的蛋白质增加而细胞数正常，又称蛋白–细胞分离现象。

3. 答案：B
解析　引起脑出血最常见的是豆纹动脉，又称出血动脉，是大脑中动脉垂直发出的支配基底节区的小血管。在流体力学上，这种垂直发出的结构，受到的压力的冲击更大，这就使得豆纹动脉成为最常见的出血血管。

4. 答案：B
解析　脑出血急性期首选治疗为应用脱水剂，抗脑水肿，防治脑疝形成。

5. 答案：D
解析　脑膜刺激征是脑膜病变时脊髓膜受到刺激并影响到脊神经根，当牵拉刺激时引起相应肌群反射性痉挛的一种病理反射，是蛛网膜下腔出血的最主要体征。

6. 答案：D

解析　一侧脑干病损，由于损害已交叉的皮质脑干束纤维或脑神经与核，和未交叉的皮质脊髓束，产生交叉性瘫痪，即病灶侧的周围性脑神经麻痹和对侧肢体的中枢性偏瘫。

7. 答案：E

解析　原发性三叉神经痛有扳机点，亦称"触发点"，常位于上唇、鼻翼、齿龈、口角、舌、眉等处。轻触或刺激扳机点可激发疼痛发作。

8. 答案：D

解析　动眼神经支配上直肌、下直肌、下斜肌、内直肌；滑车神经支配上斜肌。

9. 答案：D

解析　小脑后下动脉闭塞引起的延髓背外侧梗死，称为延髓背外侧综合征，又称小脑后下动脉综合征或Wallenberg综合征，是脑干梗死最常见的一种类型。

10. 答案：B

解析　卧位腰椎穿刺脑脊液压力正常值是80~180mmH$_2$O。

11. 答案：D

解析　重症肌无力是一种神经肌肉接头传递障碍的获得性自身免疫性疾病，主要累及神经-肌肉接头突触后膜上乙酰胆碱受体。

---

6. 脑干病变的最具特征性临床表现是

　　A. 意识障碍

　　B. 常有剧烈面痛

　　C. 瞳孔常散大

　　D. 上下肢瘫痪在面瘫的对侧

　　E. 三偏综合征

7. 原发性三叉神经痛病人最常出现的是

　　A. 面部痛觉减退　　　　　　B. 咀嚼肌萎缩

　　C. 角膜反射减弱　　　　　　D. 张口下颌偏斜

　　E. 有疼痛触发点

8. **不属于**动眼神经支配的是

　　A. 内直肌　　　　　　　　　B. 上直肌

　　C. 下直肌　　　　　　　　　D. 上斜肌

　　E. 上睑提肌

9. 哪条血管闭塞可引起延髓背外侧综合征

　　A. 大脑前动脉

　　B. 大脑中动脉

　　C. 大脑后动脉

　　D. 椎动脉或小脑后下动脉

　　E. 小脑上动脉

10. 卧位腰椎穿刺脑脊液压力正常值是

　　A. 50~70mmH$_2$O　　　　　　B. 80~180mmH$_2$O

　　C. 190~220mmH$_2$O　　　　　D. 230~250mmH$_2$O

　　E. 260~280mmH$_2$O

11. 重症肌无力的发病机制是

　　A. 胆碱酯酶活性降低

　　B. 突触前乙酰胆碱释放减少

　　C. 胆碱酯酶活性增高

　　D. 突触后膜乙酰胆碱受体受自身抗体攻击而减少

　　E. 以上均不是

12. 诊断癫痫主要依据是
    A. 头颅CT   B. EEG
    C. 头颅MRI   D. SPECT
    E. 病史和临床表现

13. 下列哪项体征**不属于**Horner征
    A. 眼裂小
    B. 瞳孔小
    C. 面部出汗增加
    D. 眼球内陷
    E. 用力睁眼时，眼裂两侧等大

14. 高血压性脑出血的主要机制是
    A. 脑内动脉外膜不发达，管壁较薄，易致破裂
    B. 动脉硬化内膜粗糙形成内膜溃疡，在高血压作用下而血管破裂
    C. 在高血压基础上合并脑内动静脉畸形，故易出血
    D. 高血压可使小动脉硬化，玻璃样变，形成微动脉瘤导致破裂
    E. 实质上是脑内静脉循环障碍和静脉破裂

15. Miller-Fisher综合征的临床特点**不包括**
    A. 节段性分离性感觉障碍
    B. 两侧眼肌麻痹
    C. 两侧对称性小脑性共济失调
    D. 深反射消失
    E. 脑脊液蛋白-细胞分离

16. 低钠血症如快速纠正可诱发的疾病是
    A. 同心圆硬化
    B. 多发性硬化
    C. 病毒性脑膜炎
    D. 脑桥中央髓鞘溶解症
    E. 急性播散性脑脊髓炎

12. 答案：E
解析 癫痫常没有神经系统的体征以及影像学改变，故答案选择E。

13. 答案：C
解析 Horner征表现包括：瞳孔缩小、假性眼睑下垂、眼球内陷、面部血管扩张和无汗。

14. 答案：D
解析 长期高血压可使脑内小动脉硬化，玻璃样变，形成微动脉瘤，血压骤升时导致微动脉瘤破裂出血。

15. 答案：A
解析 Miller-Fisher综合征是一种多发性神经炎疾病，为吉兰-巴雷综合征的一种类型，主要表现为三大特点，即共济失调、腱反射减退及眼外肌麻痹，有时可出现瞳孔改变。

16. 答案：D
解析 脑桥中央髓鞘溶解症是一种渗透压失常导致的以脑桥基底部对称性脱髓鞘为病理特征的疾病，常见于低钠血症纠正过快。

17. 答案：C
解析　短暂性脑缺血发作（TIA）是颈动脉或椎基底动脉系统发生短暂性血流动力学改变或者微栓塞，引起局灶性脑缺血导致突发的、短暂性、可逆性神经功能障碍，无后遗症。

18. 答案：D
解析　脊髓亚急性联合变性是由于维生素B₁₂缺乏引起的脊髓后、侧索的神经变性疾病，有时亦累及周围神经。临床上以锥体束损害及深感觉障碍为主要表现，常伴发恶性贫血。

19. 答案：D
解析　由于皮质运动区或者锥体束损害，对脊髓反射弧的抑制被解除，故出现深反射亢进。

20. 答案：C
解析　人体的运动功能位置在前中央回的排列有如倒立的人，下肢在上部，头面在下部。

1. 答案：C
解析　脑血栓形成是脑动脉主干或皮质支动脉粥样硬化导致血管增厚、管腔狭窄闭塞和血栓形成，引起脑局部血流减少或供血中断。脑组织缺血缺氧导致软化坏死出现局灶性神经系统症状。常有脑卒中危险因素，有神经系统定位体征，CT显示低密度梗死灶。

2. 答案：D
解析　面神经炎致周围性面瘫，多表现为病变侧面部表情肌瘫痪，前额皱纹消失、眼裂扩大、鼻唇沟平坦、口角下垂。

17. 有关TIA的临床特点，下列哪项是**不正确**的
    A. 起病突然
    B. 反复发作，每次发作症状大致相似
    C. 每经历一次发作均遗留相应局灶症状
    D. 大多无意识障碍及颅内高压综合征
    E. 症状持续时间不超过24小时

18. 脊髓亚急性联合变性的原因是
    A. 病毒感染　　　　　　B. 遗传性疾病
    C. 维生素B₆缺乏　　　　D. 维生素B₁₂缺乏
    E. 维生素C缺乏

19. 深反射亢进见于
    A. 后根受损　　　　　　B. 前角受损
    C. 肌肉病变　　　　　　D. 脑或脊髓损害
    E. 后束受损

20. 人体的运动功能位置在前中央回的排列是
    A. 头面在上部，下肢在下部
    B. 躯体在上部，头面在下部
    C. 下肢在上部，头面在下部
    D. 头面在上部，上肢在下部
    E. 上述排列均不对

A2型题

1. 病人，女性，72岁，日常活动时突发右侧肢体无力，伴有言语不清，既往有高血压病史6年，头颅CT显示左侧内囊区低密度影。该病人最可能的诊断为
    A. 短暂性脑缺血发作　　B. 脑栓塞
    C. 脑血栓形成　　　　　D. 脑出血
    E. SAH

2. 病人，男性，52岁，1天前左侧耳后感觉疼痛，今照镜子时发现左眼闭合不全，左侧额纹消失，左侧口角歪斜，最可能的诊断是
    A. 脑干梗死　　　　　　B. 左侧耳大神经痛

C. 吉兰-巴雷综合征　　　　D. 左侧面神经麻痹

E. 以上诊断均不是

3. 病人，男性，60岁，2年前无明显诱因出现双手不自主抖动，静止时为著，呈搓丸样。查体：面具脸，双手震颤，运动迟缓，其余查体未见异常。辅助检查：颅脑CT未见明显异常。该病人最有可能的诊断是

A. 帕金森病　　　　　　　　B. 帕金森综合征

C. 特发性震颤　　　　　　　D. 小舞蹈病

E. 肝豆状核变性

3. 答案：A

解析　帕金森病起病隐袭，进展缓慢。首发症状通常是一侧肢体的震颤或活动笨拙，进而累及对侧肢体。临床上主要表现为静止性震颤、运动迟缓、肌强直和姿势步态障碍。

4. 病人，女性，60岁，入院前2小时洗衣服时突然剧烈头痛、呕吐，肢体活动好，脑膜刺激征（+），腰椎穿刺脑脊液呈均匀血性。为进一步明确诊断，最重要的检查是

A. 脑电图　　　　　　　　　B. 脑磁共振检查

C. 脑CT　　　　　　　　　　D. 全脑血管造影

E. 复查腰椎穿刺

4. 答案：D

解析　蛛网膜下腔出血的常见原因为动脉瘤，全脑血管造影能够及时发现并行血管内治疗。

5. 病人，女性，65岁，教师，有两次脑梗死病史，遗留讲话口齿不清，吞咽困难，饮水反呛，偶有强哭强笑，查体可见双侧Babinski征（+）。最可能的诊断是

A. 进行性延髓麻痹　　　　　B. 假性延髓麻痹

C. 吉兰-巴雷综合征　　　　D. 延髓空洞症

E. 小脑后下动脉血栓形成

5. 答案：B

解析　假性延髓麻痹是由双侧上运动神经元病损（主要是运动皮质及其发出的皮质脑干束）使延髓运动性脑神经核——疑核以及脑桥三叉神经运动核失去了上运动神经元的支配发生中枢性瘫痪所致，临床表现为舌、软腭、咽喉、颜面和咀嚼肌的中枢性瘫痪，其症候同延髓麻痹十分相似，但又不是由延髓本身病变引起的，故而命名为假性延髓麻痹。

6. 病人，男性，48岁，午睡翻身时突然出现视物旋转、恶心呕吐，半分钟后自行缓解，无耳鸣及意识丧失，入院检查时嘱其卧床时再次出现眩晕，伴恶心，坐起立即缓解，再躺下时无复发。查体无神经系统缺损定位体征。最可能的诊断是

A. Wallenberg综合征

B. 梅尼埃病

C. 良性位置性眩晕

D. 椎基底动脉供血不足

E. 前庭神经炎

6. 答案：C

解析　良性位置性眩晕反复发作，短暂，与体位有关，通常由翻身、躺下、起床等头位改变诱发。眩晕发作时，多数病人伴有恶心，有时伴呕吐。该病症状主要表现为短暂的旋转样感觉，持续时间通常不超过1分钟。

7. 答案：C
解析　浅昏迷是指意识活动与精神活动消失，但对强的疼痛刺激（如按压眶上神经）可表现出表情或运动反应，不能被唤醒，瞳孔对光反射正常，深、浅反射存在。

8. 答案：D
解析　后交通动脉瘤的扩张或破裂出血可压迫邻近的动眼神经，产生不同程度的动眼神经麻痹。

9. 答案：C
解析　此病人的步行符合感觉性共济失调。小脑蚓部病变，行走呈醉汉步态；小脑半球或前庭病变，行走向患侧偏斜；双下肢痉挛性轻瘫行走时，出现剪刀步态；鸭步见于肌营养不良症，因骨盆带肌无力，走路左右摇摆。

10. 答案：B
解析　该病人为周围性面瘫，首先考虑面神经炎。

11. 答案：E
解析　急性发病，头颅 CT 显示高密度影，可以诊断脑出血。

7. 病人，男性，68岁，突发意识障碍1小时入院，颅脑 CT 提示脑干出血，病人目前不能叫醒，对疼痛刺激有痛苦表情和防御反应，对光反射、角膜反射和吞咽反射存在。这种意识障碍是
A. 嗜睡　　　　　　　　　B. 昏睡
C. 浅昏迷　　　　　　　　D. 中昏迷
E. 深昏迷

8. 病人，男性，68岁，突发剧烈头痛1小时入院，颅脑 CT 提示蛛网膜下腔出血，查体时出现其一侧眼睑下垂，其动脉瘤的部位可能在
A. 眼动脉　　　　　　　　B. 基底动脉
C. 前交通动脉　　　　　　D. 后交通动脉
E. 大脑中动脉

9. 某老年病人行走不稳（夜晚黑暗时加重），行走时双目注视地面，跨步阔大，举足过高，踏步作响，应考虑为
A. 小脑性共济失调　　　　B. 前庭功能障碍
C. 感觉性共济失调　　　　D. 下肢痉挛性轻瘫
E. 鸭步

10. 病人，男性，40岁，口角歪斜、流涎1天。查体：右侧额纹变浅，右眼闭合不全，右侧鼻唇沟变浅，伸舌居中，四肢肌力、肌张力正常。最可能的诊断是
A. 脑梗死　　　　　　　　B. 面神经炎
C. 脑出血　　　　　　　　D. 吉兰-巴雷综合征
E. 多发性硬化

11. 病人，女性，60岁，因突然意识不清1小时送急诊。头颅 CT 显示右侧大脑半球3cm×3cm×6cm高密度影，最可能的诊断为
A. 昏厥　　　　　　　　　B. 高血压脑病
C. 脑栓塞　　　　　　　　D. 脑血栓形成
E. 脑出血

12. 病人，男性，68岁，帕金森病史6年，间断服用苯海索治疗。近10天病情加重，吞咽困难，说话含糊不清，四肢僵硬，卧床不起，治疗效果不好的原因可能性最大的是
    A. 药物选择不合理　　　　B. 药量不足
    C. 药物毒副作用　　　　　D. 出现并发症
    E. 吸烟与嗜酒

13. 病人，男性，65岁，急性发病，昏迷，左侧肢体瘫痪，呼吸深大，体温40℃，脉搏85/min，血压200/105mmHg，皮肤无汗，下列哪项比较符合该病人的诊断
    A. 休克
    B. 甲状腺功能低下
    C. 中枢性高热
    D. 镇静安眠药过量
    E. 冻伤

14. 病人，男性，68岁，有帕金森病史10余年，长期口服多巴丝肼，可出现以下迟发合并症，**除了**
    A. 视力模糊　　　　　　　B. 剂末现象
    C. 开关现象　　　　　　　D. 异动症
    E. 精神症状

15. 病人，女性，34岁，2个月来出现左下肢无力。查体：左侧下肢轻瘫，膝、跟腱反射增高，Babinski征阳性，右侧下肢自腹股沟以下痛觉减退。在排除椎管内病变时，下列哪一节段可以**不考虑**
    A. 颈椎　　　　　　　　　B. 上胸椎
    C. 中胸椎　　　　　　　　D. 下胸椎
    E. 腰椎

16. 病人，男性，80岁，有高血压史10年，突发睡眠增多，口角歪斜，右上下肢无力入院。查体：左上睑下垂，左眼向上视、下视及内收不完全，右中枢性面舌瘫，右上下肢肌力0级，双侧Babinski征阳性，右面

12. 答案：A
解析　帕金森病老年病人治疗主要在提高脑内多巴胺的含量及其作用以及降低乙酰胆碱的活力，应首选多巴胺能药。苯海索为抗胆碱药，主要用于轻症及不能耐受左旋多巴的病人。

13. 答案：C
解析　中枢性高热常见于脑干或下丘脑病变，其他四项一般引起体温过低。

14. 答案：A
解析　长期服用多巴丝肼迟发合并症为：症状波动（包括剂末现象、开关现象），异动症和精神症状。

15. 答案：E
解析　第1腰椎水平为脊髓圆锥，其以下为马尾，腰椎椎管内病变不会同时出现一侧下肢的锥体束征和另一侧下肢的痛觉减退。

16. 答案：B
解析　基底动脉尖部由成对的小脑上动脉、大脑后动脉加上基底动脉顶端组成，供应中脑、丘脑、小脑上部、颞叶及枕叶。其主要临床表现为：眼球运动异常、意识障碍、对侧偏盲或皮质盲、记忆障碍。该病人存在眼球运动异常及意识障碍、MRI示中脑及丘脑低信号影，符合基底动脉尖综合征。

及右半身痛觉减退。头颅MRI示左中脑及双侧丘脑长 T_1 长 T_2 信号。该病人最可能的诊断是

A. 脑出血　　　　　　　　B. 基底动脉尖综合征

C. Wallenberg 综合征　　　D. 蛛网膜下隙出血

E. TIA

17. 答案：D

解析　脑桥出血多由于基底动脉脑桥支破裂所致，出血灶多位于脑桥基底部与被盖部之间。如果出血量较大（血肿>5ml），病人迅速出现昏迷，去脑强直，双瞳孔针尖样大小，四肢瘫痪，中枢性高热，应激性溃疡，多于48小时内死亡。

18. 答案：B

解析　重症肌无力（MG）的无力症状表现为波动性和易疲劳性，晨轻暮重，活动后加重、休息后可减轻。眼外肌无力所致对称或非对称性上睑下垂和/或双眼复视是MG最常见的首发症状，见于80%以上的MG病人，还可出现交替性上睑下垂、双侧上睑下垂、眼球活动障碍等。

19. 答案：D

解析　薄束和楔束位于脊髓后索，起于脊神经后根来的粗纤维，传递躯干和四肢的深感觉。病人走路有踩棉花感，双下肢位置觉、振动觉消失，Romberg征阳性，说明其深感觉受影响。

20. 答案：C

解析　当脊髓与高位中枢断离时，脊髓暂时丧失反射活动的能力而进入无反应状态的现象称为脊髓休克。表现为横断面以下节段脊髓支配的骨骼肌紧张性降低或消失、外周血管扩张、血压下降、发汗反射消失、膀胱内尿充盈、直肠内粪积聚；产生原因是断离的脊髓节段失去高级中枢的调节性影响，特别是来自大脑皮层、前庭核和脑干网状结构的易化性影响。

17. 病人，男性，45岁，有高血压，突然昏迷，四肢瘫痪，"针尖样"瞳孔。首先考虑的疾病是

A. 基底节出血　　　　　　B. 额叶梗死

C. 小脑出血　　　　　　　D. 脑桥出血

E. 蛛网膜下腔出血

18. 病人，女性，26岁，睁眼费力、视物成双近1年，晨轻暮重。查体：双上睑下垂，眼球外展受限，四肢正常。该病人最可能的诊断是

A. 急性多发性神经根炎　　B. 重症肌无力

C. 多发性硬化　　　　　　D. 周期性瘫痪

E. 动眼神经麻痹

19. 病人，男性，43岁，近2个月来走路不稳，走路似踩棉花样，尤以夜间为重。查体：发现双下肢位置觉、振动觉消失，Romberg征阳性，肌力正常，腱反射（－），跖反射无反应。其病变定位在

A. 前庭神经　　　　　　　B. 锥体外系

C. 小脑　　　　　　　　　D. 脊髓后索

E. 皮质脊髓侧束

20. 病人，男性，26岁，突发双下肢不能行走，伴麻木、尿潴留，在当地查脑脊液白细胞数 $48×10^9/L$，淋巴细胞为主，蛋白质含量0.3g/L，糖2.8mmol/L，氯125mmol/L。查体示双下肢腱反射消失，病理征阴性，最可能的诊断为

A. 周围神经受损　　　　　B. 神经根受损

C. 脊髓休克　　　　　　　D. 神经肌接头损害

E. 锥体束受损

A3型题

【1~2题共用题干】

青年男性，胸背部疼痛2天，今晨出现双下肢无力，伴二便障碍。查体示脐平面以下深、浅感觉障碍，双下肢肌力0级，病理反射阴性。

1. 最可能的诊断是
   A. 脊髓出血
   B. 急性脊髓炎
   C. 脊髓肿瘤
   D. 吉兰-巴雷综合征
   E. 大脑旁脑膜瘤

2. 首先应做的有诊断意义的检查是
   A. 腰椎穿刺脑脊液检查
   B. 头颅MRI
   C. 胸椎MRI
   D. 颈椎MRI
   E. 腰椎MRI

【3~5题共用题干】

病人，男性，42岁，突然出现剧烈头痛、恶心和呕吐8小时，无发热、无高血压。查体：神清，血压145/87mmHg。右瞳孔散大，对光反射消失。右上睑下垂，眼球向上、向下、向内运动不能。颈强直，Kernig征（+）。头颅CT示脑正中裂、大脑外侧裂呈高密度影。

3. 首先考虑的诊断是
   A. 脑膜瘤病
   B. 脑实质出血
   C. 脑膜炎
   D. 脑瘤
   E. 蛛网膜下腔出血

4. 应与下列疾病鉴别，除外
   A. 脑出血
   B. 癫痫
   C. 颅内肿瘤
   D. 脑栓塞
   E. 脑膜炎

1. 答案：B
解析 急性横贯性脊髓炎是指各种原因所致、以累及数个节段的脊髓横贯性损害为主的急性脊髓病。主要病理改变为脊髓的炎症、脱髓鞘及坏死。该病人有胸背部疼痛，双下肢下运动神经元瘫，且脐以下各种感觉障碍，考虑定位在胸髓。

2. 答案：C
解析 脊髓MRI能早期显示脊髓病变部位、范围及性质。

3. 答案：E
解析 蛛网膜下腔出血主要临床表现是在情绪激动、体力劳动、咳嗽、用力排便、饮酒等情况下发病，突发剧烈头痛、呕吐、意识障碍，检查有脑膜刺激征阳性，脑CT扫描有出血表现，腰椎穿刺有均匀一致血性脑脊液。

4. 答案：B
解析 病人脑膜刺激征阳性，应与脑出血、颅内肿瘤、脑膜炎等会出现脑膜刺激征的疾病进行鉴别，另外病人有右上睑下垂，眼球运动受限，需与脑栓塞进行鉴别。

5. 答案：A

解析　蛛网膜下腔出血是指脑底或脑浅表部位的血管破裂，血液直接进入蛛网膜下腔而言。本病诊断较易，如突发剧烈头痛及呕吐，面色苍白，冷汗，脑膜刺激征阳性以及血性脑脊液或头颅CT见颅底各池、大脑纵裂及脑沟中积血等。少数病人，特别是老年人头痛等临床症状不明显，应注意避免漏诊，及时行腰椎穿刺或头颅CT检查可明确诊断。

6. 答案：E

解析　短暂性大脑缺血性发作是局灶性脑缺血导致突发短暂性、可逆性神经功能障碍，发作持续数分钟，通常在30分钟内完全恢复，超过2小时常遗留轻微神经功能缺损表现。

7. 答案：C

解析　脑血栓最常见的是动脉粥样硬化斑导致管腔狭窄和血栓形成，可见于颈内动脉和椎基底动脉系统的任何部位，但以动脉分叉处或转弯处多见；其次为各种病因所致的动脉炎。本题中属于脑梗死的大脑中动脉闭塞综合征，累及颈内动脉系统。

8. 答案：A

解析　阿司匹林可以抑制血小板聚集，预防脑动脉粥样硬化的发生。

9. 答案：A

解析　癫痫相关检查脑电图、脑电地形图、动态脑电图监测可见明确病理波，棘波、尖波、棘-慢波或尖-慢波。

---

5. 首先应做的有诊断意义的检查是

A. 腰椎穿刺脑脊液检查　　　B. 头颅MRI

C. 胸椎MRI　　　　　　　　D. 颈椎MRI

E. 腰椎MRI

【6~8题共用题干】

病人，男性，56岁，心房颤动病人，突然发生命名物名困难。2周来共发生过5次，每次持续2~15秒。查体无神经系统异常，脑CT无异常。

6. 可能的诊断是

A. 脑动脉瘤　　　　　　　　B. 脑血栓形成

C. 脑出血　　　　　　　　　D. 脑血管畸形

E. 短暂性脑缺血发作

7. 主要累及的血管是

A. 基底动脉系　　　　　　　B. 椎动脉系

C. 颈内动脉系　　　　　　　D. 大脑后动脉

E. 大脑前动脉

8. 最适宜的预防治疗是

A. 阿司匹林　　　　　　　　B. 低分子右旋糖酐

C. 丙戊酸钠　　　　　　　　D. 胞磷胆碱

E. 降纤酶

【9~11题共用题干】

病人，男性，32岁，因"发作性四肢抽搐2个月"来诊。发作时四肢抽动，意识丧失，每次发作持续3~5分钟，其他情况不详。神经系统检查：神志清醒，脑神经无异常，四肢肌力及肌张力无异常，四肢腱反射存在，病理反射未引出。

9. 为明确痫性发作，需要的检查是

A. 脑电图　　　　　　　　　B. 头颅CT

C. 经颅多普勒超声（TCD）　D. 脑活检

E. 腰椎穿刺

10. 如确诊为痫性发作，为明确病因进一步应做的最理想的检查是
    A. 头颅CT
    B. MRI及增强扫描
    C. 脑活检
    D. DSA
    E. 脑磁图

11. 若此病人颅内存在异常病灶但性质难定，为明确诊断最终应做
    A. 脑组织活检
    B. 诱发电位
    C. PET
    D. 基因诊断
    E. 躯体感觉诱发电位

【12~13题共用题干】

病人，60岁，男性，突发头痛、恶心、呕吐1小时伴右侧肢体活动不灵。既往有高血压病史10余年。查体：意识清楚，血压190/120mmHg，口角左偏，右侧鼻唇沟浅，伸舌偏右，右肢体肌力2级。

12. 为明确诊断，最有鉴别价值的辅助检查为
    A. 腰椎穿刺
    B. 头颅MRI
    C. 头颅CT
    D. 脑血管造影
    E. SPECT

13. 病变可能定位于
    A. 右基底节区
    B. 左基底节区
    C. 脑桥
    D. 延髓
    E. 小脑

【14~16题共用题干】

病人，男性，24岁，突然意识不清，跌倒，全身强直数秒钟后抽搐，咬破舌。2分钟后抽搐停止，醒后活动正常。

14. 首先应考虑的疾病是
    A. 脑出血
    B. 脑血栓
    C. 蛛网膜下腔出血
    D. 癫痫
    E. 脑栓塞

10. 答案：B
解析 如为继发性癫痫应进一步行头颅CT、头颅MRI、MRA、DSA等检查可以明确相应的病灶。颅脑增强MRI可明确病灶，如为占位性病变，需作脑组织活检方能明确。

11. 答案：A
解析 脑组织活检可明确诊断。

12. 答案：C
解析 临床疑诊脑出血时首选CT检查，根据脑出血病人的症状和体征，分析病变的部位，是弥漫性的，还是局限性的，是中枢性的，或是周围性的，然后再指出病变的具体部位。

13. 答案：B
解析 CT检查可明确病变具体部位。大脑半球、小脑、脑干不同部位的病变表现不同。大脑半球的病变表现为对侧面瘫、舌瘫、肢体偏瘫与偏盲；小脑病变主要表现为剧烈眩晕、站立不稳、眼球震颤等；脑干病变临床表现较复杂，主要为交叉性瘫痪，病灶同侧嘴歪、舌斜，对侧肢体偏瘫，感觉减退。

14. 答案：D
解析 癫痫是一种慢性的脑神经系统失调。病史是诊断癫痫的主要手段之一，发作时可有意识障碍、口吐白沫、面色青紫、瞳孔散大、病理反射、自伤、外伤、失禁，发作后无肢体瘫痪、神经系统体征等。

15. 答案：A
解析 病人诊断考虑癫痫发作，及时脑电图检查发现癫痫波有助于诊断。

16. 答案：E
解析 病人癫痫发作2次以上，应予以抗癫痫治疗。

17. 答案：A
解析 病人急性发病，有神经系统症状和定位体征，怀疑脑血管疾病，一般首选头颅CT检查区别卒中性质。

18. 答案：C
解析 脑出血的诊断要点：①大多数发生在50岁以上高血压病人。②常在情绪激动或体力活动时突然发病。③病情进展迅速，具有典型的全脑症状和/或局限性神经体征。④脑脊液压力增高，多数为血性。⑤头颅CT扫描可确诊。

19. 答案：A
解析 脑出血后常有脑水肿，其中约有2/3发生颅内压增高，使脑静脉回流受阻，脑动脉阻力增加，脑血流量减少，使脑组织缺血、缺氧继续恶化而导致脑疝形成或脑干功能严重受损。因此，积极降低颅内压，阻断上述病理过程极为重要。

15. 应进一步做的检查是
   A. 脑电图　　　　　　　　B. 头颅X线片
   C. 头颅CT　　　　　　　　D. 脑血管造影
   E. TCD

16. 病人颅脑CT未见异常，追问病史，半年前有类似发作史，治疗首选
   A. 降颅压　　　　　　　　B. 溶栓治疗
   C. 抗感染　　　　　　　　D. 扩血管治疗
   E. 抗癫痫治疗

【17~19题共用题干】

病人，女性，70岁，突起右侧肢体麻木、乏力6小时，伴言语不清、流涎、头痛，呕吐一次，既往有高血压史10年，平时坚持服用抗高血压药。查体：嗜睡，右侧鼻唇沟浅，颈软，右侧肢体肌力3级，肌张力低，腱反射减弱，病理反射未引出。

17. 最有助于诊断的检查方法是
   A. 头颅CT　　　　　　　　B. 空腹血糖
   C. 胸部平片　　　　　　　D. 头颅X线片
   E. 脑电图

18. 最可能的诊断是
   A. 脑栓塞
   B. 脑血栓形成
   C. 脑出血
   D. 蛛网膜下腔出血
   E. 腔隙性脑梗死

19. 当明确诊断后，最主要的处理是
   A. 降颅压　　　　　　　　B. 扩脑血管
   C. 降血糖　　　　　　　　D. 抗感染治疗
   E. 降血脂

【20~21题共用题干】

病人，女性，30岁，既往健康，晨起发病，四肢无力，进行性加重，2天后来诊。查体：脑神经正常，四肢肌力0级，腱反射弱，病理反射阴性，无感觉障碍。

20. 首先应考虑的病是

    A. 周期性瘫痪　　　　　　B. 吉兰-巴雷综合征

    C. 癔症性瘫痪　　　　　　D. 急性脊髓炎

    E. 重症肌无力

21. 首先应做的检查是

    A. 血钾测定　　　　　　　B. 腰椎穿刺检查

    C. 头颅CT　　　　　　　D. 高位颈椎X线片或MRI

    E. 脑电图

【22~23题共用题干】

病人，女性，65岁，发现左侧肢体活动不利3小时，既往有高血压10年。查体：意识清楚，瞳孔等圆，左侧肢体肌力2级。

22. 为明确诊断，最有鉴别价值的辅助检查为

    A. 脑血管造影　　　　　　B. 头颅CT

    C. 腰椎穿刺　　　　　　　D. TCD

    E. SPECT

23. 病人入院后1小时，确诊为急性脑梗死。目前最应该考虑的处理是

    A. 抗血小板治疗和抗凝治疗

    B. 甘露醇等药物降颅压，抗脑水肿治疗

    C. 蛇毒类降纤药

    D. rt-PA等溶栓治疗

    E. 钙通道阻滞剂等神经保护剂

【24~25题共用题干】

病人，女性，24岁，2年来有发作性神志丧失，四肢

20. 答案：B

解析 吉兰-巴雷综合征又称急性感染性多发性神经根神经炎，是由于病毒感染、前驱感染或其他原因导致的一种自身免疫性疾病。其主要病理改变为周围神经系统的广泛性炎性脱髓鞘。临床上以四肢对称性弛缓性瘫痪为其主要表现。

21. 答案：B

解析 脑脊液检查多有蛋白增高而细胞数正常或接近正常的蛋白-细胞分离现象，为本病的另一特征。脑脊液蛋白常在发病后7~10天开始增高（增高的幅度不等），4~5周后达高峰，6~8周后逐渐下降。脑脊液蛋白含量增高的幅度与病情并无平行关系，少数病人肢体瘫痪恢复后，脑脊液蛋白含量仍偏高，有些病人的蛋白含量始终正常。

22. 答案：B

解析 脑血管疾病病人首先行颅脑CT检查，明确是出血性脑血管疾病抑或缺血性脑血管疾病。

23. 答案：D

解析 脑梗死超早期为脑梗死发病的6小时内，发病时间短，未形成脑梗死，是缺血性脑卒中治疗的最理想时机。若用溶栓治疗方法，病人可能完全恢复。

24. 答案：A
解析 癫痫大发作应迅速控制抽搐，首选地西泮，静脉注射安全、有效。

25. 答案：A
解析 癫痫持续状态是癫痫连续发作之间意识未完全恢复又频繁再发，或发作持续30分钟以上不自行停止。

26. 答案：D
解析 周期性瘫痪任何年龄均可发病，以20~40岁男性多见，随年龄增长而发作次数减少。常见的诱因有疲劳、饱餐、寒冷、酗酒、精神刺激等。

27. 答案：D
解析 周期性瘫痪是以周期性反复发作的骨骼肌短暂性弛缓性瘫痪为特征的一组疾病。按发病时的血清钾浓度和症状可分为低血钾型、高血钾型和正常血钾型三型，其中以低血钾型最多见。发作期血清钾常低于3.5mmol/L，间歇期正常。

28. 答案：E
解析 周期性瘫痪病因可与肌细胞膜功能异常有关。发作时细胞膜的 Na^+-K^+ 泵兴奋性增加，使大量 K^+ 内移至细胞内引起细胞膜的去极化和对电刺激的无反应性，导致瘫痪发作。

抽搐，服药不规则。今天凌晨开始又有发作，意识一直不清醒。来院后又有一次四肢抽搐发作。

24. 首先应选用的治疗药物是
    A. 地西泮 10mg 静脉注射
    B. 苯妥英钠 0.25g 肌内注射
    C. 地西泮 20mg 肌内注射
    D. 甲醛 5ml 灌肠
    E. 苯巴比妥 0.5g 肌内注射

25. 病人目前处于下列哪一种状态
    A. 癫痫持续状态
    B. 癫痫强直-阵挛发作
    C. 单纯部分发作继全面性发作
    D. 复杂部分发作继全面性发作
    E. 癫痫发作后昏睡期

【26~28题共用题干】
病人，男性，25岁。早晨起床时发现四肢乏力，双下肢明显，持续1天后症状消失。发病前有饮酒史，既往曾发作2次，每次发作行腰椎穿刺，脑脊液检查常规、生化无异常发现。查体：四肢肌力3级，肌张力降低，腱反射减低，感觉正常。

26. 最可能的诊断为
    A. 急性脊髓炎   B. 多发性硬化
    C. 重症肌无力   D. 周期性瘫痪
    E. 多发性肌炎

27. 对确立诊断最有帮助的检查措施是
    A. 血清抗心磷脂抗体   B. 头颅CT检查
    C. 肌电图   D. 查血钾
    E. 血清肌酶检查

28. 此病的发病机制目前认为和下列哪项有关
    A. 肌纤维炎性坏死

B. 中枢神经系统脱髓鞘

C. 神经肌肉接头的乙酰胆碱受体减少

D. 肌纤维内线粒体功能异常

E. 肌纤维内肌浆网的离子通道异常

【29~30题共用题干】

病人，男性，58岁，双上肢渐进性震颤、活动不便半年。既往体健，无慢性疾病史。头颅MRI无异常发现。查体：面部表情呆滞，四肢肌张力增高，齿轮样，双上肢向前平伸时，可见每分钟震颤4~5次，双手指鼻试验正常。

29. 最可能的发病机制是

A. 纹状体内多巴胺受体功能增强

B. 纹状体内γ-氨基丁酸含量增加

C. 纹状体内多巴胺含量减少

D. 纹状体内乙酰胆碱含量增加

E. 纹状体内乙酰胆碱受体功能减低

30. 首选治疗药物是

A. 溴隐亭   B. 左旋多巴

C. 苯妥英钠   D. 地西泮

E. 多巴胺

【31~32题共用题干】

病人，女性，38岁，突然右侧偏瘫3小时。查体：失语，双眼向左凝视，右鼻唇沟浅，伸舌偏右，右侧肌张力低，肌力0级，角膜反射右（-），左（+），腱反射右侧无反应。血压120/75mmHg，心率100次/min。心尖区伴舒张期杂音3级，心房颤动。

31. 最可能的临床诊断为

A. 左半球出血   B. 左半球脑栓塞

C. 左半球脑血栓形成   D. 左脑桥出血

E. 右脑桥出血

29. 答案：C

解析 帕金森病是中老年人常见的神经系统变性疾病，该病主要以动作迟缓及减少，肌张力增高，姿势不稳等为特征。研究发现自30岁后黑质多巴胺能神经元、酪氨酸羟化酶（TH）和多巴脱羧酶（DDC）活力、纹状体多巴胺（DA）递质逐年减少，DA的D$_1$和D$_2$受体密度减低。实际上，只有黑质多巴胺能神经元减少50%以上，纹状体DA递质减少70%~80%以上，临床才会出现帕金森病（PD）症状，老龄只是PD的促发因素。

30. 答案：B

解析 药物治疗主要在提高脑内多巴胺的含量及其作用，以及降低乙酰胆碱的活力，多数病人的症状可因而得到缓解，但不能阻止病变的自然进展。左旋多巴则可通过血脑屏障，入脑后经多巴脱羧酶的脱羧转变成多巴胺，以补充纹状体内多巴胺的严重不足而发挥效用。

31. 答案：B

解析 心源性脑栓塞的栓子来源于各种心脏病。风湿性心脏病伴心房颤动脑栓塞位居首位，约占半数以上；其他常见的有：冠状动脉硬化性心脏病伴有心房颤动、亚急性感染性心内膜炎的赘生物、心肌梗死或心肌病的附壁血栓、二尖瓣脱垂、心脏黏液瘤和心脏手术合并症等的栓子脱落。

32. 答案：A

解析　CT检查常有助于明确诊断脑栓塞。

32. 最有助于诊断的辅助检查是

A. 头颅CT
B. 腰椎穿刺脑脊液检查
C. 心电图
D. 超声心动图
E. 脑电图

【33~35题共用题干】

病人，男性，71岁，2年来无诱因逐渐出现行动缓慢，行走时上肢无摆动，前倾屈曲体态。双手有震颤，双侧肢体肌张力增高。无智力和感觉障碍，无锥体束损害征。

33. 答案：A

解析　帕金森病是中老年人常见的神经系统变性疾病，也是中老年人最常见的锥体外系疾病。该病的主要临床特点：静止性震颤、动作迟缓及减少、肌张力增高、姿势不稳等为主要特征。

34. 答案：B

解析　帕金森病治疗首选多巴胺制剂。

35. 答案：C

解析　帕金森病又称特发性帕金森病，目前无根治方法。详见本节A3型题28题解析。

33. 最可能的诊断是

A. 帕金森病
B. 扭转痉挛
C. 阿尔茨海默病
D. 肝豆状核变性
E. 脑动脉硬化

34. 选择最适当的治疗药物是

A. 苯海索
B. 复方左旋多巴
C. 司来吉兰
D. 溴隐亭
E. 维生素E

35. 选用上述治疗的目的是

A. 治愈疾病
B. 阻止疾病的进行
C. 改善症状
D. 预防并发症
E. 增强体质

【36~37题共用题干】

病人，女性，52岁，近日晨醒时翻身突然出现严重眩晕伴呕吐，持续时间1分钟后自行缓解，无耳鸣、意识丧失。既往无糖尿病、高血压病史。入院查体：生命征平稳，在检查台上刚平卧，即感眩晕，休息后缓解，坐起时复发。

36. 答案：C

解析　良性位置性眩晕是一种相对于重力方向和头位变化所诱发的，以反复发作的短暂性眩晕和特征性眼球震颤为表现的外周前庭疾病，常具有自限性，易复发，与该病人相符。

36. 该病人最可能的诊断是

A. Wallenberg综合征
B. 梅尼埃病
C. 良性位置性眩晕
D. 前庭神经炎

37. 该病治疗首选为
    A. 溶栓治疗
    B. 耳石复位
    C. 倍他司汀药物治疗
    D. 鼓室内注射糖皮质激素
    E. 抗病毒治疗

【38~40题共用题干】

病人，男性，50岁，突发头痛、呕吐伴发热、精神行为异常5天。查体：体温38.5℃，神志清，四肢肌力、肌张力正常，Babinski征（－），颈抵抗（＋），Kernig征及Brudzinski征均阴性。脑电图显示广泛中度异常，头颅CT未见异常。

38. 为明确诊断，还需选用的检查是
    A. 胸片   B. 头颅MRI
    C. 腰椎穿刺   D. 血培养
    E. PPD试验

39. 若腰椎穿刺检查：脑压200mmH$_2$O，脑脊液无色清亮，糖3mmol/L、氯化物125mmol/L，蛋白0.9g/L，白细胞200×10^6/L，淋巴细胞82%，单核细胞18%，则最可能诊断为
    A. 脑脓肿   B. 化脓性脑膜炎
    C. 隐球菌脑膜炎   D. 结核性脑膜炎
    E. 病毒性脑炎

40. 最主要治疗是
    A. 三代头孢类抗生素   B. 抗结核治疗
    C. 抗病毒治疗   D. 抗真菌治疗
    E. 糖皮质激素治疗

【41~43题共用题干】

病人，男性，23岁，既往体健。2周前出现双下肢无力伴尿潴留而入院。查体发现：双下肢肌力2级，脐以下感觉缺失。入院后进行腰椎穿刺，脑脊液检查

37. 答案：B
解析 良性位置性眩晕首选耳石复位。

38. 答案：C
解析 根据病人有高热的急性感染性疾病史，并出现呕吐、各种精神症状和脑部神经体征，头颅CT未见异常，高度怀疑脑部感染性疾病，腰椎穿刺检查脑脊液可诊断。

39. 答案：E
解析 病毒性脑炎多急性起病，或先有上呼吸道感染或前驱传染性疾病，主要表现为发热、恶心、呕吐、软弱、嗜睡，一般很少有严重意识障碍和惊厥。可有颈项强直等脑膜刺激征，但无局限性神经系统体征。病程大多在1~2周。脑脊液检查：外观无色透明，压力正常或稍高，有核细胞数增多为（50~100）×10^6/L，可高达1 000×10^6/L，以淋巴细胞为主。蛋白轻度增加，糖正常，氯化物正常。涂片和培养无细菌发现。

40. 答案：C
解析 病毒性脑炎最主要的治疗为抗病毒治疗。

41. 答案：E

解析　急性脊髓炎病因未明，约半数病人发病前有呼吸道、胃肠道病毒感染的病史，但脑脊液中并未检出病毒抗体，神经组织里亦没有分离出病毒，推测本病的发生可能是病毒感染后所诱发的自身免疫性疾病。部分病例接种疫苗后发病，可能为疫苗接种引起的异常免疫应答。另外，本病可能与其他自身免疫疾病有关。

42. 答案：E

解析　急性脊髓炎诊断标准：①根据病史、临床表现、相关检查即可确诊。②发病前1~2周有腹泻、上呼吸道感染或疫苗接种史。③急性起病，迅速出现脊髓横贯性损害症状。④脑脊液检查符合急性脊髓炎的改变。⑤CT、MRI影像学检查可除外其他脊髓病。

43. 答案：A

解析　急性脊髓炎的治疗原则为早发现、早诊断、早治疗。另外，精心护理和早期康复锻炼对病人的预后也十分重要。康复治疗：主要目的是促进肌力恢复，防止肢体痉挛及关节挛缩。早期应将患肢置于功能位，进行被动活动、按摩等。肌力部分恢复时，应鼓励病人主动运动、积极锻炼，做针灸、理疗等有助于康复。

44. 答案：E

解析　高血压，起病突然伴头痛呕吐，为颅内高压的表现，脑出血可能性大，排除选项A、C。病人双眼向右眼震，右侧指鼻欠稳准，右侧Babinski征阳性，小脑出血可能性大，排除选项B、D。

结果正常。

41. 在本病的病因中，最**不可能**的原因为
　　A. 病毒感染　　　　　　　B. 细菌感染
　　C. 疫苗接种　　　　　　　D. 免疫反应
　　E. 遗传因素

42. 根据以上的临床表现，病人最可能的诊断是
　　A. 脊髓空洞症　　　　　　B. 脊髓蛛网膜炎
　　C. 脊髓压迫症　　　　　　D. 吉兰-巴雷综合征
　　E. 急性脊髓炎

43. 病人已住院治疗2个月，生活尚无法自理。今后应采取哪一种方法以获得较佳效果
　　A. 加强肢体功能锻炼
　　B. 手术治疗
　　C. 加大B族维生素剂量
　　D. 继续应用糖皮质激素
　　E. 增加营养摄入

【44~46题共用题干】

病人，女性，60岁，外出途中突然头痛、眩晕，伴呕吐、走路不稳。查体：血压180/105mmHg，心率62次/min，双眼向右眼震，右侧指鼻欠稳准，右侧Babinski征阳性。

44. 最可能诊断是
　　A. 大脑中动脉梗死　　　　B. 脑桥出血
　　C. 脑血栓形成　　　　　　D. 基底节出血
　　E. 小脑出血

45. 下列处理**不当**的是
    A. 积极处理合并症
    B. 必要时行气管切开术，保持气道通畅
    C. 使用利血平降血压
    D. 如果CT示血肿为20ml，可考虑行手术治疗
    E. 快速20%甘露醇静脉滴注，每6~8小时1次

46. 进一步明确诊断的主要措施为
    A. 血糖、血脂、电解质检查
    B. 脑电图
    C. 脑脊液检查
    D. 详细追问有关病史
    E. 头颅CT

【47~48题共用题干】

病人，男性，40岁，扛重物时突然出现颈部疼痛，继之四肢瘫痪。查体：神清，脑神经正常，双上肢弛缓性瘫痪，双下肢痉挛性瘫痪。

47. 最可能的病变部位在
    A. 脑桥   B. 延髓
    C. 高段颈髓   D. 颈膨大
    E. 胸髓

48. 病人最**不可能**出现的症状是
    A. 二便失禁   B. 尿潴留
    C. 肢体强直   D. 癫痫
    E. 肢体软瘫

【49~50题共用题干】

病人，男性，75岁，既往有心房颤动病史，一天从沙发上站起时突然向右侧倒下，呼之不应，急诊头颅CT示左侧大脑中动脉供血区低密度影。发病2天后发现右下肢肿胀、发凉、色青紫。

45. 答案：C
解析 小脑出血人需卧床，保持安静。重症须严密观察体温、脉搏、呼吸和血压等生命体征，注意瞳孔和意识变化，保持呼吸道通畅，及时清理呼吸道分泌物。
（1）血压紧急处理：急性脑出血时，血压升高是颅内压增高情况下保持正常脑灌注的脑血管自动调节机制。此时应用抗高血压药仍有争议，降压可影响脑血流量，导致低灌注或脑梗死，但持续高血压可使脑水肿恶化。舒张压降至约100mmHg水平是合理的，但须非常小心，分支个体对抗高血压药异常敏感。急性期后可常规用药控制血压。
（2）控制血管源性脑水肿：脑出血后48小时水肿达到高峰，维持3~5天或更长时间后逐渐消退。脑水肿可使颅内压（ICP）增高和导致脑疝，是脑出血主要死因。常用皮质类固醇减轻脑出血后水肿和降低ICP，但有效证据不充分；脱水药只有短暂作用，常用20%甘露醇、10%复方甘油和利尿药如呋塞米等或用10%血浆白蛋白。
（3）积极防治并发症，处理合并症。
（4）手术适应证：①脑出血病人颅内压增高伴脑干受压体征，如脉缓、血压升高、呼吸节律变慢、意识水平下降等；②小脑半球血肿量≥10ml或蚓部血肿量＞6ml，血肿破入第四脑室或脑池受压消失，出现脑干受压症状或急性阻塞性脑积水征象者；③重症脑室出血导致梗阻性脑积水；④脑叶出血，特别是AVM所致和占位效应明显者。

46. 答案：E
解析 小脑出血可通过CT确诊。

47. 答案：D
解析 颈膨大损伤会导致上肢下运动神经元瘫痪和下肢上运动神经元瘫痪。

48. 答案：D
解析 癫痫是皮层损害才会有的症状，故而选D。其他损害在脊髓病变的不同时期均有可能出现。

49. 答案：C
解析　病人有明确心房颤动病史，结合起病形式及颅脑CT，明确为心源性脑栓塞。

50. 答案：D
解析　病人有心房颤动，易引发脑栓塞。

51. 答案：B
解析　脑脊液检查发现有蛋白－细胞分离现象为吉兰－巴雷综合征的脑脊液特征性表现。

52. 答案：E
解析　特发性面神经麻痹即面神经炎，又称Bell麻痹，指茎乳孔以上面神经管内段面神经的一种急性非化脓性炎症，表现为周围性面神经麻痹。其病变侧全部表情肌瘫痪，表现为眼睑不能闭合、不能皱眉、鼓腮漏气、嘴歪眼斜、眼睛流泪等，可伴有听觉改变、舌前2/3的味觉减退及唾液分泌障碍等临床特点。

53. 答案：D
解析　根据病人年轻，有结核病接触史，有发热的急性感染性疾病史，并出现呕吐以及各种精神症状和脑部神经体征，高度怀疑感染中毒性脑病，首选腰椎穿刺，检查脑脊液压力及常规、生化涂片、抗体染色等明确诊断。

49. 该病人首先考虑的诊断是
　　A. 脑出血　　　　　　　　　B. 脑血栓形成
　　C. 脑栓塞　　　　　　　　　D. 蛛网膜下腔出血
　　E. TIA

50. 该病人最有可能的病因是
　　A. 脑血管痉挛　　　　　　　B. 脑动脉瘤
　　C. 血流动力学异常　　　　　D. 心源性栓子
　　E. 红细胞增多症

【51~52题共用题干】
病人，男性，40岁，2天前有冷风吹面史，今晨起床后发现口角流涎来院就诊。查体：左侧额纹变浅，左侧鼻唇沟浅，露齿时口角右歪，左眼闭合不全。

51. 下列关于该病人描述**不正确**的是
　　A. 该病人多在起病后1~2周内开始恢复
　　B. 脑脊液检查发现有蛋白－细胞分离现象
　　C. 应排除后颅窝病变
　　D. 应采取措施保护暴露的角膜
　　E. 病因尚不完全清楚

52. 可能的诊断是
　　A. 重症肌无力　　　　　　　B. 多发性硬化
　　C. 桥小脑角肿瘤　　　　　　D. 三叉神经炎
　　E. 面神经炎

【53~55题共用题干】
病人，女性，24岁，因"发热、头痛1个月，加重伴呕吐3天"入院。病程中感乏力、食欲缺乏、盗汗，1个月内体重下降5kg。其弟患肺结核，正行抗结核治疗。查体：体温38.4℃，神志清，双眼外展、内收均不到位，颈项强直，Kernig征阳性，Brudzinski征阳性。胸片未见异常。

53. 该病人首选检查为
　　A. 头颅CT　　　　　　　　　B. 头颅MRI

C. 脑电图　　　　　　　　　　D. 腰椎穿刺

E. 血细菌培养

54. 若腰椎穿刺检查：脑压233mmH$_2$O，脑脊液微黄，糖1.9mmol/L、氯化物110mmol/L，蛋白1.4g/L，白细胞385×10^6/L，中性粒细胞39%，淋巴细胞48%，单核细胞13%，考虑哪种病可能性大

A. 化脓性脑膜炎

B. 结核性脑膜炎

C. 新型隐球菌脑膜炎

D. 病毒性脑膜炎

E. 单纯疱疹病毒性脑炎

54. 答案：B

解析　结合病人的临床表现，有与结核病人接触史，脑脊液结果符合结核性脑膜炎特点。结核性脑膜炎时，脑脊液压力增高，外观清亮或毛玻璃样或微显混浊，细胞数一般为0.05×10^9/L~0.5×10^9/L，（50~500/mm^3）。糖与氯化物同时降低为结核性脑膜炎的典型改变。

55. 应选用

A. 抗病毒治疗　　　　　　　B. 广谱抗生素治疗

C. 抗结核治疗　　　　　　　D. 营养神经治疗

E. 抗真菌治疗

55. 答案：C

解析　针对结核型脑膜炎病因治疗。

【56~57题共用题干】

病人，男性，63岁，1小时前生气时突然头痛、呕吐，右侧肢体无力，10分钟后昏迷。入院检查：血压220/130mmHg，中度昏迷，右鼻唇沟浅，右侧肢体肌力0级，右Babinski征（＋）。CT脑扫描示左基底核区有一个直径为5cm大小的高密度灶。入院2小时后左瞳孔5mm，对光反射消失，右瞳2mm，对光反射存在。

56. 本例首选的诊断为

A. 脑血栓形成合并脑疝　　　B. 脑栓塞合并脑疝

C. 脑出血合并脑疝　　　　　D. 蛛网膜下腔出血

E. 脑出血

56. 答案：C

解析　脑出血大多数发生在50岁以上高血压病人，常在情绪激动或体力活动时突然发病。病情进展迅速，具有典型的全脑症状和/或局限性神经体征。头颅CT扫描示高密度灶可确诊。两侧瞳孔不等大，考虑脑疝形成。

57. 下列哪项措施**不妥**

A. 绝对卧床

B. 20%甘露醇脱水降颅压

C. 腰椎穿刺作脑脊液常规检查

57. 答案：C

解析　颅内压高脑疝形成为腰椎穿刺术禁忌证。

D. 保持呼吸道通畅

E. 考虑外科手术

【58~60题共用题干】

病人，男性，60岁。因"意识不清1小时"为主诉入院。发病以来无抽搐，既往有高血压及糖尿病病史4年。

58. 答案：A
解析 病人老年，以突发意识障碍发病，既往有高血压、糖尿病致动脉硬化因素，具有典型的全脑症状和/或局限性神经体征，首先考虑急性脑血管病。

58. 若该病人呈中、深度昏迷状态，双瞳孔不等大，左瞳孔5.0mm，光发射消失，右瞳孔3.0mm，光反射存在，右侧肢体瘫痪，右侧病理征阳性。则该患者的病因可能为

A. 急性脑血管病　　　　　B. 脑外伤

C. 脑炎　　　　　　　　　D. 低血糖

E. 药物中毒

59. 答案：E
解析 病人以意识障碍发病，无神经系统定位体征，双瞳孔针尖样缩小，故可能为有机磷农药中毒。

59. 若该病人呈浅昏迷状态，血压及体温偏低，双瞳孔针尖样缩小，光反射迟钝，压眶后四肢均有自主活动，病理征未引出，则该患者的病因可能为

A. 急性脑血管病　　　　　B. 脑外伤

C. 脑炎　　　　　　　　　D. 低血糖

E. 药物中毒

60. 答案：D
解析 病人近来更换降血糖药，且进食不规律，呈浅昏迷状态，虽双侧病理征阳性，但无颅内压增高表现，无肢体活动不利，故考虑低血糖。

60. 若该患呈浅昏迷状态，双瞳孔等大正圆，光反射灵敏，压眶、四肢均有自主活动，双病理征阳性，脑膜刺激征阴性。追问病史，近来更换降血糖药，且进食不规律，则该患者的病因可能为

A. 急性脑血管病　　　　　B. 脑外伤

C. 脑炎　　　　　　　　　D. 低血糖

E. 药物中毒

【61~62题共用题干】

病人，男性，59岁，发现右眼睑下垂2个月。病前无明显诱因，眼睑下垂下午比早晨明显。查体：右上睑下垂，右眼球各方向运动受限，瞳孔大小无改变，光反射正常。

61. 此时应考虑的诊断是
    A. 右动眼神经麻痹
    B. 右展神经麻痹
    C. 重症肌无力
    D. 右面神经麻痹
    E. 进行性眼外肌麻痹

62. 对病人进行胸部CT检查，主要是为了确定
    A. 是否合并结节病
    B. 是否有胸腺瘤或胸腺增生
    C. 是否有肺转移癌
    D. 是否有肺结核
    E. 是否有肺癌

【63~64题共用题干】

病人，男性，42岁，有胃溃疡出血胃大部切除手术史。近2个月自觉四肢末端麻木，走路不稳如踩棉花样，闭眼时明显。

63. 临床首先考虑的诊断为
    A. 多发性脑梗死
    B. 吉兰-巴雷综合征
    C. 末梢神经炎
    D. 脊髓亚急性联合变性
    E. 小脑共济失调

61. 答案：C
解析 重症肌无力主要特征是局部或全身横纹肌于活动时易于疲劳无力，经休息或用抗胆碱酯酶药物后可以缓解。症状通常晨轻晚重，亦可多变。脑神经支配的肌肉特别是眼外肌最易累及，常为早期或唯一症状；轻则眼球运动受累，多呈不对称性眼睑下垂、睁眼无力、斜视、复视、有时双眼睑下垂交替出现。

62. 答案：B
解析 该病中年以后发病者多为男性，伴有胸腺瘤的较多见。

63. 答案：D
解析 脊髓亚急性联合变性是由于维生素B$_{12}$缺乏引起的神经系统变性疾病，其临床表现以脊髓后索和侧索损害，出现深感觉缺失、感觉性共济失调及痉挛性瘫痪为主，常伴周围神经损害而出现的周围性感觉障碍。本病与维生素B$_{12}$缺乏有关，髓鞘是神经周围促进神经冲动传导的结构，而维生素B$_{12}$是髓鞘和核蛋白形成必需的辅酶，缺乏维生素B$_{12}$会引起髓鞘合成障碍而导致神经及精神病损；且因维生素B$_{12}$还参与血红蛋白的合成，故缺乏可导致贫血。

64. 答案：D

解析　脊髓亚急性联合变性：①多在中年以上起病，男女无明显差异，慢性或亚急性起病，缓慢进展。多数病人出现神经症状前多有苍白、倦怠、腹泻、舌炎等，伴血清维生素B_{12}降低。早期症状为双下肢无力发硬，手动作笨拙，行走不稳，踩棉花感，步态蹒跚和基底增宽。随后足趾、手指末端持续对称性刺痛、麻木和烧灼感等。检查双下肢振动、位置觉障碍，远端明显，Romberg征（＋）。少数有手套、袜子样感觉减退，极少数病人脊髓后、侧索损害典型，但血清维生素B_{12}含量正常（不伴维生素B_{12}缺乏的亚急性联合变性）。②出现双下肢不完全痉挛性瘫，表现为肌张力增高，腱反射亢进和病理征；如周围神经病变较重可见肌张力减低，腱反射减弱，但病理征常为阳性。有些病人屈颈时出现Lhermitte征（由脊背向下肢放射的针刺感），晚期可出现括约肌功能障碍。③常见精神症状：易激惹、抑郁、幻觉、精神混乱和类偏执狂倾向，认知功能减退，甚至痴呆。少数病人视神经萎缩及中心暗点，提示大脑白质与视神经广泛受累，很少波及其他脑神经。

65. 答案：B

解析　急性起病，具有典型的颅高压表现，脑膜刺激征（＋），应首先考虑蛛网膜下腔出血。如突发剧烈头痛及呕吐、面色苍白、冷汗、脑膜刺激征阳性以及血性脑脊液或头颅CT见颅底各池、大脑纵裂及脑沟中积血等。少数病人，特别是老年人，头痛等临床症状不明显，应注意避免漏诊，及时行腰椎穿刺或头颅CT检查可明确诊断。可见轻偏瘫、视力障碍，第Ⅲ、Ⅴ、Ⅵ、Ⅶ等脑神经麻痹。

66. 答案：D

解析　头颅CT可安全、快速明确出血性脑血管病。

67. 答案：B

解析　蛛网膜下腔出血可见轻偏瘫、视力障碍，第Ⅲ、Ⅴ、Ⅵ、Ⅶ等脑神经麻痹。

---

64. 该病人体检时可能发现以下异常体征，**除外**

A. 视力下降

B. 痉挛性轻瘫

C. 腱反射亢进

D. 胸7平面以下痛觉缺失

E. 上、下肢痛觉消失

【65~67共用题干】

病人，男性，58岁，突然头痛呕吐，伴意识丧失30分钟。查体：神志不清，颈部抵抗，克尼格征阳性，右侧眼睑下垂，右侧瞳孔4mm，对光反射消失。

65. 最可能的诊断是

A. 脑梗死　　　　　　　　B. 蛛网膜下腔出血

C. 高血压脑出血　　　　　D. 脑动静脉畸形出血

E. 颅脑肿瘤

66. 最好的诊断措施是

A. 腰椎穿刺　　　　　　　B. 脑电图

C. 视力检查　　　　　　　D. 头颅CT

E. 视神经孔像

67. 引起病人右侧眼睑下垂，右侧瞳孔散大最可能的原因是

A. 面神经麻痹　　　　　　B. 动眼神经麻痹

C. 小脑幕切迹疝　　　　　D. 糖尿病眼底病

E. 右侧视神经损害

A4型题

【1~3题共用题干】

11岁，女孩，因半年来有时突然终止其正在进行的动作，呼之不应，双眼凝视，有时伴手中持物坠落，约持续数秒钟后立即清醒，对发作无记忆，每天发作数次，诊断为癫痫。

1. 病人的癫痫发作属的类型是
   A. 局限性运动性发作　　B. 失神发作
   C. 复杂部分性发作　　　D. 肌阵挛发作
   E. 失张力性发作

2. 应首先选择何种抗癫痫药物进行治疗
   A. 丙戊酸钠　　　　　　B. 硝基安定
   C. 苯妥英钠　　　　　　D. 乙琥胺
   E. 苯巴比妥

3. 关于癫痫的治疗原则**错误**的是
   A. 联合用药原则
   B. 个体化用药原则
   C. 长期用药原则
   D. 停药应遵循缓慢和逐渐减量的原则
   E. 增药可适当的快，减药一定要慢

---

1. 答案：B
解析　癫痫临床类型包括6类。①全身强直-阵挛发作（大发作）：突然意识丧失，继之先强直后阵挛性痉挛，常伴尖叫、面色青紫、尿失禁、舌咬伤、口吐白沫或血沫、瞳孔散大，持续数十秒或数分钟后痉挛发作自然停止，进入昏睡状态，醒后有短时间的头昏、烦躁、疲乏，对发作过程不能回忆。若发作持续不断，一直处于昏迷状态者称大发作持续状态，常危及生命。②失神发作（小发作）：突发性精神活动中断，意识丧失，可伴肌阵挛或自动症，一次发作数秒至十余秒，脑电图出现3次/s棘慢或尖慢波综合。③单纯部分性发作：某一局部或一侧肢体的强直、阵挛性发作，或感觉异常发作，历时短暂，意识清楚。若发作范围沿运动区扩及其他肢体或全身时可伴意识丧失，称杰克森发作；发作后患肢可有暂时性瘫痪，称Todd麻痹。④复杂部分性发作（精神运动性发作）：精神感觉性、精神运动性及混合性发作，多有不同程度的意识障碍及明显的思维、知觉、情感和精神运动障碍，可有神游症、夜游症等自动症表现。有时在幻觉、妄想的支配下发生伤人、自伤等暴力行为。⑤植物神经性发作（间脑性）：可有头痛型、腹痛型、肢痛型、晕厥型或心血管性发作。⑥无明确病因者为原发性癫痫；继发于颅内肿瘤、外伤、感染、寄生虫病、脑血管病、全身代谢病等引起者为继发性癫痫。

2. 答案：D
解析　癫痫首选药物的选择如下：①持续状态：地西泮静脉注射；②大发作：苯妥英钠；③小发作：乙琥胺；④大发作+小发作（混合型）：丙戊酸钠；⑤精神运动发作、三叉神经痛：卡马西平。

3. 答案：A
解析　癫痫用药一般选择单药。

【4~5题共用题干】

病人，男性，25岁，左侧眼部、颞部疼痛，伴左侧流泪和流涕。头痛多发生在夜间，反复发作5~6周后可缓解数月。

4. 可能的诊断是
   A. 偏头痛　　　　　　　　B. 丛集性头痛
   C. 鼻窦炎　　　　　　　　D. 紧张性头痛
   E. 颅内肿瘤

5. 最可能的发病机制是
   A. 颅内压增高　　　　　　B. 颅内静脉窦血栓形成
   C. 颅内、外血管扩张　　　D. 脑供血不足
   E. 脑血管畸形

【6~7题共用题干】

病人，男性，42岁，近一个月来在刷牙时常出现右上牙部及右面部疼痛，每次持续5~6秒，神经系统检查无阳性体征。

6. 首先考虑的诊断是
   A. 牙痛　　　　　　　　　B. 三叉神经痛
   C. 颞颌关节病　　　　　　D. 鼻窦炎
   E. 单纯感觉性发作（癫痫）

7. 应首先做的辅助检查是
   A. 头颅X线片　　　　　　B. 头颅CT
   C. 牙部X线片　　　　　　D. 脑电图
   E. 血常规

【8~10题共用题干】

病人，女性，55岁，高血压20年，不规则服药。某天清晨突发头痛，意识不清，30分钟后送到医院。查体：昏迷，血压210/110mmHg，双眼向右侧凝视，左足外旋位。

4. 答案：B
解析 丛集性头痛特点为突然发生一连串密集发作，病程为4~8周，间以数月或数年的缓解期，头痛常在夜间发作，常先起于一侧眼部，继之扩展至半个头部，发作时可伴有结膜充血、流泪、流涕，该病人的头痛为丛集性头痛。

5. 答案：C
解析 一般认为丛集性头痛为颅内、外血管扩张所致。

6. 答案：B
解析 该中年男性病人在近1个月来常发生短暂的、反复发作的右上牙部及右面部疼痛，但神经系统检查无阳性体征，符合三叉神经痛的表现。且最可能是第二支受累，每次发作时常有诱因，该病人诱因是刷牙。

7. 答案：C
解析 该病人因疼痛部位在右上牙部，故应首先行牙部X线片除外器质性病变。

8. 最可能的诊断是
    A. 晕厥
    B. 脑出血
    C. 脑血栓形成
    D. 蛛网膜下腔出血
    E. 心肌梗死

8. 答案：B
解析 该中年女性病人患高血压多年，突然发病，头痛，意识不清，血压很高，因此考虑最可能的诊断是脑出血，其他疾病的可能性均小。

9. 最可能的病变部位是
    A. 右侧脑干
    B. 右侧半球表面
    C. 右侧半球深部
    D. 左侧半球表面
    E. 左侧半球深部

9. 答案：C
解析 查体发现病人双眼向右侧凝视，左足外旋位，一般认为脑出血时两眼是向病灶侧凝视，因此病变应该是在右侧，左足外旋位说明左下肢瘫痪，所以最可能的病变部位是在右侧半球深部。

10. 哪项辅助检查对明确诊断最有价值
    A. 腰椎穿刺检查
    B. 脑电图检查
    C. 脑超声检查
    D. 头颅CT检查
    E. 开颅探查

10. 答案：D
解析 明确脑出血诊断的最有价值的辅助检查是头颅CT检查，出血部位可见高密度影。

【 11~12题共用题干 】
病人，青年男性，2天来胸背部疼痛，今晨出现双下肢无力，伴二便障碍。查脐以下各种感觉障碍，双下肢肌力0级，无病理反射。

11. 最可能的诊断是
    A. 脊髓出血
    B. 脊髓肿瘤
    C. 急性脊髓炎
    D. 吉兰-巴雷综合征
    E. 大脑旁脑膜瘤

11. 答案：C
解析 该青年男性病人呈典型的急性脊髓炎表现，发病较急，先有腰背部疼痛，因为脊髓受损部位以上胸段（胸3~5）多见，因此常出现双下肢瘫痪，受累平面以下的传导束型感觉障碍，各种感觉均减退或消失。急性期还有自主神经功能障碍，可出现小便失禁，该病人的症状和体征均符合。

12. 首先应做的有诊断意义的检查是
    A. 骶椎MRI
    B. 头颅MRI
    C. 颈椎MRI
    D. 胸椎MRI
    E. 腰椎MRI

12. 答案：D
解析 因为脊髓受损部位以上胸段多见，故首先应做的有诊断意义的检查是胸椎MRI。

【 13~15题共用题干 】
病人，女性，40岁，突然出现剧烈头痛、颈枕部痛和呕吐8小时，不发热，无高血压病史。查体：神清，血压轻度增高。右瞳孔散大，对光反射消失，右上睑下垂，眼球向上、向下、向内运动不能。颈强直，Kernig征（＋）。脑CT示脑正中裂、大脑外侧裂和基底池呈高密度影。

13. 答案：C
解析　脑CT示脑正中裂、大脑外侧裂和基底池呈高密度影，考虑为蛛网膜下腔出血（SAH）。

14. 答案：A
解析　动眼神经麻痹时，出现上眼睑下垂，眼球向内、向上及向下活动受限而出现外斜视和复视，并有瞳孔散大、调节和聚合反射消失。

15. 答案：E
解析　均匀血性脑脊液是SAH的特征性表现。

16. 答案：B
解析　病人左侧肢体偏瘫，考虑为脑血管疾病，应首先行头颅CT检查以鉴别出血性和缺血性脑血管疾病。

17. 答案：D
解析　对缺血性脑卒中急性脑梗死，应及早进行溶栓。适应证为：①发病4.5小时内（选择全身静脉内溶栓），发病在4.5~6小时以内者（如怀疑为进展性卒中可延至12小时，基底动脉血栓可延至48小时）选择动脉内局部介入溶栓。②年龄18~80岁。③脑功能损害的体征持续在一个小时以上，且比较严重（美国国立卫生研究院卒中量表评分在7~22分），如有明显瘫痪等神经定位体征者肌力低于4级。④无明显意识障碍，神志不应差于嗜睡，但椎基底动脉血栓形成有意识障碍者，也可采用溶栓治疗。⑤脑CT无脑出血，未见明显的与神经功能缺损相对应的低密度病灶。

13. 首先考虑的诊断是
A. 脑实质出血 　　　　　B. 脑膜癌病
C. 蛛网膜下腔出血 　　　D. 脑膜炎
E. 脑瘤

14. 其受累的脑神经为
A. 右侧动眼神经 　　　　B. 右侧展神经
C. 右侧面神经 　　　　　D. 右侧三叉神经
E. 右侧视神经

15. 如进行脑脊液检查，以下哪项最可能是检查所见
A. 脑脊液出现蛋白升高
B. 脑脊液正常
C. 脑脊液出现大量白细胞
D. 脑脊液出现肿瘤细胞
E. 血性脑脊液

【16~17题共用题干】
病人，女性，65岁，发现左侧肢体活动不能3小时，既往有高血压10年。查体：意识清楚，瞳孔等圆，肌力2级。

16. 为明确诊断，最有鉴别价值的辅助检查为
A. 脑血管造影 　　　　　B. 头颅CT
C. 腰椎穿刺 　　　　　　D. TCD
E. SPECT

17. 病人入院后1小时，确诊为急性脑梗死。目前最应该考虑的处理是
A. 抗血小板治疗和抗凝治疗
B. 甘露醇等药物降颅压，抗脑水肿治疗
C. 蛇毒类降纤药
D. 尿激酶等溶栓治疗
E. 钙通道阻滞剂等神经保护剂

【18~20题共用题干】

病人，男性，59岁，发现右眼睑下垂2个月。病前无明显诱因，眼睑下垂下午比早晨明显。查体：右上睑下垂，右眼球各方向运动受限，瞳孔大小无改变，光反射正常。

18. 此时应考虑的诊断是
    A. 右动眼神经麻痹　　　　B. 右侧展神经麻痹
    C. 重症肌无力　　　　　　D. 右面神经麻痹
    E. 进行性眼外肌麻痹

19. 对病人进行胸部CT检查，主要是为了确定
    A. 是否合并结节病
    B. 是否有胸腺瘤或胸腺增生
    C. 是否有肺转移癌
    D. 是否有肺结核
    E. 是否有肺癌

20. 在此情况下首选的药物治疗是
    A. 维生素 B_{12}　　　　　B. 肾上腺皮质激素
    C. 溴吡斯的明　　　　　　D. 免疫球蛋白
    E. 抗癌药物治疗

【21~24题共用题干】

病人，女性，56岁，视物成双、口角歪斜伴双下肢活动不灵8小时来急诊。查体：神清，体温正常，血压正常，瞳孔等大，双眼向上、向下运动均不受限，双侧面瘫，不能伸舌，双上肢肌力2级，双下肢肌力0~1级。感觉障碍不明显，无颈强直。外院脑CT检查未见异常。

21. 根据临床表现，应考虑
    A. Weber综合征　　　　　B. Gerstmann综合征
    C. Millard-Gubler综合征　D. Wallenberg综合征
    E. 闭锁综合征

18. 答案：C
解析　重症肌无力发病初期病人往往感到眼或肢体酸胀不适，或视物模糊，容易疲劳，天气炎热或月经来潮时疲乏加重。随着病情发展，骨骼肌明显疲乏无力，显著特点是肌无力于下午或傍晚劳累后加重，晨起或休息后减轻，此种现象称之为"晨轻暮重"。重症肌无力病人全身骨骼肌均可受累，可有如下症状：眼皮下垂、视力模糊、复视、斜视、眼球转动不灵活。

19. 答案：B
解析　病人90%以上有胸腺异常，胸腺CT和MRI可以发现胸腺增生或胸腺瘤，必要时应行强化扫描进一步明确。

20. 答案：C
解析　重症肌无力药物治疗，胆碱酯酶抑制剂是对症治疗的药物，治标不治本，不能单药长期应用，用药方法应从小剂量渐增。常用的有甲基硫酸新斯的明、溴吡斯的明。

21. 答案：E
解析　闭锁综合征（locked-in syndrome）又称闭锁症候群，即去传出状态，系脑桥基底部病变所致，累及双侧锥体束和皮质脑干束。主要见于脑干的血管病变，多为基底动脉脑桥分支双侧闭塞，导致脑桥基底部双侧梗死所致。因脑桥基底部损害，双侧皮质脑干束与皮质脊髓束均被阻断，展神经核以下运动性传出功能丧失，病人表现为不能讲话，有眼球水平运动障碍，双侧面瘫，舌、咽与构音、吞咽运动均有障碍，不能转颈耸肩，四肢全瘫，可出现双侧病理反射阳性。病人的大脑半球和脑干被盖部网状激活系统无损害，因此病人意识清醒，对语言的理解无障碍。由于其动眼神经与滑车神经的功能保留，故能以瞬目与眼球上下运动示意与周围的环境建立联系，常被误认为昏迷。

22. 答案：C

解析 详见本节B1型题21题解析。

23. 答案：D

解析 详见本节B1型题21题解析。

24. 答案：C

解析 详见本节B1型题21题解析。行头颅MRI和MRA进一步明确诊断。

1. 答案：E

解析 在大脑皮层发达的动物中，丘脑是最重要的感觉传导接替站。除嗅觉外，来自全身的各种感觉均在丘脑内更换神经元，然后投射到大脑皮质，其病变可引起偏身感觉障碍，有时伴有疼痛不适。

2. 答案：D

解析 内囊损害，丘脑皮质束经内囊后肢的后1/3投射至大脑皮层中央后回及顶上小叶，病损后出现对侧偏身的深、浅感觉障碍，伴有对侧肢体上运动神经元性瘫痪和同向偏盲。

3. 答案：C

解析 脑干损害，一侧病变时，典型表现为"交叉性感觉障碍"，系因传导对侧躯体深浅感觉的脊髓丘脑束受损，出现对侧躯体深浅感觉障碍；同时尚未交叉的传导同侧颜面感觉的三叉神经传导通路也受损，因此出现同侧颜面的感觉特别是痛觉障碍。见于脑血管病、脑干肿瘤等。

22. 病变损害位于

A. 双侧大脑半球　　　　B. 基底节

C. 脑桥基底部　　　　　D. 中脑E-W核

E. 延髓背外侧

23. 病变血管为

A. 颈内动脉　　　　　　B. 大脑前动脉

C. 大脑后动脉　　　　　D. 椎基底动脉

E. 大脑中动脉

24. 为了积极进行治疗，下列最有必要的检查是

A. 胸部X线片　　　　　B. 脑CT

C. 脑MRI和MRA　　　　D. 尿常规

E. SPECT

B1型题

【1~3题共用备选答案】

A. 一侧节段性分离性感觉障碍

B. 双侧节段性分离性感觉障碍

C. 交叉性感觉障碍

D. 偏身感觉障碍

E. 偏身感觉障碍伴疼痛

下列各部位病变应分别具有的神经表现是

1. 丘脑

2. 内囊

3. 脑干

【4~7题共用备选答案】

A. 黑质、黑质纹状体通路

B. 纹状体、大脑皮质，脑干、小脑等

C. 豆状核

D. 壳核

E. 丘脑底核

4. 小舞蹈病

5. Wilson病

6. 偏身投掷运动

7. 震颤麻痹

【8~10题共用备选答案】
A. 四肢无力，手套、袜套样感觉障碍
B. 四肢无力，脑脊液蛋白-细胞分离
C. 四肢无力，血钾低
D. 四肢无力，肩胛带、骨盆带肌萎缩
E. 四肢无力，休息后减轻，活动后加重

8. 周期性瘫痪

9. 进行性肌营养不良

10. 重症肌无力

【11~15题共用备选答案】
A. 动眼神经损害
B. 展神经损害
C. 三叉神经损害
D. 面神经损害
E. 舌下神经损害

11. 伸舌偏斜

4. 答案：D
解析 小舞蹈病又称风湿性舞蹈病，是一种多见于儿童的疾病，常为急性风湿病的一种表现。临床特征为不规则的舞蹈样动作。病理改变常累及到壳核产生上肢各关节交替发生伸直、屈曲、扭转等舞蹈样动作。

5. 答案：C
解析 Wilson病又名为肝豆状核变性，常染色体隐性遗传的铜代谢障碍疾病，由Wilson首先报道和描述，由于铜代谢障碍所致的肝硬化和以基底节为主的脑部变性疾病，侵犯基底节神经核团时均表现为双侧对称性，且为豆状核、尾状核头部的大部分受累。

6. 答案：E
解析 偏身投掷运动是对侧丘脑底核及与其联系的苍白球外侧部急性病变所致，如脑梗死或小量出血等。

7. 答案：A
解析 震颤性麻痹是帕金森病特征性表现，目前大部分认为与黑质、黑质纹状体通路病变有关。

8. 答案：C
解析 周期性瘫痪是一组反复发作的骨骼肌迟缓性麻痹为特征的肌病，与钾代谢异常有关，临床以低钾型者多见。

9. 答案：D
解析 进行性肌营养不良是一类由于基因缺陷所导致的肌肉变性病，以进行性加重的肌肉无力和萎缩为主要临床表现，常累及肩胛带、骨盆带肌，导致这些肌群萎缩。

10. 答案：E
解析 重症肌无力是一种由神经-肌肉接头处传递功能障碍所引起的自身免疫性疾病，临床主要表现为部分或全身骨骼肌无力和易疲劳，活动后症状加重，经休息后症状减轻。

11. 答案：E
解析 单侧性舌下神经麻痹时病侧舌肌瘫痪，伸舌时舌尖偏向患侧，病侧舌肌萎缩。

12. 答案：A

解析　动眼神经麻痹时，出现上眼睑下垂，眼球向内、向上及向下活动受限而出现外斜视和复视，并有瞳孔散大，调节和聚合反射消失。

13. 答案：D

解析　面神经麻痹表现为病侧面部表情肌麻痹，额纹消失或表浅，不能皱额蹙眉，眼裂不能闭合或闭合不全，试闭眼时，瘫痪侧眼球向上方转动，露出白色巩膜，称bell现象。

14. 答案：C

解析　三叉神经为混合神经，由眼支、上颌支和下颌支汇合而成，三叉神经损害主要表现为咀嚼肌瘫痪，受累的肌肉可萎缩。咀嚼肌力弱，病人常述咬食无力，咀嚼困难，张口时下颌向患侧偏斜。有时伴有三叉神经分布区的感觉障碍及同侧角膜反射的减弱与消失。

15. 答案：B

解析　展神经受损时，患眼不能向外转动，出现内斜视。

16. 答案：E

解析　体象障碍多见于非优势半球顶叶病变。

17. 答案：B

解析　感觉性失语与颞上回后部语言中枢损害有关。

18. 答案：A

解析　运动型失语与优势半球额下回后部损害有关。

19. 答案：A

解析　特发性大发作首选丙戊酸钠。

20. 答案：C

解析　特发性失神发作首选乙琥胺。

21. 答案：B

解析　复杂部分性发作首选卡马西平。

22. 答案：E

解析　婴儿痉挛症首选促肾上腺皮质激素（ACTH）。

12. 睁眼困难

13. 闭眼困难

14. 下颌偏斜

15. 眼球内斜视

【16~18题共用备选答案】

A. 运动性失语　　　　B. 感觉性失语
C. 命名性失语　　　　D. 痛觉缺失
E. 体象障碍

16. 非优势半球顶叶

17. 优势半球颞叶

18. 优势半球额叶

【19~22题共用备选答案】

A. 丙戊酸钠　　　　B. 卡马西平
C. 乙琥胺　　　　　D. 苯妥英钠
E. ACTH

19. 特发性大发作首选

20. 特发性失神发作首选

21. 复杂部分性发作首选

22. 婴儿痉挛症首选

【23~26题共用备选答案】

A. 静止性震颤

B. 舞蹈病

C. 躯干性共济失调

D. 左侧肢体共济失调

E. 闭目难立征阳性

23. 苍白球黑质

24. 新纹状体

25. 小脑蚓部

26. 左小脑半球

【27~30题共用备选答案】

A. 大脑中动脉

B. 大脑后动脉

C. 大脑前动脉

D. 椎动脉

E. 基底动脉

27. 供应大脑外侧面血液的血管是

28. 供应枕叶血液的血管是

29. 供应脑桥血液的血管是

30. 供应延髓外侧部血液的血管是

23. 答案：A

解析 苍白球黑质病变可出现肌张力增高、运动减少综合征，如帕金森病样静止性震颤。

24. 答案：B

解析 新纹状体病变可引起肌张力减低、运动过多综合征，常见的有壳核病变导致舞蹈症，尾状核病变导致手足徐动症等。

25. 答案：C

解析 小脑分为中央蚓部和两侧小脑半球，蚓部病变可出现躯干性共济失调。

26. 答案：D

解析 小脑分为中央蚓部和两侧小脑半球，半球病变可导致患侧共济失调。

27. 答案：A

解析 供应大脑外侧面血液的血管是大脑中动脉。

28. 答案：B

解析 供应枕叶血液的血管是大脑后动脉。

29. 答案：E

解析 供应脑桥血液的血管是基底动脉。

30. 答案：D

解析 供应延髓外侧部血液的血管是椎动脉。

简 述 题

1. 急性脊髓炎急性期的治疗措施有哪些？

答案 ①药物治疗：糖皮质激素、抗生素、维生素、免疫球蛋白；②护理：褥疮的防治，排尿障碍及泌尿道感染的护理；③早期康复治疗。

2. 脑血栓形成的治疗措施有哪些？

答案 ①一般处理：吸氧，心脏监测，控制体温，调整血压、血糖，营养支持等；②静脉溶栓：主要溶栓药 rt-PA 和尿激酶；③血管内介入治疗：包括动脉溶栓、桥接、机械取栓、血管成形和支架术等；④抗血小板治疗：常用阿司匹林和氯吡格雷。⑤抗凝治疗：不推荐急性期常规使用；⑥脑保护治疗：脑保护剂，如自由基清除剂、阿片受体阻断剂等；⑦扩容治疗：纠正低灌注，适用于血流动力学机制所致的脑梗死；⑧其他治疗：降纤治疗、中药及针灸；⑨处理并发症：脑水肿、梗死后出血等；⑩早期康复治疗：早期开始二级预防。

3. 中枢性面瘫与周围性面瘫的鉴别。

答案 ①中枢性面瘫：颜面上部肌肉并不瘫痪，闭眼扬眉皱眉均正常，面下部肌肉出现瘫痪，病侧鼻唇沟变浅，口角下垂，示齿动作时口角歪向健侧。②周围性面瘫：病灶同侧全部颜面肌肉瘫痪，眼睑不能充分闭合，口角下垂，抬眉受限，额纹变浅或消失，眉毛较健侧低，睑裂变大，眼泪时有外溢，示齿或笑时口角向健侧牵引，口呈斜卵圆形，说话发音不清楚，吃饭挟食。③双侧周围性面神经麻痹时面部无表情，双侧额纹消失，双眼不能闭严，双侧鼻唇沟变浅，口唇不能闭严，口角漏水，进食腮内存留食物，言语略含混不清。

4. 脑卒中的危险因素。

答案 引起脑中风的危险因素有年龄、遗传、高血压、低血压、心脏病、心律失常、眼底动脉硬化、糖尿病、高脂血症、吸烟、饮酒、肥胖，以及饮食因素如高盐、多肉、高动物油饮食、饮浓咖啡浓茶、体力活动过量等，均被认为是脑卒中的危险因素。

5. 急性横贯性脊髓炎的临床表现。

答案 急性起病，常先有脊背部疼痛，胸腹部束带感及下肢麻木感，后迅速出现脊髓受损平面以下运动、感觉及大小便功能障碍，多在数小时至数天内达高峰；病初常表现为脊髓休克，瘫痪呈弛缓性，3~4周后变为痉挛性，肌力开始由远端至近端渐恢复。

6. 帕金森病的临床表现。

答案 ①运动症状：静止性震颤、肌强直、运动迟缓、姿势步态障碍。②非运动症状：感觉障碍、自主神经功能障碍、精神和认知障碍。

7. 上、下运动神经元瘫痪的鉴别。

答案 上运动神经元性瘫痪也称痉挛性瘫痪，临床表现为：①肌力减弱，可表现为单瘫、偏瘫、截瘫、四肢瘫；②肌张力增高，可表现为"折刀"现象；③腱反射活跃或亢进；④浅反射的减退或消失；⑤病理反射被释放出来，包括Babinski征、Oppenheim征、Gordon征、Chaddock征等；⑥无明显的肌萎缩。下运动神经元性瘫痪又称弛缓性瘫痪，临床表现为：①受损的下运动神经元支配的肌力减退；②肌张力减低或消失，肌肉松弛，外力牵拉时无阻力，与上运动神经元瘫痪时"折刀"现象有明显不同；③腱反射减弱或消失；④肌肉萎缩明显。

8. 高血压脑出血急性期内科治疗措施是什么？

答案 ①一般处理：一般应卧床休2~4周。保持安静，避免情绪激动和血压升高。维持水电解质平衡，预防吸入性肺炎和早期积极控制感染，适当给镇静止痛，保持大便通畅。②积极控制脑水肿、降低颅内压。③调整血压。④止血治疗。⑤其他：亚低温治疗，预防深静脉血栓和褥疮。

9. 简述原发性三叉神经痛的治疗原则。

答案 原发性三叉神经痛的治疗原则是以止痛为目的，先用药物如卡马西平、苯妥英钠、氯硝西泮等，无效时可用神经阻滞或手术治疗，即酒精或甘油注射，或三叉神经根切断术。

10. 简述面神经炎的治疗原则。

答案　面神经炎的治疗主要是改善局部血循环，减轻面神经水肿、促进面神经的机能恢复，可尽早使用波尼松、理疗、角膜保护等措施，恢复期应进行面肌的被动和主动运动锻炼、理疗和针灸等。

名词解释

1. 蛋白-细胞分离

答案　蛋白-细胞分离是指脑脊液中蛋白含量增高而白细胞数正常，多见于吉兰-巴雷综合征和椎管严重梗阻。

2. 短暂性脑缺血发作

答案　短暂性脑缺血发作（TIA）是局部脑血管缺血引起的短暂性/局灶性脑功能缺失或视网膜功能障碍。其临床症状一般持续多在1小时内，最长不超过24小时，不遗留神经功能缺损症状，神经影像学检查检查无责任病灶证据。为缺血性脑卒中的高危因子。

3. Wallenberg综合征

答案　Wallenberg综合征即延髓背外侧综合征，表现为：① 眩晕、恶心、眼震；② 病灶侧软腭、咽喉肌瘫痪（吞咽困难、构音障碍）；③ 病灶侧共济失调；④ Horner综合征（单侧瞳孔缩小、眼裂变窄、眼球内陷、眼睑下垂，同侧额部无汗）；⑤ 交叉性感觉障碍（同侧面部痛温觉缺失，对侧偏身痛温觉缺失），常见于椎基底动脉缺血。

4. 一个半综合征

答案　一个半综合征是由于脑桥侧视中枢和对侧交叉过来的联络同侧动眼神经内直肌核的内侧纵束同时受累，表现为患侧眼球水平注视时既不能内收又不能外展，对侧眼球水平注视时不能内收但可以外展。

5. 假性延髓麻痹

答案　假性延髓麻痹是指当双侧皮质脊髓束损伤时出现的构音障碍和吞咽困难，而咽反射存在的现象。

6. Broca失语

答案　Broca失语即运动性失语，由优势半球额下回后部病变引起。其表现为口语表达障碍，非流利，口语理解能力相对保留，有不同程度的复述、命名、阅读和书写障碍。

7. 癫痫持续状态

答案　癫痫持续状态（SE）指癫痫连续发作之间意识尚未完全恢复又频繁再发，或一次癫痫发作持续30分钟以上未自行停止，称"癫痫持续状态"或"癫痫状态"。

8. Willis环

答案　Willis环即大脑动脉环，由两侧大脑前动脉起始段、两侧颈内动脉末端、两侧大脑后动脉借前、后交通动脉连通而成，使颈内动脉系与椎基底动脉系相交通。各动脉相交处常有动脉瘤形成。

9. Bell麻痹

答案　Bell麻痹即特发性面神经麻痹，是因茎乳孔内面神经非特异性炎症所致的周围性神经麻痹。

10. 周期性瘫痪

答案　周期性瘫痪是一组反复发作的骨骼肌弛缓性麻痹为特征的肌病，与钾代谢异常有关。肌无力可持续数小时或数周，发作间歇期完全正常，根据发作时血清钾的浓度可分为低钾型、高钾型和正常钾型，临床以低钾型者多见。

（丁海霞、李开军、唐国宝）

第四节　精神科

本节知识点涉及常见精神症状如幻觉、妄想、抑郁等，精神分裂症、抑郁症、焦虑症的常见临床表现、检查方法、治疗原则和基本治疗药物，常见药物不良反应的识别与转诊等。

A1型题

1. 答案：C
解析　幻觉是没有现实刺激作用于感官时出现的直觉体验，是一种虚幻的直觉。幻觉可以根据其所涉及的感官、来源和产生进行不同分类。

1. 关于幻觉的定义正确的是
   A. 对客观事物的错误感受
   B. 对客观事物的胡思乱想
   C. 缺乏相应的客观刺激时的感知体验
   D. 客观刺激作用于感觉器官的感知体验
   E. 缺乏客观刺激时的思维过程

2. 答案：C
解析　假性幻觉是存在于病人的自主空间内，不通过感觉器官而获得的幻觉。其幻觉内容往往比较模糊、不清楚和不完整，故病人常常描述为没有通过耳朵、眼睛，大脑内就出现了某种声像。

2. 关于假性幻觉，下列说法正确的是
   A. 假性幻觉存在于主观空间，随病人意志控制
   B. 假性幻觉存在于客观空间，随病人意志控制
   C. 假性幻觉在于主观空间，不随病人意志控制
   D. 假性幻觉存在于客观空间，不随病人意志控制
   E. 假性幻觉和真性幻觉性质相同，病人都体验很生动

3. 关于思维贫乏，下列选项正确的是
   A. 是精神分裂症的常见症状
   B. 是躁狂症的典型症状
   C. 是反应性精神病的典型症状
   D. 是神经衰弱的常见症状
   E. 是器质性精神障碍的常见症状

4. "杯弓蛇影"属于
   A. 错觉　　　　　　　B. 幻觉
   C. 感知综合障碍　　　D. 感觉过敏
   E. 恐怖症

5. 癫痫伴发精神障碍的表现形式多样，可以发生在
   A. 癫痫发作前　　　　B. 癫痫发作时
   C. 癫痫发作后　　　　D. 癫痫发病间歇期间
   E. 以上都对

6. 关于精神分裂症偏执型，下列说法不正确的是
   A. 妄想结构相对稳定　　B. 不常伴幻觉
   C. 妄想内容比较荒诞　　D. 缓慢发病者多
   E. 及时治疗效果好

7. 隐匿性抑郁症的特点为
   A. 以情绪抑郁为主　　B. 以躯体诉述为主
   C. 以思维贫乏为主　　D. 以行为迟滞为主
   E. 以记忆障碍为主

8. 关于广泛性焦虑障碍，下列说法不正确的是
   A. 恐慌、警觉性增高
   B. 肌肉酸痛、肢体震颤
   C. 出汗、面色苍白、心跳加快
   D. 尿频、尿急
   E. 急性或亚急性起病，可自行缓解

3. 答案：A
解析　思维贫乏是指联想概念与词汇贫乏，病人感到脑子空空荡荡，没有什么思想。其表现为寡言少语，言语空洞，多见于精神分裂症、脑器质性精神障碍以及精神发育迟滞等。

4. 答案：A
解析　错觉是对客观事物的歪曲，可见于正常人，在光线暗淡中将正常事物看错，在恐惧、紧张、焦躁的时候更容易发生。

5. 答案：E
解析　癫痫的临床表现复杂多样，可有意识、运动、感觉、精神和自主神经紊乱。临床表现分为发作前精神障碍、发作时精神障碍、发作中精神障碍、发病间隙期精神障碍。

6. 答案：B
解析　精神分裂症占半数的是偏执型，临床表现以相对稳定的妄想为主，妄想内容荒诞离奇，往往伴有幻觉，特别是幻听。多中年起病，缓慢发展。此型自发缓解少见，早期干预治疗效果通常较好。

7. 答案：B
解析　躯体不适在抑郁发作较为常见，可有躯体非特异性疼痛，躯体主诉涉及全身多个脏器器官。有的抑郁障碍病人其抑郁障碍症状为躯体所掩盖，而使用抗抑郁药物治疗有效，称之为"隐匿性抑郁障碍"。

8. 答案：E
解析　广泛性焦虑障碍起病缓慢，可与一些心理因素有关。主要表现为精神神经性焦虑（提心吊胆，恐慌不安等）、躯体性焦虑（运动性不安和肌肉紧张等）、自主神经功能紊乱（心动过速、心慌胸闷等）以及其他临床症状。

9. 答案：B
解析 抑郁障碍的核心症状特点为：心境低落、快感缺失、兴趣减退，其他症状不是核心症状。其中思维迟缓、自责自罪、认知功能损害是抑郁障碍心理症状群的部分症状。

10. 答案：D
解析 A属于强迫思维；B属于强迫联想；C属于强迫检查；E属于强迫回忆；D属于反射性幻觉。

11. 答案：E
解析 自杀的危险因素包括：心理学危险因素（精神应激、心理特征）、社会学因素（年龄、婚姻家庭、职业与社会阶层、地域与信仰）、生物学因素（性别、神经生物学因素、遗传）、疾病因素（精神障碍、躯体疾病）以及其他因素等。

12. 答案：E
解析 引起痴呆的病因包括中枢神经系统病变（阿尔茨海默病、帕金森病等），脑血管病（血管性痴呆等），占位性病变（肿瘤、硬膜下血肿等），感染和创伤（脑炎、脑膜炎等），代谢性障碍和中毒（艾迪生病、甲状腺功能亢进、甲状腺功能减退等）。

13. 答案：D
解析 依赖是一组认知、行为和生理症状群，使用者尽管明白滥用药物成瘾物质会带来问题，但是仍然继续使用。传统上分为躯体依赖和心理依赖，是由于反复使用药物造成的一种病理性适应状态，主要表现为耐受性增加和戒断症状。

14. 答案：A
解析 精神分裂症是一个遗传学模式复杂，具有多种表现形式的疾病，确切遗传模式尚不清楚。研究提示，遗传在本病中占据主导地位。

9. 抑郁障碍的核心症状特点为
   A. 心境低落、快感缺失、思维迟缓
   B. 心境低落、快感缺失、兴趣减退
   C. 快感缺失、思维迟缓、自责自罪
   D. 快感缺失、心境低落、自责自罪
   E. 快感缺失、思维迟缓、认知功能损害

10. 下列**不属于**强迫障碍表现的是
    A. 反复思索先有鸡还是先有蛋
    B. 一想到"和平"就立刻想到"战争"
    C. 出门反复检查门窗、煤气
    D. 每当听广播就会发现播音员站在面前
    E. 大脑不由自主地反复呈现过去发生的事情

11. 下列属于自杀的危险因素是
    A. 年龄和性别　　　　　　B. 婚姻和家庭
    C. 职业与社会阶层　　　　D. 遗传
    E. 以上都是

12. 下列哪项是痴呆的主要病因
    A. 帕金森病　　　　　　　B. 血管样痴呆
    C. 脑外伤　　　　　　　　D. 甲状腺功能低下
    E. 以上都是

13. 关于药物依赖或称药物成瘾，指长期反复服用某种药物后，个体对药物产生
    A. 精神上依赖
    B. 躯体上依赖
    C. 药物耐受性增加
    D. 精神和躯体上的依赖，戒断症状
    E. 以上都是

14. 在精神分裂症病因学研究中，目前认为最重要的因素是
    A. 遗传因素　　　　　　　B. 环境因素
    C. 生物因素　　　　　　　D. 脑萎缩
    E. 心理社会因素

15. 抗精神病药物的作用机制为
    A. 阻断肾上腺素能受体
    B. 阻断乙酰胆碱性受体
    C. 阻断多巴胺受体
    D. 阻断5-羟色胺受体
    E. 抑制单胺氧化酶的活性

15. 答案：C
解析　目前可用的抗精神病药物几乎都是阻断脑内多巴胺受体的，尤其是D_2受体，而具有抗精神病作用。

16. 关于碳酸锂的应用，下列选项正确的是
    A. 一般不要测定血锂浓度
    B. 可出现中毒，但不会死亡
    C. 一般副作用为恶心、呕吐、腹泻、共济失调
    D. 从肾排泄而不重吸收
    E. 对躁狂症和抑郁症的复发有预防作用

16. 答案：E
解析　碳酸锂中锂在肾脏与钠竞争吸收，缺钠或肾脏疾病会导致锂蓄积中毒，与血锂浓度相关，因此使用碳酸锂需要检测血药浓度。服药过量、年老体弱、肾脏疾病等会引起恶心、呕吐、腹泻、共济失调等临床表现，严重的并发症甚至导致死亡。对躁狂症和抑郁症的复发有预防作用。

A2型题

1. 医生问病人住院几天了，病人答："2天了，天上太阳真是好，大公鸡在叫起床，花开得真好看，我是张老师（病人姓张），宝莲灯，保养身体……"这属于什么症状
   A. 思维散漫　　　　　　B. 思维奔逸
   C. 持续言语　　　　　　D. 象征性思维
   E. 思维贫乏

1. 答案：A
解析　思维散漫表现在交谈时，病人联想松弛，内容散漫，缺乏主题，话题转换缺乏必要的联系，说话东拉西扯以至于别人不懂得话的意思。

2. 病人，男性，28岁，以前精神正常，到某地出差刚下火车，突然感到要爆发战争了，因为好多人都往出口处跑。最可能的症状是
   A. 错觉　　　　　　　　B. 幻觉
   C. 感知综合障碍　　　　D. 原发性妄想
   E. 继发性妄想

2. 答案：D
解析　原发性妄想是指没有发生基础的妄想，表现为内容不可理解，不能用既往经历、当前处境以及其他心理活动解释。

3. 医生问病人如何到达医院的，病人答："我出了门，看见门口有公交车，又看到老李在旁边等车，张阿婆在买早饭，我问她今天卖得怎样，她说天气不错，后来我看见一辆公交车，正好是18路，我就上去了，路过了六个红绿灯，马路很热闹，好多人骑车，一路走过上海路、南京路、光复路，然后我到了解放路，老

3. 答案：C
解析　病理性赘述指思维联想活动过于曲折，联想枝节过多，病人对某种事物做不必要的详述，但是最终能够回答问题。

板扶我下来了，我就来了。"你认为这个回答说明病人有下列什么症状

A. 思维散漫   B. 病理性象征性思维

C. 病理性赘述   D. 强制性思维

E. 思维奔逸

4. 答案：B

解析 抑郁症又称抑郁障碍，以显著而持久的心境低落为主要临床特征，是心境障碍的主要类型。临床可见心境低落与其处境不相称，情绪的消沉可以从闷闷不乐到悲痛欲绝，自卑抑郁，甚至悲观厌世，可有自杀企图或行为，甚至发生木僵。部分病例有明显的焦虑和运动性激越。严重者可出现幻觉、妄想等精神病性症状。

4. 病人，女性，30岁，已婚，近3周来无诱因下出现情绪低落，晨重夜轻，兴趣缺乏，精力明显减弱，易疲劳，言语少，动作迟缓，自觉"脑子笨，没有以前聪明，好像一块木头。世界看上去犹如灰色一片"。早醒，食欲、性欲减退，便秘。总觉自己患了不治之症，给家庭带来许多麻烦，悲观失望，多次欲自杀而未遂。你认为该病人诊断是

A. 焦虑障碍   B. 抑郁症

C. 抑郁性神经症   D. 反应性抑郁症

E. 隐匿性抑郁症

5. 答案：C

解析 躁狂症以情感高涨或易激惹为主要临床表现，伴随精力旺盛、言语增多、活动增多，严重时伴有幻觉、妄想、紧张症状等精神病性症状。躁狂发作时间需持续一周以上，一般呈发作性病程，每次发作后进入精神状态正常的间歇缓解期，大多数病人有反复发作倾向。

5. 病人，男性，30岁，近2周来整天喜气洋洋，逢人打招呼，自觉聪明过人，能力非凡，精力充沛。每天清晨出门，晚上很晚归家。买来许多书和食品送人，称"改革开放，大家学习，大家发财享受"。交谈时言语滔滔不绝，别人不易打断。自觉思维加快，一个意念接着一个意念，如同流水，写文章一挥而就。在外好管闲事，做事有头无尾，举止轻浮，不顾后果，情绪不稳，常为小事而勃然大怒，顷刻又转怒为喜。该病人最可能诊断为

A. 精神分裂症   B. 人格障碍

C. 躁狂症   D. 反应性精神病

E. 以上都不对

6. 答案：B

解析 病人无中生有地坚信某人（或某集团）对自己、自己的亲人、家庭，进行监视、攻击或迫害。这些迫害活动包括阴谋、盯梢、食物中投毒等。在妄想支配下，病人拒食、逃跑、控告，以致自伤或伤人。多见于精神分裂症、偏执型精神病等。

6. 病人自诉最近数月一直听到有人背后议论他，说其做了伤天害理的大事，讲"要抓他蹲监狱"，感到非常害怕，病人反复地说："我家中已经被人装了窃听器、摄像机，每天走路都有人跟踪我，我已经完全被控制了。"病人的病症属于

A. 思维散漫   B. 被害妄想

C. 被控制感　　　　　　D. 错觉

E. 幻觉

7. 病人，男性，30岁，每逢打开收音机听广播的时候，都能看到播音员站在自己的面前和自己说话，这种症状是

A. 功能性幻觉　　　　　B. 心因性幻觉

C. 反射性幻觉　　　　　D. 感知障碍综合征

E. 幻听

8. 病人，男性，38岁，3小时前因车祸送至某医院急诊外科，转醒后对自己是如何出车祸的始终无法回忆。病人的病症属于

A. 顺行性遗忘　　　　　B. 逆行性遗忘

C. 界限性遗忘　　　　　D. 进行性遗忘

E. 记忆减退

9. 病人王某，男性，40岁，长期饮酒，嗜酒如命，平均每天饮白酒1~1.5L，近日王某在家人劝说下戒酒。停止饮酒2天多后，王某突然出现意识模糊，分不清东南西北、白天晚上，大叫有妖怪在家里作乱。王某的病症属于

A. 单纯性戒断反应　　　B. 震颤谵妄

C. 癫痫样发作　　　　　D. 酒精性幻觉

E. 酒精性妄想

10. 病人，男性，18岁，近1年来对家人亲友变得冷淡，不愿意去上学，生活懒散孤僻离群，对与自己有关的各种事情表现得无动于衷。最可能的诊断是

A. 精神分裂症，单纯型

B. 精神分裂症，青春型

C. 精神分裂症，紧张型

D. 精神分裂症，偏执型

E. 抑郁症

11. 答案：E

解析　假性痴呆是在强烈的精神创伤后可产生一种类似痴呆的表现，而大脑组织结构无任何器质性损害，称之为假性痴呆，预后较好，可见于癔症及反应性精神障碍。

11. 病人，女性，28岁，在失恋后，突然精神失常，阵阵苦笑，检查问："你今年多大年纪？"答："3岁。"问："你在何处工作？"答："我是幼儿园的小宝宝。"病人的症状属于

A. 虚构　　　　　　　　　B. 错构

C. 痴呆　　　　　　　　　D. 谵妄状态

E. 假性痴呆

12. 答案：B

解析　详见本节A1型题13题解析。病人无法停止服药，考虑为心理依赖状态。

12. 病人，女性，25岁，近年来难以控制地反复持续服用一种药，药量不断增加，不服或减少服用量则感痛苦难忍，因而无法停服该种药物。该病人目前处于

A. 强迫状态　　　　　　　B. 心理依赖状态

C. 妄想状态　　　　　　　D. 意识障碍状态

E. 焦虑状态

13. 答案：D

解析　病人因母亲过世遭受情绪打击，出现精神分裂症，感到自己的思维、情感不由自己支配，自己的想法还未说出已人人皆知，其症状属于并发抑郁症。

13. 病人，女性，35岁，半年前母亲突然病故，此后失眠、情绪低沉、不愿与人交往。近3个月来独处时常听见有声音对她讲话，说母亲病故与某人有关，故多次给公安机关写信反映其母被害之事。后来又感到自己的思维、情感不由自己支配，自己的想法还未说出已人人皆知，常独自哭泣。神经系统检查未见异常，有慢性肝炎病史3年，目前肝功GPT 80U/L。该病人最可能的诊断是

A. 抑郁症伴精神病性症状

B. 反应性精神病

C. 广泛性焦虑障碍

D. 精神分裂伴抑郁症状

E. 躯体疾病所致精神障碍

14. 答案：C

解析　惊恐发作指病人突然发生强烈不适，可有胸闷、气透不过来的感觉、心悸、出汗、胃不适、颤抖、手足发麻、濒死感、要发疯感或失去控制感，每次发作约一刻钟。发作可无明显原因或无特殊情境。还有一些人在某些特殊情境（如拥挤人群、商店、公共车辆中）发作。

14. 病人，男性，45岁，送来急诊，自述半小时前突然感到气紧、胸闷、心悸、头晕、出汗，认为生命垂危，要求紧急处理。近1个月来这种情况发生过3次，每次持续0.5~1小时，发病间隙期一切正常，发病与饮食无明显关系。最大可能的诊断是

A. 癔症发作　　　　　　　B. 低钾血症

C. 惊恐发作　　　　　　　D. 心肌梗死

E. 内脏性癫痫

15. 病人，男性，35岁，病人住院期间，亲属告诉他相依为命的老母亲突然意外去世时，病人哈哈大笑，该病人属于

A. 病理性激情   B. 情感高涨

C. 情感脆弱   D. 强制性哭笑

E. 情感倒错

16. 病人，女性，13岁，满月脸、多血质外貌、向心性肥胖、皮肤紫纹、痤疮、高血压、情绪不稳定、烦躁、易激惹、幻觉状态、四肢肌肉无力、震颤。该病的诊断最可能是

A. 精神分裂症

B. 神经症

C. 肾上腺皮质功能减退所致精神障碍

D. 肾上腺皮质功能亢进所致精神障碍

E. 甲状腺功能亢进所致精神障碍

17. 病人，男性，35岁，3年来多尿、口渴、多饮、多食、疲倦无力、注意力不集中、失眠、情绪低落、少言、少动、主动性差、反应迟钝、心烦、紧张。1周来因兴奋不安、躁动、语无伦次而住院。该病人的治疗原则是

A. 应用肾上腺皮质激素   B. 甲状腺素

C. 雌激素   D. 控制糖尿病

E. 控制精神症状

18. 病人，男性，43岁，近20年来每年发作一次，自称"鬼神附体"，以"大仙"口气说话，要求父亲烧香拜佛，持续数小时后痊愈。1.5个月前开始疲乏无力，不认家人，好忘事，小便尿在裤内，右侧轻偏瘫，右手拿不住东西，好跟别人说话。既往史：23岁时有冶游史。

神经系统检查：两侧瞳孔不等大，右瞳孔边缘不整齐，左侧椭圆形，右侧瞳孔光反射消失。最可能诊断

A. 大脑梅毒所致精神障碍   B. 早老性痴呆

C. 精神分裂症   D. 癔症

E. 脑肿瘤

15. 答案：E

解析 情感倒错是一种情感障碍，指人的认识过程和情感活动之间丧失协调而产生的颠倒现象。此时人的情感反应与相应的外界刺激的性质及内心体验不相符合。如遇到悲哀事件，却非常高兴愉快；相反，碰到高兴事件，却痛苦悲伤。此外，还有表情倒错，这是一种情感体验与表情之间不协调不配合或相反的表现。

16. 答案：D

解析 根据病人临床症状表现可诊断为皮质醇增多症。皮质醇增多症半数以上存在精神症状，以抑郁表现为主，认知障碍也常见，可包括注意损害和记忆减退，可能与皮质醇增多造成海马损害有关。

17. 答案：D

解析 病人三多一少症状符合糖尿病的临床表现，近期出现疲倦无力、注意力不集中，考虑为糖尿病并发的精神障碍，首先应控制血糖水平。

18. 答案：A

解析 根据病人精神障碍表现及冶游史和临床表现发作时间，首先考虑神经梅毒引起，即大脑梅毒所致精神障碍。

19. 答案：B

解析　强制性思维指病人头脑中出现了大量的不属于自己的思维。这些思维不受病人意愿的支配，强制性地在大脑中涌现，好像在神奇的外力作用下别人思想在自己脑中运行。内容多杂乱无序，出乎意料，有时甚至是病人所厌恶的。

20. 答案：C

解析　该病人表现属于强迫症中的强迫穷思竭虑。该症状表现为：病人对常见的事情、概念反复思索，刨根究底，自知毫无现实意义，但不能自控。

21. 答案：C

解析　病人行为表现属于抑郁症的典型表现，而抑郁症病人常常要预防其出现自杀行为。自杀是严重抑郁的一个标志，抑郁发作中约有25%有自杀行为。

22. 答案：E

解析　思维破裂表现为病人的言语或书写内容有结构完整的句子，但各句含义互不相关，变成语句堆积，整段内容令人不能理解。严重时，言语支离破碎，个别词句之间也缺乏联系，成了语词杂拌。

19. 病人，男性，34岁，近半年来脑内总是突然涌现大量杂乱无章的联想，病人自诉自己无法控制。该病人的病症属于

A. 影响妄想　　　　　　　　B. 强制性思维

C. 痴呆　　　　　　　　　　D. 关系妄想

E. 木僵

20. 病人，男性，17岁，近期出现对一些的事情、概念或现象反复思索，刨根究底，常常不自主地去思考"地球为什么是圆的，而不是方的""一加一为什么等于二""人为什么会说话"。最可能是患有

A. 躁狂症　　　　　　　　　B. 焦虑症

C. 强迫症　　　　　　　　　D. 抑郁症

E. 恐怖症

21. 病人，女性，42岁，2个月来，情绪低落，兴趣索然，自觉"高兴不起来""生不如死""自己的脑子不灵了""像是生了锈的机器"，认为"自己成了家庭和社会的累赘""成了废物"，有胸闷、心悸、心慌的症状，自认为有严重心脏病，不能治愈。主动性言语及活动明显减少，生活被动，愿独处。曾多次自杀未遂，睡眠不好，早醒。该病人首要注意的问题是防止

A. 活动少而引起的合并感染

B. 拒食导致营养不良

C. 自杀行为

D. 冲动伤人

E. 症状波动的规律

22. 医生问病人为什么住院了，病人答道："我有2个孩子，红桃代表我的心，你放开手，是计算机病毒，保养自己……"这属于什么症状

A. 思维奔逸　　　　　　　　B. 病理性赘述

C. 刻板言语　　　　　　　　D. 持续言语

E. 思维破裂

23. 病人，男性，36岁，入院诊断乙肝后肝硬化。病人妻子向你报告他有些反常，如刷过牙又找牙刷，说要去刷牙，东西放置比平时凌乱，情绪不稳，有时显得很高兴，有时又流泪。检查时发现病人一般对答尚切题，对刷牙一事，不好意思地说"忘了"。这时你的判断和首先需要做的是

A. 在病历上记录病人家属反映的情况和你的检查结果，继续观察

B. 安慰家属，告诉她病人反应正常，不必过分担心

C. 向护士或同病室的病友了解情况

D. 注意检查病人的认知功能，提防肝性脑病的发生

E. 复查肝功能

23. 答案：D
解析　病人因肝硬化入院，应注意观察其临床症状和病人的认知功能，预防肝性脑病的发生。

A3 型题

【1~3题共用题干】

病人，男性，30岁，1年前创业失败居家不出门。近半年来总觉得邻居都在背后议论他，常不怀好意地盯着他，有时对着窗外大骂、自语、自笑，整天闭门不出，拨110电话要求保护。

1. 该病例最可能的诊断是

A. 反应性精神病　　　　B. 躁狂症

C. 偏执性精神病　　　　D. 分裂样精神病

E. 精神分裂症

1. 答案：E
解析　精神分裂症多在青壮年缓慢或亚急性起病，涉及感知觉、思维、情感和行为等多方面的障碍以及精神活动的不协调。病人一般意识清楚，智能基本正常，但部分病人在疾病过程中会出现认知功能的损害。病程一般迁延，呈反复发作、加重或恶化。

2. 该病人**不存在**的是

A. 幻听　　　　　　　　B. 关系妄想

C. 被害妄想　　　　　　D. 情绪低落

E. 行为退缩

2. 答案：D
解析　该病人情绪处于波动、易激惹状态。

3. 关于治疗，下列说法**不正确**的是

A. 药物选择应系统而规范，遵循早期、足量、足疗程、联合、个体化用药

B. 治疗应包括急性治疗期、巩固治疗期和维持治疗期

C. 用药期间需定时复查血常规、肝肾功能

D. 抗精神病药物应作为首选治疗措施

3. 答案：A
解析　精神分裂症药物治疗应遵循早期、足量、足疗程、单一、个体化用药。

E. 选药需考虑药物的依从性，个体对药物的疗效，不良反应等

【4~6题共用题干】

病人，70岁，记忆力减退，经常丢三落四，遗失贵重物品，不能正确地回答家人的姓名，但是仍然能够回答自己的名字，外出找不到家门，难于胜任简单的家务劳动，穿衣洗漱等也需要家人帮助。

4. 答案：C
解析　中度阿尔茨海默病表现为：病人不能独立进行室外活动，在穿衣、个人卫生以及保持个人仪表方面需要帮助；计算不能，刚发生的事情也会遗忘；出现各种神经症状，可见失语、失用和失认；情感由淡漠变为急躁不安，常走动不停，可见尿失禁。

4. 此人最可能的诊断是
   A. 轻度阿尔茨海默病的晚期
   B. 血管性痴呆
   C. 中度阿尔茨海默病
   D. 遗忘综合征
   E. 重度阿尔茨海默病

5. 答案：D
解析　阿尔茨海默病的诊断主要依据临床表现作出痴呆诊断，然后对病史、病程的特点、体格检查及神经系统进行检查、心理测验等进行综合分析诊断。

5. 阿尔茨海默病的诊断主要靠
   A. CT扫描结果　　　　　B. 视觉诱发电位
   C. 神经心理测验评分　　D. 临床征象
   E. 脑电图检查结果

6. 答案：C
解析　阿尔茨海默病与血管性痴呆的鉴别主要为明确是否由原发脑血管病引起痴呆表现。

6. 阿尔茨海默病与血管性痴呆的鉴别主要是
   A. 有无精神病性症状
   B. 记忆障碍的严重程度
   C. 引起痴呆的原发疾病
   D. 起病和病程的进展方式
   E. 临床表现

【7~9题共用题干】

病人，女性，29岁，已婚。近3周来无明显诱因出现情绪低落，晨重夕暮轻，兴趣缺乏，精力减弱，言语减少，动作迟缓，自觉脑子笨，觉得前途暗淡，悲观失望，早醒，食欲减退，便秘，性欲减退，自责，自罪，多次自杀未遂。

7. 该病人考虑诊断
   A. 疑病障碍　　　　　　　B. 广泛性焦虑障碍
   C. 抑郁症　　　　　　　　D. 精神分裂症
   E. 以上都不正确

8. 符合该病人思维障碍形式的是
   A. 思维破裂　　　　　　　B. 思维迟缓
   C. 思维贫乏　　　　　　　D. 思维散漫
   E. 思维奔逸

9. 该病人治疗首选
   A. 三环类抗抑郁药　　　　B. 电休克治疗
   C. 苯二氮䓬类　　　　　　D. 抗精神病药
   E. 抗躁狂药（锂盐）

A4型题

【1~3题共用题干】

病人，男性，44岁，自觉胸闷、心慌、胸痛、气短、头昏，近半年来反复发作，半年前其母亲因"心脏病"去世。

1. 病人就诊，首先需完善的检查是
   A. 头颅CT　　　　　　　　B. 脑电图
   C. 心电图　　　　　　　　D. 胸部X线
   E. 心脏超声

2. 病人所有体格检查结果和辅助检查均无异常，但病人仍不放心，多次携带报告至多家医院就诊，医生反复劝说也无效果，病人考虑诊断
   A. 焦虑症　　　　　　　　B. 强迫症
   C. 抑郁症　　　　　　　　D. 疑病症
   E. 恐惧症

3. 病人持续多次就医，过程中胸闷心慌反复发作，坚信自己患有"心脏病"，即将不久于人世，恼怒医生谋财害命，常向身边人诉说"肯定是有人害我，在我吃

7. 答案：C
解析　详见本节A2型题第4题解析。

8. 答案：B
解析　思维迟缓即联想抑制，联想速度减慢，数量的减少和困难。病人表现言语缓慢、语量减少、语声甚低、反应迟缓。病人自觉脑子变笨，反应慢，思考问题困难。病人感到"脑子不灵了""脑子迟钝了"，常见于抑郁症。

9. 答案：B
解析　病人临床表现属于抑郁症，治疗应考虑使用三环类抗抑郁药对症治疗。而对于有严重消极自杀行为或抑郁性木僵病人，应首选电休克治疗。

1. 答案：C
解析　病人有心血管系统症状，应首先行心电图检查排除基础心脏病变。

2. 答案：D
解析　疑病症指病人担心或相信患有一种或多种严重躯体疾病。病人诉躯体症状，反复就医，尽管经反复医学检查显示阴性以及医生给予没有相应疾病的医学解释也不能打消病人的顾虑，常伴有焦虑或抑郁。本病多在50岁以前发病，为慢性波动病程，男女均可发生。

3. 答案：D
解析　继发性妄想是指发生在其他病理心理基础上的妄想，或与某种经历、情境有关的妄想，例如因亲人死于某种疾病后过分关注自己的健康，而逐渐产生疑病症等。

的饭和喝的水中下了药，想让我和我妈一样死掉”，又常说“我母亲肯定也是被人害死的，也没有人给我们伸张正义”，病人病症属于

A. 躁狂症　　　　　　　　B. 分裂情感性障碍

C. 原发性妄想　　　　　　D. 继发性妄想

E. 抑郁症

B1 型题

【1~3题共用备选答案】

A. 思维被夺取　　　　　　B. 思维奔逸

C. 思维贫乏　　　　　　　D. 思维散漫

E. 思维迟缓

1. 病人认真讲了一番话，但周围的医生们都不理解他要说什么问题，该症状为

2. 病人对医生的问题只能在表面上产生反应，缺乏进一步的联想，该症状为

3. 心境障碍病人最常见的思维表现是

1. 答案：D
解析　思维散漫指思维的目的性、连贯性和逻辑性障碍。病人思维活动表现为联想松弛，内容散漫，缺乏主题，一个问题与另外一个问题之间缺乏联系。说话东拉西扯，以致别人弄不懂他要阐述的是什么主题思想。

2. 答案：C
解析　思维贫乏指联想数量减少，概念与词汇贫乏。病人体验到脑子空洞无物，没有什么东西可想。表现为沉默少语，谈话言语空洞单调或词穷句短，回答简单。

3. 答案：B
解析　心境障碍病人最常见思维奔逸。

简 述 题

1. 精神分裂症有哪些临床亚型？每型的临床特点是什么？

答案　①偏执型：以相对稳定的妄想为主，往往伴有幻觉，起病多在30岁以后，人格改变较小。②紧张型：紧张综合征、紧张性木僵与紧张性兴奋，自动性顺从与违拗。③青春型：青春期发病，起病较急，情感改变为突出主要表现。思维破裂，言语内容松散，病情进展迅速，预后欠佳。④单纯型：起病缓慢，持续发展。孤僻退缩，情感淡漠，思维贫乏，意志减退，治疗效果及预后较差。

2. 试述慢性脑病综合征（痴呆）的主要临床表现。

答案　①认知功能损害：早期出现近记忆障碍，学习新事物的能力明显减退，严重者甚至找不到回家的路。随着病情的进展，远记忆也受损，严重病人常以虚构的形式来弥补记忆方面的缺损。②语言障碍：疾病初期，语言表达可以正常，但随着病情的发展，可逐渐表现为用词困难，出现命名不能，甚至语言重复、刻板、不连贯或发出无意义的声音。③人格改变：通常表现兴趣减少、主动性差、情感淡漠、社会性退缩，但亦可表现为脱抑制行为，如冲动、幼稚行为等。情绪症状包括焦虑、易激惹、抑郁和情绪不稳

等，并可有"灾难反应"。④社会功能受损：对自己熟悉的工作不能完成，晚期生活不能自理，运动功能逐渐丧失，甚至穿衣、洗澡、进食以及大小便等均需他人协助。

名词解释

1. 抑郁障碍

答案　抑郁障碍是指多种原因引起的，以显著和持久的抑郁症状群为主要临床特征的一类心境障碍。抑郁障碍的核心症状是与处境不相称的心境低落和兴趣丧失。

2. 焦虑

答案　指在缺乏相应的客观因素情况下，病人表现为顾虑重重、紧张恐惧，以致搓手顿足，似有大祸临头，惶惶不可终日，伴有心悸、出汗、手抖、尿频等自主神经功能紊乱症状。

3. 躯体形式障碍

答案　一种以持久的担心或相信各种躯体症状的优势观念为特征的神经症。病人因这些症状反复就医，各种医学检查阴性和医生的解释均不能打消其疑虑。即使有时病人确实存在某种躯体障碍，但不能解释症状的性质、程度或病人的痛苦与先占观念。包括躯体化障碍、未分化的躯体形式障碍、疑病障碍、躯体形式的自主功能紊乱、躯体形式的疼痛障碍等多种形式。

（李开军、丁海霞）

第五节　感染性疾病

本节知识点分布涉及感染疾病科常见问题、病毒性传染病、细菌性传染病、螺旋体病、寄生虫病以及新型冠状病毒感染等。

A1型题

1. 下列哪项是最常见的感染过程
   A. 潜伏性感染
   B. 显性感染
   C. 隐性感染
   D. 病原携带状态
   E. 病原体被清除

1. 答案：C
解析　感染过程的5种结局中隐性感染最常见，病毒携带状态次之，显性感染最低。隐性感染又称亚临床感染，是指病原体侵入人体后，仅诱导机体产生特异性免疫应答，不引起或只引起轻微的组织损伤，不显出任何临床症状、体征，甚至无血生化改变的感染。

2. 答案：B
解析 传染病基本特征包括病原体，传染性，流行病学特征及感染后免疫性。发热是多种疾病的一种临床表现。

3. 答案：D
解析 目前预防人类流感致病和流行最有效的方法是接种疫苗，也是预防流感的基本措施。对易感人群和尚未发病者，可给予疫苗及金刚烷胺、奥司他韦等药物预防，但是药物预防不能代替疫苗接种。

4. 答案：A
解析 传染性单核细胞增多症主要是经口密切接触而传播。

5. 答案：E
解析 艾滋病的淋巴结肿大为持续性全身淋巴结肿大，其特点为：①除腹股沟外有两个或两个以上部位的淋巴结肿大；②淋巴结直径≥1cm，无压痛，无粘连；③持续时间3个月以上。达到以上要求才可以考虑为艾滋病。

6. 答案：B
解析 汉坦病毒在我国主要流行的是Ⅰ型汉坦病毒和Ⅱ型汉坦病毒，Ⅰ型所致临床症状较重，Ⅱ型次之。近年来我国还发现Ⅲ型普马拉病毒，多为轻型。

7. 答案：D
解析 流行性乙型脑炎简称乙脑，是人畜共患的自然疫源性疾病，动物中家畜、家禽、鸟类均可感染，特别是猪的感染率较高。

2. 传染病基本特征**不包括**
   A. 有病原体
   B. 有发热
   C. 有传染性
   D. 有流行病学特征
   E. 有感染后免疫性

3. 流行性感冒的预防措施中，**错误**的是
   A. 减少公众聚会活动
   B. 对流感病人进行隔离和治疗
   C. 流感流行前，接种流感疫苗
   D. 流感流行前，给所有易感人群使用金刚烷胺进行药物预防
   E. 使用乳酸、过氧乙酸对公共场所进行彻底消毒

4. 关于传染性单核细胞增多症，下列**错误**的是
   A. 主要以飞沫传播
   B. 全身淋巴结均可受累
   C. IgM型嗜异性抗体阳性有诊断意义
   D. 皮疹出现时间较晚
   E. 发热及淋巴结肿大持续时间较长

5. 高危人群中出现下列情况应考虑艾滋病，但**除外**
   A. 反复发生的败血症
   B. 皮肤黏膜或内脏的卡波西肉瘤、淋巴瘤
   C. 反复出现带状疱疹或慢性播散性单纯疱疹
   D. 马尔尼菲青霉菌感染
   E. 双侧腹股沟淋巴结肿大

6. 引起肾综合征出血热临床症状较重的病毒是
   A. 辛诺柏病毒
   B. 汉坦病毒
   C. 汉城病毒
   D. 泰国病毒
   E. 普马拉病毒

7. 流行性乙型脑炎的主要传染源是
   A. 流行性乙型脑炎病人
   B. 流行性乙型脑炎病毒携带者
   C. 鼠

D. 猪

E. 蚊子

8. 伤寒病人最具特征性病理改变部位是

    A. 肝脏　　　　　　　　　B. 大脑

    C. 升结肠　　　　　　　　D. 乙状结肠

    E. 回肠末端

8. 答案：E

解析　未被胃酸杀灭的部分伤寒沙门菌到达回肠末端，穿过黏膜上皮屏障，侵入回肠末端集合淋巴结的单核吞噬细胞内繁殖形成初发病灶。

9. 下列选项中细菌性痢疾的确诊依据是

    A. 典型细菌性痢疾的临床表现

    B. 粪便免疫学检查抗原阳性

    C. 粪便细菌培养阳性

    D. 粪便镜检有大量脓细胞

    E. 粪便检出巨噬细胞

9. 答案：C

解析　细菌性痢疾急性发作时：①多有腹泻并伴有发热、腹痛、里急后重、脓血便或黏液便，左下腹疼痛。②粪便镜检白细胞，可见少量红细胞。③粪便培养志贺菌属（痢疾杆菌）阳性。确诊依赖于病原学检查。

10. 对肠结核最有诊断价值的检查是

    A. 大便中查到结核分枝杆菌

    B. 结核菌素试验强阳性

    C. 结肠镜检查示回盲部炎症

    D. 结肠镜下活检找到干酪性上皮样肉芽肿

    E. X线钡餐检查发现肠腔狭窄

10. 答案：D

解析　结肠镜检找到干酪样肉芽肿或结核分枝杆菌对肠结核具有确诊意义。

11. 我国山区疟疾的主要传播媒介是

    A. 中华按蚊　　　　　　　B. 微小按蚊

    C. 库蚊　　　　　　　　　D. 大劣按蚊

    E. 嗜人按蚊

11. 答案：B

解析　中华按蚊是我国疟疾的主要传播媒介，是平原地区疟疾的主要传播媒介；微小按蚊是山区疟疾的主要传播媒介；嗜人按蚊是丘陵地区疟疾的主要传播媒介；大劣按蚊是海南省山林地区疟疾的主要传播媒介；库蚊不是疟疾的传播媒介。

12. 诊断钩端螺旋体病的血清学检查方法为

    A. 显微镜凝集溶解试验　　B. 肥达试验

    C. 外斐试验　　　　　　　D. 红细胞溶解试验

    E. 补体结合试验

12. 答案：A

解析　显微镜凝集溶解试验是诊断钩端螺旋体病常用的血清学检查方法。抗体效价>1/400或早期及恢复期双份血清抗体效价上升4倍以上，可确定诊断。

13. 关于新型冠状病毒病原学特点，下列**不正确**的是

    A. 新型冠状病毒属于β属的冠状病毒

    B. 有包膜，颗粒呈圆形或椭圆形

    C. 对紫外线和热敏感

13. 答案：D

解析　新型冠状病毒属于β属的冠状病毒，有包膜，颗粒呈圆形或椭圆形，直径60~140nm。新型冠状病毒对紫外线和热敏感，56℃ 30分钟、乙醚、75%乙醇、含氯消毒剂、过氧乙酸和氯仿均可有效灭活病毒，氯己定不能有效灭活病毒。

14. 答案：C

解析 流行性腮腺炎实际上是一种全身性感染，可累及中枢神经系统或其他腺体、器官出现相应的症状和体征。约75%的腮腺炎病人有并发症，某些并发症可因无腮腺肿大而误诊。常见的并发症有神经系统并发症（脑膜脑炎、脑膜炎）、生殖系统并发症（卵巢炎、睾丸炎和附睾炎）、胰腺炎和肾炎等。

15. 答案：E

解析 新型冠状病毒感染的肺部影像学表现早期呈现多发小斑片影及间质改变，进而发展为双肺多发磨玻璃影、浸润影，严重者可出现肺实变，胸腔积液少见。

1. 答案：C

解析 间歇热特点：24小时内体温波动于高热与正常体温之下。稽留热特点：体温升高达39℃以上而且24小时相差不超过1℃。弛张热特点：24小时体温相差超过1℃，但最低点未达正常水平。不规则热特点：体温曲线无一定规律。回归热特点：高热持续数天后自行消退，但数天后又再出现高热。该病人热型符合弛张热。

2. 答案：D

解析 注射乙肝免疫球蛋白可以中和血清中的相关病毒，属于被动免疫，主要应用于乙型肝炎病毒感染的母亲、新生儿及暴露于病毒的易感者，应及早注射，保护约3个月。

3. 答案：D

解析 流行性乙型脑炎多见于夏秋季，10岁以下儿童发病率高。起病急，临床表现为高热、头痛、呕吐、意识障碍、抽搐、病理反射和脑膜刺激征阳性。实验室检查血常规白细胞及中性粒细胞增高。脑脊液检查外观无色透明或微混，白细胞数多在（50~500）×10⁶/L，早期以中性粒细胞为主，随后则淋巴细胞增多，蛋白轻度增高，糖正常或偏高，氯化物基本正常。

D. 75%乙醇和氯已定能有效灭活病毒

E. 直径60~140nm

14. 下列哪项**不是**流行性腮腺炎的常见并发症
   A. 胰腺炎 　　　　　　　　B. 睾丸炎
   C. 口腔炎 　　　　　　　　D. 脑膜脑炎
   E. 肾炎

15. 下列关于新型冠状病毒感染的描述，**不正确**的是
   A. 传染源主要是新型冠状病毒感染的病人和无症状感染者
   B. 主要传播途径是经呼吸道飞沫和密切接触传播
   C. 以发热、干咳、乏力为主要表现
   D. 发病早期外周血白细胞总数正常或减少，淋巴细胞计数减少
   E. 严重者肺部影像学可出现肺实变，胸腔积液常见

A2型题

1. 病人，男性，24岁，反复发热6天，几乎均发生在午后，最高体温达39.2℃，第2天晨可降至37.3℃。该病人的热型是
   A. 间歇热 　　　　　　　　B. 稽留热
   C. 弛张热 　　　　　　　　D. 不规则热
   E. 回归热

2. 护士在给某乙型肝炎病毒携带者注射时，不慎被用过的针头刺伤了手指，为预防感染，应先采取的措施是
   A. 注射乙型肝炎疫苗 　　　B. 注射α-干扰素
   C. 注射抗生素 　　　　　　D. 注射乙肝免疫球蛋白
   E. 注射丙型球蛋白

3. 患儿，男性，6岁，发热头痛3天，昏迷1小时，于8月11日入院。查体：体温39℃，浅昏迷，颈强直，Brudzinski征阳性。血常规：WBC 14.0×10⁹/L，中性粒细胞百分比79%，淋巴细胞百分比21%。脑脊液检查：无色透明，WBC 120×10⁶/L，中性粒细胞百分比

37%，淋巴细胞百分比63%，糖2.9mmol/L，氯化物119mmol/L，蛋白定量0.5g/L，涂片和培养细菌均阴性，诊断首先考虑的是

A. 流行性脑脊髓膜炎　　　B. 结核性脑膜炎

C. 中毒性菌痢　　　　　　D. 流行性乙型脑炎

E. 脑型疟疾

4. 病人，女性，45岁，因乏力、恶心、尿黄1周来院。实验室检查：GPT 463U/L，GOT 350U/L，血清总胆红素74μmol/L，抗HAV IgM（＋）。病人3个月前曾在当地医院体检时发现HBsAg阳性，当时肝功能正常，无自觉症状及体征。该病人的诊断可能为

A. 急性乙型肝炎，合并甲型肝炎

B. 乙型肝炎，慢性活动型，既往感染过甲型肝炎

C. 乙型肝炎，慢性迁延型，既往感染过甲型肝炎

D. 急性黄疸型肝炎，甲、乙型肝炎病毒混合感染

E. 急性甲型黄疸型肝炎，乙型肝炎病毒携带者

4. 答案：E
解析　抗HAV IgM（＋）提示存在HAV感染，HBsAg阳性提示存在HBV感染，但是无自觉症状及体征，肝功能正常，属于乙肝病毒携带者。

5. 病人，男性，34岁，因黄疸进行性加重伴尿黄8天入院，既往无肝病病史。查体：皮肤、巩膜明显黄染，无肝掌及蜘蛛痣，移动性浊音阳性，肝脾未触及。GPT 768U/L，TBiL 20μmol/L。血常规：白细胞计数12×10^9/L，中性粒细胞百分比80%，淋巴细胞百分比20%，提示可能合并细菌感染，感染的部位最可能在

A. 软组织　　　　　　　　B. 泌尿道

C. 肠道　　　　　　　　　D. 腹腔

E. 肺部

5. 答案：D
解析　自发性细菌性腹膜炎是最常见的并发症，也是病情加重的主要诱因。

6. 病人，女性，26岁，因反复咳嗽咳痰1个月入院，伴有乏力、低热和盗汗。胸部CT示：左肺上叶尖段炎症，伴有空洞形成。最可能诊断

A. 金黄色葡萄球菌肺炎

B. 肺脓肿

C. 肺囊肿伴继发感染

D. 癌性空洞伴感染

E. 浸润性肺结核

6. 答案：E
解析　病人有咳嗽、咳痰、乏力、低热、盗汗，多考虑肺结核。浸润性肺结核胸片示小片状或斑片状阴影，可融合成空洞。该病人左肺上叶尖段炎症，伴有空洞形成，首先考虑为浸润性肺结核。

7. 答案：D

解析　病人有结核中毒症状、血痰和胸片左上肺不均质浸润影，应考虑肺结核，确诊需从痰中查结核分枝杆菌。

7. 病人，男性，26岁，低热、盗汗、咳嗽、血痰1个月，胸片示左上肺小叶片状浸润影，密度不均。确诊应选择的检查是

A. PPD 试验　　　　　　　B. 痰 TB–DNA

C. 血清中结核抗体　　　　D. 痰检抗酸杆菌

E. 血沉

8. 答案：B

解析　病人青年女性，有发热与盗汗等结核毒血症，伴有腹痛、移动性浊音（＋）、腹部压痛、腹壁柔韧感，腹水为渗出液性质，以淋巴细胞为主，最可能是结核性腹膜炎。

8. 病人，女性，26岁，因腹胀、腹泻与便秘交替3个月入院，伴有午后低热，夜间盗汗。查体：腹壁柔韧感，轻度压痛，肝脾未触及，移动性浊音（＋）。腹水检验：比重1.018，蛋白26g/L，白细胞0.71×10^9/L，中性粒细胞百分比32%，淋巴细胞百分比70%，红细胞0.3×10^9/L。本例最可能诊断是

A. 原发性腹膜炎　　　　　B. 结核性腹膜炎

C. 癌性腹膜炎　　　　　　D. 巨大卵巢囊肿

E. 肝静脉阻塞综合征

9. 答案：D

解析　病人有发热、出血、休克、外周血白细胞升高、血小板减少和大量蛋白尿，这些都是肾综合征出血热的临床特征。

9. 病人，男性，41岁，发热5天入院。查体：血压75/50mmHg，球结膜充血，咽充血，腋下可见点状抓痕样出血点，肝脾未及。血常规检查：WBC 18.6×10^9/L，PLT 56×10^9/L。尿常规：尿蛋白（＋＋＋）、RBC 5~6个/HP，该病人首先考虑的诊断为

A. 革兰氏阴性败血症

B. 钩端螺旋体病

C. 发热伴血小板减少综合征

D. 肾综合征出血热

E. 伤寒

10. 答案：C

解析　病人CD4$^+$T淋巴细胞和总淋巴细胞计数反映了病人的细胞免疫缺陷程度，与病人发生机会性感染和肿瘤的可能性有关，决定病人的预后。

10. 病人，男性，45岁，有不洁性生活史。近2个月来感乏力、咳嗽、低热、纳差且体重下降。查体：T 37.6℃，腋下可及多个肿大淋巴结，质软，无压痛，无粘连。胸片提示陈旧性肺结核。下列哪项检测有利于评估疾病的预后

A. 血细菌培养

B. 淋巴结活检

C. CD4$^+$T淋巴细胞和总淋巴细胞计数

D. HIV-p24抗原检测

E. 骨髓细胞学检查

11. 病人，男性，45岁，发热干咳6天入院，伴有头痛和关节肌肉酸痛症状。查体：T 39.2℃，颌下淋巴结轻度肿大，两肺呼吸音略粗，腹软，肝肋缘下1cm，质软无压痛，脾肋下未及。进一步检查示血常规白细胞计数$2.52 \times 10^9/L$，胸部CT示两肺少许斑片状炎症。最可能的诊断是

A. 严重急性呼吸综合征　　B. 流行性感冒

C. 大叶性肺炎　　　　　　D. 真菌性肺炎

E. 肺结核

11. 答案：A
解析　病人急性发热、干咳、关节肌肉酸痛、血常规白细胞计数下降，胸部CT示两肺少许斑片状炎症，提示有严重急性呼吸综合征可能。

12. 某7岁男童，发热2天，腹泻7~8次，多为黏膜性脓血便，腹痛伴里急后重，发病前食用不干净的黄瓜。大便常规检查：黏液便，红白细胞满视野，诊断为细菌性痢疾。其类型属于

A. 普通型　　　　　　　　B. 轻型

C. 重型　　　　　　　　　D. 中毒型

E. 慢性型

12. 答案：A
解析　轻型一般无脓血便，里急后重较轻或缺如。中毒型常有休克或中枢神经系统症状，与患儿不符。重型不是菌痢正确分型。因此应选A。

13. 某8岁男孩，2个月前因突起高热、剧烈头痛、恶心伴非喷射性呕吐1次入院。查体：神清，全身皮肤散在瘀点、瘀斑，颈项抵抗，心率120次/min，两肺无异常，腹软无压痛。实验室检查：血白细胞计数$21 \times 10^9/L$，中性粒细胞百分比89%，淋巴细胞百分比5%，单核细胞百分比6%，最可能的诊断是

A. 伤寒　　　　　　　　　B. 流行性脑脊髓膜炎

C. 结核性脑膜炎　　　　　D. 流行性乙型脑炎

E. 病毒性脑炎

13. 答案：B
解析　流行性脑脊髓膜炎流行季节多为冬春季，儿童多见，当地有本病发生及流行，临床表现为高热、剧烈头痛、频繁呕吐、皮肤黏膜瘀点、瘀斑及脑膜刺激征。实验室检查白细胞计数及中性粒细胞明显增高。

14. 病人，女性，31岁，发冷、寒战，高热大汗后缓解，反复发作10天，约隔天发作一次。查体：脾肋下1.5cm，余未见异常，取末梢血进行实验室检查：白细胞计数$5.8 \times 10^9/L$，中性粒细胞百分比68%，淋巴细胞百分比32%，血红蛋白100g/L，血培养（-）。病

14. 答案：B
解析　间歇性寒战、高热、大汗，规律性发作为疟疾的典型表现。

人同年7月底曾去海南旅游1周。该病人发热的最可能的原因是

A. 伤寒　　　　　　　　B. 疟疾

C. 败血症　　　　　　　D. 急性血吸虫病

E. 急性粒细胞型白血病

15. 答案：C
解析　病人每天排便近20次，有皮肤干燥、血压下降，脉搏增快，符合中型霍乱。

15. 夏季，病人，女性，23岁，突发腹泻、呕吐4天，每天排水样便近20次。今天小腿肌肉及腹壁肌肉阵发性痉挛疼痛，尿少，无发热及腹痛。查体：体温正常，血压75/42mmHg，脉搏114次/min，神志清楚，眼窝下陷，皮肤干燥。该病人最可能的诊断是

A. 暴发型霍乱　　　　　B. 霍乱，轻型

C. 霍乱，中型　　　　　D. 霍乱，重型

E. 霍乱合并低钾血症

16. 答案：A
解析　癫痫为脑实质受损后异常电活动的表现，故应选A。

16. 病人，女性，38岁，反复癫痫大发作1年余，经CT检查诊断为脑囊虫病。应首先考虑的临床类型是

A. 脑实质型　　　　　　B. 脑室型

C. 软脑膜型　　　　　　D. 脊髓型

E. 混合型

17. 答案：C
解析　钩端螺旋体病病原治疗的首选药物为青霉素，由于大剂量青霉素首剂后易发生赫氏反应，故应小剂量肌内注射、分次给药，疗程7天，或至退热后3天。

17. 病人，男性，18岁，半个月前因发热、畏寒、头痛、全身肌肉酸痛6天，尿色深黄、眼睛黄染2天就诊。查体：神志清，皮肤及巩膜轻度黄染，眼结膜充血，双侧腹股沟及腋下触及肿大淋巴结，肝肋下触及1.5cm，脾未触及。血常规：白细胞计数13.2×10^9/L，中性粒细胞百分比76%。尿常规：蛋白（+），红细胞5~6个/HP，白细胞3~4个/HP。显微凝集试验阳性。病原治疗药物的正确应用方法是

A. 每天用药1次　　　　B. 静脉滴注大剂量

C. 肌内注射小剂量　　　D. 疗程2周

E. 退热后即可停药

18. 答案：C
解析　感染性休克白细胞应明显升高。病史中无反酸、胃痛等症状，且伴有发热，不符合胃溃疡出血。查体腹软、右下腹轻压痛，基本可除外肠穿孔及阑尾炎。结合病史中发热长达20天，伴有消化道症状，突然出现低血压表现，可初步判断为伤寒并发肠出血可能性大。

18. 病人，男性，50岁，农民，发热2周，伴有乏力、纳差、腹胀，间断给予青霉素、庆大霉素治疗，入院当天突然出现头晕、心慌、出冷汗。查体：体温

38.4 ℃，脉搏106次/min，血压74/52mmHg，心肺正常，腹软，右下腹轻压痛。血常规：白细胞计数 $4.9 \times 10^9/L$。该病人最可能的诊断是

A. 感染性休克   B. 胃溃疡出血

C. 伤寒并发肠出血   D. 伤寒并发肠穿孔

E. 急性阑尾炎

A3型题

【1~3题共用题干】

病人，男性，29岁，发热伴腹泻、腹痛5天，每天大便10余次，为黏液脓血便，伴里急后重。粪便常规检查白细胞20~30个/HP，红细胞5~10个/HP。

1. 该病人最有可能诊断为

    A. 肠炎   B. 伤寒

    C. 急性细菌性痢疾   D. 钩端螺旋体病

    E. 胆道感染

1. 答案：C

解析　急性细菌性痢疾临床表现主要有发热、腹痛、腹泻、里急后重、黏液脓血便，同时伴有全身毒血症症状，严重者可引发感染性休克和/或中毒性脑病。

2. 其发病的机制为

    A. 有侵袭力的菌株进入黏膜固有层，繁殖引起炎症溃疡

    B. 结肠急性弥漫性、纤维蛋白渗出性炎症及溃疡

    C. 痢疾杆菌在肠腔内大量繁殖引起肠溃疡病变

    D. 痢疾杆菌毒素对结肠黏液的直接损害

    E. 特异性体质对细菌毒素产生强烈过敏反应

2. 答案：A

解析　急性细菌性痢疾发病机制是进入黏膜固有层，繁殖引起炎症溃疡。

3. 急性细菌性痢疾病变最显著的部位是

    A. 回肠末端   B. 升结肠

    C. 降结肠   D. 直肠与乙状结肠

    E. 整个结肠

3. 答案：D

解析　菌痢最主要的病变在结肠，以乙状结肠和直肠病变最显著。

【4~6题共用题干】

病人，男性，65岁，反复发热10天，体温波动在38℃左右，伴有乏力、纳差、全身酸痛，发病前曾有山区砍柴作业虫叮咬史。查体：浅表淋巴结未触及肿大，心肺听诊未见异常，腹软，无压痛，肝脾肋下未

4. 答案：C

解析　发热伴血小板减少综合征是由我国新发现的发热伴血小板减少综合征病毒（一种新布尼亚病毒）引起的，是一种主要经蜱传播自然疫源性疾病。临床表现主要为发热、血小板减少、白细胞减少、消化道症状及多脏器功能损伤等。主要传播途径是蜱虫叮咬传播，部分病历发病前有明确的蜱虫叮咬史。具有流行病学史（流行季节在丘陵、林区、山地等地工作、生活或旅游史等或发病前2周内有被蜱虫叮咬史），发热等临床表现且外周血血小板减少和白细胞降低者可以临床诊断。故选C。

5. 答案：B

解析　发热伴血小板减少综合征确诊需要具备下列之一者：①病例标本新型布尼亚病毒核酸检测阳性；②病例标本检测新型布尼亚病毒IgM阳性或IgG抗体阳转或恢复期滴度较急性期增高4倍以上；③病例标本分离到新型布尼亚病毒。

6. 答案：D

解析　新型布尼亚病毒感染主要通过蜱虫叮咬传播。

7. 答案：C

解析　左下胸部语音震颤减弱，叩诊浊音，呼吸音降低为胸腔积液特征，且结合病人有消瘦、低热、胸痛，首先考虑结核性胸膜炎。

8. 答案：B

解析　结核性胸膜炎最常见的胸腔积液是渗出性，胸膜充血、水肿，表面纤维蛋白渗出物。漏出液由充血性心力衰竭、肝病、肺栓塞等引起；乳糜性胸腔积液见于先天性胸导管异常、胸导管肿瘤等；胸腔积血见于外伤、双香豆素中毒等；脓胸见于化脓性菌感染。

及，左腰部皮肤可见一结痂。血常规：白细胞计数 $2.0 \times 10^9/L$，血红蛋白110g/L，血小板计数 $35 \times 10^9/L$。尿常规：尿蛋白（＋＋）。血生化：GPT 100U/L。

4. 此病人最可能的诊断是
   A. 肾综合征出血热
   B. 恙虫病
   C. 发热伴血小板减少综合征
   D. 登革热
   E. 败血症

5. 为确诊首选的检查是
   A. 流行性出血热抗体检测
   B. 新型布尼亚病毒核酸检测
   C. 血培养，药敏
   D. 血清凝集试验
   E. 登革热病毒核酸检测

6. 本病例主要传播途径是
   A. 呼吸道传播   B. 消化道传播
   C. 恙螨叮咬   D. 蜱虫叮咬
   E. 伊蚊叮咬

【7~9题共用题干】

病人，男性，45岁，吸烟20年。消瘦3个月，发热10天，体温38℃以下，伴有左侧胸痛，近日逐渐减轻，偶感胸闷。查体：体温37.8℃，神志清，左下胸部语音震颤减弱，叩诊浊音，呼吸音降低。

7. 该病人最有可能诊断为
   A. 支气管肺癌   B. 浸润性肺结核
   C. 结核性胸膜炎   D. 支原体肺炎
   E. 肺炎链球菌肺炎

8. 结核性胸膜炎最常见的胸腔积液种类为
   A. 漏出液   B. 渗出性

C. 乳糜性　　　　　　　　D. 脓性

E. 血性

9. 控制结核病流行最根本措施

A. 接种卡介苗　　　　　　B. 加强宣传力度

C. 预防性化学治疗　　　　D. 普查发现新病人

E. 治愈痰涂片阳性病人

9. 答案：E

解析　结核病的传染源主要是继发性肺结核的病人，直接涂片检查可查出结核分枝杆菌者，其可大量排菌，故控制结核病流行最根本措施是治愈痰涂片阳性病人。

【10~12题共用题干】

病人，男性，19岁，近1个月来乏力、恶心呕吐、尿黄来院就诊。查体：巩膜黄染，心肺听诊未见异常，腹软，无压痛，肝脾肋下未触及，下肢无水肿。辅助检查：血常规示白细胞计数 8.5×10^9/L，中性粒细胞百分比54%，淋巴细胞百分比46%；血生化示GPT 400U/L，胆红素72μmol/L。

10. 下列选项中最有可能诊断考虑

A. 沙门菌感染　　　　　　B. 急性病毒性肝炎

C. 急性胆囊炎　　　　　　D. 肾综合征出血热

E. 伤寒

10. 答案：B

解析　病毒性肝炎是由多种肝炎病毒引起的一组以肝脏损害为主的传染病。各种病毒性肝炎的临床表现相似，以疲乏、食欲减退、厌油、肝大为主，部分病例可有黄疸。病人乏力、恶心呕吐、尿黄1个月，查体巩膜黄染，生化示肝功能异常，首先考虑肝脏疾病。

11. 完善血清肝炎病毒标志物检查示：抗HAV IgM（－）、抗HAV IgG（＋）、HBsAg（＋）、HBeAg（＋）、抗HBc IgM（＋），应诊断为

A. 被动获得甲肝抗体，急性甲型肝炎，乙肝病毒携带者

B. 被动获得甲肝抗体，急性乙型肝炎

C. 急性乙型肝炎，既往感染过甲型肝炎

D. 急性甲型肝炎，乙型肝炎

E. 急性甲型肝炎，乙肝病毒携带者

11. 答案：C

解析：抗HAV IgM（－）、抗HAV IgG（＋），考虑既往感染甲肝。HBsAg（＋）、HBeAg（＋）、抗HBc IgM（＋），提示感染乙型肝炎。

12. 病人10天来乏力、黄疸进行性加重，神志不清半天。查体：黄疸明显，烦躁不安，肝浊音界7~8肋间，扑翼样震颤阳性，血清总胆红素265μmol/L，GPT 200U/L，凝血酶原活动度28%，诊断考虑

A. 急性黄疸型肝炎　　　　B. 亚急性重症肝炎

12. 答案：D

解析　急性重症肝炎又称暴发型肝炎，发展迅速，出现乏力、消化道症状及嗜睡烦躁等精神症状，查体可见扑翼样震颤及病理反射，肝性脑病在Ⅱ度以上。病人黄疸加剧，胆酶分离、肝浊音界进行性缩小，有出血倾向，凝血酶原活动度（PTA）<40%，甚至肝肾综合征症状。

C. 慢性重症肝炎　　　　　　　D. 急性重症肝炎

E. 淤胆型肝炎

B1型题

【1~3题共用备选答案】

A. 直接接触传播　　　　　　　B. 呼吸道传播

C. 虫媒传播　　　　　　　　　D. 输血传播

E. 消化道传播

1. 答案：D
解析　乙型肝炎、丙型肝炎主要通过血液传播。
2. 答案：E
解析　甲型肝炎、戊型肝炎主要通过消化道途径传播。
3. 答案：C
解析　乙型脑炎主要通过蚊虫叮咬传播。

1. 丙型肝炎病毒（HCV）的主要传播途径是

2. 戊型肝炎病毒（HEV）的主要传播途径是

3. 乙型脑炎病毒的主要传播途径是

简 述 题

1. 简述传染病的基本特征。

答案　①病原体：每种传染病都是由特异性病原体引起的。②传染性：传染病能通过某种途径传染给他人，这是传染病与其他感染性疾病的主要区别。③流行病学特征：有外来性和地方性之分；有散发、暴发、流行、大流行；可有季节性、地区性、不同人群（年龄、性别、职业等）的分布特征。④有感染后免疫：病后都能产生针对病原体的特异性免疫。感染后免疫在不同的传染病持续时间长短不一，有些感染后免疫可避免再次感染，有些则不能，甚至导致再次感染时病情加重。

2. 简述急性黄疸型肝炎的临床表现。

答案　典型急性黄疸型肝炎的临床表现分为三期。①黄疸前期：持续5~7天。表现为畏寒、发热、疲乏及全身不适等，消化系统症状有食欲减退、厌油、恶心、呕吐、腹胀、腹痛和腹泻等。本期末出现尿黄。此期已可有明显肝功能异常，尤其是转氨酶的升高。②黄疸期：可持续2~6周。黄疸逐渐加深，尿色加深如浓茶样，巩膜和皮肤黄染，约2周到达高峰，而黄疸前期的症状好转。部分病人可有大便颜色变浅、皮肤瘙痒、心动过缓等肝内阻塞性黄疸的表现。查体常见肝大，质地软，有压痛及叩击痛。部分病人有轻度脾大。③恢复期：黄疸逐渐消退，症状减轻，肝脾大回缩，肝功能逐渐恢复正常。

3. 什么是隐性感染？

答案　隐性感染又称亚临床感染，是指病原体侵入人体后，仅诱导机体产生特异性免疫应答，而不引起或只引起轻微的组织损伤，因而在临床上不显出任何症状、体征甚至生化改变，只能通过免疫学检查才能发现。大多数病原体感染都以隐性感染为主。

4. 什么是手足口病?

答案 手足口病是由肠道病毒引起的急性传染病。其中以柯萨奇病毒A组16型和肠道病毒71型感染最常见。主要通过消化道、呼吸道和密切接触传播,一年四季都可以发病,以夏秋季节最多见,多发生于学龄前儿童。临床上以手、足、口腔等部位皮肤黏膜的皮疹、疱疹、溃疡为典型表现,多数症状轻,部分感染者可引起无菌性脑膜炎、脑干脑炎、脑脊髓炎、神经源性肺水肿、心肌炎、循环障碍等严重并发症导致死亡。

5. 简述医院感染的诊断标准。

答案 下列情况属于医院感染:①无明确潜伏期的感染,入院48小时后发生的感染为医院感染;②有明确潜伏期的感染,自入院时起超过平均潜伏期后发生的感染为医院感染;③本次感染与上次住院密切相关,是上次住院期间获得的感染;④在原有感染的基础上出现其他部位新的感染(除外脓毒血症迁延病灶),或在原有感染基础上又分离出新的病原体(除外污染和原来的混合感染)的感染;⑤新生儿在分娩过程当中或产后获得的感染;⑥医务人员在其工作期间获得的感染。

名词解释

1. 多重耐药菌

答案 多重耐药菌是指对通常敏感的常用的三类或三类以上抗菌药物同时呈现耐药的细菌,也包括泛耐药和全耐药。

2. 新发传染病

答案 新发传染是指由新种或新型病原微生物引起的感染病,以及近年来导致地区性或国际性公共卫生问题的感染病。

3. 肝肾综合征

答案 重型肝炎或肝硬化时,由于内毒素血症、肾血管收缩、肾缺血、前列腺素E_2缺少、有效血容量下降等因素导致肾小球滤过率和肾血浆流量降低,引起急性肾功能不全。

（周　炜）

第六节　中医科

本节知识点涉及常用中成药的适应证、常见副作用和使用注意事项以及常用中医适宜技术、中医的饮食、养生常识等。

A1型题

1. 答案：A

解析 君药：即在处方中对处方的主证或主病起主要治疗作用的药物。它体现了处方的主攻方向，其药力居方中之首，是组方中不可缺少的药物。

1. 在一个方剂中，既是首要的，又是不可缺少的药物是
   A. 君药   B. 臣药
   C. 佐药   D. 使药
   E. 引药

2. 答案：A

解析 小茴香、干姜、延胡索、没药、当归、川芎、肉桂、赤芍、生蒲黄、五灵脂。除活血化瘀药物外，还配伍了小茴香、干姜、延胡索等温散寒邪之品。

2. 少腹逐瘀颗粒除了温经活血外，还可
   A. 散寒止痛   B. 补气养血
   C. 散寒活血   D. 活血调经
   E. 调经止带

3. 答案：C

解析 藿香正气水解表化湿，理气和中。用于外感风寒、内伤湿滞或夏伤暑湿所致的感冒，症见头痛昏重、胸膈痞闷、脘腹胀痛、呕吐泄泻；胃肠型感冒见上述证候者。

3. 藿香正气水可治疗的感冒是
   A. 风寒感冒   B. 风热感冒
   C. 暑湿感冒   D. 流行感冒
   E. 胃肠型感冒

4. 答案：A

解析 保济丸由钩藤、菊花、蒺藜、厚朴、木香、苍术、天花粉、广藿香、葛根、化橘红、白芷、薏苡仁、稻芽、薄荷、茯苓、神曲组成。具有解表、祛湿、和中的功效。用于暑湿感冒，症见发热头痛、腹痛腹泻、恶心呕吐、肠胃不适；亦可用于晕车晕船。

4. 可治疗暑湿感冒，亦可用于晕车晕船的中成药是
   A. 保济丸   B. 藿香正气水
   C. 十滴水   D. 眩晕宁
   E. 防风通圣丸

5. 答案：B

解析 气滞胃痛颗粒制药时辅料为蔗糖和糊精，不利于糖尿病病人病情。

5. 糖尿病人应**慎用**的是
   A. 香砂养胃丸   B. 气滞胃痛颗粒
   C. 舒肝和胃口服液   D. 左金丸
   E. 三九胃泰颗粒

6. 答案：B

解析 逍遥丸可疏肝健脾，养血调经。用于肝郁脾虚所致的郁闷不舒、胸胁胀痛、头晕目眩、食欲减退、月经不调。

6. 病人胸胁胀痛、头晕目眩、食欲减退和月经不调等，首选
   A. 柴胡舒肝丸   B. 逍遥丸
   C. 艾附暖宫丸   D. 越鞠保和丸
   E. 木香顺气丸

7. 具有健胃消食之功，用于脾虚食积的中成药是
   A. 理中丸　　　　　　B. 归脾丸
   C. 保和丸　　　　　　D. 健脾丸
   E. 舒肝和胃丸

8. 健胃消食药的服药时间宜
   A. 饭前服　　　　　　B. 饭后服
   C. 睡前服　　　　　　D. 空腹时服
   E. 腹胀痛时服

9. 酊剂是
   A. 不挥发的药物溶于乙醇
   B. 挥发性的药物溶于乙醇
   C. 药物溶于水中
   D. 油中水剂
   E. 粉剂加在凡士林中

10. 中医治疗疾病的根本原则是
   A. 因人因地制宜　　　B. 治病求本
   C. 标本缓急　　　　　D. 扶正祛邪
   E. 调整阴阳

11. 煎煮中药最好选用
   A. 铁锅　　　　　　　B. 铝锅
   C. 不锈钢锅　　　　　D. 铜锅
   E. 砂锅

12. 属于针灸局部治疗的是
   A. 腰痛取肾俞、大肠俞
   B. 面瘫取合谷、中渚
   C. 胃脘痛取足三里、内关
   D. 便秘取支沟、承山
   E. 眩晕取太溪、后溪

7. 答案：D
解析　①健脾丸用于脾胃虚弱、脘腹胀满、食少便溏。②理中丸温中散寒、健胃，用于脾胃虚寒、呕吐泄泻、胸满腹痛及消化不良见上述证候者。③归脾丸为补血剂，具有益气健脾、养血安神之功效，用于心脾两虚、气短心悸、失眠多梦、头昏头晕、肢倦乏力、食欲缺乏。④保和丸为消食剂，具有消食、导滞、和胃之功效，主治食积停滞、脘腹胀满、嗳腐吞酸、不欲饮食。⑤舒肝和胃丸为理气剂，具有舒肝解郁、和胃止痛之功效，主治肝胃不和、两胁胀满、胃脘疼痛、食欲缺乏、呃逆呕吐、大便失调。

8. 答案：B
解析　饭后服药指饱腹（餐后半小时）时服药，利用食物减少药物对胃肠的刺激或促进胃肠对药物的吸收。健胃消食的药物，在饭后服，可达开胃、导滞之功效。饮食纳入后再健胃消食，帮助消化。

9. 答案：A
解析　酊剂是不挥发物质的乙醇溶液。

10. 答案：B
解析　治病求本，就是在治疗疾病时，必须寻找出疾病的根本原因，抓住疾病的本质，并针对疾病的根本原因进行治疗。它是中医辨证论治的一个根本原则，也是中医治疗中最基本的原则。

11. 答案：E
解析　煎煮中药最好选用砂锅或搪瓷容器，这类容器导热均匀，化学性质稳定，药材的合成和分解不易受到干扰。禁用铁锅，以防药材中所含化学成分如鞣质、甙类等与铁质产生化学变化，降低疗效或失效。如实在急需煎药又无砂锅和搪瓷锅，可暂用紫铜锅或铝锅代替。

12. 答案：A
解析　本题意为针对局部症状而进行的治疗，除A项外，其余均为远端取穴。

13. 答案：A

解析　反治法又称从治，是顺从疾病的假象而制订的一种治疗方法，采用的方药性质与疾病假象一致，是针对疾病本质而进行治疗的一种方法。热因热用，系反治法之一，即以热药治疗真寒假热之法。

14. 答案：A

解析　壮水之主，以制阳光。阳光为阳盛之极，按照热者寒之的逆治法，必须用寒凉的药物治之。因水为阴寒至极之物，故将寒凉药物隐喻壮水。该治法是针对虚热证采取的滋阴清热的治疗方法。

15. 答案：D

解析　解表药多由花、叶、全草等组成，其药性轻扬发散，味芳香，含有较多挥发油。采用武火急煎，以减少有效成分的挥发，避免药效降低。

16. 答案：B

解析　气味芳香的药物都含有挥发油，"后下"能充分发挥各种芳香性药物、含挥发性成分药物的作用，保证有效成分不受损失，提高药物的疗效。

17. 答案：B

解析　薄荷含挥发油，其主要成分是薄荷醇和薄荷酮，后下以防止其挥发油过分损失。

18. 答案：B

解析　在疾病发展过程中，对急重病证，应采取急救措施，先治标。大出血病人，无论何种原因引起，均应当先止血以治其标，待血止后，病情缓和时，再求治其本。

19. 答案：B

解析　三黄片有清热解毒，泻火通便之效，用于三焦热盛之目赤肿痛，口鼻生疮，咽喉肿痛，牙龈出血，心烦口渴，尿赤便秘。

13. 下列属于反治法的是
　　A. 热因热用　　　　　　　B. 阴中求阳
　　C. 虚则补之　　　　　　　D. 阴病治阳
　　E. 热者寒之

14. "壮水之主，以制阳光" 的治法适用于
　　A. 虚热证　　　　　　　　B. 实热证
　　C. 虚寒证　　　　　　　　D. 实寒证
　　E. 寒热错杂证

15. 解表药的煎法是
　　A. 先文火后武火　　　　　B. 武火慢煎
　　C. 文火急煎　　　　　　　D. 武火急煎
　　E. 文火慢煎

16. 芳香性药物入汤剂的煎服方法是
　　A. 先煎　　　　　　　　　B. 后下
　　C. 布包煎　　　　　　　　D. 另煎
　　E. 烊化兑服

17. 薄荷入汤剂宜
　　A. 先煎　　　　　　　　　B. 后下
　　C. 包煎　　　　　　　　　D. 烊化
　　E. 冲服

18. 大出血的病人，治疗应首先
　　A. 补血　　　　　　　　　B. 止血
　　C. 益气　　　　　　　　　D. 活血
　　E. 行气

19. 常用于治疗三焦热盛的中成药是
　　A. 龙胆泻肝丸　　　　　　B. 三黄片
　　C. 清胃黄连片　　　　　　D. 知柏地黄丸
　　E. 金胆片

20. "通因通用"适用下列哪种疾病
    A. 脾虚所致之泄泻　　　　B. 肾虚所致之泄泻
    C. 食积所致之泄泻　　　　D. 寒湿所致之泄泻
    E. 肠虚滑脱之泄泻

20. 答案：C
解析　通因通用，系反治法之一，指有泻下症状，而仍然使用通下方法治疗。适用于内有积滞而外见泻利的证候。

21. 正虚邪恋证的病人一般采用
    A. 扶正为主　　　　　　　B. 祛邪为主
    C. 扶正祛邪并用　　　　　D. 先扶正后祛邪
    E. 先祛邪后扶正

21. 答案：C
解析　扶正与祛邪并用适用于正虚、邪实均不甚重的病证。总之，应以扶正不留邪，祛邪不伤正为原则。

22. 下列方剂中，风寒感冒的首选方是
    A. 羌活胜湿汤　　　　　　B. 新加香薷饮
    C. 荆防败毒散　　　　　　D. 银翘散
    E. 桑杏汤

22. 答案：C
解析　风寒感冒常出现恶寒发热，无汗，头痛，肢节酸疼，鼻塞声重，时流清涕，咽痒，咳嗽，痰稀薄色白，口不渴，或渴喜热饮，舌苔薄白而润，脉浮或浮，上述方剂中荆防败毒散较适合。

23. 四神丸可治疗
    A. 泻下臭如败卵，伴有不消化之物
    B. 腹痛泄泻，每因抑郁恼怒或情绪紧张而发
    C. 泻下急迫，或泻而不爽，粪色黄褐，肛门灼热
    D. 泄泻清稀，脘闷食少，伴恶寒发热
    E. 五更泄泻，腰酸肢冷

23. 答案：E
解析　四神丸是中成药名，为固涩剂，具有温阳散寒、涩肠止泻之功效。用于肾阳不足所致的泄泻，症见肠鸣腹胀、五更溏泻、食少不化、久泻不止、面黄肢冷。

24. 桑菊感冒片适用于
    A. 风热感冒初起　　　　　B. 风寒感冒初起
    C. 表里俱实之证　　　　　D. 暑湿之感冒
    E. 瘟疫初起

24. 答案：A
解析　桑菊感冒片具有疏风清热，宣肺止咳作用，故常用于风热感冒初起。

25. 养阴清肺膏适用于治疗
    A. 咳嗽，咳痰清稀，流清涕
    B. 咳逆阵作，咳时胸胁引痛，口干苦
    C. 咳嗽，咳痰黄稠，喉痛
    D. 咳嗽痰多，食后痰多，胸闷口干
    E. 干咳少痰，或痰中带血，咽喉干痛，盗汗

25. 答案：E
解析　养阴清肺膏功效为养阴润燥，清肺利咽。A项为风寒袭肺之证，B项为肝火犯肺之证，C项为痰热郁肺之证，D项为痰湿蕴肺之证。

26. 答案：A
解析 二陈丸由陈皮、半夏、茯苓、甘草组成。解表通里，理气和中。用于痰湿停滞导致的咳嗽痰多、胸脘胀闷、恶心呕吐。方中半夏为君，善燥湿化痰，降逆和胃止呕；陈皮为臣，理气燥湿，使气顺痰消；佐以茯苓健脾渗湿，使以甘草调和诸药，共奏燥湿化痰，理气和胃效。

27. 答案：B
解析 八珍益母丸可补气血，调月经，用于女性气血两虚，体弱无力，月经不调。益母丸具有活血调经、祛瘀生新的作用。血府逐瘀丸有活血逐瘀、行气止痛之效。归脾丸用以益气健脾、养血安神。

28. 答案：C
解析 苦寒泄下，助热邪得解；温补治虚，助正气除邪；通下泄热；镇咳对咳嗽重者保肺，平肺气；肺气最怕失于宣降，收涩最易"闭门留寇"。

29. 答案：C
解析 湿热泄泻有泄泻腹痛，泻下急迫，或泻而不爽，粪色黄褐，气味臭秽，肛门灼热，或身热口渴，小便短黄，苔黄腻，脉滑数或濡数。

30. 答案：E
解析 独活寄生丸由独活、秦艽、防风、细辛、肉桂、桑寄生、杜仲等中药组成，用于风寒湿痹、肝肾两亏、气血不足等症。

31. 答案：C
解析 沟通内外是经络的作用，而非针灸治疗原则。

32. 答案：D
解析 正治法又称逆治，是逆其证候性质而治的一种治疗原则，所采用的方药性质与疾病性质相反，适用于疾病征象与本质相一致的病证。"实者泻之""寒者热之""虚者补之""热者寒之"均为正治法。

26. 二陈丸常用于治疗咳嗽痰多，胸脘胀闷，恶心呕吐，其功用是
A. 燥湿化痰，理气和胃
B. 养阴润肺，化痰止咳
C. 疏风散寒，祛痰止咳
D. 清热化痰，行气止咳

27. 具有暖宫调经、理气补血作用的是
A. 八珍益母丸   B. 艾附暖宫丸
C. 益母丸   D. 血府逐瘀丸
E. 归脾丸

28. 咳嗽初期，最易"闭门留寇"的药是
A. 苦寒药   B. 温补药
C. 收涩药   D. 镇咳药
E. 通下药

29. 湿热泄泻的特点为
A. 泄泻清稀   B. 泻下如水样便
C. 泻下粪色黄褐而臭   D. 泻下粪便臭如败卵
E. 时溏时泄，水溶不化

30. 独活寄生丸的功效**不包括**
A. 祛风湿   B. 益肝肾
C. 补气血   D. 止痹痛
E. 利小便

31. 下列**不属于**针灸治疗原则的是
A. 调整阴阳   B. 局部与整体
C. 沟通内外   D. 补虚与泻实
E. 清热与散寒

32. 下述**不属于**中医药"正治法"的是
A. 实者泻之   B. 寒者热之
C. 虚者补之   D. 标本兼治
E. 热者寒之

33. "解表法"又称为"汗法"，其功效**不包括**

　　A. 祛湿　　　　　　　　B. 解表

　　C. 消肿　　　　　　　　D. 温中

　　E. 透疹

解析　解表法即运用解表发汗药物，通过开泄腠理，使表证随汗出而解的治法。通过发散，可祛除表邪、透发疹毒、祛风除湿、祛水外出而消肿。

34. 下述中成药**不可**内服的是

　　A. 七厘散　　　　　　　B. 拔毒生肌散

　　C. 川芎茶调散　　　　　D. 小儿化毒散

　　E. 化积散

34. 答案：B

解析　拔毒生肌散有毒，不可内服，其余药物均可口服，答案选B。

35. 哺乳期女性**禁用**的感冒药是

　　A. 正柴胡饮颗粒　　　　B. 双黄连口服液

　　C. 板蓝根颗粒　　　　　D. 清开灵口服液

　　E. 抗病毒口服液

35. 答案：E

解析　抗病毒口服液寒而偏泻，较一般感冒药药凉药性较重，乳儿会通过母乳接受部分药物。乳母接受寒药（体内没有热邪相抗衡）会影响产乳。

36. 以下**不属于**泻下剂类的中成药是

　　A. 麻仁润肠丸　　　　　B. 一清胶囊

　　C. 苁蓉通便口服液　　　D. 三黄片

　　E. 保和丸

36. 答案：E

解析　详见本节A1型题7题解析。

37. **不属于**清热化痰类中成药的是

　　A. 百合固金丸　　　　　B. 川贝枇杷糖浆

　　C. 急支糖浆　　　　　　D. 止咳橘红口服液

　　E. 通宣理肺丸

37. 答案：A

解析　百合固金丸为补益剂，具有养阴润肺、化痰止咳之功效。用于肺肾阴虚、燥咳少痰、痰中带血、咽干喉痛。

38. 从事高空作业、驾驶、机械操作等工作者患风寒感冒后**禁用**

　　A. 扑感片　　　　　　　B. 风寒感冒颗粒

　　C. 感冒清热冲剂　　　　D. 荆防合剂

　　E. 伤风感冒颗粒

38. 答案：A

解析　扑感片可辛温解表，疏散风寒。用于风寒型感冒、流感所引起的头痛身酸、恶寒发热、喷嚏、流涕、咳痰稀白。不良反应可见困倦、嗜睡、口渴、虚弱感；偶见皮疹、荨麻疹、药热及粒细胞减少。长期大量用药会导致肝肾功能异常。服药期间不得驾驶机、车、船，从事高空作业、机械作业及操作精密仪器。

39. 下列中成药**除外**哪项均含有罂粟壳不得过量或久服

　　A. 强力枇杷露　　　　　B. 止咳丸

　　C. 止咳宁口服液　　　　D. 克咳胶囊

　　E. 止咳宁嗽胶囊

39. 答案：E

解析　强力枇杷露、止咳丸、止咳宁口服液、克咳胶囊的主要成分均含有罂粟壳，过量或长期久服可致上瘾。

40. 答案：D
解析　地奥心血康胶囊具有活血化瘀，行气止痛的功能，并能扩张冠脉血管，改善心肌缺血。用于预防和治疗冠心病、心绞痛及瘀血内阻而导致的胸痹、眩晕、气短、心悸、胸闷或胸痛等症。

41. 答案：A
解析　清热解毒颗粒功能为清热解毒、养阴生津、泻火。用于风热型感冒，孕妇禁用，糖尿病病人禁服，风寒类感冒应忌用。虚热证为阴虚表现，应用滋阴的药物，而非泻火。

42. 答案：D
解析　附子，辛甘、热、有毒。入心、脾、肾经，有较强的回阳救逆作用，用于畏寒、汗出淋漓、四肢厥冷、脉微欲绝之证。

43. 答案：C
解析　头重如裹是一种感觉头部沉重，有束缚、紧箍感，如布带束裹的感觉，是湿邪为患的临床特征。

44. 答案：D
解析　寒热往来，胸胁苦满，咽干口苦，恶心呕吐，都是邪在少阳胆经的表现。舌脉俱属热象，故选项D最恰当。

45. 答案：E
解析　葛根芩连丸具有解肌透表、清热解毒、利湿止泻之功效，治疗急性湿热性腹泻、痢疾为佳。

46. 答案：A
解析　龙胆泻肝丸是由龙胆草、黄芩、栀子、泽泻、木通、生地黄、当归、柴胡、生甘草、车前子等药物制成。龙胆泻肝丸具有清泻肝胆实火，清利下焦湿热的功效。主要用于治疗肝胆实火上炎证，症状为头痛、目赤、胁痛、口苦、耳鸣耳聋、舌红苔黄、脉弦数有力等，以及肝胆湿热下注证，症状包括一种阴痒、阴肿、阴汗、小便淋浊、带下黄臭、舌红、苔黄腻等。

40. 以下**不具有**降血脂作用的中成药是
A. 血脂康胶囊　　　　　　　B. 降脂灵片
C. 绞股蓝总苷胶囊　　　　　D. 地奥心血康胶囊
E. 通泰胶囊

41. 下列哪类人群**不必**忌用"清热解毒颗粒"
A. 脾胃虚寒　　　　　　　　B. 孕妇
C. 风寒感冒　　　　　　　　D. 风寒感冒兼脏腑虚寒
E. 虚热证

42. 称为"回阳救逆第一品药"的是
A. 人参　　　　　　　　　　B. 肉桂
C. 鹿茸　　　　　　　　　　D. 附子
E. 干姜

43. 下列哪项**不是**寒证的表现
A. 面色苍白　　　　　　　　B. 舌淡苔白
C. 头重如裹　　　　　　　　D. 尿清便溏
E. 四肢厥冷

44. 寒热往来，胸胁苦满，咽干口苦，恶心呕吐，舌红，苔黄腻，脉弦滑数，治法是
A. 通腑泄热　　　　　　　　B. 清热利湿
C. 清热解表　　　　　　　　D. 清热利胆
E. 淡渗利湿

45. 葛根芩连丸使用注意事项下列描述**错误**的是
A. 脾胃虚寒腹泻，慢性虚寒性痢疾慎用
B. 服药期间忌食辛辣、油腻食物
C. 本药不可过量、久用
D. 严重脱水者，应采取相应的治疗措施
E. 可用于慢性虚寒性痢疾

46. 具有清肝胆、利湿热功效的中成药是
A. 龙胆泻肝丸　　　　　　　B. 黄连上清片（丸）

C. 一清颗粒（胶囊）　　　　　D. 黛蛤散

E. 牛黄上清胶囊

47. 小柴胡颗粒的说法**错误**的是

A. 组成中含有白芍

B. 全方配伍，疏清为主，兼以扶正

C. 用于外感病邪犯少阳证

D. 风寒感冒者慎用

E. 过敏体质者慎用

47. 答案：A

解析　小柴胡颗粒，中成药名，由柴胡、姜半夏、黄芩、党参、甘草、生姜、大枣组成。

48. 食积停滞，脘腹胀满，嗳腐吞酸应选用

A. 保和丸

B. 枳实导滞丸

C. 血府逐瘀口服液

D. 六味安消散

E. 抗栓再造丸

48. 答案：A

解析　详见本节A1型题7题解析。

A2 型题

1. 病人，女性，51岁，脘腹冷痛，呕吐，泄泻，手足不温，纳差，治宜选用

A. 理中丸　　　　　　　　　B. 四逆汤

C. 当归四逆汤　　　　　　　D. 保和丸

E. 参苓白术丸

1. 答案：A

解析　本证为中焦虚寒，升降失职，故脘腹冷痛，呕吐，泄泻，手足不温，纳差。治当温中以祛寒，补气而健脾。理中丸以干姜为君，温中焦祛里寒；人参大补元气，助运化正升降；白术健脾燥湿；炙甘草益气和中。

2. 病人，女性，25岁，恶寒发热，头目昏眩，目赤睛痛，口干，咽喉不利，大便秘结，小便赤涩，治宜选用

A. 银翘解毒丸　　　　　　　B. 防风通圣丸

C. 通便灵胶囊　　　　　　　D. 连翘败毒丸

E. 清胃黄连片

2. 答案：B

解析　本病是由于外感风邪，邪在于表，故恶寒发热；风热上攻，则头目昏眩，目赤睛痛；内有蕴热，则口干，大便秘结，小便赤涩；风热上淫，故咽喉不利。防风通圣丸主治外感风邪，内有蕴热，表里皆实之证。

3. 病人，女性，39岁，两胁时有作痛，月经不调，乳房作胀，神疲食少，烦躁易怒，治疗可选用

A. 金胆片　　　　　　　　　B. 气滞胃痛冲剂

C. 加味逍遥丸　　　　　　　D. 木香顺气丸

E. 乌鸡白凤丸

3. 答案：C

解析　本证是因肝郁血虚、化火生热所致。七情郁结，肝失条达，或阴血暗耗，肝体失养，则两胁时有作痛，烦躁易怒；肝郁疏泄不利，故月经不调，乳房作胀；脾失健运，则神疲食少。加味逍遥丸系逍遥散加丹皮、栀子，以疏肝清热，健脾养血。答案选C。

4. 答案：B
解析 肥儿丸健胃消积、驱虫。用于小儿消化不良、虫积腹痛、面黄肌瘦、食少腹胀泄泻。

5. 答案：C
解析 本证为胃寒所致。良附丸温胃理气，用于寒凝气滞、脘痛吐酸、胸腹胀满。

6. 答案：D
解析 本证是由于风邪外袭，循经上扰头部，阻遏清阳之气，而出现头痛。风邪袭表，正邪相争，故恶寒发热，鼻塞目眩。川芎茶调散中川芎善治少阳经头痛（两侧头痛）。

7. 答案：E
解析 本证之头晕，气短，畏风自汗，大便质烂，脱肛是因脾胃气虚，清阳下陷，气虚摄纳不力所致。补中益气汤具有补中益气、升阳举陷的作用。

8. 答案：C
解析 本证属中风中脏腑中的阳闭，病机为肝阳暴张，阳升风动，气血上逆，挟痰火上蒙清窍。安宫牛黄丸有清热解毒、镇惊开窍的功效，可灌服以辛凉透窍。

9. 答案：C
解析 阳虚因兼有肢体怕冷、寒湿则舌苔白厚腻，肝郁则脉弦，气虚虽有肢体倦怠、形体消瘦，但泄利日久，耗气严重，气虚重则下陷，出现气短懒言。

4. 病人，男性，4岁，食少泄泻，面黄肌瘦，腹胀，睡时露睛，予肥儿丸口服，其作用是
   A. 化痰导滞　　　　　　　B. 健脾消食
   C. 化湿和胃　　　　　　　D. 养阴生津
   E. 疏肝健脾

5. 病人，男性，36岁，近日出现胃痛暴作，得温则痛减，口淡不渴，舌淡苔薄白，脉弦紧，治疗可用
   A. 二陈丸　　　　　　　　B. 小建中合剂
   C. 良附丸　　　　　　　　D. 气滞胃痛冲剂
   E. 越鞠保和丸

6. 病人，男性，48岁，偏头痛，伴恶寒发热，鼻塞目眩，舌苔薄白，脉浮。服用川芎茶调散后症状减轻，则知其病机是
   A. 肝阳上亢　　　　　　　B. 肾精亏虚
   C. 痰浊上扰　　　　　　　D. 外感风邪
   E. 瘀血停滞

7. 病人，女性，60岁，症见头晕，气短，畏风自汗，大便质烂，脱肛，可选用下列哪一种中成药治疗
   A. 四神丸　　　　　　　　B. 益母丸
   C. 人参归脾丸　　　　　　D. 天麻丸
   E. 补中益气汤

8. 病人，男性，73岁，突然昏倒，不省人事，牙关紧闭，大小便闭，身热面赤，口臭，舌苔黄腻，脉滑数而弦，治宜选用
   A. 苏合香丸　　　　　　　B. 华佗再造丸
   C. 安宫牛黄丸　　　　　　D. 冠心苏合丸
   E. 牛黄上清丸

9. 病人，男性，46岁，大便溏泄日久不愈，伴有纳呆腹胀，肢体倦怠，形体消瘦，少气懒言，面色萎黄，舌淡苔白，脉缓弱，应属
   A. 脾阳虚症　　　　　　　B. 脾气虚症

C. 脾气下陷症 　　　　　　D. 寒湿困脾

E. 肝郁脾虚症

10. 某病人昨晚突然出现腹痛肠鸣，泻下臭如败卵，脘腹胀满，不思饮食，嗳腐酸臭，舌苔厚腻，脉滑。治宜选用

A. 良附丸 　　　　　　　　B. 保和丸

C. 香苏散 　　　　　　　　D. 良附丸合生姜汤

E. 良附丸合香苏散

10. 答案：B
解析　详见本节A1型题7题解析。

11. 病人，女性，62岁，反复泄泻10余年，时有脘腹胀满，食欲欠佳，四肢疲乏无力，大便溏泄，且稍食生冷及肥腻之物，即见大便次数增多，舌质淡，苔白，脉细。此证治疗宜选用

A. 藿香正气水 　　　　　　B. 四神丸

C. 人参养荣丸 　　　　　　D. 柴胡疏肝丸

E. 参苓白术丸

11. 答案：E
解析　本证是因脾胃虚弱，湿自内生所致。参苓白术丸可补气健脾、调中止泻。

12. 病人，女性，56岁，心前区疼痛已五年，每逢秋冬季加重。近半个月时感心前区刺痛，且放射至左肩背部，伴心悸胸闷，舌质紫暗，脉细涩。临床辨证最可能是

A. 痰迷心窍证 　　　　　　B. 血瘀心脉证

C. 寒凝心脉证 　　　　　　D. 气滞心脉证

E. 痰阻心脉证

12. 答案：B
解析　中医学认为"不通则痛"，寒凝、气滞、瘀血均可阻滞脉络造成疼痛，本案病人舌质紫暗，脉细涩符合血瘀证的特征。

13. 病人，女性，42岁。三年来月经量多，每次行经约7~8天，经色先红后淡，经后小腹隐痛。面色淡白无华，纳少，稍多食即感脘腹胀满，气短，神疲乏力，大便正常，舌淡苔薄白，脉沉细无力。临床辨证最可能是

A. 气血两虚证 　　　　　　B. 脾不摄血证

C. 心脾两虚证 　　　　　　D. 冲任虚寒证

E. 脾肾气虚证

13. 答案：B
解析　脾的主要生理功能是：主运化，升清和统摄血液。若饮食不节，损伤脾胃，或劳欲体虚，体劳伤脾，或久病体虚，致脾气虚，损伤于气，则气虚不能摄血，而导致出血证，伴有面色苍白、舌质淡、脉细弱。

14. 答案：E
解析 阴虚则不能制阳，致使阳相对亢盛发展而成阴虚火旺证。阴虚火旺证可偏重于不同的脏腑，临床所见，以心、肺、肝、肾为主。临床多见：咽干口燥，夜寐多梦，心悸，心烦易怒，舌质红绛，脉细数。

15. 答案：B
解析 本案出现失眠健忘、多汗、心悸、食少纳呆、面色萎黄、神疲乏力等症状，符合心脾气血两虚的辨证特征。归脾汤有益气补血、健脾养心的作用。

16. 答案：E
解析 脾主运化，升清。脾胃虚弱则运化不利，升降失司，水湿内停，清浊不分，故见大便时溏时泄、完谷不化，反复发作，稍食油腻，则大便次数增多，食欲不振，舌淡苔白，脉缓弱。

17. 答案：A
解析 心主神志。痰迷心窍证，是指痰浊蒙闭心窍表现的证候。多因湿浊酿痰，或情志不遂，气郁生痰而引起。临床症见：面色晦滞，脘闷作恶，意识模糊，语言不清，喉有痰声，甚则昏不知人，舌苔白腻，脉滑；或精神抑郁，表情淡漠，神志痴呆，喃喃自语，举止失常；或突然仆地，不省人事，口吐痰涎，喉中痰鸣，两目上视手足抽搐，口中如作猪羊叫声。

14. 病人，女性，55岁。近1个月来心悸不宁，少寐心烦，手足心热，舌红少苔，脉象细数。此病人辨证当属
A. 心阳不足
B. 肝阳上亢
C. 痰热扰心
D. 心虚胆怯
E. 阴虚火旺

15. 病人，女性，50岁，心悸乏力1年，加重3天。症见心悸，乏力，健忘，失眠，多梦，纳呆，面色不华，大便稀清，食后腹胀，舌质淡，脉细弱。治疗最佳选方为
A. 养心汤
B. 归脾汤
C. 四君子汤
D. 补中益气汤
E. 天王补心丹

16. 病人大便时溏时泄，完谷不化，反复发作，稍食油腻，则大便次数增多，食欲不振，舌淡苔白，脉缓弱。病人证属
A. 食积内滞
B. 湿邪侵袭
C. 肝气乘脾
D. 脾肾阳虚
E. 脾胃虚弱

17. 病人，女性，18岁。半年前失恋后精神抑郁，时喃喃自语，哭笑无常，痰多胸闷，舌苔白腻，脉弦滑。临床诊断最有可能是
A. 痰迷心窍证
B. 肝气郁结证
C. 心火亢盛证
D. 痰火扰心证
E. 胆郁痰扰证

简述题

1. 简要说明如何预防中成药的不良反应。

答案 ①加强对中药不良反应的监察，完善中药不良反应的报告制度；②辨证用药，采用合理的剂量和疗程。尤其是对特殊人群，如婴幼儿、老年人、孕妇以及原有脏器功能不良的病人，更应合理调整用药方案；③注意药物过敏史。对有药物过敏史的病人应密切观察其服药后的反应，如有过敏反应，应及时处理，以防止发生严重后果；④注意药物间的相互作用，中、西药并用时尤其要注意避免因药物之间相互作用而可能引起的不良反应；⑤需长期服药的病人要加强安全性指标的监测。

2. 简述中药处方的组方原则。

答案 一般包括君、臣、佐、使。君药：即针对主病或主症起主要作用的药物，是方剂组成中的不可缺少的主药。臣药有两种意义：辅助君药加强治疗主病或主症的药物；针对兼病或兼症起主要治疗作用的药物。佐助药：即配合君、臣药以加强治疗作用，或直接治疗次要症状的药物，包括佐制药和反佐药。使药有两种意义：①引经药：即能引方中诸药至病所的药物；②调和药：即具有调和方中诸药作用的药物。

3. 孕妇使用中成药的基本原则有哪些？

答案 ①妊娠期女性必须用药时，应选择对胎儿无损害的中成药；②临床治疗中，妊娠期女性使用中成药，尽量采取口服途径给药，应慎重使用中药注射剂；根据中成药治疗效果，应尽量缩短妊娠期女性用药疗程，及时减量或停止使用中成药；③含有可以导致妊娠期女性流产或有对胎儿致畸作用成分的中成药，应视为妊娠禁忌使用的药物。该类药物多是毒性较强或药性猛烈的药物，如砒霜、雄黄、轻粉、斑蝥、蟾酥、麝香、马钱子、乌头、附子、土鳖虫、水蛭、虻虫、三棱、莪术、商陆、甘遂、大戟、芫花、牵牛子、巴豆等；④含有可能会导致妊娠期女性流产或有对胎儿致畸作用成分的中成药，应视为妊娠慎用的药物。慎用药包括有通经祛瘀类的桃仁、红花、牛膝、蒲黄、五灵脂、穿山甲、王不留行、凌霄花、虎杖、卷柏、三七等；辛热燥烈类的干姜、肉桂、半夏、天南星、白附子、硫黄等；滑利通窍类的冬葵子、瞿麦、木通、漏芦等。

4. 列举5种常用中成药注射剂，并简要说明其功效。

答案 ①柴胡注射液：清热解表。用于治疗感冒、流行性感冒及疟疾等的发热；②参麦注射液：益气固脱，养阴生津，生脉。用于治疗气阴两虚型之休克、冠心病、病毒性心肌炎、慢性肺心病、粒细胞减少症。③血栓通注射液：扩张血管，改善血液循环。用于血管性和出血性疾病、脑血管病等。④丹参注射液：活血化瘀。主要用于治疗冠心病、心肌梗死、肝炎、脑血管意外、慢性肾功能不全、流行性出血热、急性弥散性血管内凝血等病证。⑤脉络宁注射液：具有养阴清热，培补肝肾，活血化瘀等功效，主要治疗缺血性脑血管病、闭塞性周围血管病、冠心病、妊娠高血压等疾病。

5. 何谓血瘀证，有何临床表现？

答案 凡是由于瘀血内阻所导致的病证称为血瘀证。血瘀证病人的表现包括5方面。①疼痛：其疼痛如刺，固定不移，痛处拒按，夜晚加重。②肿块：多为外伤瘀肿，或内伤癥积。③出血：反复难止，色暗有血块。④发绀：如舌紫，瘀斑、青筋。⑤涩滞：即脉细涩，肌肤甲错。

6. 怎样鉴别心气虚证与心阳虚证？

答案 心气虚证和心阳虚证的共同表现是心悸、气短、活动后加重、脉虚无力。心气虚证在上述基础上兼见颜面淡白，神疲体倦，自汗少气，舌淡胖嫩，苔白；而心阳虚证在共同表现的基础上还有畏寒，肢冷，面色暗滞，心胸憋闷，心前区作痛，舌质或见紫暗，脉涩或脉结代。

7. 简述中医脏腑的概念及其分类。

答案 脏腑是内脏的总称。按脏腑的生理特点分为三类：①五脏，即心、肝、脾、肺、肾。②六腑，即胆、胃、小肠、大肠、膀胱、三焦。③奇恒之腑，即脑、髓、骨、脉、胆、女子胞。

8. 中医"治未病"包括哪些内容和措施？

答案 中医治未病，包括未病先防和既病防变两个方面。未病先防就是在疾病未发生前，做好预防工作，以防止疾病的发生。包括调养身体、提高正气抗邪能力和防止病邪的侵害。既病防变是指发病后，应早期诊断、早期治疗，以防止疾病的发展与传变。

9. 简述中医学的辨证论治。

答案 辨证论治是中医诊断和治疗疾病的全过程。辨证，就是根据四诊（望、闻、问、切）所收集的资料症状和体征，通过分析综合，辨清疾病的原因、性质、部位，以及邪正之间的关系，概括、判断为某种性质的证。论治，是根据辨证结果，确定相应的治疗方法。辨证是决定治疗的前提和依据，论治是治疗疾病的手段和方法。

10. 中医学中肺与大肠的生理关系如何？

答案 肺与大肠的经脉相互络属而构成表里关系。肺的肃降作用，有助于大肠胃传导，大肠传导正常，亦有助于肃降。

名词解释

1. 中成药

答案 中成药是在中医药理论的指导下，以中药饮片为原料，按规定的处方和标准制成具有一定规范的剂型。

2. 解表剂

答案 解表剂是以辛散轻扬的解表药（如麻黄、桂枝、荆芥、防风、桑叶、菊花、柴胡、薄荷、豆豉等药物）为主组成，具有发汗、解肌、透疹等作用，用以治疗表证的中成药的统称。

3. 扶正剂

答案 扶正剂又称为补益剂，是具有补养人体气、血、阴、阳等作用，用以治疗各种虚证的中成药。

4. 消导剂

答案 消导剂是具有消食健脾或化积导滞作用，用以治疗食积停滞的中成药。可用于治疗消化不良、小儿厌食症、胃肠炎、胆囊炎、细菌性痢疾等症状者。

5. 开窍剂

答案 开窍剂是具有开窍醒神等作用，用以治疗神昏窍闭（神志障碍）、心痛彻背诸证的中成药。

6. 咳嗽

答案 咳嗽是由六淫外邪侵袭肺系，或脏腑功能失调，内伤及肺，肺气不清，失于宣肃所成，临床以咳嗽、咯痰为主要表现。若咳与嗽分别言之，则有声无痰为咳，有痰无声为嗽。一般痰声多并见，难以截然分开，故以咳嗽并称。

7. 胃痛

答案 胃痛又称"胃脘痛"，是由外感邪气，内伤饮食情志，脏腑功能失调等导致气机郁滞、胃失所养，以上腹胃脘部近歧骨处疼痛为主症的病证。

8. 呕吐

答案 呕吐是指胃失和降，气逆于上，胃中之物从口吐出的一种病证。一般以有物有声谓之呕，有物无声谓之吐，无物有声谓之干呕。呕与吐常同时发生，很难截然分开，故并称为呕吐。

9. 痹病

答案 痹病指风寒湿热等邪气闭阻经络，影响气血运行，导致机体筋骨、关节、肌肉等处发生疼痛、重着酸楚、麻木或关节屈伸不利、僵硬、肿大、变形等症状的一种疾病。

10. 八纲辨证

答案 八纲辨证即阴阳、寒热、虚实、表里辨证，是中医学辨治内伤杂症最基础的辨证论治体系。八纲辨证是针对四诊所得进行综合分析、归纳出的一种辨证体系。

（姚卫海）

第七节 康复医学科

A1型题

1. 康复的最终目的是
   A. 使残疾者痊愈
   B. 使残疾者的功能完全恢复
   C. 使残疾者恢复生活自理
   D. 使残疾者提高生活质量，并回归社会
   E. 使残疾者恢复工作

1. 答案：D
解析 康复医学强调采用综合措施，针对病人或残疾者的功能障碍进行以改善、适应、代偿和替代为主要特征的治疗，以提高生活质量、回归社会为最终目标。

2. 关于康复医学的说法正确的是
   A. 以人体疾病为中心
   B. 强调生物、心理、社会模式
   C. 以疾病诊断和系统功能

2. 答案：B
解析 康复医学强调生物、心理、社会模式，以残疾者和病人的功能障碍为核心。ACDE四项均属于临床医学的特点。

D. 以疾病为核心，强调去除病因、挽救生命

E. 以药物和手术为主

3. 答案：A
解析 循序渐进、持之以恒、主动参与、因人而异、全面锻炼是康复医疗的共性原则。药物治疗是伤病者个体需要采用的治疗方法，不属于康复医疗的共性原则。

3. 康复医疗的共性原则**不包括**

A. 药物治疗   B. 循序渐进

C. 持之以恒   D. 主动参与

E. 因人而异

4. 答案：B
解析 康复评定不是寻找疾病的病因和诊断，而是客观准确地评定病人功能障碍的部位、性质、程度、范围、发展趋势、预后及转介，为康复治疗与训练打下牢固的科学基础。

4. 康复评定的任务是对病伤残者

A. 确定诊断

B. 确定功能障碍的部位、性质、程度

C. 鉴定劳动力

D. 预测寿命

E. 安排康复治疗方案

5. 答案：B
解析 康复治疗学主要的支柱是物理治疗、作业治疗和言语/吞咽治疗。另外，心理治疗、康复工程也有重要价值。

5. 康复治疗的五大支柱是

A. 理疗、体疗、年龄、推拿、作业疗法

B. 物理/运动疗法、作业疗法、言语矫治、心理疗法、康复工程

C. 理疗、体疗、矫形、外科、假肢与矫形器

D. 医疗康复、教育康复、职业康复、心理康复、社会康复

E. 理疗、体疗、心理、言语、社会服务

6. 答案：C
解析 激光照射组织时，会产生热效应。激光直射于甲状腺时，会使激光束汇聚于组织深部，使细胞内液沸腾气化而"爆炸"，破坏甲状腺，因此答案选C。

6. 下列**禁用**激光直射的是

A. 手指   B. 关节

C. 甲状腺   D. 皮肤

E. 头部

7. 答案：A
解析 热的传递方式：①热传导：物体通过接触而传递热的方式。②热辐射：热源直接向空间发散热的方式。③热对流：依靠物体本身流动而传递热的方式。

7. 热的传递方式有

A. 传导、辐射、对流   B. 反射、折射、散射

C. 辐射、散射、对流   D. 传导、对流、反射

E. 辐射、反射、折射

8. 答案：D
解析 红外线的治疗作用包括改善局部血液循环、促进肿胀消退、缓解痉挛、镇痛、表面干燥。

8. 红外线疗法的适应证是

A. 恶性肿瘤   B. 急性炎症

C. 活动性结核　　　　　　　D. 静脉炎

　　E. 高热病人

9. 超声波疗法的作用，以下描述**错误**的是

　　A. 降低神经兴奋性，降低神经痛阈

　　B. 对周围神经疾患有镇痛作用

　　C. 有消炎作用

　　D. 可促进创口愈合

　　E. 有软化瘢痕作用

10. 作用最深的物理因子治疗为

　　A. 水疗　　　　　　　　　B. 蜡疗

　　C. 热敷　　　　　　　　　D. 红外线

　　E. 超短波

11. 关节活动度评定的禁忌证是

　　A. 导致关节活动障碍的病人

　　B. 神经系统疾病

　　C. 肌肉伤痛及手术后病人

　　D. 骨关节伤痛及手术后病人

　　E. 关节急性炎症期

12. 等长抗阻训练适用于

　　A. 肌力为0级病人

　　B. 肌力为1级病人

　　C. 肌力为2级病人

　　D. 肌力为3级或以上病人

　　E. 以上都正确

13. 中枢神经系统损伤后，促进运动功能恢复的训练方法**不包括**

　　A. Rood方法　　　　　　　B. Bobath方法

　　C. Brunnstrom方法　　　　D. CPM

　　E. PNF技术

9. 答案：A
解析　超声波疗法使局部组织血液循环改善，新陈代谢旺盛，组织再生修复能力加强，肌张力下降，疼痛减轻或缓解。神经兴奋性及痛阈不在超声波能改变的范围内。

10. 答案：E
解析　达松伐电疗法只达体表，中波达皮下，线圈场法短波达浅层肌肉，电容场法超短波达深层肌肉和骨，分米波达深层肌肉，厘米波达皮下与浅层肌肉，毫米波只达表皮，但通过组织中大分子的谐振传送可产生远位效应。因此答案选E。

11. 答案：E
解析　关节活动度评定的适应证包括：①骨关节、肌肉损伤，神经系统疾病及术后关节活动度受限病人；②其他原因导致关节活动障碍的病人。
禁忌证包括：①关节急性炎症期的病人；②关节内骨折未作处理者；③肌腱、韧带和肌肉术后的病人。

12. 答案：D
解析　3~4级肌力的训练方法由主动训练进展到抗阻训练。

13. 答案：D
解析　神经肌肉促进技术包括Bobath技术、Rood技术、Brunnstrom技术、本体感觉促进技术（PNF）和运动再学习技术。

14. 答案：C
解析　作业疗法的治疗作用包括：①改善躯体感觉和运动功能；②改善感知和认知功能；③改善心理状态；④提高生活独立能力。

15. 答案：B
解析　调制中频电疗法的主要作用包括镇痛、促进血液循环、锻炼骨骼肌、提高平滑肌张力、消炎、神经调节等。

16. 答案：E
解析　肌电生物反馈治疗的临床应用：①增强肌力训练：周围神经损伤、肌腱移位术后、吞咽肌力训练、呼吸肌力训练以及盆底肌力训练等。②痉挛肌的放松训练：脑卒中后偏瘫、脊髓损伤后截瘫、脑瘫和痉挛性斜颈等。③一般性放松训练：用于紧张性头痛、焦虑症、失眠症等。

17. 答案：C
解析　脑瘫、截瘫病人的病理步态是剪刀步态。

18. 答案：A
解析　缩唇呼气可在气管支气管内产生压力差，防止细支气管由于失去放射牵引和胸内高压引起的塌陷。

19. 答案：A
解析　腹式呼吸是强调以膈肌呼吸为主的方法。吸气时意念将气体吸往腹部，腹部膨隆，呼气时腹部塌陷，横膈上抬。

14. 关于作业疗法的作用，以下**错误**的是
 A. 改善躯体感觉和运动功能
 B. 改善感知和认知功能
 C. 恢复工作能力
 D. 改善心理状态
 E. 提高生活独立能力

15. 调制中频电疗法的禁忌证是
 A. 软组织损伤　　　　　B. 恶性肿瘤
 C. 胃肠张力低下　　　　D. 术后肠麻痹
 E. 颈椎病

16. 关于肌电生物反馈治疗，**错误**的是
 A. 需要安静的治疗环境
 B. 早期需要借助肌电生物反馈仪
 C. 强化病人的认识与记忆
 D. 逐渐过渡到脱机训练
 E. 只能用于肌肉放松训练

17. 脑瘫、截瘫病人主要表现的病理步态特点是
 A. 偏瘫步态　　　　　　B. 共济失调步态
 C. 剪刀步态　　　　　　D. 前冲步态
 E. 疼痛步态

18. 缩唇呼吸训练的目的在于
 A. 提高支气管内压，避免塌陷
 B. 降低胸腔压力
 C. 提高膈肌肌力
 D. 改善肺循环
 E. 增加肺活量

19. 腹式呼吸的要领是
 A. 吸气时鼓腹，呼气时收腹
 B. 吸气时收腹，呼气时鼓腹
 C. 吸气时扩胸，呼气时收脚
 D. 缓慢呼吸
 E. 缩唇呼吸

20. 病人屈髋肌力不足，若先在仰卧位屈髋，然后在治疗师的帮助下完成全髋关节范围的屈曲运动，这一运动属于
    A. 主动运动　　　　　　　B. 被动运动
    C. 抗阻运动　　　　　　　D. 辅助运动
    E. 等速运动

21. 肥胖病人最有效消除脂肪的运动方式是
    A. 轻度运动，持续时间小于30分钟
    B. 轻度运动，持续时间30~60分钟
    C. 中度运动，持续时间小于30分钟
    D. 中度运动，持续时间30~60分钟
    E. 剧烈运动，持续时间30~60分钟

22. 有氧运动时靶心率的计算公式正确的是
    A.（220－年龄）×70%~80%
    B.（220－年龄）×60%~70%
    C.（220－年龄）×60%~75%
    D.（220－年龄）×65%~80%
    E.（220－年龄）×70%~85%

23. 以下哪种运动方式不属于有氧运动
    A. 步行　　　　　　　　　B. 骑自行车
    C. 游泳　　　　　　　　　D. 短跑
    E. 韵律健身操

24. 严格卧床者，基础心率、最大摄氧量（VO_{2max}）的变化分别是
    A. 增加，下降　　　　　　B. 增加，增加
    C. 增加，无明显变化　　　D. 下降，增加
    E. 下降，下降

25. 运动与乳酸代谢的关系错误的是
    A. 乳酸的清除率随着乳酸浓度的升高而相应加快
    B. 肌肉收缩时可产生乳酸

20. 答案：D
解析　主动-辅助关节活动度训练指在外力的辅助下，病人主动收缩肌肉来完成关节活动的训练方式。助力可由治疗师、病人健肢、器械（如棍棒、滑轮和绳索装置等）、引力或水的浮力提供。根据题意可知病人的运动属于辅助运动。

21. 答案：D
解析　脂肪酸在有充足供给的情况下，可氧化分解为CO_2和H_2O，释放大量能量。肝和肌肉是脂肪氧化最活跃的组织，氧化形式主要是β-氧化。运动少于30分钟时，以糖供能为主，大于30分钟时，以脂肪供能为主。肥胖病人最有效消除脂肪的运动方式是选择中度运动，持续时间30~60分钟。

22. 答案：E
解析　有氧运动时靶心率的计算公式。

23. 答案：D
解析　非常剧烈或者是急速爆发的运动，例如举重、百米冲刺、摔跤等，机体在瞬间需要大量的能量，有氧代谢不能满需求，需要糖进行无氧代谢以迅速产生大量能量，这种状态下的运动是无氧运动。

24. 答案：A
解析　严格卧床者，基础心率增加。基础心率对保持一定水平的冠脉血流极为重要。卧床后最大摄氧量下降，肌肉功能容量减退，肌力和耐力下降。

25. 答案：D
解析　安静时乳酸主要在红细胞、肌肉、脑和白细胞中产生。乳酸的清除率随着乳酸浓度的升高而相应加快，运动可以加速乳酸清除。肌肉收缩时可产生乳酸，不仅在无氧代谢时产生乳酸，在各种运动（即便在安静）时也有乳酸产生。

C. 安静时乳酸主要在红细胞、肌肉、脑和白细胞中产生

D. 只在无氧代谢时产生

E. 运动可以加速乳酸清除

26. 静态平衡训练法的顺序为

A. 前臂支撑俯卧位、前臂支撑俯卧跪位、前倾跪位、跪坐位、半跪位、坐位、站立位

B. 前倾跪位、前臂支撑俯卧位、前臂支撑俯卧跪位、跪坐位、半跪位、坐位、站立位

C. 前倾跪位、前臂支撑俯卧位、前臂支撑俯卧跪位、半跪位、跪坐位、坐位、站立位

D. 前臂支撑俯卧位、前臂支撑俯卧跪位、前倾跪位、半跪位、跪坐位、坐位、站立位

E. 前臂支撑俯卧跪位、前臂支撑俯卧位、前倾跪位、跪坐位、半跪位、坐位、站立位

26. 答案：A
解析 静态平衡训练法从比较稳定的体位开始，然后转至不稳定体位。

27. 对言语障碍病人进行针对性的言语治疗，治疗的最佳时机是

A. 失语症病人发病1~3个月开始

B. 失语症病人发病3~6个月开始

C. 失语症病人发病开始即可接受训练

D. 病人意识清楚，病情稳定，能够耐受集中训练30分钟左右可以接受训练

E. 病人意识清楚，病情稳定，能够耐受集中训练60分钟左右可以接受训练

27. 答案：D
解析 病人意识清楚，病情稳定，能够耐受集中训练30分钟左右可以接受训练。尽管失语症病人发病3~6个月是语言功能恢复的高峰期，但临床发现对发病2~3年后的失语症病人，只要坚持系统和强化的言语训练，仍然会有不同程度甚至明显的改善。

28. 脑卒中的早期康复治疗原则是

A. 从急性期开始，尽早开始康复治疗，注意防止废用综合征和误用综合征

B. 内外科主要治疗基本结束后开始康复治疗，防止废用综合征和误用综合征

C. 不管病情如何都尽早开始主动训练、离床等康复治疗

D. 病人急性期治疗结束后尽早开始主动训练、离床等康复治疗

28. 答案：A
解析 脑卒中经康复治疗可使80%病人的功能障碍有明显改善，早期正确的康复治疗可以防治废用综合征和误用综合征，提高功能水平和恢复生命质量。

E. 病人出院后，尽早到康复科开始主动训练、离床等康复治疗

29. 在偏瘫侧上肢和手的治疗性活动中，应遵循哪条恢复规律

    A. 由近到远，由细到粗

    B. 由远到近，由细到粗

    C. 由近到远，由粗到细

    D. 由远到近，由粗到细

    E. 由远到近，由浅入深

29. 答案：C

解析 在偏瘫侧上肢和手的治疗性活动中，尤其是在运动控制能力的训练中，尤要重视"由近到远，由粗到细"的恢复规律，近端关节的主动控制能力直接影响到该肢体远端关节的功能恢复。

30. 以下哪种颈椎病多采用前屈位牵引

    A. 神经型   B. 神经根型

    C. 椎动脉型   D. 脊髓型

    E. 交感型

30. 答案：B

解析 神经根型颈椎病多采用前屈位牵引（15°~25°）。椎动脉型和脊髓型（硬囊膜受压或脊髓轻度受压）多采用中立位牵引。

31. 有关制动的叙述，正确的是

    A. 可导致肌纤维间结缔组织减少

    B. 可引起骨质疏松

    C. 可引起关节炎

    D. 可导致高血压

    E. 可导致消化道溃疡

31. 答案：B

解析 长期制动可引起骨质疏松。长期制动，开始骨吸收加快，特别是骨小梁的吸收增加，骨皮质吸收也很明显；稍后则吸收减慢，但持续时间很长。常规X线摄片不能观察到早期的骨质疏松，骨密度下降40%时才有阳性发现。

32. 长期卧床病人泌尿系统的变化包括

    A. 尿路感染的概率增加

    B. 随尿排出的钾、钠、氮减少

    C. 低钙血症，低钙尿症

    D. 抗利尿激素的分泌增加，排尿减少

    E. 不易形成尿潴留

32. 答案：A

解析 长期卧床时，抗利尿激素的分泌减少，排尿增加，随尿排出的钾、钠、氮均增加。由于钙自骨组织中转移至血，产生高钙血症。血中多余的钙又经肾排出，产生高钙尿症。瘫痪病人导尿次数多，尿路感染的概率增加。卧位时腹压减小，不利于膀胱排空，易形成尿潴留。

33. 关于软组织损伤后24小时之内的治疗，**不正确**的是

    A. 局部制动   B. 冷敷

    C. 加压   D. 抬高患肢

    E. 热疗

33. 答案：E

解析 软组织损伤后短时间内不宜热疗，因受热后血管扩张，局部炎症反应加重。

34. 答案: C

解析 脊髓型颈椎病人一般不能进行牵引治疗。手法治疗的强度要尽量小。对于保守治疗没有明显疗效的病人要尽早进行手术治疗。

35. 答案: E

解析 肩周炎急性期主要进行相应的理疗,后期疼痛减轻,主要针对组织粘连、关节功能障碍,采用松解粘连,促进关节运动功能恢复。因此肩周炎的功能障碍期最主要的治疗方法是功能康复训练。

36. 答案: B

解析 髋关节置换术后注意事项:①避免术侧髋关节置于外旋伸直位,为防止病人向对侧翻身,保持术侧肢体的外展,防止下肢外旋。②术后尽早进行关节的活动度训练。③正确的翻身姿势是:伸直术侧髋关节,保持中立位,伸直同侧上肢,手掌垫在大粗隆后面,向术侧翻身,防止患肢外旋。④强调与站立、平卧相比,坐位是髋关节最容易出现脱位、半脱位的体位。⑤避免将关节放置在易脱位的体位,如髋关节内收、内旋、半屈位,此体位最易出现假体撞击脱位。避免双膝并拢。

37. 答案: A

解析 关节置换术后的CPM使用,越早越好,只要没有禁忌证,手术后第1天就可以开始;开始时间过晚,会导致肌肉及关节的周围软组织退化,影响关节功能;同时早期运动还可以促进伤口愈合。

38. 答案: E

解析 脑卒中病人恢复期康复是为进一步改善和加强病人残存功能,训练各种转移能力、姿势控制及平衡能力,尽可能使病人获得独立生活活动能力。ABCD四项均正确。

34. 脊髓型颈椎病的治疗原则是
   A. 大重量牵引
   B. 强手法刺激
   C. 保守治疗无明显疗效者,尽早手术治疗
   D. 只可进行保守治疗
   E. 只能手术治疗

35. 肩周炎的功能障碍期最主要的治疗方法是
   A. 紫外线照射　　　　　　B. 制动
   C. 针灸　　　　　　　　　D. 红外线治疗
   E. 功能康复训练

36. 髋关节置换术后早期应注意
   A. 向术侧翻身,保持患肢外旋
   B. 避免术侧髋关节置于内收、内旋位
   C. 保持双膝并拢位
   D. 保持术侧髋关节置于外旋伸直位
   E. 保持术侧髋关节内旋位

37. 膝关节人工关节置换术后使用CPM的开始时间是
   A. 术后1~3天　　　　　　B. 术后3~5天
   C. 术后5~7天　　　　　　D. 术后1周后
   E. 术后2周后

38. 脑卒中病人恢复期的康复运动训练,下列说法正确的是
   A. 按照人类运动发育的规律,由简到繁,由易到难的顺序进行
   B. 逐渐从翻身、坐、坐位平衡;坐到站、站位平衡、步行进行训练
   C. 床上训练包括翻身、移动,腰背肌、腹肌及呼吸肌训练,桥式运动以ADL训练
   D. 从坐到站起的训练要求掌握重心转移,要求患腿负重,体重平均分配
   E. 以上说法均正确

39. 关于偏瘫病人穿衣动作训练中，**错误**的是
    A. 先进行上下肢功能训练
    B. 一般先穿健侧袖，再穿患侧袖
    C. 上衣不用扣子，改用拉链或尼龙搭扣
    D. 不穿系带鞋，改穿船形鞋
    E. 裤子不用腰带，改用松紧带

40. 判断脊髓休克是否结束，**错误**的是
    A. 病人意识清醒表示脊髓休克结束
    B. 球海绵体反射的消失为休克期，反射的再现表示
       脊髓休克结束
    C. 损伤平面以下可引出反射表示脊髓休克结束
    D. 损伤平面以下出现疼痛感觉和肌肉张力升高表示
       脊髓休克结束
    E. 损伤平面以下出现肌肉收缩运动表示脊髓休克结束

41. 脑卒中偏瘫早期对偏瘫侧肩关节只能做无痛范围内的
    活动，目的是
    A. 减轻痛苦   B. 防止骨折
    C. 防止发生肩关节半脱位   D. 改善血液循环
    E. 增强肌力

42. 属于温热疗法的是
    A. 蓝紫光疗法   B. 脉冲超声波疗法
    C. 厘米波疗法   D. 毫米波疗法
    E. 石蜡疗法

43. 高血压康复的预防性措施**不包括**
    A. 改善行为方式
    B. 低糖饮食
    C. 改善胰岛素抵抗
    D. 低盐饮食
    E. 减少胆固醇和饱和脂肪酸摄取

39. 答案：B
解析 穿衣动作训练之前先进行上下肢功能训练。①改造衣裤：为了便于穿脱，不穿套头衫，上衣不用扣子，改用拉链或尼龙搭扣；裤子不用腰带，改用松紧带；不穿系带鞋，改穿船形鞋，以简化操作。②穿上衣：一般先穿患侧袖，再穿健侧袖。穿套头衫时用健手帮助提领口，从头上套下；脱衣时顺序相反。

40. 答案：A
解析 球海绵体反射再现，损伤平面以下可引出反射或有疼痛感觉、肌肉张力升高、肌肉收缩运动表示脊髓休克结束。病人意识不是判断脊髓休克是否结束的指征，因此答案选A。

41. 答案：C
解析 脑卒中病人由于神经功能障碍引起肌肉萎缩，在肩关节中表现为肩关节周围肌群萎缩以及肩关节松弛，最终引起肩关节半脱位，表现为肱骨头和肩关节盂不在同一水平面。脑卒中偏瘫早期对偏瘫侧肩关节只能做无痛范围内的活动，其目的是要尽早预防肩关节半脱位，避免关节损伤。

42. 答案：E
解析 常用的温热疗法包括石蜡疗法、湿热袋疗法。

43. 答案：B
解析 缺少运动的行为方式、胰岛素抵抗、高盐饮食、高血脂是高血压的促成因素。低糖饮食对高血压康复无预防作用。

44. 答案：D
解析　慢性阻塞性肺疾病病人进行排痰训练的方法包括体位引流、胸部叩击、震颤及直接咳嗽训练。目的是促进呼吸道分泌物排出，降低气流阻力，减少支气管肺的感染。

45. 答案：B
解析　糖尿病的康复方案：对于1型糖尿病病人，运动疗法应在血糖比较稳定的前提下进行。1型糖尿病在儿童和青少年中的发病率较高，运动是儿童正常生长发育所需要的促进因素，因此运动锻炼对1型糖尿病病人有双重意义。运动锻炼一方面促进患儿生长发育，增强心血管功能，维持正常的运动功能；另一方面增强胰岛素在外周组织的作用，有助于血糖的控制。

46. 答案：B
解析　脑瘫病人以药物治疗为辅，应尽量争取家长的配合，尽早介入治疗，当肌肉严重挛缩和关节畸形时，可选择矫形手术。

47. 答案：C
解析　卧床病人应定时变换体位。一般2个小时翻身一次，以防压疮形成。

48. 答案：E
解析　慢性疼痛是指持续1个月以上（以前为3个月或半年）的疼痛，也有人把慢性疼痛比喻为一种不死的癌症。根治较难，常采用综合治疗。

44. 慢性阻塞性肺疾病病人，进行排痰训练时，**错误**的方法是
　　A. 体位引流　　　　　　　　B. 胸部叩击
　　C. 胸部震颤　　　　　　　　D. 吸气训练
　　E. 咳嗽训练

45. 糖尿病的康复方案下列说法**不正确**的是
　　A. 对于1型糖尿病病人，胰岛素使用是其他康复措施的基础
　　B. 对于1型糖尿病病人，不应进行运动疗法
　　C. 2型糖尿病病人，运动疗法以中等至高强度有氧训练为主
　　D. 1、2型糖尿病病人均需注意无糖饮食，保持适当的营养平衡
　　E. 2型糖尿病通常采用口服降血糖药物，严重者可以使用胰岛素

46. 有关脑瘫治疗的叙述中，正确的是
　　A. 静脉输脑神经营养药
　　B. 使患儿尽可能生活自理
　　C. 痉挛型必须手术治疗
　　D. 不鼓励过早介入
　　E. 在医院内规范治疗，不鼓励家长参与

47. 长期卧床病人预防压疮，应定时翻身，其间隔时间至少是
　　A. 0.5小时　　　　　　　　B. 1小时
　　C. 2小时　　　　　　　　　D. 3小时
　　E. 4小时

48. 下列哪项是目前治疗慢性疼痛最好的方法
　　A. 永久损毁疼痛传导通路
　　B. 吗啡等药物治疗
　　C. 运动手法治疗
　　D. 神经阻滞治疗
　　E. 综合治疗

49. 大便失禁的主要康复措施为
　　A. 肛门牵张技术　　　　B. 神经阻滞技术
　　C. 盆底肌训练　　　　　D. 润滑剂
　　E. 饮食控制

50. 治疗疼痛最基本、最常用的方法是
　　A. 药物治疗　　　　　　B. 物理治疗
　　C. 针灸治疗　　　　　　D. 心理治疗
　　E. 神经阻滞治疗

51. 外周性疼痛的病因**不包括**
　　A. 冠心病　　　　　　　B. 肌肉、关节痛
　　C. 幻肢痛　　　　　　　D. 皮肤痛
　　E. 结缔组织痛

52. Ⅱ度压疮的治疗措施**不包括**
　　A. 手术治疗　　　　　　B. 紫外线照射
　　C. 红外线照射　　　　　D. 加强营养
　　E. 解除压迫

53. 膀胱的生理容量约为
　　A. 700ml　　　　　　　B. 200ml
　　C. 300ml　　　　　　　D. 400ml
　　E. 800ml

54. 挛缩指的是
　　A. 关节本身、肌肉和软组织病变引起关节的被动活
　　　　动范围受限
　　B. 关节本身、肌肉和软组织病变引起关节的主动活
　　　　动范围受限
　　C. 软骨、肌腱及韧带病变引起关节的主动活动范围
　　　　受限
　　D. 软骨、肌腱及韧带病变引起关节的被动活动范围
　　　　受限
　　E. 肌肉、肌腱及关节病变引起关节的主动活动范围
　　　　受限

49. 答案：C
解析　大便失禁病理基础为：肛门内、外括约肌松弛；肠道吸收障碍。可采用盆底肌肌力训练，增加括约肌的神经肌肉控制能力。其康复治疗措施包括：①加强肛门括约肌和盆底肌肌力训练，增加括约肌的神经肌肉控制能力；②药物调整肠道自主神经控制，降低排空动力；③控制肠道炎症，减少肠道激惹症状；④保持合理的水平衡；⑤改变饮食结构，避免刺激性和难以消化的食物。

50. 答案：A
解析　药物治疗是疼痛治疗中最基本、最常用方法。在疼痛治疗过程中，常选用的药物包括镇痛、镇静药，抗痉挛药，激素，血管活性药物和中草药。镇痛药主要作用于中枢神经系统，是选择性抑制痛觉的药物。

51. 答案：C
解析　幻肢痛属于中枢性疼痛。

52. 答案：A
解析　Ⅱ期压疮应注意保护皮肤，避免感染，可采用光疗、湿敷、超短波等辅助治疗。Ⅲ期者主要为外科清创治疗。

53. 答案：D
解析　膀胱生理容量约为400ml，故每次尿量控制在400ml左右。

54. 答案：A
解析　关节本身、肌肉和软组织病变引起关节的被动活动范围受限为挛缩。挛缩对机体的主要危害包括影响机体的运动，完成基本日常生活的能力，影响对病人的总体护理。

55. 答案：C

解析 减轻挛缩的方法包括保持良好体位、物理治疗、运动治疗和矫形器等，制动会加重挛缩。

56. 答案：D

解析 运动试验常用活动平板和功率自行车试验。试验时注意观察病人反应，测量氧摄取量、二氧化碳排出量、每分钟通气量、呼吸商等指标。

57. 答案：D

解析 共同运动又称协同运动，为部分随意运动，有非随意运动成分，是脊髓控制的原始或低级运动，在瘫痪恢复的中期出现。

58. 答案：B

解析 上肢的联合反应为双侧对称性活动。

59. 答案：B

解析 物理因子治疗，重点是针对偏瘫侧上肢的伸肌（如肱三头肌和前臂伸肌），改善伸肘、伸腕、伸指功能；偏瘫侧下肢的屈肌（如股二头肌、胫前肌和腓骨长短肌），改善屈膝和踝背屈功能。常用的方法有功能性电刺激、肌电生物反馈和低中频电刺激等。

60. 答案：E

解析 脑卒中病人常见的临床问题是下肢深静脉血栓。由于偏瘫侧下肢主动运动差，长期卧床或下肢下垂时间过长，肢体肌肉对静脉泵的作用降低，使得下肢血流速度减慢。血液高凝状态以及血管内皮的破坏，血小板沉积形成血栓。

---

55. 减轻挛缩的方法**不包括**

　　A. 保持良好体位

　　B. 短波、超声波、水疗、蜡疗

　　C. 制动

　　D. 被动运动

　　E. 矫形器

56. 慢性阻塞性肺疾病病人功能评定时采取以下哪种运动试验

　　A. 慢跑　　　　　　　　　B. 游泳

　　C. 骑单车　　　　　　　　D. 活动平板试验

　　E. 抗阻力练习

57. 共同运动出现在瘫痪恢复的哪个时期

　　A. 急性期　　　　　　　　B. 恢复期

　　C. 早期　　　　　　　　　D. 中期

　　E. 晚期

58. 关于联合反应的说法，**不正确**的是

　　A. 联合反应出现在瘫痪恢复的早期

　　B. 上肢的联合反应为双侧不对称性活动

　　C. 下肢的联合反应以内收外展为对称性活动

　　D. 下肢的联合反应以屈曲伸展为相反性活动

　　E. 病人无随意运动时，由健肢的运动引起患肢肌肉收缩的行为称为联合反应

59. 脑卒中病人采用物理因子治疗方法如功能性电刺激时，主要针对的肌群**不包括**

　　A. 肱三头肌　　　　　　　B. 肱二头肌

　　C. 前臂伸肌　　　　　　　D. 股二头肌

　　E. 胫前肌

60. 脑卒中病人常见的临床问题**不包括**

　　A. 痉挛与挛缩　　　　　　B. 肺炎

　　C. 抑郁　　　　　　　　　D. 吞咽困难

　　E. 上肢静脉血栓

61. 脑卒中病人发生的肺炎主要以哪种肺炎为主
    A. 支气管肺炎　　　　B. 支原体肺炎
    C. 吸入性肺炎　　　　D. 大叶性肺炎
    E. 小叶性肺炎

61. 答案：C
解析　脑卒中病人发生肺炎主要为吸入性肺炎和坠积性肺炎。

62. 肌张力增高是因为
    A. 交感神经损伤引起
    B. 上运动神经元损伤引起
    C. 感觉神经损伤引起
    D. 下运动神经元损伤引起
    E. 肌纤维损伤引起

62. 答案：B
解析　肌张力增高是指一种由牵张反射高兴奋性所致的、以速度依赖的紧张性牵张反射增强伴腱反射异常为特征的运动障碍。肌张力增高是上运动神经损伤综合征的主要表现之一。

63. 脊髓灰质炎临床表现中最典型的是
    A. 对称性弛缓性瘫痪
    B. 对称性进行性瘫痪
    C. 非对称性弛缓性瘫痪
    D. 非对称性进行性瘫痪
    E. 二便失禁

63. 答案：C
解析　脊髓灰质炎临床表现包括前驱期、瘫痪前期、瘫痪期（热退后出现不对称性弛缓性瘫痪，以单侧下肢最为常见）、恢复期、后遗症期。

64. 关于2型糖尿病的康复治疗方案，说法不正确的是
    A. 通常使用胰岛素治疗
    B. 运动疗法以低至中等强度有氧训练为主
    C. 严格注意无糖饮食，注意保持适当的营养平衡
    D. 每次运动时间一般在10分钟以上，逐步延长至30~40分钟
    E. 严重者可以使用胰岛素治疗

64. 答案：A
解析　2型糖尿病通常采用口服降血糖药物，严重者可以使用胰岛素。2型糖尿病的运动治疗：以低至中等强度有氧训练为主，每次运动时间一般在10分钟以上，逐步延长至30~40分钟。饮食控制：严格注意无糖饮食，注意保持适当的营养平衡。

65. 慢性阻塞性肺气肿病人的呼吸训练，错误的是
    A. 体位要舒适、放松
    B. 宜在空气新鲜处进行
    C. 通常要求用力呼气训练
    D. 用鼻吸气，由浅至深
    E. 吸气与呼气时间比例大约1:1

65. 答案：C
解析　慢性阻塞性肺气肿病人常采用腹式呼吸训练，要求病人选用放松、舒适的体位，例如，卧位、半卧位、前倚靠坐位等。呼吸时腹部放松，经鼻缓慢深吸气，吸气时意念将气体吸往腹部。呼气时缩唇将气缓慢吹出，同时收缩腹肌以增加腹内压，促进横膈上抬，把气体尽量呼出。呼气与吸气的时间比例大致为1:1，强调适当深呼吸，以减慢呼吸频率，提高通气效率。

66. 协调能力评定常用的检查方法不包括
    A. 指鼻试验　　　　　B. 轮替试验

66. 答案：D
解析　D选项应该是拇指对指试验。

C. 示指对指试验   D. 中指对指试验

E. 跟膝胫试验

67. 答案：B

解析 Barthel指数的总分为100分，得分越高，表示ADL的自理能力越好，依赖性越小。评分在60分以上者基本能完成BADL，59~41者需要帮助才能完成BADL，40~21者需要很大帮助，20分以下者完全需要帮助。病人不能完成所订标准时为0分。该病人为75分，基本能完成BADL。

67. 病人Barthel指数的评估得分为75分，则该病人的日常生活活动能力评估结果为

A. 生活完全自理

B. 生活基本自理

D. 重度残疾，生活依赖明显

E. 完全残疾，生活完全依赖

68. 答案：C

解析 第一秒最大用力呼气容量（FEV_1），即尽力吸气后尽最大努力快速呼气，第一秒所能呼出的气体容量。FEV_1占用力肺活量（FVC）比值与COPD的严重程度及预后相关。

68. 第一秒最大用力呼气容量（FEV_1）

A. 与肺心病的严重程度及预后相关良好

B. 与哮喘的严重程度及预后相关良好

C. 与COPD的严重程度及预后相关良好

D. 与高血压的严重程度及预后相关良好

E. 与慢性支气管炎的严重程度及预后相关良好

69. 答案：A

解析 Bobath手法操作的特点：①遵循人体发育的规律，制定的针对运动功能障碍的训练方法，特别是关键点的控制，是此技术手法操作的核心。②利用各种反射促进或抑制肌肉张力和平衡反应，增加运动功能。③采用感觉刺激帮助肌张力的调整。

69. Bobath手法操作的核心为

A. 关键点的控制

B. 感觉刺激帮助肌张力调整

C. 利用反射促进或者抑制肌肉张力

D. 利用反射促进或者抑制平衡反应

E. 共同运动

70. 答案：B

解析 牵引带由胸带和骨盆带两部分组成，分别固定于下胸部（亦有在腋下）和骨盆。

70. 关于腰椎牵引技术，以下说法**不正确**的是

A. 一般采用仰卧位

B. 胸带固定在上胸部

C. 牵引时间每次20~30分钟

D. 10~14天为一个疗程，持续4~6周

E. 四肢关节牵引适用于骨关节疾患引起的关节活动障碍

71. 答案：C

解析 两点步常在掌握四点步后训练，与正常步态基本接近，且步行速度较快，但稳定性比四点步稍差。一拐与对侧足同时迈出为第一落地点，然后另一侧拐与其对应的对侧足再向前迈出作为第二落地点。

71. 下列哪种拐杖的步行训练最接近正常步态

A. 四点步   B. 三点步

C. 两点步   D. 摆过步

E. 摆至步

72. 言语治疗的原则**不包括**

    A. 早期开始   B. 及时评定

    C. 循序渐进   D. 适当反馈

    E. 病人被动参与

73. 关节松动术**不适用**于

    A. 腰椎间盘突出症   B. 急性软组织损伤

    C. 脊柱小关节紊乱   D. 四肢关节挛缩

    E. 肌肉紧张和痉挛

74. 最适合肩肘伸屈的作业训练是

    A. 打篮球   B. 黏土塑形

    C. 和面   D. 陶土

    E. 刺绣

75. 关于生物反馈疗法功能训练的描述，**错误**的是

    A. 生物反馈治疗仪起反馈信号的作用

    B. 病人自我调节训练

    C. 训练病人控制体内不随意功能

    D. 所训练的功能可以被人直接观察到

    E. 主要训练肌电、皮肤温度、皮肤电阻、电压、心率等生理活动

76. 完全失神经支配的肢体可进行

    A. 制动于功能位

    B. 被动关节活动度训练

    C. 主动关节活动度训练

    D. 主动–辅助关节活动度训练

    E. 抗阻运动

77. 骨盆牵引的禁忌证**不包括**

    A. 脊柱失稳

    B. 怀孕3个月

    C. 脊髓压迫症状

    D. 腰椎间盘突出症继发侧突

    E. 严重的骨质疏松

72. 答案：E

解析 言语治疗的原则包括早期开始，及时评定，循序渐进，适当反馈，病人主动参与。

73. 答案：B

解析 关节松动术主要适用于任何因力学因素（非神经性）引起的关节功能障碍，包括关节疼痛、肌肉紧张及痉挛、可逆性关节活动降低、进行性关节活动受限、功能性关节制动。禁忌证有：关节活动已经过度，外伤或疾病引起的关节肿胀（渗出增加），关节的炎症，恶性疾病以及未愈合的骨折等。B项属于急性期，不适宜进行关节松动术。

74. 答案：A

解析 BCDE四项，黏土塑形、陶土、和面、刺绣皆为手指精细活动作业训练；A项，打篮球是最合适肩肘伸屈的作业训练。

75. 答案：D

解析 应用电子技术将人体在一般情况下感觉不到的肌电、皮肤温度、血压、心率、脑电等体内不随生理活动转变为可感知的视、听信号，通过学习和训练使病人对体内非随意的生理活动进行自我调节和控制，以改变异常活动，治疗疾病的方法称为生物反馈疗法，又称电子生物反馈疗法。

76. 答案：B

解析 被动关节活动度训练是指病人完全不用力，全靠外力来完成关节活动的运动训练方法。外力主要来自治疗师、病人健肢或各种康复训练器械。适应证：病人不能主动活动肢体者；处于昏迷、麻痹状态的病人；存在炎症反应者；主动关节活动导致疼痛的病人。

77. 答案：D

解析 骨盆牵引适应证：腰椎间盘突出症、腰椎退行性变引起的腰腿痛。禁忌证：重度腰椎间盘突出、腰脊柱结核和肿瘤、骶髂关节结核、马尾肿瘤、急性化脓性脊柱炎、椎弓崩裂、脊髓压迫症状、脊柱失稳、重度骨质疏松症、孕妇、腰脊柱畸形、较严重的高血压、心脏病及有出血倾向的病人。

78. 答案：D
解析 放松训练中的自我锻炼包括渐进放松技术、对比放松技术、暗示放松技术、医疗气功。其中气功是我国特有的民间锻炼方式，对于放松有独到的作用。

79. 答案：B
解析 利用水的特性使病人在水中进行运动训练，以治疗运动功能障碍的方法，称为水中运动疗法。水浮力起到减重作用，可进行平衡及运动功能训练，以及肌力助力训练。

80. 答案：A
解析 卧位时血管内血液静压解除，这些多余的血液流向肺和右心房，使中心血容量增加，利尿素释放增加，尿量增加，结果血浆容积减少，基础心率增加。

81. 答案：E
解析 脑卒中恢复中期一般是指发病后的4~12周，相当于Brunnstrom分期3~4期。

1. 答案：A
解析 日常生活活动能力（ADL）量表（Barthel指数）总分100分，<20分为极严重功能缺陷，生活完全需要依赖；20~40分为生活需要很大帮助；41~60分为生活需要帮助；>60分为生活基本自理。Barthel指数得分40分以上者康复治疗的效益最大。本题病人生活完全需要依赖他人，属于极严重功能缺陷。

2. 答案：D
解析 根据前一题解析，本题病人为生活基本自理。

78. 我国特有的放松技术是
A. 渐进放松技术　　　　　　B. 对比放松技术
C. 暗示放松技术　　　　　　D. 医疗气功
E. 生物反馈

79. 水中运动治疗作用的最大优点是
A. 水中阻力大，便于增强肌力
B. 水的浮力大，减轻体重，便于活动
C. 兼有清洁作用
D. 兼有娱乐作用
E. 兼有器械运动

80. 卧床对血流的早期影响是
A. 回心血容量增加　　　　　B. 利尿素释放减少
C. 尿量减少　　　　　　　　D. 血浆容积增加
E. 基础心率减小

81. 脑卒中恢复中期一般指
A. 发病后1~2周　　　　　　B. 发病后3~4周
C. 发病后4~6周　　　　　　D. 发病后6~12周
E. 发病后4~12周

A2型题

1. 病人，女性，68岁，偏瘫病人长期卧床，大小便偶有失禁，需他人喂食，穿衣、洗漱、如厕、均需依赖他人，基本丧失活动能力，该病人的日常生活活动能力评分（ADL）量表（Barthel指数）结果是
A. <20分　　　　　　　　　B. 20~40分
C. 41~60分　　　　　　　　D. >60分
E. 100分

2. 病人，男性，70岁，脑卒中后遗症，目前大小便能控制，能坐在轮椅上独立行动，移动体位、如厕、上下楼梯需他人帮助；洗漱、穿衣、进食均能自理；该病人的日常生活活动能力评分（ADL）量表（Barthel指数）结果是

A. <20分 B. 20~40分

C. 41~60分 D. >60分

E. 100分

3. 病人，女性，80岁，长期卧床，骶尾部出现皮肤受损，深及筋膜，皮下组织坏死，局部皮肤有较深的伤口，此病人的压疮评定属于

A. Ⅰ级 B. Ⅱ级

C. Ⅲ级 D. Ⅳ级

E. Ⅴ级

4. 病人，男性，26岁。因车祸伤导致四肢肌力下降，双上肢屈肘肌力3级，伸腕、伸肘肌力1~2级，双下肢肌力0级，C₆水平以下感觉消失，大小便功能障碍。患病3个月后发现其双踝关节挛缩，该损害为

A. 医疗并发症 B. 医疗合并症

C. 原发性残疾 D. 继发性残疾

E. 医疗事故

5. 病人，男性，70岁。脑梗死后右侧偏瘫3个月，血压135/85mmHg，心电图正常。为加强患侧肢体运动功能，进行室内主动踏车练习，运动时的最大靶心率为

A. 70~80次/min B. 80~90次/min

C. 90~100次/min D. 100~110次/min

E. 110~120次/min

6. 让病人配对相同物品，如两枚别针、钥匙、钢笔放在一起，让病人配对，病人不能完成，该病人可能为

A. 颜色失认 B. 触觉失认

C. 视空间失认 D. 物品失认

E. 形状失认

7. 病人，女性，68岁，诊断"急性冠脉综合征"住院治疗，好转而出。现出院2周，此时康复运动方案**不宜**选择的是

A. 跑步 B. 室内外散步

3. 答案：C

解析 临床上通常将压疮分为4级：Ⅰ级为有不消退红斑，但皮肤完整；Ⅱ级为皮肤有部分破损，累及表皮或真皮层，局部可见水疱、浅的凹陷或擦伤；Ⅲ级为皮肤受损达筋膜层，并有皮下组织坏死，局部皮肤有较深的伤口；Ⅳ级为皮肤全层受损深达肌层、骨骼，并有大量受累组织坏死。

4. 答案：D

解析 继发性残疾是指原发性残疾后的合并症或并发症所导致的功能障碍，即各种原发性残疾后，由于躯体活动受限，肌肉、骨骼、心肺功能等出现失用或废用性改变，导致器官和系统功能进一步减退，甚至丧失。例如脊髓损伤后长期卧床导致的关节挛缩、泌尿系统结石和肾功能障碍等。根据题意可知该病人发生的是继发性残疾。

5. 答案：D

解析 靶心率＝（220－年龄）×（70%~85%），为了安全和简便起见，中老年或慢性病人群，靶心率大致控制在（170－年龄）~（180－年龄）。由病例可知，病人为70岁脑梗死病人，其靶心率为100~110次/min。

6. 答案：D

解析 物品失认是视觉失认的一种，检查方法包括：①相同物品配对：如两枚别针、钥匙、钢笔混在一起，让病人把相同物品分开；②按物品用途分组，如钥匙-锁、牙刷-牙膏；③指物呼名或按口令指物；④按指令使用物品，如"戴眼镜"。

7. 答案：A

解析 该病人出院2周，故应进行冠心病Ⅱ期康复。而Ⅱ期康复治疗方案为：室内外散步、医疗体操（如降压舒心操、太极拳等）、气功（以静养为主）、家庭卫生、厨房活动、园艺活动或在邻近区域购物、作业治疗。

C. 园艺活动   D. 家庭卫生

E. 作业治疗

8. 答案：B

解析　排痰训练包括体位引流、胸部叩击、震颤及直接咳嗽。训练时避免情绪紧张，选择放松体位。避免憋气和过分减慢呼吸频率，以免诱发呼吸性酸中毒。胸部叩击和震颤治疗前必须保证病人有良好的咳嗽能力，或者在叩击后进行体位引流，以免痰液进入更深的部位，而难以排出。各种训练每次一般为5~10分钟，务必避免疲劳。

9. 答案：B

解析　Ⅱ级：轻度活动无不适，一般活动时出现心悸、疲劳和呼吸困难，心脏常有轻度扩大。该病人心脏已扩大，左室射血分数减低，目前仅在快速行走或上楼后出现症状，仍属于体力活动轻度受限，故为心功能Ⅱ级。

10. 答案：E

解析　主要重视言语、认知评定，也需要进行听力功能评定，以促进病人言语功能的恢复。

8. 病人，男性，69岁，诊断"慢性支气管炎，阻塞性肺气肿"，现痰多，难咳出，对其进行排痰训练，下列方法**不包括**

A. 体位引流   B. 胸部按摩

C. 胸部叩击   D. 胸部震颤

E. 咳嗽训练

9. 病人，女性，30岁。主动脉瓣关闭不全，左室扩大，快速走路或上二楼时感心慌气短，超声心动图示左心室射血分数40%，该病人的心功能诊断是

A. 心功能Ⅰ级   B. 心功能Ⅱ级

C. 心功能Ⅲ级   D. 心功能Ⅳ级

E. 无症状性心功能不全

10. 病人，女性，58岁，车祸导致语言理解障碍半年收入院。查体：神清，有自发言语表达，但不能和周围人进行有效交流，构音清晰，肢体运动功能未发现异常。该病人的康复治疗，**错误**的是

A. 对病人进行言语、认知功能评定，采取综合治疗手段

B. 采取多途径的言语刺激方法，促进言语理解功能的恢复

C. 对病人进行听力功能评定，进行针对性的康复治疗

D. 重视病人心理治疗，鼓励病人多与人交流

E. 主要重视言语、认知评定，无须进行听力评定

简 述 题

1. 简述国际和我国残疾分类、社区康复的定义。

答案　①国际残疾分类：传统模式，ICIDH模式，国际功能、残疾、健康分类。②我国的残疾分类：（六类）视力残疾、听力残疾、语言残疾、智力残疾、肢体残疾、精神残疾。③1981年社区康复的定义：在社区的层次上采取康复措施，尽可能地实现社区水平上的全面康复，这些措施是利用和依靠本社区的资源进行的，且应包括残疾者自身、他（她）们的家庭和社会。④1994年社区康复的定义：社区发展的一项策略，是使所有

残疾人得到康复、具有平等的机会和达到社会一体化目标。其目的是确保残疾人能充分发挥其身心能力，能够获得正常的服务与机会，能够完全融入所在社区和社会之中。

2. 简述作业疗法的定义、常用方法。

答案　①职业治疗师联合会对作业疗法的定义：通过选择性的作业活动去治疗有身体及精神疾患或伤残人士。目的是使病人在生活的各方面达到最高程度的功能水平和独立性。②WHO对作业疗法的定义：协助残疾者和病人选择、参与、应用有目的和有意义的活动，以达到最大限度地恢复躯体、心理和社会方面的功能，增进健康，预防能力的丧失及残疾的发生，以发展为目的，鼓励他们参与及贡献社会。③常用方法：躯体功能作业治疗，社会心理作业治疗，发展性作业治疗。

（周　颖）

第二章 外科相关疾病

外科相关疾病

本章知识点分布主要涉及外科常见疾病症状、外科感染，水、电解质紊乱和颈部疾病、乳腺疾病、腹部疾病、肛门结直肠疾病、周围血管疾病、泌尿系结石与前列腺疾病、骨折、骨关节病与骨肿瘤、皮肤、五官及其他相关理论与知识和基本技能要求。

第一节 外科

本节知识点分布涉及外科常见症状、外科感染，水、电解质和酸碱平衡失调、颈部疾病、乳房疾病、腹部疾病、肛门直肠疾病、周围血管疾病、泌尿系结石与前列腺疾病、腰腿痛和颈肩痛、骨关节病与骨肿瘤、其他相关理论与知识和基本技能要求。

A1 型题

1. 对便血的病人，强调要做直肠指检，其目的是
   - A. 诊断肛瘘
   - B. 排除肿瘤
   - C. 诊断外痔
   - D. 排除炎症
   - E. 诊断内痔

2. 女性，20岁，因十二指肠溃疡幽门梗阻反复呕吐15天入院，测血钾3mmol/L，动脉血pH 7.5，首选补液种类应为
   - A. 碳酸氢钠+氯化钾溶液
   - B. 氯化钾溶液
   - C. 等渗盐水
   - D. 葡萄糖盐水
   - E. 葡萄糖盐水+氯化钾溶液

1. 答案：B
解析 直肠指诊是初步诊断、早期发现直肠癌最重要的方法。80%以上的直肠癌均可以在直肠指诊时触及。

2. 答案：E
解析 ①病人血钾<3.5mmol/L，应诊断为低钾血症，故应补充氯化钾；②病人幽门梗阻反复呕吐，易导致等渗性缺水，用葡萄糖盐水补液，故答案为E。

3. 关于脓性指头炎治疗措施中，**错误**的是
   A. 局部理疗
   B. 抬高患肢
   C. 应用抗生素
   D. 疼痛剧烈时需切开减压
   E. 需局部出现明显波动感方可切开引流

4. 下列幽门梗阻病人术前准备措施中，**不合理**的是
   A. 应用广谱抗生素　　　B. 纠正水电解质失衡
   C. 禁食　　　　　　　　D. 胃肠减压
   E. 温盐水洗胃

5. 低钾血症时，最早出现的临床症状是
   A. 心电图改变　　　　　B. 肌无力
   C. 口苦、恶心　　　　　D. 心脏传导阻滞
   E. 心脏节律异常

6. 关于丹毒的叙述，下列**不正确**的是
   A. 由β溶血性链球菌引起
   B. 丹毒蔓延快，很少伴有组织坏死
   C. 丹毒属于网状淋巴管炎
   D. 面部损害发病前常有外耳道炎
   E. 除上肢好发外，面部亦常见

7. 面颈部手术后，拆除缝线时间一般为
   A. 术后3~4天　　　　　B. 术后4~5天
   C. 术后6~7天　　　　　D. 术后10~12天
   E. 术后14天

8. Charcot三联征反复发作最大的可能是
   A. 胆总管结石　　　　　B. 细菌性肝脓肿
   C. 壶腹部癌　　　　　　D. 黄疸型肝炎
   E. 胰头癌

9. 急性胆囊炎最严重的并发症是
   A. 胆总管结石

3. 答案：E
   解析　脓性指头炎初发时，可局部理疗，抬高患肢，避免下垂以减轻疼痛。若患指有剧烈疼痛、明显肿胀，需及时切开引流，以免感染侵入指骨引起指骨骨髓炎，不要等到波动感明显时才切开引流。

4. 答案：A
   解析　幽门梗阻多伴呕吐，易导致低钾低氯性碱中毒，因此术前应及时纠正水电解质失衡。禁食、胃肠减压和温盐水洗胃可使胃壁水肿减轻，降低术后吻合口瘘的发生率。幽门梗阻病人无全身感染，术前准备无须应用广谱抗生素，只有结、直肠手术的病人，术前进行肠道准备时，才常规口服抗生素。

5. 答案：B
   解析　低钾血症的最早表现是肌无力，先是四肢软弱无力，以后延及躯干和呼吸肌，一旦呼吸肌受累，可致呼吸困难或窒息。

6. 答案：E
   解析　丹毒是β溶血性链球菌侵入皮肤或黏膜内的网状淋巴管所引起的急性感染，一般不化脓，很少有组织坏死。丹毒好发于下肢和面部，起病急，局部出现界限清楚的片状红疹，颜色鲜红，压之褪色，皮肤表面紧张炽热，迅速向四周蔓延，有烧灼样痛。面部损害发病前常有鼻前庭炎或外耳道炎，小腿损害常与脚癣有关。

7. 答案：B
   解析　面部4~5天拆线；下腹部、会阴部6~7天；上腹部、背部、臀部7~9天；四肢10~12天，近关节处可延长一些时间，减张缝合14天方可拆线。年老、糖尿病病人、营养不良、有慢病者可延迟拆线时间。

8. 答案：A
   解析　Charcot三联征（腹痛、高热寒战、感染）是胆管炎的典型症状，胆总管结石常导致胆道梗阻，继发感染，出现Charcot三联征。

9. 答案：D
   解析　胆囊坏疽穿孔致胆汁性腹膜炎，可出现中毒性休克，死亡率高达20%~36%。

10. 答案：B

解析 生理性甲状腺肿病人宜多食含碘丰富的食物如海带、紫菜等。对20岁以下的弥漫性单纯性甲状腺肿病人可给予小剂量甲状腺素，缓解甲状腺增生和肿大。

11. 答案：E

解析 甲状腺腺瘤是一种良性肿瘤，大多无症状，无压痛。甲状腺有压痛感应考虑以下原因：①瘤体内有流血或囊变，此时体积可突然增大，且伴呼吸有疼痛和压痛；②甲状腺肿大伴有压痛，应除外甲状腺炎（亚甲炎）的可能；③因为任何甲状腺肿都有癌变的可能，所以部分甲状腺瘤可发生癌变。

有下列情况者，应考虑癌变可能：①肿瘤近期迅速增大瘤体活动受限或固定；②肿瘤硬实，表面粗糙不平；③出现声音嘶哑，呼吸；④甲状腺炎常伴有全身不适。

12. 答案：D

解析 肘外翻很少发生，可见于肱骨外髁骨折复位不良病例。肱骨髁上骨折并发症：①Volkmann缺血性肌挛缩是常见而严重的并发症。②肘内翻是常见的晚期畸形。③神经血管损伤，其中神经损伤以正中神经较多见，桡神经及尺神经损伤少见。④骨化性肌炎发生在功能恢复期。

13. 答案：B

解析 腰围根据病人病情变化调整佩戴时间。腰部症状较重时，病人应经常戴用，不要随时取下；病情较轻可在外出时，病人长时间站立或一个坐姿坐着时戴上腰围，在睡眠及休息时取下。症状减轻后应缩短佩戴时间，加强腰部活动预防腰部肌肉萎缩。腰围佩戴时间一般为3个月。

14. 答案：C

解析 多根多处肋骨骨折是指在两根以上相邻肋骨各自发生2处或以上骨折，使局部胸壁失去完整肋骨支撑而软化，在自主呼吸时出现反常运动，即吸气时软化区胸壁内陷，呼气时相对外突，导致伤员出现低通气状态，甚至诱发呼吸衰竭，称为连枷胸。

B. 胆囊十二指肠瘘

C. 黄疸型肝炎

D. 胆囊坏疽穿孔致胆汁性腹膜炎

E. 急性胰腺炎

10. 妊娠期女性甲状腺肿大，无明显症状，其治疗首先考虑

A. 甲状腺次全切除术

B. 多食含碘的海带、紫菜

C. 小量甲状腺素

D. ^{131}I 治疗

E. 无须治疗

11. 病人突然发现甲状腺单个结节，胀痛，并迅速增大，既往未注意有无结节，应首先考虑诊断为

A. 结节性甲状腺肿

B. 桥本甲状腺炎

C. 甲状腺功能亢进

D. 甲状腺腺瘤

E. 甲状腺囊性腺瘤合并囊内出血

12. 下列并发症中，属于肱骨髁上骨折并发症的有

①血循环障碍②缺血性挛缩③正中神经损伤④肘外翻⑤骨化性肌炎

A. ①②③④　　　　　　　　B. ②③④⑤

C. ②③④　　　　　　　　　D. ①②③⑤

E. ①②④

13. 腰椎间盘突出症急性期可予以腰围治疗，但**不宜**超过

A. 2~3周　　　　　　　　　B. 2~3个月

C. 1个月　　　　　　　　　D. 6个月

E. 无限期

14. 胸壁反常呼吸运动是哪种胸部损伤

A. 张力性气胸　　　　　　　B. 开放性气胸

C. 多根多处肋骨骨折　　　　D. 开放性肋骨骨折

E. 张力性气胸

15. 术后第3天，病人体温38.8℃，切口处红肿，触痛明显，可能的原因是
    A. 皮下脂肪液化　　　　B. 切口感染
    C. 吸收热　　　　　　　D. 盆腔脓肿
    E. 肺部感染

16. 诊断急性阑尾炎最有意义的临床表现是
    A. 右下腹疼痛
    B. 腰大肌试验阳性
    C. 直肠前壁触痛
    D. 右下腹固定性压痛
    E. 右下腹放射性疼痛

17. 临床上出现无痛性、间歇性肉眼血尿应考虑为
    A. 急性前列腺炎　　　　B. 肾结石
    C. 膀胱结石　　　　　　D. 慢性前列腺炎
    E. 肾癌

18. 脊柱骨折最易发生的部位是
    A. 第4颈椎　　　　　　B. 第6胸椎
    C. 第8胸椎　　　　　　D. 第11胸椎
    E. 第4腰椎

19. 无痛性便血，直肠指诊基本正常，最可能为
    A. 内痔　　　　　　　　B. 外痔
    C. 肛裂　　　　　　　　D. 直肠息肉
    E. 直肠癌

20. 剧烈活动时突然胸痛，伴呼吸困难，吸气时胸痛加重，最可能是
    A. 急性心肌梗死　　　　B. 主动脉夹层
    C. 哮喘急性发作　　　　D. 肺栓塞
    E. 自发性气胸

15. 答案：B
解析 体温38.5℃提示感染，术后第3天则提示细菌繁殖的时间，切口红肿触痛指示切口有感染，而非肺部感染。

16. 答案：D
解析 急性阑尾炎症状：①腹痛（转移性右下腹痛最典型）；②胃肠道症状：厌食、呕吐、恶心；③全身症状：乏力，炎症重时有发热。体征：①右下腹压痛（最常见的重要体征，一般是麦氏点）；②腹膜刺激现象（即反跳痛）；③右下腹肿块。

17. 答案：E
解析 无痛性间歇性肉眼血尿多见于肿瘤病人。

18. 答案：D
解析 胸腰段脊柱（$T_{10} \sim L_2$）处于两个生理幅度的交汇处，活动度又大，是应力集中之处，因此该处骨折十分常见。

19. 答案：A
解析 ①直肠癌：在肠壁上可摸到高低不平的硬块，其表面可有溃疡，肠腔常狭窄，指套上往往染有脓血和黏液。②直肠息肉：可摸到质软而可推动的肿块，指套上常染有血迹。③内痔：一般内痔是柔软的，即使摸到也不能分辨其大小和多少，但如有血栓形成，则可摸到光滑的硬结。④肛瘘：可摸到索状物，有时在肛瘘内口可扣及小硬结或凹陷。⑤肛门直肠周围脓肿：骨盆直肠间隙脓肿及直肠后间隙脓肿，在直肠内可摸到压痛性肿块，表面较光滑。其他间隙脓肿可用拇指、示指作双指触诊检查，即示指放在直肠内，拇指放在肛周皮肤上，拇指、示指触诊，可以发现肛管前深、后深间隙脓肿、坐骨直肠间隙脓肿或肛周脓肿。⑥肛乳头瘤：可摸到质地中等而可推动的长蒂肿物，指套干净。

20. 答案：E
解析 自发性气胸可有或无用力增加胸腔、腹腔压力等诱因，多突然发病，主要症状为呼吸困难、患侧刀割样胸痛、刺激性干咳。张力性气胸者症状严重，烦躁不安，可出现发绀、出冷汗，甚至休克。

21. 答案：A
解析 对咯血病人要求绝对卧床休息，指导病人取患侧卧位，避免误吸，窒息。咯血病人镇静药使用应适量，合理使用止血药和抗生素并吸氧。

22. 答案：C
解析 幽门梗阻是由于幽门附近的胃十二指肠溃疡愈合后的瘢痕挛缩所致。症状体征：①上腹饱胀及沉重感。②呕吐宿食，不含胆汁。③上腹部可见胃型及蠕动波，有振水音。④慢性病人可有营养不良，消瘦，贫血，皮肤干燥松弛等。

23. 答案：A
解析 腹部检查时，当腹腔内有较大量游离液体时，用手指叩击腹部，只要腹水达到1 000ml 就可以出现移动性浊音。此法检查腹水，比液波震颤要更敏感。

24. 答案：A
解析 检查肝脏时，病人取仰卧位。检查者将手掌紧贴于病人腹壁，示指和中指末端与肝下缘平行。然后嘱病人行均匀而深的腹式呼吸。检查者的手常随腹壁的上下起伏，呼气时由浅入深。吸气时由深而浅。如肝下界在肋弓以下，则可在指尖触及，为了避免遗漏过度肿大的肝脏，触诊时应从脐水平，甚至从下腹开始，逐渐向上移动，应注意其大小、硬度、边缘情况、表面光滑度和压痛。

25. 答案：B
解析 Murphy 征是检查胆囊炎的一种方法，而 Murphy 征阳性是急性胆囊炎病人平卧，检查者以左手掌放在病人的右肋缘部，用左手拇指置于胆囊点（胆囊点在腹直肌外缘与肋弓交界处），首先以拇指用中度压力压迫腹壁，然后嘱病人行深呼吸。深吸气时，发炎的胆囊触及正在加压的大拇指，引起疼痛，病人因疼痛而突然屏气，这就是胆囊触痛征，为 Murphy 征阳性。

21. 突发咯血300ml，正确的处理方式是
   A. 采取侧卧位
   B. 大量应用镇静药
   C. 禁忌吸氧
   D. 不应使用止血药
   E. 禁忌使用抗生素

22. 上腹部出现明显胃蠕动波，常见于
   A. 胃黏膜脱垂　　　　　　　B. 胃黏膜撕裂
   C. 幽门梗阻　　　　　　　　D. 胃癌
   E. 胃溃疡

23. 腹腔内有多少游离液体时，可感到移动性浊音
   A. 1 000ml　　　　　　　　B. 1 500ml
   C. 2 000ml　　　　　　　　D. 700ml
   E. 500~700ml

24. 肝脏较常用的触诊方法是
   A. 单手触诊法　　　　　　　B. 双手触诊法
   C. 钩指触诊法　　　　　　　D. 深部触诊法
   E. 冲击触诊法

25. Murphy 征阳性见于
   A. 急性胰腺炎　　　　　　　B. 急性胆囊炎
   C. 消化性溃疡　　　　　　　D. 急性阑尾炎
   E. 急性肝炎

26. 腹部柔韧感最常见于
    A. 急性阑尾炎　　　　　　B. 胃穿孔
    C. 腹腔内出血　　　　　　D. 急性弥漫性腹膜炎
    E. 结核性腹膜炎

27. 单纯性甲状腺肿是指
    A. 甲状腺弥漫性肿大
    B. 甲状腺结节性肿大
    C. 吸收 ^{131}I 率正常性肿大
    D. 甲功正常的甲状腺肿大
    E. 慢性甲状腺炎引起的甲状腺肿大

28. 肠鸣音亢进常见于
    A. 腹膜炎　　　　　　　　B. 机械性肠梗阻
    C. 麻痹性肠梗阻　　　　　D. 胃肠道大出血
    E. 急性胃肠炎

29. 呕血最常见的原因是
    A. 消化性溃疡
    B. 食管或胃底静脉曲张破裂
    C. 肝癌
    D. 急性胃黏膜病变
    E. 胃癌

30. 女性，30岁，行甲状腺大部切除术后，出现饮水时呛咳，声音无改变，可能的原因是
    A. 喉返神经前支损伤　　　B. 喉返神经后支损伤
    C. 喉上神经内支损伤　　　D. 喉上神经外支损伤
    E. 交感神经损伤

31. 隐性黄疸是指胆红素值
    A. <17.1μmol/L　　　　　B. >44.2μmol/L
    C. >34.2μmol/L　　　　　D. 17.1~34.2μmol/L
    E. 1.71~3.42μmol/L

26. 答案：E
解析　腹部柔韧感是由于腹膜受到轻度刺激或慢性炎症所造成的，可见于结核性腹膜炎的各型，但一般认为是粘连型结核性腹膜炎的临床特征。绝大多数病人均有不同程度的压痛，一般较轻微，少数压痛明显并有反跳痛，后者多见于干酪型。

27. 答案：D
解析　单纯性甲状腺肿也称地方甲状腺肿，是指甲状腺功能正常的甲状腺肿大。其主要病因是原料碘的缺乏，而甲状腺功能仍需维持机体正常需要的情况下，垂体前叶促甲状腺激素分泌增多，促使甲状腺代偿性肿大。

28. 答案：B
解析　增强时，肠鸣音达每分钟10次以上，但音调不特别高亢，称肠鸣音活跃，见于急性肠炎、服泻药后或胃肠道大出血时。如次数多且肠鸣音响亮、高亢，甚至呈叮当声或金属调，称肠鸣音亢进，见于机械性肠梗阻。

29. 答案：A
解析　溃疡出血是呕血最常见的原因。出血是由于血管受到溃疡的侵蚀、破裂等所致。出血量的多少与被侵蚀的血管大小相一致。少量出血仅表现为大便隐血，大量出血表现为呕血和/或黑便。原来的溃疡症状在出血前可加重，出血后可减轻。

30. 答案：C
解析　支配甲状腺的神经来自迷走神经的分支，迷走神经行走在气管、食管沟内，发出喉上神经及喉返神经支配甲状腺。喉上神经内支支配声门裂以上的喉黏膜的感觉，因此损伤后表现为喉部黏膜感觉丧失，进食或饮水时误咽、呛咳。

31. 答案：D
解析　血清胆红素的浓度正常为1.7~17.1μmol/L。血清胆红素浓度达到17.1~34.2μmol/L时，虽然超过了正常范围，但皮肤、黏膜、巩膜无黄染，称为隐性黄疸。

32. 答案：A

解析 甲状腺大部切除术后最严重的并发症是呼吸困难和窒息。

33. 答案：D

解析 腹部平片可以诊断以下疾病：①消化道肿瘤、炎症、外伤引起的消化道穿孔。②肠梗阻，并可鉴别是机械性肠梗阻还是麻痹性或是绞窄性肠梗阻。③腹膜炎、腹腔脓肿、腹腔肿块。④消化道不透X线的结石。⑤腹部异常钙化，如腹腔淋巴结钙化、肝包虫病的钙化。脾脏、胰腺、肾和肾上腺等脏器有肿瘤、结核、寄生虫和炎症时均可发生钙化，可根据钙化的形态、部位作出诊断。⑥可观察腹腔内脏器（肝肾脾等）的轮廓、位置和大小改变。例如肝脏肿瘤、包虫病、囊肿等病变可使肝脏轮廓发生改变，并且其体积可以增大。

34. 答案：A

解析 关于气腹的显示方法，一般是采用透视与照片检查。尤其是少量气腹的显示则尤为重要，如病情允许，立位透视并转动体位观察，此时往往能显示膈下新月形的游离气体的存在，因为气体总是具有浮游到腹腔最高处去的倾向。

35. 答案：A

解析 平片可见套叠近端呈杯口状；肠套叠好发幼儿；多数肠套叠是近端肠管向远端肠管内套入，近端肠管绞窄坏死；应先使用钡剂灌肠复位，不能复位者或疑有坏死者才行手术治疗。

36. 答案：B

解析 详见本节A1型题33题解析。

32. 甲状腺大部切除术后最严重的并发症是
    A. 术后窒息
    B. 喉上神经内支损伤
    C. 喉上神经外支损伤
    D. 喉返神经损伤
    E. 甲状腺危象

33. 腹部平片检查最常用于诊断
    A. 十二指肠憩室
    B. 结肠癌
    C. 胃溃疡
    D. 肠梗阻
    E. 食管癌

34. 立位片上，腹部游离气的典型影像为
    A. 新月形
    B. 球形
    C. 不规则形
    D. 与胸腔间距>15mm
    E. 半球形，有"气液面"

35. 下列关于肠套叠的描述，正确的是
    A. 好发于回盲部
    B. 平片可见套叠部远端呈杯口状
    C. 好发于老人
    D. 平片可见远侧小肠扩张
    E. 应在48小时内手术

36. 急腹症时，腹部平片诊断价值不高的疾病是
    A. 消化道穿孔
    B. 急性阑尾炎
    C. 输尿管结石
    D. 小肠低位机械性肠梗阻
    E. 胆结石

37. **不属于**结肠癌X线表现的是
    A. 常见激惹征象
    B. 腔内充盈缺损
    C. 腔内不规则龛影
    D. 结肠袋消失
    E. 病变肠壁僵硬

38. 腹部平片检查**不适用**于诊断
    A. 肠结核
    B. 消化道穿孔
    C. 胆囊结石
    D. 乙状结肠扭转
    E. 金属异物

39. 女性，40岁，近10天内发生5次乳头血性溢液，可能的诊断是
    A. 乳腺导管扩张
    B. 乳腺囊性增生
    C. 乳腺癌
    D. 乳腺纤维腺瘤
    E. 导管内乳头状瘤

40. 哪项**不是**静脉肾盂造影的适应证
    A. 泌尿系先天性畸形
    B. 泌尿系急性炎症
    C. 不明原因的血尿、脓尿
    D. 泌尿系损伤
    E. 腹膜后肿瘤

37. 答案：A
解析　结肠癌钡灌肠表现如下：①肠腔内出现充盈缺损，轮廓不规则，黏膜皱襞破坏消失。病变多发生在肠壁的一侧，该处肠壁僵硬平直、结肠袋消失。如肿瘤较大，可使钡剂通过困难。病变区可摸到肿块。②肠管狭窄，常只累及一小段肠管，狭窄可偏于一侧或环绕整个肠壁，形成环状狭窄，轮廓可以光滑整齐或不规则。肠壁僵硬，黏膜破坏消失，病变界限清楚，此型肿瘤易造成梗阻，甚至钡剂止于肿瘤下界，完全不能通过。狭窄区可摸到肿块。③较大的龛影，形状多不规则，边缘多不整齐，具有一些尖角，龛影周围常有不同程度的充盈缺损和狭窄，肠壁僵硬，结肠袋消失，黏膜破坏。激惹征在透视下观察清楚，在照片上表现为痉挛肠段的两端充盈良好该段却充盈不良或不充盈。激惹征常见于十二指肠球部溃疡、肠结核等疾病。

38. 答案：A
解析　详见本节A1型题33题解析。

39. 答案：E
解析　中年女性乳头鲜红色血性溢液应首先考虑乳管内乳头状瘤。乳腺囊性增生症、乳腺癌、乳腺导管扩张少见，乳腺纤维腺瘤无乳头溢液。

40. 答案：B
解析　静脉肾盂造影是泌尿系造影检查的第一步，凡疑有肾脏、输尿管、膀胱病变或出现泌尿系统症状难以判断其病因者均可作静脉肾盂造影。静脉肾盂造影的适应证：①泌尿系统先天性畸形、结核、结石、肿瘤、肾盂肾炎、肾盂输尿管积水等疾病的诊断；②血尿、脓尿等症状病因的鉴别诊断；③判断腹部或腹膜后肿物与肾脏的关系；④在疑有肾脏创伤时观察其损伤情况；⑤在因各种原因无法进行膀胱镜检查或逆行性造影的病例检查肾脏、输尿管，尤其是膀胱病变。禁忌证：碘过敏，严重肝或肾脏功能不全，急性肾炎，急性肾盂肾炎，重症心脏病，心力衰竭，甲状腺功能亢进，恶病质。

41. 答案：C

解析 佝偻病的X线主要表现：
①最早表现为干骺端处软骨基质钙化不良，临时钙化带模糊或消失；②干骺端边缘未钙化的骨样组织相对增多，形成边缘毛糙不整的"毛刷"状改变；③中心呈杯口状凹陷；④"O"形或"X"形腿。

42. 答案：A

解析 骨囊肿是良性病变。骨巨细胞瘤分布和排列是确定巨细胞性质的主要依据，一般将此瘤分为三级，一级属于良性，二级属于潜在恶性，三级属于恶性。当骨巨细胞瘤恶性程度高时，破坏区边界就会模糊不清，骨性包壳破坏，侵犯软组织形成软组织肿块。

43. 答案：C

解析 髋关节和膝关节是人体中负责承重及移动的重要部位，承受压力比其他关节大，更容易造成损伤及磨损，容易导致感染的发生。

44. 答案：E

解析 急性化脓性骨髓炎好发于儿童，以长骨干骺端（胫骨上段、股骨下段）最多见，其次为肱骨与髂骨，脊柱、肋骨、颅骨等少见。

45. 答案：E

解析 椎间盘脱出是指椎间盘的髓核及部分纤维环向周围组织突出，压迫相应脊髓或脊神经根所致的一种病理状态。它与椎间盘退行性变、损伤等因素有关。腰4~5，腰5~骶1是椎间盘突出最常见的部位，颈椎次之。

41. 关于佝偻病X线诊断的描述，**错误**的是
   A. 临时钙化带模糊呈毛刷状
   B. 骨密度减低，骨小梁结构模糊，出现假骨折线
   C. 骺板变窄而规则
   D. 干骺端两侧膨大、凹陷呈杯口状
   E. 骨变形，如"O"形或"X"形腿

42. 骨巨细胞瘤与骨囊肿鉴别中，最有利于诊断骨巨细胞瘤的影像征象是
   A. 病变周围可见软组织肿物
   B. 膨胀性表现
   C. 病灶内为液体密度
   D. 可见骨性包壳
   E. 病灶内可见分隔

43. 急性化脓性关节炎好发于
   A. 肩关节，肘关节　　　　　　B. 肘关节，腕关节
   C. 腕关节，膝关节　　　　　　D. 肩关节，膝关节
   E. 髋关节，膝关节

44. 急性血源性骨髓炎最多见的部位是
   A. 股骨下端　　　　　　　　　B. 掌骨
   C. 髂骨　　　　　　　　　　　D. 胫骨下端
   E. 股骨下段

45. 椎间盘脱出的部位常见于
   A. 腰1~2　　　　　　　　　　B. 胸3~4
   C. 胸12~腰1　　　　　　　　D. 颈2~3
   E. 腰5~骶1

46. X线显示成人关节间隙组成是
    A. 骨端和关节软骨
    B. 关节软骨、关节腔和关节液
    C. 骨端和关节腔
    D. 关节软骨和关节液
    E. 关节腔和关节液

47. 骨关节外伤后，首选的影像学检查是
    A. DSA
    B. CT
    C. 普通X线
    D. 超声检查
    C. MRI

48. 关于类风湿关节炎与强直性脊柱炎鉴别诊断，描述**错误**的是
    A. 前者病变始于两侧骶髂关节，后者为手足小关节多发对称性病变
    B. 前者青壮年女性多发，后者青壮年男性多发
    C. 前者多数类风湿因子阳性，后者类风湿因子阴性
    D. 前者小关节间隙狭窄，边缘骨质破坏，后者椎体周围韧带骨化形成"竹节椎"
    E. 前者晚期多形成纤维强直，后者多形成骨性强直

49. **不属于**骨折晚期并发症的是
    A. 血肿形成
    B. 关节僵硬
    C. 骨化性肌炎
    D. 延迟愈合与不愈合
    E. 创伤性关节炎

46. 答案：B
解析 ①关节表面是软骨，它具有一定的弹性和韧性，能承受较大的压力和冲击力。在关节软骨的表面，有一层很薄的液体，称之为关节液。关节液的功能主要是减轻关节软骨表面的摩擦，起到润滑、缓冲及吸收热能的作用。同时，关节液是关节软骨主要的营养来源，对于维持关节软骨的完整性和发挥功能起重要作用。②关节囊：关节囊为一个封闭结构（X线下不可见），它的作用是把组成关节的骨骼包裹起来，连成一个整体，保持关节在运动时稳定。③关节腔：关节囊内的空间就是关节腔，其中重要的结构之一是关节盘（也叫软骨板）。关节盘像一个缓冲垫圈，位于两块骨骼之间，可减少关节骨骼之间的冲击和震动。膝关节内的关节盘叫作半月板，它可使膝关节更稳定、更灵活。

47. 答案：C
解析 外伤后，临床上怀疑骨折情况的，首选的影像学检查方法为X线摄片，因为其价格低廉，操作简单，能够详细了解骨折情况，因此常作为首选的影像学检查方法。

48. 答案：A
解析 类风湿关节炎为手足小关节多发对称性病变，强直性脊柱炎病变始于两侧骶髂关节。类风湿关节炎（RA）是比较常见的自身免疫性疾病，好发年龄为30~50岁。临床主要表现为手、足的持久性系统性关节炎。强直性脊柱炎（AS）是一种慢性、进行性疾病，是以骶髂关节、脊柱附着点炎症为主要病变的疾病。

49. 答案：A
解析 骨折晚期并发症：①关节僵硬：长期固定，功能锻炼不够，血肿机化，肌肉挛缩均可引起。②损伤性骨化（骨化性肌炎）：由骨膜下血肿机化、骨化而成，严重影响邻近关节活动，多由反复暴力复位引起。③愈合障碍：延迟愈合与不愈合。④畸形愈合：成角、短缩畸形。⑤创伤性关节炎：多发生于关节内骨折。⑥缺血性骨坏死：如股骨颈骨折时的股骨头坏死。⑦缺血性肌挛缩：如发生在前臂掌侧即"爪形手"畸形。

50. 答案：C
解析 化脓性关节炎X线表现：早期可见关节周围软组织阴影，骨骼改变的第一个征象为骨质疏松，随后因关节软骨破坏而出现关节间隙进行性变窄。软骨下骨质破坏使骨面毛糙，并有虫蚀状骨质破坏。晚期可出现关节间隙狭窄。

51. 答案：B
解析 骨折直接征象为骨皮质断裂、骨小梁不连续、透亮线或密度增高线、骨形态异常、骨皮质翘起。

52. 答案：E
解析 骨质破坏指局部骨质被病理组织所代替形成的骨组织消失。常见于炎症、肉芽肿、肿瘤或肿瘤样病变。

53. 答案：C
解析 超声波探测胸腔积液较敏感，他能诊断出100ml左右的少量胸腔积液，可提示部位、深度（液性暗区）、距体表深度范围，提示液体中有无沉淀物、局部纤维化或机化。

54. 答案：D
解析 常规应用仰卧位，亦可根据扫查部位的不同选择侧卧位，以便了解肝脏形态及病变情况。

55. 答案：C
解析 肝内由门静脉左支及其矢状部、左外叶上下支门静脉和左内叶支门静脉构成特性的"工"字形结构，可供识别肝管和门静脉。

56. 答案：C
解析 儿童不易发生粉碎性骨折，更容易发生青枝骨折、骺离骨折、骺早闭和生长板损伤。

50. 化脓性关节炎最早出现的X线骨骼改变是
A. 骨质坏死
B. 骨质虫蚀状破坏
C. 骨质疏松
D. 骨关节软骨破坏
E. 关节间隙狭窄

51. **不属于**骨折直接征象的是
A. 骨皮质断裂
B. 关节间隙增宽
C. 可见透明线和密度增高线
D. 骨小梁不连续
E. 骨形态异常

52. 骨质破坏的X线表现是
A. 骨密度减低
B. 骨小梁模糊
C. 骨小梁变细
D. 骨结构紊乱
E. 骨结构消失

53. 超声检查出胸膜腔积液，最少量约为
A. 200ml
B. 300ml
C. 100ml
D. 500ml
E. 50ml

54. 超声检查肝脏最常用的体位是
A. 左侧卧位
B. 右侧卧位
C. 坐位
D. 仰卧位
E. 半坐位

55. 肝脏"工"字形结构的组成
A. 门静脉及其分支
B. 门静脉右支及其分支
C. 门静脉左支及其主要分支
D. 胆管及其分支
E. 肝静脉及其分支

56. 属于儿童骨折特点的是
A. 易发生粉碎性骨折

B. 不易发生生长板损伤

C. 易发生骺早闭

D. 不易发生青枝骨折

E. 不易发生骺离骨折

57. 灌肠适应证有

    A. 为手术、分娩或者做检查的病人进行肠道准备

    B. 清洁肠道，解除便秘

    C. 稀释和清除肠道内有害物质及毒素，减轻中毒症状

    D. 灌入低温液体，为高热病人降温

    E. 以上全都是

57. 答案：E
解析　灌肠适应证：①软化和清除粪便，排除肠内积气。②清洁肠道，为手术、检查和分娩作准备。③稀释和清除肠道内有害物质，减轻中毒。④为高热病人降温。

58. 清创缝合适用于什么样的伤口

    A. 4小时以内的开放性伤口

    B. 4小时以上无明显感染的伤口、污染较轻、局部血供好的伤口

    C. 伤后早期没有应用广谱抗生素

    D. 头颈、颜面部血供丰富部位的伤口在伤后12~24小时内仍可行清创术

    E. 以上都不对

58. 答案：D
解析　清创缝合适应证：8小时以内的开放性伤口应行清创术；8小时以上而无明显感染的伤口，如伤员一般情况好，亦应行清创术；头面部伤口局部血运良好，伤后12小时仍可按污染伤口行清创术。如伤口已有明显感染，则不作清创，仅将伤口周围皮肤擦净，消毒周围皮肤后，敞开引流。

59. 诊断腹腔内脏损伤最有价值的方法是

    A. 超声波检查　　　　　B. 腹腔穿刺术

    C. 腹部压痛　　　　　　D. X线检查

    E. 同位素检查

59. 答案：B
解析　诊断性腹腔穿刺用于取样做常规、生化、细菌学或细胞学检查，明确腹水性质，以协助明确病因。

60. 下列哪项**不是**引起机械性肠梗阻的原因

    A. 肠管扭转　　　　　　B. 肿瘤

    C. 肠道闭锁　　　　　　D. 铅中毒

    E. 嵌顿疝

60. 答案：D
解析　肠梗阻的病因分四类：①机械性肠梗阻为最常见病因，如肠管扭转、肿瘤压迫肠管、先天性肠道闭锁、嵌顿疝。②动力性肠梗阻：如麻痹性肠梗、慢性铅中毒引起的肠痉挛等。③血运性肠梗阻：是指肠管血运障碍引起的肠梗阻，如肠系膜血管栓塞或血栓形成等。④假性肠梗阻。

61. 提示胃穿孔最有意义的根据是

    A. 突然腹痛　　　　　　B. 急性腹膜炎体征

    C. 休克征象　　　　　　D. 腹腔试验穿刺

    E. 气腹征象

61. 答案：E
解析　膈下游离气体是胃穿孔诊断的重要证据。X线检查75%~80%的病例可见膈下新月形游离气体。

62. 答案：B

解析　①约45%的结肠癌病人癌胚抗原（CEA）阳性，但特异性不高，因此血清CEA一般不用于结肠癌的早期诊断，而是用于监测术后复发、判断预后。②甲胎蛋白（AFP）主要用于原发性肝癌的诊断和预后判断。③癌抗原19-9（CA19-9）主要用于消化道肿瘤的诊断。④CA12-5主要用于卵巢癌的诊断。⑤碱性磷酸酶（AKP）主要用于肝胆、骨骼系统等疾病的诊断。

63. 答案：B

解析　嵌顿性腹股沟斜疝是指腹腔脏器进入疝囊后，因外环狭窄，不能自行复位而停留在疝囊内，继而发生血液循环障碍，如不及时处理，造成绞窄性肠梗阻、肠坏死而出现严重的后果。

64. 答案：C

解析　从术前12小时开始禁食，术前4小时开始禁水，以防止因麻醉或者手术过程中的呕吐而引起窒息或者吸入性肺炎。

65. 答案：D

解析　液氮造成的属于冻伤。

66. 答案：C

解析　甲状腺功能亢进手术禁忌证：①青少年病人；②症状较轻者；③老年病人或有严重器质性疾病不能耐受手术者。

67. 答案：D

解析　溃疡性结肠炎的病人当怀疑有恶化倾向的可能时需要转诊。

---

62. 结肠癌诊断和术后监测最有意义的肿瘤标志物是

    A. AFP   B. CEA

    C. CA19-9   D. CA12-5

    E. AKP

63. 发生嵌顿疝最重要的原因是

    A. 疝内容物大，疝囊小

    B. 疝环小，腹压剧增

    C. 疝内容物与疝囊粘连

    D. 疝囊颈部水肿

    E. 疝内容物弹性差

64. 胃肠道手术，术前禁食的目的是

    A. 避免造成手术困难

    B. 避免术后腹胀

    C. 预防麻醉或手术中呕吐造成的窒息

    D. 防止术后吻合口瘘

    E. 早起恢复肠胃蠕动

65. 以下哪些物质造成的损伤**不属于**化学烧伤

    A. 甲酚   B. 无机磷

    C. 金属钠   D. 液氮

    E. 环氧乙烷

66. 下列中哪项**不宜**实施甲状腺大部切除术

    A. 中度原发性甲亢并发心律不齐

    B. 甲亢有器官压迫症状

    C. 青少年甲亢

    D. 继发性甲亢

    E. 妊娠早期甲亢

67. 对溃疡性结肠炎的病人，转诊的指征是

    A. 每天腹泻2~4次   B. 轻、中度腹痛

    C. 体重减轻<3kg   D. 有恶化倾向的可能

    E. 伴有关节炎

68. 超声检查鉴别胆囊良性息肉与胆囊癌的最重要依据是
   A. 单发或多发　　　　B. 回声强度
   C. 发生部位　　　　　D. 有无声影
   E. 基底部宽度与结节大小

69. 大肝癌的超声诊断标准，肝癌直径大于
   A. 2cm　　　　　　　B. 3cm
   C. 4cm　　　　　　　D. 5cm
   E. 7cm

70. 汇合为肝总管的管道是
   A. 左、右肝管和胆囊管
   B. 右前叶肝管和右后叶肝管
   C. 左内叶肝管和左外叶肝管
   D. 左内叶肝管和右前叶肝管
   E. 左、右肝管

71. 对胆囊结石描述不正确的是
   A. 单发或多发
   B. 均为高强回声团伴有声影
   C. 后方可无声影
   D. 随体位变换向重心方向移动
   E. 嵌顿于胆囊颈部，可诱发急性胆囊炎

68. 答案：E
解析　少数胆囊息肉可能为早期胆囊癌或可发生癌变，因为对于本病，以下情况视为恶性病变的危险因素。①部位：息肉样变好发于体部而胆囊癌好发于颈部、底部。②大小数目：息肉样病变多数小于10mm，且其中最多见的胆固醇息肉往往多发，胆囊癌如腺瘤恶变多大于10mm，多单发。③形状：息肉样病变多为乳头状，表面光洁常有细蒂；胆囊癌多为菜花状，基底较宽。④回声性质：息肉多为中强回声，胆囊癌多为低回声或混合性回声。⑤胆囊浆膜层的完整性与否：息肉样病变胆囊樊浆膜层完整，而胆囊癌常显示浆膜层带状回声中断或消失。⑥伴发结石：大部分息肉样病变较少伴发结石而胆囊癌80%伴发结石。

69. 答案：D
解析　按肿瘤的大小传统分为小肝癌（直径小于5cm）和大肝癌（直径大于5cm）。

70. 答案：E
解析　左、右半肝的胆汁导管各汇成一条肝管，左肝管（left hepatic duct）位置细而较长（长2.5~4.0cm），横行于肝门横沟中，以近于直角汇入肝总管。在肝管结石时虽易于触及，但因与肝总管之间的汇角小，不易自行排石且切开胆总管取石时难度也较大。右肝管（right hepatic duct）位置深，较粗且短（仅2~3cm），与肝总管的汇角为150°左右，因而有利于胆汁引流和自行排石。临床上所见肝管结石以左侧较多。

71. 答案：B
解析　胆石按其化学成分可以分成三类。①胆固醇结石：组成成分以胆固醇为主，占80%以上，质硬表面多光滑，剖面放射状，X线下不显影。②胆色素结石：含胆色素为主，呈棕黑色或者棕褐色，形状大小不一，可成粒状、长条状，甚至呈铸管状，质松软，易碎，多发，又称泥沙样结石。③混合性结石：因为含钙盐较多，X线检查可显影。

72. 答案：B

解析 腹部损伤后的临床表现可有很大差异，从无明显症状体征到出现中毒休克甚至处于濒死状态。内脏如为挫伤，可有腹痛或者无明显临床变现，严重者主要病理变化是腹腔内出血和腹膜炎。

73. 答案：D

解析 甲状腺危象的发生与术前准备不够、甲状腺功能亢进症状未能很好地控制以及手术应激有关。

74. 答案：C

解析 乳腺癌多发生于乳腺外上限而不是乳晕区，45~50岁较高发，绝经后发病率继续上升。乳腺癌较早发生局部扩展。乳腺癌有以下病理分型：①非浸润癌；②早期浸润癌；③浸润性特殊癌；④浸润性非特殊癌；⑤其他罕见癌。

75. 答案：C

解析 面疖特别是鼻、上唇及周围所谓"危险三角区"的疖症状常较重，病情加剧或者被挤碰时，病菌可经内眦静脉、眼静脉，进入颅内海绵状静脉窦，引起化脓性海绵状静脉窦炎，出现颜面部进行性肿胀，可有寒战、高热、头痛、呕吐、昏迷等，病情严重，死亡率高。

76. 答案：D

解析 肛裂行直肠指检时常会引起剧烈疼痛，有时需要在局麻下进行。

77. 答案：C

解析 肝内管道包括Glisson系统和肝静脉系统。Glisson系统由互相伴行的门静脉、肝固有动脉、肝管的各级分支被结缔组织所包绕而构成，是肝依据结构分叶、分段的基础。其中门静脉将胃肠道吸收的营养物携带入肝，供血量约占70%。肝固有动脉供应氧含量较高的血液。肝管及各级胆管是排出胆汁的导管系统。

72. 当发生腹部实质性脏器破裂时，最主要的临床表现是
   - A. 腹膜刺激征
   - B. 内出血征象
   - C. 肠麻痹
   - D. 全身感染症状
   - E. 发热

73. 甲亢术后甲状腺危象多发生在
   - A. 碘剂用量不足的病人
   - B. 术中出血过多的病人
   - C. 甲状腺切除不够的病人
   - D. 术前甲亢症状控制不佳的病人
   - E. 年老体弱的病人

74. 关于乳腺癌的叙述哪项是正确的
   - A. 多发生于乳腺外下限
   - B. 多发生于乳晕区
   - C. 多发生于40~60岁
   - D. 较早发生血道转移
   - E. 属于高分化癌，预后较好

75. 面部疖肿挤压后，头痛、寒战、高热、昏迷，考虑为
   - A. 败血症
   - B. 脓毒血症
   - C. 海绵窦栓塞
   - D. 蜂窝织炎
   - E. 菌血症

76. 便血时**不应**作直肠指检的疾病是
   - A. 内外痔
   - B. 肛门瘘
   - C. 肿瘤病变
   - D. 肛裂
   - E. 直肠脱垂

77. 肝内管道结构包括
   - A. 门静脉、下腔静脉、肝动脉和肝胆管
   - B. 门静脉、肝动脉、肝静脉和胆总管
   - C. 门静脉、肝动脉、肝胆管和肝静脉
   - D. 门静脉、肝动脉、肝胆管和脾静脉
   - E. 门静脉、下腔静脉、肝静脉和肝胆管

78. 混合痔是指
    A. 痔与瘘同时存在
    B. 两个以上内痔
    C. 内痔通过丰富的静脉丛温和支和相应部位的外痔互相融合
    D. 内痔突出肛门外
    E. 内痔多发，遍布一周

79. 早期胃癌系指肿瘤
    A. 仅限于黏膜层，无论胃癌大小或有无淋巴结转移
    B. 超过浆膜层时，不发生远程转移
    C. 仅限于黏膜或黏膜下层，无论胃癌大小或有无转移
    D. 超过肌层时，直径小于5mm
    E. 仅限于黏膜层，直径不超过5mm

80. 多需急诊手术的肠梗阻是
    A. 动力性肠梗阻   B. 粘连性肠梗阻
    C. 蛔虫性肠梗阻   D. 肠扭转
    E. 肠套叠

81. 下列**不属于**绞窄性肠梗阻特点的是
    A. 持续性剧烈腹痛、阵发性加重
    B. 早期出现休克
    C. 明显腹膜刺激征
    D. 胃肠减压抽出液为血性
    E. X线显示大、小肠充气

82. 指甲下脓肿应采取的最佳措施是
    A. 理疗   B. 热敷
    C. 抗生素   D. 拔出指甲
    E. 在甲沟处切开引流

78. 答案：C
解析 混合痔为内痔和相应部位外痔相互融合而成，表现为肛门块脱出，可伴有肛门坠胀感。

79. 答案：A
解析 早期胃癌即胃癌仅限于黏膜或者黏膜下层者。不论病灶大小或有无淋巴结转移，均为早期胃癌。

80. 答案：D
解析 ①肠扭转属于闭祥性肠梗阻，容易引起绞窄，需急诊手术治疗。②动力性肠梗阻常表现为麻痹性肠梗阻，治疗时应以促进肠蠕动功能恢复为主，而不是急诊手术。③粘连性肠梗阻多数可保守治疗缓解，只有发生绞窄时才需急诊手术。④蛔虫性肠梗阻主要采用驱虫治疗，无须手术治疗。⑤早期肠套叠可用空气或钡剂灌肠复位，90%以上可痊愈，大多数无须急诊手术。

81. 答案：E
解析 绞窄性肠梗阻特点：①发病急骤，腹痛剧烈，起始即为持续性或由阵发性转为持续性，呕吐出现早、重、频。②进展快，早期出现休克，抗休克治疗后改善不明显。③有明显腹膜刺激征和全身炎性反应（体温上升、脉率增快、白细胞计数增高。）④腹胀不对称，局部有隆起或触及有压通的肿块（孤立、胀大肠祥）。⑤血性的呕吐物、胃肠减压抽出液、黏液便和腹腔穿刺液。⑥积极非手术治疗无效。⑦腹部X线示孤立、突出胀大的肠祥，不随时间而改变位置，或有假肿瘤状阴影，或肠间隙增宽提示有腹腔积液。

82. 答案：D
解析 甲沟炎初起未形成脓肿时，局部可以选用鱼石脂膏、金黄散等敷贴或者超短波、红外线等理疗，并服用头孢拉定等抗生素。已形成脓肿时除用抗生素以外应行手术治疗，在甲沟旁切开引流，甲根处的脓肿需要分离拔出一部分指甲甚至全片甲片，手术时要注意避免损伤甲床。

83. 答案：C

解析　多发性损伤是指同一致伤因素同时或相继造成一个以上部位的严重创伤。多发伤组织、脏器损伤严重，死亡率高。现场救护要特别注意呼吸、脉搏及脏器损伤的判断，防止遗漏伤情。

84. 答案：C

解析　良性肿瘤多引起膨胀性、压迫性骨质破坏，界限清楚、锐利，破坏区邻近的骨皮质多连续完整。恶性骨肿瘤则多为浸润性生长，常引起筛孔状、虫蚀状和大片溶骨性骨质破坏，界限不清、边缘不整，肿瘤易穿破骨皮质进入周围软组织形成肿块影。

85. 答案：D

解析　挤压综合征是指人体四肢或躯干等肌肉丰富的部位遭受重物长时间的挤压，在挤压解除后出现身体一系列的病理生理改变。临床上主要表现为以肢体肿胀、肌红蛋白尿、高血钾为特点的急性肾衰竭。如不及时处理，后果常较为严重，甚至导致病人死亡。

86. 答案：D

解析　严重损伤后，大量细胞内钾离子进入血液中，同时引起血液中氢离子增多，组织缺血缺氧可使丙酮酸和乳酸大量产生，发生乳酸性酸中毒。

87. 答案：C

解析　三苯氧胺系非甾体激素的抗雌激素药物，其结构与雌激素相似，可在靶器官内与雌二醇争夺ER。三苯氧胺、ER复合物能影响DNA基因转录，从而抑制肿瘤细胞生长。

83. 下列属于多发性创伤的是
    A. 颅骨骨折、头皮血肿
    B. 脊柱骨折伴神经系统损伤
    C. 肋骨骨折伴肝脏破裂
    D. 骨盆骨折伴腹膜后血肿、休克
    E. 挤压综合征

84. 关于良恶性骨肿瘤的鉴别诊断，**错误**的是
    A. 良性肿瘤有致密骨膜反应，恶性肿瘤有间断骨膜反应
    B. 良性肿瘤软组织肿块少见，恶性肿瘤软组织肿块多见
    C. 良性肿瘤骨皮质破坏中断，恶性肿瘤骨皮质连续无中断
    D. 良性肿瘤不发生转移，恶性肿瘤多发生转移复发
    E. 良性肿瘤骨皮质变薄、增厚和膨胀，恶性肿瘤可见溶骨性骨质破坏

85. 挤压综合征主要是指伤后出现
    A. 呼吸困难　　　　　　　B. 休克
    C. 昏迷　　　　　　　　　D. 肾衰竭
    E. 心力衰竭

86. 严重损伤后须及时处理的代谢变化是
    A. 代谢性碱中毒　　　　　B. 呼吸性碱中毒
    C. 早期混合性碱中毒　　　D. 代谢性酸中毒
    E. 混合性酸中毒

87. 雌激素受体（estrogen receptor，ER）阳性的乳腺癌病人可以选用哪种药物行针对性治疗
    A. 维甲酸　　　　　　　　B. 三尖杉酯碱
    C. 三苯氧胺　　　　　　　D. 四氢叶酸钙
    E. 雌二醇

88. 可疑脊柱骨折病人，急救运送中下列哪项是正确的
   A. 疑颈椎骨折时，去枕平卧运送
   B. 救护中2~4人握住四肢搬动
   C. 仰卧床单上运送
   D. 由人背驮运送
   E. 仰卧硬板床上运送

88. 答案：E
解析 脊柱骨折者从受伤现场运输至医院内的急救搬运方式至关重要。一人抬头，一人抬脚或用搂抱的搬运方法十分危险，因这些方法会增加脊柱的弯曲，可以将碎骨片向后挤入椎管内，加重了脊髓的损伤。正确的方法是采用担架、木板甚至门板运送。

89. 急性梗阻性化脓性胆管炎的治疗原则是
   A. 维持有效的循环血量，防止休克
   B. 纠正代谢性酸中毒以及代谢紊乱
   C. 尽快通畅胆汁引流，解除梗阻
   D. 大量、广谱、联合应用抗生素
   E. 急性胆囊切除术治疗

89. 答案：C
解析 急性梗阻性化脓性胆管炎最关键的治疗是尽快行胆道减压术。

90. 治疗急性梗阻性化脓性胆管炎最常用的有效手术方式是
   A. 胆囊空肠吻合术
   B. 胆囊造口术
   C. 胆总管切开探查取石、T管引流术
   D. 胆管空肠吻合术
   E. 胆囊切除合术

90. 答案：C
解析 胆总管切开探查取石、T管引流术能够达到抢救病人生命，简单有效，胆囊造口术难以达到有效的胆道引流。

91. 可能出现杜加斯征（Dugas sign）的疾病是
   A. 肩关节周围炎   B. 肘关节脱位
   C. 锁骨骨折   D. 肩关节脱位
   E. 肱骨外科颈骨折

91. 答案：D
解析 杜加斯征又称搭肩试验：用于检查肩关节脱位，以患肢手掌搭在对侧肩部，而肘部内侧不能贴近胸壁；或者以患肢肘部贴于胸壁，而手不能搭及对侧肩部者，均为阳性。

92. 有关肩关节周围炎的描述，正确的是
   A. 男多于女
   B. 青少年多于中老年
   C. 右侧多于左侧
   D. 肩关节外展、外旋、后伸受限
   E. 三角肌有严重萎缩

92. 答案：D
解析 肩关节周围炎（肩周炎）好发于50岁左右的中老年人，严重者肩关节活动明显受限，俗称"五十肩"或者"凝肩"（冻结肩），为肩周肌肉、肌腱、滑囊和关节囊等软组织的慢性无菌性炎症。

93. 答案：D

解析 腰椎间盘突出症和腰椎管狭窄的临床表现十分相近，但腰椎间盘突出除非突出的腰椎间盘巨大，很少有间歇性跛行，而腰椎管狭窄症病人常以此主诉就诊。

94. 答案：A

解析 全身情况应注意是否昏迷、休克、呼吸困难。有昏迷病史者需重点检查颅脑；有休克者，宜细心排除内脏损伤出血；遇有呼吸困难者，要警惕胸部损伤；就诊较晚，体温超过38°者多考虑合并感染。

95. 答案：A

解析 先用普通肥皂和水清洗手臂及肘部。用消毒毛刷蘸消毒肥皂水，按以下步骤刷洗：先指尖，然后手、腕、前臂、肘部、上臂下二分之一。两手臂交替刷洗，每次刷洗不少于3分钟。用清水冲洗，手指朝上，肘朝下，从手指冲向肘部，洗三次。用无菌毛巾擦干双手后折叠成三角形，放置于腕部，并使三角形底边朝近端，另一只手拉住毛巾下垂的两角旋转向近端移动，直到上臂10cm处，再将毛巾翻过来，用同样的方法擦干净另一只手。将双手及前臂在乙醇中浸泡五分钟。

96. 答案：C

解析 腹股沟滑动性疝是指自腹股沟管突出的脏器和/或其系膜构成部分疝囊的疝，也称难复性疝。滑出的脏器在右侧常见为盲肠，左侧则为乙状结肠。盲肠或乙状结肠的浆膜层构成疝囊的后壁，并向两侧反折构成疝囊的两侧和前壁。有时滑出的脏器为膀胱。

97. 答案：A

解析 肌力可以分为0~5级总共六级。0级为肌肉完全不收缩，为完全瘫痪；1级为肌肉稍有收缩，不能带动关节活动。

93. 腰椎间盘突出症与腰椎管狭窄症临床症状的主要**不同**之处在于

A. 腰痛及下肢放射痛的程度

B. 有无鞍区感觉障碍

C. 双下肢无力的情况

D. 有无间歇性跛行

E. 二便是否障碍

94. 属于骨折全身表现的是

A. 休克　　　　　　　B. 肿胀

C. 疼痛　　　　　　　D. 畸形

E. 瘀斑

95. 肥皂洗手法刷洗顺序正确的是

A. 指尖—手—腕—前臂—肘部—肘上10cm

B. 手—指尖—腕—前臂—肘部—肘上10cm

C. 指尖—手—前臂—腕—肘部—肘上10cm

D. 指尖—腕—手—前臂—肘部—肘上10cm

E. 指尖—前臂—腕—手—肘部—肘上10cm

96. 关于左侧腹股沟滑动性疝，下列哪项是正确的

A. 属可复性疝

B. 疝内容物没有小肠

C. 乙状结肠是疝囊的一部分

D. 最易嵌顿

E. 疝块很小

97. 肌力测定的分级描述中，**错误**的是

A. 1级：肌完全不能收缩，为完全瘫痪

B. 2级：肌收缩可使关节活动，但不能对抗重力

C. 3级：肌仅有抗重力，无抗阻力收缩

D. 4级：肌有抗重力和抗阻力收缩

E. 5级：肌有对抗强阻力收缩

98. 老年男性病人，出现进行性排尿困难，最常见的原因是
   A. 前列腺癌　　　　　　　B. 前列腺增生
   C. 膀胱颈纤维性增生　　　D. 膀胱结石
   E. 尿道结石

99. 在为病人进行手指采血时，应选择
   A. 不戴手套，但注意洗手
   B. 每采一个病人更换一次手套
   C. 戴手套
   D. 戴手套，并在每次操作后进行手消毒
   E. 不戴手套

100. 尿道损伤最常见的症状是
   A. 疼痛　　　　　　　　　B. 尿道出血
   C. 排尿困难　　　　　　　D. 尿潴留
   E. 尿外渗

101. 下列检查哪项对前列腺癌诊断意义不大
   A. PSA 检查　　　　　　　B. 肛门直肠指检
   C. 排泄性尿路造影　　　　D. 前列腺穿刺活检
   E. 前列腺超声

102. 尿道断裂诊断主要依靠
   A. 会阴部血肿
   B. 下腹及骨盆部皮下瘀斑
   C. 骨盆挤压痛
   D. 插导尿管不能进入膀胱
   E. 尿道造影

103. 属于腹膜后器官的脏器是
   A. 胃　　　　　　　　　　B. 升结肠
   C. 降结肠　　　　　　　　D. 直肠
   E. 胰腺

98. 答案：B
解析　前列腺增生的早期由于代偿，症状不典型，随着下尿路梗阻加重，症状逐渐明显。临床症状包括储尿期症状、排尿期症状以及排尿后症状。由于病程进展缓慢，难以确定起病时间。随着腺体增大，机械性梗阻加重，排尿困难加重，下尿路梗阻的程度与腺体大小不成正比。由于尿道阻力增加，病人排尿起始延缓，排尿时间延长，射程不远，尿线细而无力，小便分叉，有排尿不尽感觉。如梗阻进一步加重，病人必须增加腹压以帮助排尿。呼吸使腹压增减，出现尿流中断及淋漓。

99. 答案：D
解析　在为病人进行手指采血时，应选择戴手套并在每次操作后进行手消毒，避免医源性院内感染。

100. 答案：B
解析　尿道损伤常见症状有：①休克；②尿道出血；③疼痛，下腹耻骨联合或会阴部；④排尿困难或尿潴留；⑤阴囊、会阴血肿及瘀斑；⑥尿液外渗；⑦直肠指诊：前列腺浮动，直肠周围饱满。其中最常见的是尿道出血。

101. 答案：C
解析　排泄性尿路造影主要用于双侧肾脏、输尿管和部分充盈的膀胱检查。

102. 答案：E
解析　后尿道损伤诊断：病史和查体：骨盆挤压伤病人出现尿潴留，应考虑后尿道损伤。直肠指检可触及直肠前方有柔软、压痛的血肿，前列腺尖端可浮动。若指套染有血液，提示合并直肠损伤。X线检查：骨盆前后位片显示骨盆骨折。尿道造影有造影剂外溢至前列腺或膀胱周围是诊断尿道损伤的可靠依据。

103. 答案：E
解析　胰腺、肾脏、肾上腺、腹主动脉与下腔静脉均属腹膜后脏器。

104. 答案：C

解析 急性胰腺炎有多种致病危险因素，国内以胆道疾病为主，占50%以上；国外最常见的病因是过量饮酒，占60%以上；暴食暴饮是最常见的诱因，因此胰腺炎也称为"节日病"；代谢性疾病和十二指肠液反流也是急性胰腺炎病因但不是最常见。

105. 答案：E

解析 股骨颈骨折后，髋痛，有压痛及轴心叩痛，患肢出现外旋短缩畸形，大转子上移超过Nelaton线，Bryant三角底边缩短，患肢应略短于健侧。

1. 答案：C

解析 根据患者的主诉和症状，首先考虑甲状腺功能亢进症，甲状腺功能亢进症是一种由于甲状腺过多分泌甲状腺激素而引起的内分泌系统疾病，其中甲状腺功能检查中的血清甲状腺激素（T_3和T_4）通常会升高，TSH的水平通常会降低。

2. 答案：E

解析 正常pH应为7.35~7.45，故病人为酸中毒。同时，$PaCO_2$ 73mmHg升高，说明病人通气不足，且PaO_2 60mmHg低于84mmHg，所以病人属于呼吸性酸中毒伴低氧血症。

3. 答案：B

解析 前尿道损伤的临床表现：尿道出血、疼痛、排尿困难、阴囊外肿胀、尿外渗。

104. 急性胰腺炎国内和国外最常见致病危险因素分别是

A. 胆道疾病，暴食暴饮

B. 过量饮酒，胆道疾病

C. 胆道疾病，过量饮酒

D. 暴饮暴食，十二指肠液反流

E. 代谢性疾病，十二指肠液反流

105. 股骨颈骨折的体征**不包括**

A. 患肢及髋部疼痛 　　　　B. 患肢常有外旋畸形

C. 大转子突出 　　　　　　D. 患髋轴向叩痛

E. Bryant三角底边延长

A2型题

1. 病人，女性，25岁，主诉多汗，怕热，心悸，食欲亢进，消瘦，性情亢奋激动，月经失调。查体：心率121次/min，甲状腺Ⅱ度肿大，手颤（+），可闻及血管杂音。进一步检查应最有助于诊断的是

A. 针吸细胞学检查

B. 甲状腺CT检查

C. 血清中T_3、T_4含量测定

D. 甲状腺同位素扫描

E. 甲状腺超声

2. 病人，男，70岁，气短、喘息、口唇轻度发绀、咳嗽，肺部可闻及干、湿啰音。动脉血气分析示$PaCO_2$ 73mmHg，PaO_2 60mmHg，pH 7.31，最可能的是

A. 低氧血症

B. 呼吸性酸中毒

C. 呼吸性碱中毒伴低氧血症

D. 呼吸性碱中毒

E. 呼吸性酸中毒伴低氧血症

3. 病人，男，40岁，主诉排尿困难，会阴疼痛，因2小时前骑跨于树干上，会阴部及阴囊受伤肿胀，瘀斑伴随剧痛，伤后排尿困难及尿潴留，可能性最大的诊断是

A. 会阴部软组织损伤 　　　　B. 尿道球部损伤

C. 尿道膜部损伤　　　　　　D. 膀胱破裂

E. 骨盆骨折

4. 病人，男性，40岁，下腰痛伴发热2天来诊。既往有尿急尿痛发作史，取前列腺按摩液检查，白细胞满视野，2小时后体温高达40℃，血压86/56mmHg，躁动不安，急收ICU病房治疗。下列哪项检查**不恰当**

　　A. 中段尿镜检及培养　　　B. 分段尿镜检及培养

　　C. 肛门指检　　　　　　　D. 前列腺按摩

　　E. 前列腺超声检查

5. 病人，男性，22岁，一周前颈部长一疖肿，3天来寒战、高热、咳嗽、黄脓痰，血白细胞21×10^9/L，中性粒细胞90%，胸片两肺有较淡的片状阴影，部分病灶内可见液平之透光区。诊断考虑为

　　A. 金黄色葡萄球菌肺炎

　　B. 病毒性肺炎

　　C. 军团菌肺炎

　　D. 支原体肺炎

　　E. 肺炎球菌肺炎

6. 病人，女性，13岁，5天前左股部生一小疖，自行挤压排脓，5天后突然发热，体温至40℃，寒战，皮肤小红点，右股部、左背部有包块，触痛，无波动，巩膜轻度黄染。最可能的诊断是

　　A. 败血症　　　　　　　　B. 多发性脓肿

　　C. 毒血症　　　　　　　　D. 肝脓肿

　　E. 脓毒血症

7. 病人，男性，42岁，近两天来频繁呕吐、无法进食。实验室检查：血Na^+ 159mmol/L，K^+ 3.4mmol/L，血糖11.5mmol/L，BUN 7mmol/L，血浆渗透压346.7mmol/L，尿酮体（＋）。下列诊断**错误**的是

　　A. 低渗性脱水　　　　　　B. 酮症

　　C. 高血糖　　　　　　　　D. 低钾血症

　　E. 高钠血症

8. 答案：D
解析　急性淋巴结炎多数继发于其他化脓性感染病。由于化脓菌侵犯淋巴结所引起的局部淋巴结肿大、疼痛和压痛，初期尚可推动，到后期多个淋巴结粘连成硬块而不易推动，使表面皮肤红肿，压痛明显。严重时常有畏寒、发热、头痛等全身症状。如处理不及时可形成脓肿，因此早发现、早诊断、早治疗是防治本病的关键。

9. 答案：C
解析　由于吗啡的副作用有恶心、呕吐，刚开始使用时，发生的频率相当高，主要是吗啡直接刺激到延脑的化学接收器激发区域造成的，所以不应用于有严重呕吐病人。

10. 答案：C
解析　怀疑为一氧化碳中毒，应立即将病人搬到室外空气新鲜处。

11. 答案：B
解析　根据病人的血气分析为呼吸性碱中毒表现，所以认为过度通气所致。

12. 答案：B
解析　疖、痈、脓肿和急性乳腺炎致病菌均为金黄色葡萄球菌，而颈淋巴结核致病菌为结核分枝杆菌，属于特异性感染。

8. 病人，男性，43岁，主诉高热1天，右下颌下肿物伴剧痛。1周前出现化脓性扁桃腺炎，近1天前突发高热，右下颌下肿物，剧痛。查体：体温39.3℃，右下颌下肿物，直径2.5cm，触痛，红肿，中央部位可触及波动感。考虑诊断是

A. 普通感冒　　　　　　　　B. 淋巴结结核
C. 口底化脓性蜂窝织炎　　　D. 急性化脓性淋巴结炎
E. 面部疖

9. 男性，34岁，因车祸送至急诊，车祸中头部受到撞击，剧烈头痛，神情恍惚躁动，曾呕吐2次，且呈喷射状。**不正确**的处理是

A. 抬高床头15~30cm　　　　B. 给予吸氧
C. 肌内注射吗啡　　　　　　D. 甘露醇快速静脉滴注
E. 去枕，头偏向一侧

10. 病人在冬季使用自己安装的煤炉生火取暖时，出现头痛、头晕、无力、胸闷、心悸、恶心等症状。现场抢救时，首要措施是

A. 给予口对口人工呼吸

B. 给予止痛药

C. 立即将病人搬到室外空气流通处

D. 高压氧舱吸氧

E. 给予物理降温

11. 病人，女性，16岁，既往体健，与父母争吵哭泣后，突感呼吸困难，四肢麻木，恐惧，头晕。发病40分钟时动脉血气分析：$PaCO_2$ 12.9kPa（97mmHg），$PaCO_2$ 2.7kPa（20mmHg），pH 7.62。最可能为

A. 自发性气胸　　　　　　　B. 过度通气
C. 支气管哮喘发作　　　　　D. 急性喉炎
E. 肺梗死

12. 下列属于特异性感染的是

A. 痈　　　　　　　　　　　B. 颈淋巴结核

C. 急性乳腺炎　　　　　　D. 疖

E. 脓肿

13. 男性，20岁，右前臂被炸伤4小时，最大伤口长5cm，出血多，伤及肌肉，X线检查无骨折，未见金属异物，其伤口最佳处理是

A. 清创后二期缝合

B. 加压包扎止血观察

C. 清洗伤口后包扎

D. 包扎、石膏固定患肢

E. 清创后一期缝合

13. 答案：A

解析　①病人为火器伤，应行清创后开放引流以及延期缝合，不能一期缝合伤口，否则会招致严重感染，故A对而E错。②加压包扎止血、固定为现场急救措施，而本例为院内处理，故不选B、D。火器伤病人伤口污染严重，需彻底清创，延期缝合，而不能只行简单的"清洗伤口包扎"，故不选C。

14. 有关Ⅲ度烧伤的描述哪一项是**错误**的

A. 全层皮肤烧伤，皮肤坏死，脱水后形成焦痂

B. 创面蜡白或焦黄，甚至炭化

C. 烧伤深度深，渗液多，创面疼痛越明显

D. 可见粗大栓塞的树枝状血管网

E. 愈合后常形成瘢痕，且常造成畸形

14. 答案：C

解析　Ⅲ度烧伤特点创面无水疱，呈蜡白或焦黄色甚至炭化，痛觉消失，局部温度低，皮层凝固性坏死后形成焦痂，触之如皮革，痂下可见树枝状血管网。

15. 男性，18岁，右足和右小腿开水烫伤，烧伤面积为

A. 5%　　　　　　　　　　B. 7%

C. 10%　　　　　　　　　D. 15%

E. 17%

15. 答案：C

解析　病人右足和右小腿烫伤，其烫伤面积＝右足（3.5%）＋右小腿（6.5%）＝10%，故答C

16. 女性，45岁，1年来久站或长时间行走时觉下腹部胀痛不适。查体：体温36.5℃，脉搏80次/min，呼吸18次/min，血压120/80mmHg，双肺呼吸音清，未闻及干湿啰音，心律齐，腹软，无压痛，立位左腹股沟韧带下方内侧突起半球形肿物，平卧时可缩小，咳嗽时无明显冲击感，压迫内环后肿物仍可复出，该病人最适宜的手术方法是

A. Shouldice法疝修补术

B. McVay法疝修补术

C. Bassini法疝修补术

D. Halsted法疝修补术

E. Ferguson法疝修补术

16. 答案：B

解析　股疝好发于中年女性，本题病人45岁女性，左腹股沟下方可复性包块，平卧位可缩小，压迫内环后肿物仍可复出，应诊断为股疝，治疗首选McVay修补，ACDE均为腹股沟斜疝的常用手术方式。

17. 答案：C

解析 ①腹部闭合性损伤治疗观察期间，可行诊断性腹穿，以了解有无实质性脏器损伤，密切监测生命体征；积极补充血容量，抗休克；为预防感染，可给予广谱抗生素。②观察期间不能注射镇静镇痛剂，以免掩盖伤情，延误诊断和治疗。

18. 答案：B

解析 直肠指诊是肛门直肠疾病检查方法中最简便、最有效的方法之一。通过直肠指诊检查可及早发现肛门直肠的早期病变。据国内统计，有80%的直肠癌是通过直肠指诊时被发现。因此在临床上对初诊病人及可疑病人都应作直肠指诊检查，决不可忽视这一重要的检查方法，以免延误直肠癌肿等重要疾病的早期诊断及手术时机。

19. 答案：B

解析 腹痛、高热、黄疸是胆道感染的典型症状，所以应首先考虑为急性化脓性胆囊炎。

20. 答案：A

解析 目前病人已经出现低血压休克状态，需要先抗休克，补充血容量。

---

17. 病人，男性，34岁，腹部砸伤4小时。查体见四肢湿冷，腹肌紧张，全腹压痛、反跳痛，有移动性浊音，肠鸣音消失，该病人目前应进行的处理**不包括**

A. 诊断性腹腔穿刺

B. 密切检测基本生命体征

C. 给予镇痛和镇静剂

D. 抗感染治疗

E. 补充血容量，抗休克治疗

18. 病人，男性，48岁。过去因痔疮间断有大便带血，近两月来，大便持续性带血，并伴大便习惯改变，需要首先进行最简便有效的诊断方法是

A. 钡灌肠　　　　　　　　　B. 直肠指诊

C. 纤维结肠镜检查　　　　　D. 腹部超声

E. 腹部 X 线片

19. 病人，女性，53岁。2天前突发右上腹绞痛，无他处放射，伴恶心，自述间断性夜间上腹部不适2年余。查体：体温39.4℃，右上腹肌紧张，压痛，肠鸣音减弱，巩膜稍黄染，WBC $21 \times 10^9/L$，血清淀粉酶125温氏单位。最可能的诊断为

A. 胆道蛔虫症　　　　　　　B. 急性化脓性胆囊炎

C. 溃疡病穿孔　　　　　　　D. 急性坏疽性阑尾炎

E. 急性胰腺炎

20. 病人，男性，56岁，急性肠梗阻3天入院。查体：体温37.5℃，血 Na^+ 137mmol/L，血 K^+ 3.2mmol/L，血压80/56mmHg，HCO_3^- 19mmol/L，应首选的治疗措施是

A. 抗休克，补充血容量

B. 立即补钾

C. 急诊手术解除病因

D. 纠正酸中毒，给予碱性药物

E. 立即给予强心，升压药物

21. 病人，女性，30岁，主诉反复中上腹痛2年余。自述常餐前及夜间痛，伴随反酸、嗳气，进食后可缓解，口服复方氢氧化铝片等可暂时缓解。近日工作较累，餐后呕出咖啡色液体及食物少许，夜间排出柏油样便约300ml。查体：脐右上方轻度压痛。该例消化道出血最可能的原因是

    A. 十二指肠溃疡出血

    B. 胃溃疡出血

    C. 胃癌出血

    D. 食管贲门黏膜撕裂综合征

    E. 食管静脉曲张破裂出血

21. 答案：A
解析 十二指肠溃疡多见于中青年男性，有周期性的特点，秋冬、冬春季节好发。主要表现为上腹部或剑突下的疼痛，有明显的节律性，与进食密切相关，多于进食后3~4小时发作，服抗酸药物能止痛，进食后腹痛可暂时缓解，饥饿痛及夜间痛是十二指肠溃疡的特征性症状。

22. 病人，女性，40岁，主诉肛门疼痛3天余，肛门外有肿物突出，无便血，月经正常。局部检查：肛门外有0.8cm大小肿物，触痛明显，表面光滑、边界清楚，呈暗紫色。最可能的疾病是

    A. 直肠脱垂   B. 肛裂

    C. 血栓性外痔   D. 肛门周围脓肿

    E. 内痔脱出

22. 答案：C
解析 血栓性外痔的临床表现为肛周暗紫色长条圆形肿物，表面皮肤水肿，质硬，压痛明显。

23. 病人，男性，56岁，食管癌根治术后第13天，进少量流食后出现胸痛、高热。查体：体温39.4℃，最可能的问题是

    A. 吻合口瘘   B. 吻合口狭窄

    C. 脓胸   D. 反流性食管炎

    E. 乳糜胸

23. 答案：A
解析 吻合口瘘是食管癌手术后最常见的严重并发症，也是死亡的主要原因，表现为术后持续发热或进食后突发的高热，可伴寒战、胸痛、呼吸困难、患侧呼吸音减低、心率快。胸内食管胃吻合口破裂时，大量胃液流入胸腔，造成化学性强烈刺激，引起胸膜肺休克。

24. 病人，女性，35岁，右胸刀刺伤20分钟，胸部疼痛，伴呼吸困难。查体：神清，脉率108次/min，血压90/70mmHg，口唇发绀，气管左偏，右胸第3肋间刀口深达胸膜腔，右肺呼吸音消失，无头、颈、胸、面部皮肤下气肿。首先应行的处置是

    A. 清创、缝合胸腔创口，同时行闭式引流术

    B. 心电图检查

    C. 急诊剖胸探查

    D. 摄胸部正侧位片

    E. 胸腔穿刺

24. 答案：A
解析 此病人为外伤性气胸，需首先给予清创、缝合，后成为闭合性气胸，病人肺压缩大于30%，先自患侧二肋锁骨中线行胸腔穿刺抽气。如抽气后，症状一度减轻但不久又加重，应行胸腔闭式引流。应用抗生素预防感染。

25. 答案：E
解析 X线片为诊断骨折的首选检查，主要由于其检查方便，在骨折定位上较方便，费用较低。

26. 答案：E
解析 骨关节炎为一种退行性病变，系由于增龄、肥胖、劳损、创伤、关节先天性异常、关节畸形等诸多因素引起的关节软骨退化损伤，关节边缘和软骨下骨反应性增生，又称骨关节病、退行性关节炎、老年性关节炎、肥大性关节炎等。临床表现为缓慢发展的关节疼痛、压痛、僵硬、关节肿胀、活动受限和关节畸形等。

27. 答案：B
解析 ①腹部闭合性损伤病人为了解有无胰腺损伤，可做诊断性腹腔灌洗，取腹腔灌洗液做淀粉酶测定，可确诊胰腺损伤，故选B。②虽然血淀粉酶升高对胰腺损伤有一定的诊断价值，但并非胰腺损伤特有，上消化道穿孔也可有类似表现，且30%的胰腺外伤并无淀粉酶升高，故不选E。③超声可发现胰腺回声不均匀和周围积血积液，有助于诊断，但许多病人由于肥胖、腹胀、肠气干扰不能获得满意图像。④腹腔动脉造影主要用于消化道大出血的定位诊断，腹部X线片对胰腺损伤的诊断价值不大。

28. 答案：A
解析 急性胆囊炎症状包括5项。①右上腹绞痛：阵发性加剧，持续时间长，并向右肩或右背部放射。深呼吸、改变体位或咳嗽等动作可使疼痛加重，以致病人屈身静卧，不敢活动。②胆囊肿大：1/3~1/2的病人可在右上腹摸到一个稍微隆起，像鸡蛋大小的肿大胆囊，触压时疼痛加重。③恶心呕吐：有些病人会恶心和呕吐，但呕吐一般并不剧烈。④发热：大多数病人还伴有发热，体温通常在38.0~38.5℃之间，高热和寒战并不多见。⑤少数病人还有眼白和皮肤轻度发黄。

25. 病人，男性，70岁。在浴室不慎摔伤，左髋部肿痛，双下肢活动受限。查体：右髋肿胀不明显，但有叩痛，左下肢短缩，外旋畸形。应首选的检查方法是
A. 关节造影
B. 核素扫描
C. MRI检查
D. CT检查
E. 普通X线片

26. 病人，女性，68岁，双膝、双髋关节疼痛十几年，起病缓慢，进行性加重，行走困难。检查显示：类风湿因子（-），血沉正常。最有可能的疾病是
A. 感染性关节炎
B. 风湿性关节炎
C. 类风湿关节炎
D. 红斑狼疮
E. 骨性关节炎

27. 病人，男性，32岁，上腹部被挤压2小时，出现上腹部痛、恶心、腹胀，为排除胰腺损伤，最有价值的检查为
A. 腹腔动脉造影
B. 诊断性腹腔灌洗术
C. 超声
D. 腹部X线片
E. 血尿淀粉酶

28. 病人，女性，45岁，主诉发作性上腹痛5年余，1周以来上腹部绞痛，向肩部和后背部放射，伴畏寒、发热。查体：右肋下可触及1个6.5cm×4cm×3cm的包块，触痛明显，表面光滑。该病人可能的诊断为
A. 急性胆囊炎
B. 幽门梗阻
C. 急性胃炎
D. 肠梗阻
E. 急性胰腺炎

29. 病人，男性，56岁，腹部闭合性损伤手术探查时发现横结肠系膜根部有较多气泡，应高度怀疑的部位是

A. 横结肠　　　　　　B. 乙状结肠

C. 直肠上段　　　　　D. 十二指肠球部

E. 十二指肠水平部

29. 答案：E

解析　十二指肠分四部，即球部、降部、水平部及升部。降部、水平部均属于腹膜后位器官，破裂后腹腔气体可进入腹膜后，在横结肠根部形成气泡。

30. 病人，男性，30岁，主诉持续性上腹左侧剧烈疼痛4小时余，伴恶心呕吐，发病前曾参加婚宴。查体：上腹偏左压痛，无反跳痛。最可能的诊断是

A. 急性胆囊炎　　　　B. 急性阑尾炎早期

C. 急性胰腺炎　　　　D. 十二指肠球部溃疡

E. 胆道蛔虫

30. 答案：C

解析　溃疡穿孔一般有长期溃疡病史，突然发病，腹痛剧烈可迅速波及全腹，腹肌板样强直；胆道疾病常有绞痛发作史，疼痛多在右上腹，常伴右肩、背放射痛，Murphy征阳性；胰腺炎腹痛常位于上腹部，多以左侧明显，多数为吃饱后或是饮酒后突然发作；阑尾炎的腹痛会逐渐转移到右下腹，并出现阑尾区压痛、反跳痛。

31. 病人，女性，48岁，反复上腹痛20年，近1周出现频繁呕吐，呕吐量大，呕吐物为宿食。查体：体温37℃，可见胃型，振水音（+）。最可能的诊断是

A. 十二指肠憩室　　　B. 幽门梗阻

C. 十二指肠梗阻　　　D. 小肠梗阻

E. 食管裂孔疝

31. 答案：B

解析　"反复呕吐，呕吐宿食，不含胆汁"为幽门梗阻的特征性表现，结合病史及临床表现，本例应诊断为消化性溃疡伴幽门梗阻。

32. 病人，男性，25岁，因十二指肠溃疡急性穿孔行胃大部切除术，术后顺利恢复进食，进半流食鸡蛋时，突然出现频繁呕吐，下列治疗中错误的是

A. 禁食、胃肠减压　　B. 输液

C. 应用糖皮质激素　　D. 肌内注射新斯的明

E. 紧急手术治疗

32. 答案：E

解析　病人胃大部切除术后，频繁呕吐，应考虑术后胃瘫。胃瘫属于动力性胃通过障碍，无器质性病变，应给予保守支持治疗，严禁手术治疗。

33. 病人，男性，30岁，突发腹痛以右腹为剧，并向腹股沟放射，伴腹胀、恶心。查体：体温正常，腹平软，无压痛及包块，右肾区叩痛，尿常规示红细胞5~10个/HP，余（−）。最可能的诊断是

A. 消化性溃疡穿孔　　B. 膀胱肿瘤

C. 肾结石　　　　　　D. 夹层动脉瘤

E. 慢性肾炎急性发作

33. 答案：C

解析　肾结石的常见症状是腰腹部疼痛及血尿。肾绞痛是上尿路结石的典型症状，表现为突发的肋脊角和腰部的刀割样疼痛，通常有放射痛，受累部位为同侧下腹部、腹股沟、大腿内侧，排尿困难、尿量减少，可出现恶心、呕吐、低热等。血尿常在腰痛后发生。肾结石典型的体征是患侧肾区叩击痛，肾结石慢性梗阻引起巨大肾积水时，可出现腹部包块。

A3型题

【1~3题共用题干】

病人，男性，20岁，左侧结核性胸膜炎合并中等量胸腔积液，积极抗结核治疗，积液未减少，胸腔穿刺2次，抽出淡黄色清亮液体共约1 500ml，每次胸腔穿刺后均向胸膜腔内注射异烟肼0.3g。昨天起突然高热，呼吸困难，急查血常规，白细胞计数18.2×10^9/L，中性粒细胞百分比92%，胸片示胸腔积液较前增多。

1. 造成病人高热最可能的原因是
   - A. 结核播散
   - B. 结核中毒症状
   - C. 抗结核药物副作用
   - D. 合并结核性心包炎
   - E. 合并急性脓胸

2. 为明确诊断，首选检查方法是
   - A. 胸部超声
   - B. 胸部CT
   - C. 胸腔镜检查
   - D. 支气管检查
   - E. 胸腔穿刺，胸腔积液检查

3. 目前最重要的治疗措施是
   - A. 停用抗结核药物
   - B. 加大抗结核药物剂量
   - C. 更换抗结核药物
   - D. 加用抗生素
   - E. 胸腔闭式引流

【4~6题共用题干】

病人，女性，18岁，上唇红肿、头痛5天，加重伴寒战、高热2天。查体：表情淡漠，体温39.5℃，脉搏120次/min。上唇隆起呈紫红色，中心组织坏死塌陷，有多个脓栓，鼻部、眼部及其周围广泛肿胀，发硬触痛。血常规：白细胞计数25×10^9/L，中性粒细胞百分比90%。

---

1. 答案：E
解析 结核性胸膜炎合并胸腔积液病人，多次胸腔穿刺注药治疗，可能造成胸膜腔感染。病人突发高热，胸腔积液增多，白细胞总数及中性粒细胞百分比均增高，应考虑合并急性脓胸。

2. 答案：E
解析 为明确急性脓胸的诊断，可作胸腔穿刺，若抽出脓液即可确诊。

3. 答案：E
解析 急性脓胸中毒症状重，积液量较大，应尽早行胸腔闭式引流排出脓液。

4. 本例应考虑的诊断是
   A. 唇部蜂窝织炎
   B. 唇痈
   C. 唇静脉瘤继发感染
   D. 唇疖
   E. 唇痈并发化脓性海绵状静脉窦炎

5. 本例治疗措施**错误**的是
   A. 输液，少量多次输血
   B. 限制张口，少言语
   C. 早期联合静脉滴注抗生素
   D. 过氧化氢局部湿敷
   E. 切开引流

6. 颌下急性蜂窝织炎最严重的并发症是
   A. 化脓性海绵状静脉窦炎
   B. 败血症
   C. 唇部蜂窝织炎
   D. 喉头水肿、窒息
   E. 脓毒血症

4. 答案：E
解析 发生在危险三角（鼻根及两侧上唇角之间）的唇痈，致病菌可经内眦静脉、眼静脉进入颅内海绵状静脉窦，引起化脓性海绵状静脉窦炎。表现为颜面部进行性肿胀、寒战高热、头痛、呕吐、昏迷等，病情严重，死亡率很高。结合病史及临床表现，本例应诊断为唇痈并发化脓性海绵状静脉窦炎。

5. 答案：E
解析 唇部疖、痈的临床表现与身体其他部位疖、痈者治疗基本相同。要注意的是其局部解剖、生理的特殊性。面部静脉无瓣膜，血液可逆行，因此需限制张口，控制面部活动。
在危险三角区处，面部静脉经面前静脉、内眦静脉、眼静脉等与颅内的海绵窦相通。鉴于上述特点，唇部疖、痈若经挤压、搔抓等不正确处理，感染可扩散入血液循环引起败血症等全身性感染，或感染进入颅内导致海绵窦血栓性静脉炎。
唇部疖、痈的全身治疗同一般的炎症类似，输液及少量多次输血及早期联合滴注抗生素。重点应注意局部正确处理、防止发生并发症。
局部治疗主要采用非手术疗法，禁忌挤压、挑刺或早期切开。早期可作疗疗、外敷拔毒膏、鱼石脂软膏或中草药。如有脓栓形成，可用小镊轻轻夹出，疖、痈部位可用高渗盐水或过氧化氢等湿敷。只有形成皮下脓肿后方可轻巧地切开皮肤，以利引流。

6. 答案：D
解析 颌下急性蜂窝织炎进展迅速，当感染波及咽喉、颈部时，可导致喉头水肿、窒息死亡。口底及颌下急性蜂窝织炎应及早切开减压，以防喉头水肿，压迫气管。

7. 答案：C

解析　动脉硬化性闭塞症是一种全身性疾病，可以发生在全身大中动脉，以腹主动脉远侧及髂-股-腘动脉最为多见，后期可累计腘动脉远侧的主干动脉。由于动脉腔狭窄或者闭塞，出现下肢慢性缺血性的临床表现。本病多见于男性，发病年龄多在45岁以上。

8. 答案：D

解析　非手术治疗目的为降低血脂和血压，改善血液高凝状态，减轻症状的作用有限。管腔内并无明显血栓，所以无须溶栓。内膜剥脱术主要适用于短段的主-髂动脉闭塞病变者。旁路转流术采用自体静脉或人造血管，于闭塞近、远端之间做搭桥转流。

9. 答案：A

解析　甲状腺次全切除术后12小时突发呼吸困难，可能为切口创面出血，压迫气管所致。喉返神经损伤常表现为声音嘶哑；喉上神经内支损伤常表现为饮水呛咳；甲状旁腺损伤常表现为手足抽搐；甲状腺危象常表现为高热大汗、谵妄昏迷、上吐下泻。

10. 答案：B

解析　创面出血压迫气管，属于危急重症，抢救时应争分夺秒，以免病人窒息死亡。可于床旁立即拆除缝线，清理血肿，解除气道梗阻。

【7~8题共用题干】

病人，男性，70岁。左下肢痛、麻、凉1年，逐渐加重，左趾变黑。影像学检查：左下肢股动脉造影示股动脉血管狭窄，腘动脉壁不光滑；血管彩超示左股动脉中段狭窄，管腔闭塞近2/3，腘动脉信号消失。

7. 该病人正确的诊断是

　　A. 右股动脉栓塞

　　B. 下肢血栓闭塞性脉管炎

　　C. 下肢动脉硬化性闭塞症

　　D. 下肢雷诺综合征

　　E. 下肢夹层动脉瘤

8. 该病人应用哪种方法治疗效果最好

　　A. 扩张血管药应用，如妥拉唑林等

　　B. 溶栓疗法，如尿激酶

　　C. 内膜剥脱术

　　D. 髂股动脉旁路转流术

　　E. 右2、3、4交感神经节切除术

【9~11题共用题干】

病人，女，30岁，甲亢行甲状腺次全切除术，返回病房12小时后感气憋、心慌。病人面色发绀，呼吸急促30次/min，血压136/90mmHg，脉率120次/min，伤口部饱满，张力高。

9. 该病人最可能发生的并发症是

　　A. 创面出血压迫气管　　　　B. 喉返神经损伤

　　C. 喉上神经损伤　　　　　　D. 甲状旁腺损伤

　　E. 甲状腺危象

10. 应立即采取的重要措施是

　　A. 急诊床边超声

　　B. 立即拆除缝线

　　C. 急查血钙

D. 静脉注射氯化钙20ml

E. 高流量吸氧

11. 进一步的治疗是

    A. 急送手术室探查止血

    B. 急送手术室探查受损神经

    C. 加强补钙，并予DT10治疗

    D. 密切观察

    E. 气管切开

11. 答案：A
解析 创面出血压迫气管，经床
边紧急处理后，如呼吸困难未完
全缓解，应将病人急送手术室探
查止血。

【12~14题共用题干】

女性，40岁，左乳房外上象限可触及一直径3cm的包块，距乳头5cm，同侧腋窝触到肿大淋巴结2枚，大小约1.0cm×1.0cm，质硬，可推动，其他器官系统未见异常。

12. 该病人最佳的定性诊断方法是

    A. 粗针穿刺活检

    B. 细针穿刺细胞学检查

    C. 切取活检

    D. 钼靶X线摄片

    E. MRI检查

12. 答案：B
解析 乳腺肿块术前定性诊断首
选细针穿刺细胞学检查，准确率
80%以上，粗针穿刺活检、切取
肿块活检易导致癌细胞扩散，临
床上少用。钼靶X线摄片、MRI
为影像学检查，不能确定乳腺肿
块的性质。

13. 若该病人确诊为乳腺癌，则其TNM分期为

    A. $T_1N_1M_0$ B. $T_2N_1M_0$

    C. $T_1N_2M_0$ D. $T_2N_2M_0$

    E. $T_3N_2M_0$

13. 答案：B
解析 按TNM分期原则，本例
属于$T_2N_1M_0$。

14. 该病人若确诊为乳腺癌，则其临床分期为

    A. Ⅰ期   B. Ⅱ期

    C. Ⅲ期   D. Ⅳ期

    E. Ⅴ期

14. 答案：B
解析 乳癌的临床分期与TNM
分期的关系：0期$=TisN_0M_0$；
Ⅰ期$=T_1N_0M_0$；Ⅱ期$=T_{0~1}N_1M_0$、
$T_2N_{0~1}M_0$、$T_3N_0M_0$；Ⅲ期$=T_{0~2}N_2M_0$、
$T_3N_{1~2}M_0$、包括T_4的任何NM，
Ⅳ期包括M1的任何TN。由此
可见本例为Ⅱ期。

【15~17题共用题干】

男性，23岁，突然晕倒2小时，5天前因车祸撞伤左下胸部，曾卧床休息2天。查体：P 140次/min，R 3

次/min，BP 75/60mmHg神志清，面色苍白，左下胸有皮肤痕斑，腹部膨隆，轻度压痛、反跳痛，移动性浊音阳性，肠鸣音减弱。

15. 答案：D
解析 病人左下胸部外伤后出现腹腔内出血征象，如脉搏增快，血压降低，面色苍白，腹部移动性浊音阳性，应诊断为脾破裂。

15. 最可能的诊断是
A. 小肠破裂　　　　　　　B. 结肠破裂
C. 胃破裂　　　　　　　　D. 脾破裂
E. 肾破裂

16. 答案：E
解析 内脏器官的破裂应用诊断性腹腔穿刺，抽出血性腹水为首选。

16. 为尽快明确诊断，首选的辅助检查是
A. 腹部MRI　　　　　　　B. 胸部X线片
C. 腹部超声　　　　　　　D. 腹部CT
E. 诊断性腹腔穿刺

17. 答案：B
解析 腹部闭合伤的探查顺序为：先探查肝、脾等实质性器官，同时探查膈肌有无破损；再探查空腔脏器，胃—十二指肠第一段—空肠—回肠—大肠及其系膜—盆腔脏器；最后切开胃结肠韧带显露网膜囊，探查胃后壁和腹膜。

17. 该病人手术探查的顺序是
A. 先胰腺，后肝脾　　　　B. 先肝脾，后胃肠道
C. 先盆腔器官，后肝脾　　D. 先肠系膜大血管
E. 先胃肠道后肝脾

【18~19题共用题干】
男性，55岁，进行性吞咽困难3个月，体重下降5kg，查体无阳性发现。

18. 答案：B
解析 进行性吞咽困难是食管癌的典型表现。老年病人进行性吞咽困难，体重下降，应诊断为食管癌。

18. 该病人最可能的诊断是
A. 食管灼伤狭窄　　　　　B. 食管癌
C. 食管平滑肌瘤　　　　　D. 贲门失弛缓症
E. 食管憩室

19. 答案：D
解析 确诊食管癌首选食管镜及活组织检查。选项A、B、E均为影像学检查，不能确诊食管癌。食管拉网脱落细胞学检查常用于食管癌的普查。

19. 首选检查方法是
A. 胸部CT　　　　　　　　B. 食管超声波检查
C. 食管拉网检查　　　　　D. 食管镜检查活检
E. 胸部MRI

【20~22题共用题干】
病人，男性，64岁，体检发现胆囊占位性病变1月余。病人1个多月前体检发现胆囊占位，无腹痛，无发热，无恶心呕吐，无腹胀腹泻。超声提示：胆囊轮廓显示

不清，于胆囊区可见，不均质实性低回声团，大小约 6.5cm×4.5cm，边缘欠清，形态欠规则，与肝脏分界不清，胆囊壁显示不清。病人一般状况尚可，精神可，睡眠可，饮食二便可。

20. 病人最可能的疾病是
    A. 胆囊炎　　　　　　　B. 胆囊癌
    C. 胆囊坏疽　　　　　　D. 胆道感染
    E. 胆囊急性穿孔

21. 下列检查对诊断**没有**帮助的是
    A. 超声造影
    B. 增强 CT
    C. 细针穿刺胆囊取胆汁
    D. X 线
    E. 检查 CEA、CA19-9、CA12-5 等肿瘤标记物

22. 胆囊癌最常见的病因是
    A. 胆囊腺瘤　　　　　　B. 胆囊空肠吻合
    C. 溃疡性结肠炎　　　　D. 胆胰管结合部异常
    E. 胆囊结石

【23~25 题共用题干】

病人，女性，72 岁，主诉上腹部持续性疼痛 7 月余。病人于 6 个月前无明显诱因出现持续性上腹部不适，程度一般，胀痛感，饮食后加重。超声提示：胰腺体部低回声团，大小约 5.4cm×3.3cm，远端胰尾部胰管扩张。增强 CT 示：胰腺体部软组织密度影，密度不均，腹腔及腹膜后淋巴结肿大。查体：体温 36.6℃，呼吸 20 次/min，血压 120/80mmHg，皮肤巩膜无黄染，腹部平软，无腹壁静脉曲张，未见胃肠型及蠕动波。腹部未触及明显肿物，中上腹压痛（+），无压痛，肌紧张。

23. 病人最可能的疾病是
    A. 胰腺恶性肿瘤　　　　B. 壶腹癌

C. 胆总管下段癌　　　　　　D. 十二指肠癌

E. 胆囊癌

24. 答案：D
解析　上腹疼痛、不适通常为首发症状。早期因肿块压迫胰管导致胰管不同程度地扭转、梗阻、压力增高等，会出现上腹部不适、钝痛等症状。进行性黄疸加重、消化道症状、消瘦乏力、精神神经症状可出现但不是最常见。

24. 胰腺恶性肿瘤最常见的首发症状是

A. 黄疸

B. 食欲缺乏、腹胀、消化不良等消化道症状

C. 消瘦和乏力

D. 上腹疼痛、不适

E. 精神神经障碍

25. 答案：B
解析　X线对胰腺癌的诊断没有价值。

25. 下列哪项**不属于**胰腺癌适宜的辅助诊断

A. CT

B. X线

C. MRI或磁共振胆胰管造影

D. 内镜超声EUS

E. 肿瘤标记物检查

【26~28题共用题干】

病人，男性，35岁，病人2小时前无明显诱因出现胸痛。病人素来体格较瘦，身体健康，2小时前突感右胸痛，无咳嗽咳痰，无发热，精神良好，二便正常。查体：体温37.1℃，右胸廓稍饱满，语音震颤减弱，叩诊呈鼓音，呼吸音消失。

26. 答案：B
解析　原发性自发性气胸多见于瘦高体型的青壮年，男性多见，且多数病人肺内无疾病。常规X线检查肺部无显著病变，仅可能位于肺尖部的胸膜下肺大疱。

26. 该病人最可能的诊断是

A. 开放性气胸

B. 自发性气胸

C. 张力性气胸

D. 脓胸

E. 血胸

27. 答案：C
解析　自发性气胸多属于闭合性气胸，当肺萎陷程度较低时（<20%），可于1~2周内自行吸收无须做特殊处理，大量气胸时需要胸腔闭式引流或胸腔穿刺。

27. 该病人最恰当的处理是

A. 吸氧　　　　　　　　　　B. 手术剖胸探查

C. 胸腔闭式引流　　　　　　D. 静脉穿刺输液

E. 立即输注抗生素

28. **不可能**出现的病理生理改变是
    A. 纵隔向健侧移位
    B. 气管向健侧移位
    C. 伤肺呼吸音降低
    D. 气管向患侧移动
    E. 伤肺叩诊鼓音

28. 答案：D
解析 闭合性气胸出现时，伤肺侧由于压力较高，纵隔、气管向健侧移动，伤肺呼吸音降低但未完全消失，叩诊呈鼓音。

【29~32题共用题干】

病人，女性，39岁，右乳皮肤水肿发红2个月。病人自服抗生素未见好转，无胸痛，无发热，病人饮食正常，精神良好，二便正常。查体：体温37℃，右乳皮肤发红发肿，无波动感，呈"橘皮样"，乳头内陷，乳房质地变硬，无触痛，未扪及肿块。右腋下扪及多个肿大淋巴结且融合。

29. 该病人最可能诊断是
    A. 乳腺纤维腺瘤   B. 乳腺癌
    C. 非哺乳期乳腺炎   D. 乳腺结核
    E. 乳腺囊性增生病

29. 答案：B
解析 病人中年女性，未见发热，乳房发红发肿但未见波动，且有乳头内陷，乳房皮肤"橘皮样"改变、腋下淋巴结肿大等乳腺癌较为典型的改变。

30. 该疾病最常见的好发部位是
    A. 乳腺外下象限   B. 乳腺内上象限
    C. 乳腺内下象限   D. 乳腺外上象限
    E. 乳头部位

30. 答案：D
解析 乳腺癌多好发于乳腺外上象限。

31. 为确诊疾病最佳检查手段是
    A. 肿块穿刺活检   B. 增强CT
    C. MRI   D. 钼靶检查
    E. X线

31. 答案：A
解析 乳腺癌确诊手段一般为肿块穿刺，病理活检。

32. 最佳治疗方案是
    A. 静脉用广谱抗生素   B. 局部按摩、通乳
    C. 局部理疗、热敷   D. 穿刺后行右乳切除术
    E. 穿刺后化疗

32. 答案：E
解析 题干中本例病人已有淋巴结转移且淋巴结已融合，仅行乳房切除术不能得到有效治疗，需进行化学治疗或新辅助治疗。

【33~35题共用题干】

病人，女性，59岁，间断肾绞痛发作2个月。病人2个月前无明显诱因出现右侧腰部疼痛，疼痛性质为绞痛，向大腿及腹部放射，未予特殊治疗，持续10分钟后缓解。CT示：右输尿管扩张，右肾肾盂扩张，对症治疗后，疼痛缓解。病人无糖尿病、高血压病史，无结核病史，无家族性遗传病史。查体：体温36.5℃，血压120/80mmHg，双肾区无隆起，无红肿等，右肾区叩击痛（＋），左肾区叩击痛（－），右上输尿管点压痛（＋），膀胱区无压痛。

33. 答案：A
解析 CT示：右输尿管扩张，右肾肾盂扩张。查体示：右肾区叩击痛（＋），左肾区叩击痛（－），右上输尿管点压痛（＋）。病人自述无结核病史，无发热，可得出输尿管结石。

33. 该病人最可能的常见疾病是
   A. 输尿管结石　　　　　　　B. 肾积水
   C. 肾结核　　　　　　　　　D. 泌尿系先天畸形
   E. 尿道感染

34. 答案：B
解析 诊断尿路结石时首选的影像学检查是超声检查，因其简单方便，病人依从性好。

34. 该疾病首选的影像学检查是
   A. 放射性核素肾显影　　　　B. 超声
   C. 尿路平片　　　　　　　　D. 静脉尿路造影
   E. 增强CT

35. 答案：C
解析 病人行经尿道膀胱镜碎石后取石时，需满足的条件是结石<2~3cm。

35. 若欲给该患行经尿道膀胱镜碎石后取石，病人需满足的条件是
   A. 结石<0.5~1cm　　　　　B. 结石<1~2cm
   C. 结石<2~3cm　　　　　　D. 结石<3~5cm
   E. 结石<5cm

【36~38题共用题干】

病人，女性，68岁，主诉腰痛伴双下肢麻木10余年，右侧重。病人于10余年前无明显诱因出现腰部酸痛，休息即可缓解，不伴下肢麻木、疼痛，无行走受限，二便异常等，因程度不重，未到医院诊治。2年前开始出现双下肢胀痛、麻木，自臀部经大腿外侧放射至小腿后侧、足背、足底，无二便异常等，程度较重，休息亦无法缓解，此后症状反复发作，无痛行走小于100m，行走困难。查体：体温36.2℃，血

压125/81mmHg，痛性跛行步态，四肢肌张力不高，双下肢麻木。

36. 该病人最可能的诊断是
    A. 腰椎管狭窄症
    B. 腰椎间盘突出伴神经根病
    C. 腰椎结核
    D. 脊柱肿瘤
    E. 腰肌劳损

37. **不**属于该病的非手术治疗的适应证是
    A. 初次发病，病程较短者
    B. 休息后症状可自行缓解者
    C. 由于全身疾病不能手术者
    D. 由于皮肤疾病不能手术者
    E. 有明显的神经受累表现者

38. **不**属于该病非手术治疗的治疗方法是
    A. 卧床休息3周，后戴腰围下床休息
    B. 应用抗炎药物
    C. 理疗
    D. 推拿按摩治疗
    E. 骨盆牵引

A4型题

【1~4题共用题干】

病人，男性，42岁，十二指肠溃疡病史，近日上腹痛逐渐加重，6小时前突然腹痛剧烈难忍，伴大汗淋漓，疑诊十二指肠穿孔。

1. 下列选项最有助于诊断溃疡穿孔的是
    A. 肠鸣音消失　　　　B. 肝浊音界消失
    C. 腹肌紧张　　　　　D. 腹部压痛及反跳痛
    E. 腹部移动浊音（+）

36. 答案：B
解析　病人10余年前无明显诱因出现腰部酸痛，休息即可缓解，2年前开始出现双下肢胀痛、麻木，自臀部经大腿外侧放射至小腿后侧、足背、足底，双下肢麻木皆可提示为神经根病变。

37. 答案：E
解析　有明显的神经受累表现者是手术治疗的适应证，其他选项皆为非手术治疗的适应证。

38. 答案：D
解析　腰椎间盘突出伴神经根病者不可随意推拿按摩治疗，有加重风险；骨盆牵引为治疗该病最常见的牵引治疗；卧床休息、理疗、抗炎药物等也是常见的非手术治疗手段。

1. 答案：B
解析　溃疡穿孔后，胃十二指肠内的气体将进入腹腔内，因此如能证实腹腔有游离气体存在，是诊断溃疡穿孔的有力证据。查体时约有75%病人中发现肝浊音区缩小或消失。

2. 答案：C

解析　溃疡穿孔的急性期是不能进行胃镜检查的。

3. 答案：D

解析　胃溃疡穿孔多在后壁和近幽门处，十二指肠溃疡穿孔多在球前壁。依据：①球部和胃同属前肠，十二指肠其他部位为中肠。②球部内含物为酸性，其他部位为碱性。③胃小肠黏膜皱襞较多，而幽门窦和球部不明显，内层比较光滑。④这些部位神经分布丰富而血运较差。⑤这些部位与胃酸及胃蛋白酶接触的。

4. 答案：A

解析　胃溃疡好发于胃小弯近幽门部，尤其在胃窦部小弯处多见。

5. 答案：D

解析　毒血症是全身感染的一种类型，是指病原菌在侵入的局部组织中生长繁殖后，只有其产生的外毒素进入血循环，病原菌不入血。外毒素经血到达易感的组织和细胞，引起特殊的毒性症状，例如白喉、破伤风等。

6. 答案：B

解析　对于伤前未接受自动免疫的伤员，尽早皮下注射破伤风抗毒素（TAT）1 500～3 000U，因为破伤风的发病有一潜伏期，尽早注射液有预防作用，但其作用短暂，有效期为10天左右。破伤风免疫球蛋白在早期应用有效，剂量为3 000～6 000U，一般只用一次。抗毒素的应用目的是中和游离的毒素，所以只在早起有效，毒素已与神经组织结合则难以收效。对于已经做过破伤风自动免疫，伤后需再注射破伤风类毒素0.5ml就可以了。

2. 不宜做哪项检查
   A. 腹部X线
   B. 胸部透视
   C. 胃镜检查
   D. 腹腔穿刺
   E. 胸腹联合透视

3. 十二指肠穿孔哪一部位多见
   A. 十二指肠球部小弯侧
   B. 十二指肠水平部
   C. 十二指肠球部后壁
   D. 十二指肠球部前壁
   E. 十二指肠降部

4. 假设为胃溃疡穿孔，哪一部位多见
   A. 胃小弯
   B. 胃大弯
   C. 胃体部
   D. 胃窦部
   E. 胃底部

【5～11题共用题干】

病人，男性，53岁。前右足底被锈铁钉刺伤，自行包扎，昨夜突感胸闷、紧缩感，晨起张口困难和抽搐，诊断为破伤风。

5. 破伤风是破伤风杆菌所致的
   A. 菌血症
   B. 败血症
   C. 脓血症
   D. 毒血症
   E. 脓毒败血症

6. 如果该病人已做过破伤风自动免疫，伤后做一下何种处理可预防破伤风
   A. 需再注射破伤风类毒素2ml
   B. 需再注射破伤风类毒素0.5ml
   C. 需再注射人体破伤风免疫球蛋白3 000U
   D. 需再注射破伤风抗毒素（TAT）1 500U
   E. 需再注射TAT 20 000U

7. 导致破伤风的原因是
   A. 革兰氏染色阳性厌氧梭形芽孢杆菌
   B. 革兰氏染色阴性大肠埃希菌
   C. 革兰氏染色阴性厌氧变形杆菌
   D. 革兰氏染色阳性厌氧芽孢杆菌
   E. 革兰氏染色阴性厌氧拟杆菌

7. 答案：D
解析 破伤风是由于革兰氏染色阳性厌氧芽孢杆菌感染引起的。

8. 该病人注射大量破伤风抗毒素的目的是
   A. 中和游离和结合的毒素
   B. 抑制破伤风杆菌的生长
   C. 控制和解除痉挛
   D. 减少毒素的产生
   E. 中和游离的毒素

8. 答案：E
解析 破伤风抗毒素的作用是中和血液中游离的毒素，所以需要在早期应用。

9. 用镇静剂来控制和解除痉挛、抽搐，其目的是
   A. 防止窒息和肺部感染的发生，减少死亡
   B. 减少氧的消耗
   C. 保持安静
   D. 防止坠床
   E. 保证进食

9. 答案：A
解析 用镇静剂来控制和解除痉挛、抽搐，以减少病人的痉挛和痛苦，防止窒息和肺部感染的发生，减少死亡。

10. 工地上带有泥土的锈钉刺伤容易引起破伤风是因为
    A. 泥土内含有破伤风杆菌
    B. 泥土内含有氧化钙，能促进组织坏死，有利于厌氧菌繁殖
    C. 尖锐器具刺入过深
    D. 混有其他需氧化脓性细菌
    E. 带有异物

10. 答案：B
解析 带有泥土的锈钉刺伤，由于泥土内有氧化钙，能促进组织坏死，有利于厌氧菌繁殖。

11. 预防工地受伤后破伤风感染，除及时彻底清创外，还可以
    A. 注射破伤风抗毒素
    B. 注射大量青霉素
    C. 注射破伤风类毒素
    D. 注射破伤风抗毒素及类毒素
    E. 注射破伤风抗毒素及青霉素

11. 答案：D
解析 破伤风抗毒素的应用目的是中和游离的毒素。对于未接受自动免疫的伤员，及早注射破伤风抗毒素。破伤风类毒素接种后可预防破伤风发生。

【12~14 题共用题干】

男性，23 岁，因固定性右下腹痛 18 小时急诊行阑尾切除术，诊断为化脓性阑尾炎伴局限性坏疽。术后 6 小时，病人仍感腹痛，躁动不安，未解小便。查体：体温 38.2℃，血压 80/60mmHg，皮肤湿冷，面色稍苍白，脉搏较弱，心率 110 次/min，腹胀，脐周及下腹压痛，轻度肌紧张，肠鸣音变弱。

12. 答案：C
解析　病人术后血压低，心率偏快，脉搏细弱，皮肤湿冷，考虑内出血可能性大。

12. 该病人目前最有可能的情况应考虑
   A. 阑尾残端瘘　　　　　　　B. 腹腔内感染
   C. 腹腔内出血　　　　　　　D. 肠蠕动正在恢复
   E. 急性尿潴留

13. 答案：E
解析　诊断性腹腔穿刺在诊断腹部损伤时是比较理想的辅助性诊断措施，对于判断腹腔内脏器有无损伤和哪一类脏器损伤有很大帮助。

13. 为明确腹痛的原因最好应选择
   A. 立位腹部平片
   B. 急诊超声检查
   C. 留置导尿并记录
   D. 对症治疗，观察生命体征及腹部变化
   E. 诊断性腹腔穿刺

14. 答案：C
解析　术后 24 小时的出血为原发性出血，多因阑尾系膜止血不完善或血管结扎线松脱所致。主要表现为腹腔内出血的症状如腹痛、腹胀、休克和贫血等，应立即输血并再次手术止血。

14. 经检查证实所考虑的诊断，应采取的措施是
   A. 持续胃肠减压
   B. 留置导尿管
   C. 急行腹部探查术
   D. 镇静、止痛、抗感染治疗
   E. 输血、输液继续观察病情变化

【15~17 题共用题干】

病人，女性，48 岁。主诉：反复发作性右上腹痛 7 个月，伴右肩部放射，伴恶心呕吐症状。查体：体温 36.8℃，血压 110/85mmHg，脉搏 93 次/min，右上腹轻度压痛，无腹肌紧张。

15. 答案：C
解析　右上腹痛，向右肩部放射，伴恶心、呕吐，是胆绞痛的表现。

15. 此病人最可能的诊断是
   A. 高位急性阑尾炎
   B. 急性胰腺炎

C. 胆囊结石

D. 化脓性胆囊炎

E. 胆囊腺瘤性息肉

16. 保守治疗后症状持续性加重，右上腹压痛、反跳痛明显，腹肌紧张，体温38℃，此时可诊断为

A. 胆总管结石

B. 细菌性肝脓肿

C. 坏死性急性胰腺炎

D. 急性化脓性胆管炎

E. 结石性急性坏疽性胆囊炎

16. 答案：E
解析 保守治疗后症状持续加重说明结石继发感染，急性化脓性胆管炎常有黄疸。

17. 病情进一步发展，出现黄疸，应首先考虑为

A. 坏死性急性胰腺炎

B. 肝癌破裂出血

C. 胆囊坏疽穿孔致胆汁性腹膜炎

D. 胆囊癌侵犯肝总管

E. 胆囊结石进入胆总管并堵塞远端

17. 答案：E
解析 结石进入胆总管导致胆道梗阻，出现梗阻性黄疸。

B1型题

【1~3题共用备选答案】

A. 动脉狭窄   B. 休克

C. 迟脉   D. 动脉闭塞

E. 低血压

1. 病人，男性，60岁，原有冠心病心绞痛史。最近觉得下肢无力、脚冷来诊。检查：脉搏75次/min，右上肢血压120/75mmHg，左上肢血压135/86mmHg，左、右下肢血压为135/86mmHg，心脏不大，无杂音。最可能为

1. 答案：A
解析 左右上肢压差明显，怀疑右上肢动脉狭窄。

2. 病人，女性，42岁，体检发现左上肢脉搏消失，血压测不出。右上肢脉搏76次/min，律齐，血压112.5/82.5mmHg。心脏不大，胸骨旁第一肋间左锁骨下可闻及收缩期吹风样杂音3/6级。最可能为

2. 答案：D

3. 答案：E

解析　阵发性室上性心动过速引起血流动力学变化，导致心脏舒张期缩短，心室舒张末期回心血量不足，射血量下降，从而引起血压下降。

4. 答案：A

解析　1岁以内婴幼儿的腹股沟斜疝可暂不手术，因婴幼儿腹肌可随躯体生长逐渐强壮，疝有可能自行消失。

5. 答案：B

解析　绞窄性腹股沟斜疝因肠坏死而局部有严重感染，通常仅行疝囊高位结扎，而不作修补，因感染常使修补失败。

6. 答案：E

解析　成人腹股沟直疝的传统手术方法是疝囊高位结扎McVay法修补。

7. 答案：C

解析　腹股沟复杂疝和复发疝多选用无张力疝修补术。

8. 答案：A

解析　颅内压增高最常见的症状是头痛，呈进行性加重。

9. 答案：C

解析　颅内压增高的重要客观体征是视乳头水肿。

3. 病人，女性，20岁，经常发作阵发性心动过速5年，平时发作1小时左右自行终止。今晨6点又发作，持续4小时未停前来急诊。检查：无气短和发绀，脉率200次/min，血压82/60mmHg，心电图示阵发性室上性心动过速。最可能为

【4~7题共用备选答案】

A. 保守治疗

B. 单纯疝囊高位结扎术

C. 无张力疝修补术

D. 腹腔镜疝修补术

E. 疝囊高位结扎术以及疝修补术

4. 1岁以内婴幼儿腹股沟斜疝的治疗采用

5. 绞窄性腹股沟斜疝行坏死肠管切除后的治疗方法是

6. 成人腹股沟直疝的传统手术方法是

7. 腹股沟复杂疝和复发疝的手术方法多为

【8~9题共用备选答案】

A. 头痛　　　　　　　　B. 呕吐

C. 视乳头水肿　　　　　D. 意识障碍

E. 头晕

8. 颅内压增高最常见症状是

9. 颅内压增高重要客观体征是

【10~12题共用备选答案】

A. 皮革胃

B. 直径<0.5cm的胃癌

C. 直径2cm侵入肌层的胃癌

D. 直径2cm侵出浆膜层胃癌

E. 侵入黏膜下层并有淋巴结转移的胃癌

10. 属于早期胃癌的是

11. 属于微小胃癌的是

12. 预后最差的胃癌是

【13~16题共用备选答案】

A. 气胸
B. 空气栓塞
C. 肝脏损伤
D. 腹胀腹泻
E. 吸入性肺炎

13. 施行肠外营养最严重的并发症是

14. 施行肠外营养最常见的并发症是

15. 施行肠内营养最严重的并发症是

16. 施行肠内营养最常见的并发症是

【17~21题共用备选答案】

A. 酒窝征
B. 橘皮征
C. 卫星结节
D. 乳头凹陷
E. 炎性乳腺癌

17. 病人乳腺癌侵犯乳管产生

18. 乳腺癌侵犯Cooper韧带产生

19. 乳腺癌侵犯皮下淋巴管产生

20. 乳腺癌侵犯皮肤淋巴管产生

21. 乳腺癌侵犯相邻毛细血管产生

10. 答案：E
解析 早期胃癌是指病变仅累及黏膜或黏膜下层者，不论病灶大小、有无淋巴结转移。

11. 答案：B
解析 直径<0.5cm的胃癌称为微小胃癌。

12. 答案：A
解析 若全胃受累，胃腔缩窄，胃壁僵硬呈革状，称为皮革胃，恶性程度极高，发生转移早，预后最差。

13. 答案：B
解析 肠外营养的技术性并发症多为深静脉置管时穿刺不当所致，如气胸、空气栓塞、血管损伤或胸导管损伤等，空气栓塞为最严重并发症，其死亡率较高。

14. 答案：A
解析 肠外营养的技术性并发症多为深静脉置管时穿刺不当所致，如气胸、空气栓塞、血管损伤或胸导管损伤等，其中气胸为最常见并发症。

15. 答案：E
解析 肠内营养最严重的并发症是吸入性肺炎，常见于幼儿、老年人、意识障碍者。

16. 答案：D
解析 实施肠内营养以胃肠道并发症最常见，如腹胀腹泻、恶心呕吐、肠痉挛等。

17. 答案：D
解析 乳腺癌累及乳管使之收缩，可导致乳头凹陷。

18. 答案：A
解析 乳腺癌累及乳房悬韧带（Cooper ligament），使其收缩导致癌肿表面皮肤凹陷，称为酒窝征。

19. 答案：B
解析 乳腺癌侵犯皮下淋巴管，引起淋巴回流障碍，出现真皮水肿，皮肤呈现"橘皮样"改变，称为橘皮征。

20. 答案：C
解析 乳腺癌经皮肤淋巴管广泛扩散到乳腺及周围皮肤，形成许多硬的小结节，称为卫星结节。

21. 答案：E
解析 炎性乳腺癌临床上少见，发展快，预后差，毛细淋巴管内的癌栓致相邻毛细血管扩张血，使局部皮肤呈"炎症样改变"。

22. 答案：B

解析 血管闭塞性脉管炎是一种常见的周围血管慢性闭塞性炎症病变，主要累及四肢的中、小动脉与静脉，但以下肢最为多见，偶可累及肠系膜、脑血管及冠状动脉。动脉管腔内血栓闭塞，管壁纤维化，后期与伴行的静脉和神经粘连成坚韧的纤维索条。受累肢体可因营养障碍而发生皮肤肌肉萎缩，甚至坏疽，足背动脉减弱或者消失。

23. 答案：A

解析 指端小动脉痉挛症临床表现为上肢对称性皮肤颜色改变。

24. 答案：C

解析 闭塞性动脉硬化症是指周围动脉因动脉粥样硬化病变引起管腔狭窄或闭塞，导致血液供应不足而产生各种临床症状及体征的一种疾病。男性多于女性，平均发病年龄在60岁。发病与高脂蛋白血症、高血压、糖尿病、肥胖、吸烟、高密度脂蛋白低下、精神紧张以及性别、年龄差异等因素有关。

25. 答案：D

解析 发病早期，多为下肢酸胀不适及钝痛感，同时有肢体沉重感，易乏力，多在久站后上述感觉加重，通过平卧、肢体抬高则可缓解。病变中后期，静脉壁受损，静脉隆起、扩张、迂曲，呈蚯蚓样外观，以小腿内侧大隐静脉走行区明显。病程长者，肢体皮肤则出现营养性改变，如脱屑、瘙痒、色素沉着等，甚至形成湿疹及溃疡。随着病情的演变，可以伴随血管走行的疼痛、下肢肿胀、淤积性皮炎、浅静脉血栓等症状。

26. 答案：A

解析 胫骨上1/3，胫动脉在分出胫前动脉后，穿过比目鱼肌腱向下走行，此处血管固定，胫骨上1/3骨折，可损伤胫后动脉。

27. 答案：D

解析 胫骨中1/3：小腿的肌筋膜与胫骨、腓骨和胫腓骨间膜一起构成四个筋膜室。此处骨折后骨髓腔出血，或肌肉损伤出血，或因血管损伤出血，均可引起骨筋膜室高压，导致骨筋膜室综合征。

【22~24题共用备选答案】

A. 上肢对称性皮肤颜色改变

B. 下肢浅静脉红肿硬，有压痛，足背动脉波动减弱

C. 趾端坏死，血胆固醇增高

D. 下肢静脉淤血水肿，慢性溃疡形成

E. 下肢变形增粗，肢端慢性溃疡形成

22. 血管闭塞性脉管炎有

23. 指端小动脉痉挛症有

24. 闭塞性动脉硬化症有

25. 下肢静脉曲张有

【26~28题共用备选答案】

A. 胫后动脉损伤

B. 腓总神经损伤

C. 骨折延迟愈合

D. 骨筋膜室综合征

E. 胫神经损伤

26. 胫骨上1/3骨折有

27. 胫骨中1/3骨折有

28. 腓骨颈骨折有

（王志翊）

28. 答案：B
解析　在腓骨颈，由腓总神经经由腘窝后、外侧斜向下外方，经腓骨颈进入腓骨长、短及小腿前方肌群，腓骨颈有移位的骨折可引起腓总神经损伤。

第二节　急诊科

本节知识点分布涉及急诊科常见症状、心搏骤停、急性气道梗阻、急性呼吸衰竭、急性呼吸窘迫综合征（ARDS）、自发性气胸、心绞痛、急性心肌梗死、休克、上消化道出血、急性肾衰竭、癫痫持续状态、中毒与意外伤害、急腹症、创伤以及其他相关理论与知识。基本技能要求包括初级心肺复苏技术、电除颤术、简易呼吸器的使用、洗胃术操作方法及准备工作、创伤的包扎止血固定等。

A1 型题

1. 重度哮喘时，除吸氧外尚应采取的措施是
   A. 改善通气，支气管解痉，控制感染，纠正水和电解质平衡失调，应用糖皮激素
   B. 采用拟交感神经药、抗生素和促肾上腺皮质激素
   C. 大剂量广谱抗生素及抗原脱敏疗法
   D. 尽可能找出过敏原，去除诱因或进行抗原脱敏疗法
   E. 积极应用免疫抑制剂、色甘酸钠，必要时用菌苗疗法

1. 答案：A
解析　重症哮喘治疗措施如下：①吸氧；②改善通气，支气管解痉，纠正水和电解质平衡失调；③糖皮质类固醇激素皮质激素为最有效的抗炎药；④抗感染治疗。

2. 肺水肿为下列哪种情况造成的肺部病变
   A. 肺弹性阻力减小　　　B. 肺顺应性降低
   C. 余气量减少　　　　　D. 功能残气量减少
   E. 肺表面活性物质减少

2. 答案：B
解析　肺顺应性降低见于：①限制性肺疾病，包括各种类型肺纤维化、胸膜纤维化等；②肺泡充填性疾病，如肺水肿、肺充血、肺泡出血、肺泡蛋白沉着症等；③急性呼吸窘迫综合征。

3. 心跳呼吸停止后，最容易出现的继发性病理改变是
   A. 肾小管坏死　　　　　B. 心肌损坏
   C. 肝坏死　　　　　　　D. 肺水肿
   E. 脑缺血缺氧性改变

3. 答案：E
解析　心搏呼吸停止后，氧供停止，大脑对缺氧耐受性最差，若复苏不及时，常可造成脑细胞不可逆性损害。

4. 答案：B

解析 心肺复苏按压部位在胸骨中下 1/3 交界处的正中线上或剑突上。

5. 答案：A

解析 多数降到 35~33℃即可达到目的，个别病例则需更低。

6. 答案：C

解析 呼吸性酸中毒的特点是体内 CO_2 蓄积及 pH 下降，主要原因是肺的换气功能降低。呼吸性酸中毒见于呼吸道梗阻、肺炎、肺不张、胸腹部手术、创伤等。治疗的根本方法是解除呼吸道梗阻，改善肺换气功能。

7. 答案：B

解析 典型的急性肺水肿可根据病理变化过程分为 4 个时期，各期的临床症状、体征分述如下。①间质性水肿期：主要表现为夜间发作性呼吸困难，被迫端坐位伴出冷汗及不安，口唇发绀，两肺可闻及干啰音或哮鸣音，心动过速，血压升高，此时因肺间质水肿而压力增高、细小支气管受压变窄以及缺氧而致支气管痉挛所致。②肺泡性水肿期：主要表现严重的呼吸困难，呈端坐呼吸伴恐惧窒息感，面色青灰，皮肤及口唇明显发绀，大汗淋漓，咳嗽，咳大量粉红色泡沫样痰，大小便可出现失禁。两肺满布突发性湿啰音。如为心源性者，心率快，心尖部第一心音减弱，可听到病理性第三心音和第四心音。③休克期：在短时间内大量血浆外渗导致血容量短期内迅速减少，出现低血容量性休克，同时由于心肌收缩力明显减弱引起心源性休克，出现呼吸急促、血压下降皮肤湿冷、少尿或无尿等休克表现，伴神志意识改变。④终末期：呈昏迷状态，往往因心肺功能衰竭而死亡。

8. 答案：A

解析 中心静脉压是上、下腔静脉进入右心房的压力，它受右心泵血功能、循环血容量及体循环静脉系统血管紧张度 3 个因素影响。

4. 胸外心脏按压的正确按压部位是

A. 胸骨左缘第 4 肋间

B. 胸骨中下 1/3 交界处

C. 胸骨上中 1/3 交界处

D. 胸骨下 1/2

E. 胸骨左缘第 4 肋间腋中线上

5. 目前较普遍认为的低温脑复苏的适宜温度是

A. 34℃   B. 30℃

C. 32℃   D. 28℃

E. 36℃

6. 呼吸性酸中毒应先处理的问题是

A. 控制感染

B. 处理原发病

C. 解除呼吸道梗阻，改善通气及换气功能

D. 单纯高浓度吸氧

E. 给予碱性液体

7. 有关急性肺水肿的临床表现，下列哪项错误

A. 病人可有胸闷、咳嗽、呼吸困难

B. 间质性肺水肿期，病人常有缺氧和 CO_2 蓄积

C. 肺泡性肺水肿期，两肺听诊满布湿啰音

D. 间质性肺水肿期，听诊可闻及哮鸣音及少量湿啰音

E. 肺泡性肺水肿期，病人可咳大量粉红色泡沫痰

8. 下述影响中心静脉压的诸因素中，哪一项是最重要的

A. 回心血量和右室排血量之间的动态关系

B. 动脉压

C. 血容量

D. 胸膜腔内压

E. 静脉血管张力

9. 高渗性缺水的治疗一般用
   A. 单用等渗盐水
   B. 等渗盐水和氯化钾
   C. 复方氯化钠溶液
   D. 5%葡萄糖盐水
   E. 5%葡萄糖注射液

9. 答案：E
解析 高渗性脱水时体内血钠浓度升高，盐水无法直接进入细胞，应使用5%葡萄糖注射液或低渗的氯化钠注射液静脉输注。

10. 失血性休克是出血占全身血容量的
    A. 10%   B. 15%
    C. 20%   D. 30%
    E. 40%

10. 答案：C

11. 严重创伤急救中的ABC是指
    A. 呼吸和循环系统支持，固定骨折肢体，搬动轻柔
    B. 保持呼吸道通畅，立即止血，迅速送医院
    C. 保持呼吸道通畅，呼吸和循环系统的支持
    D. 送医院急诊，轻柔搬动，立即止血
    E. 保持呼吸道通畅，必要时做人工呼吸，上止血带

11. 答案：C
解析 创伤急救中的ABC原则非常重要，它们分别是：A代表保持呼吸道通畅，B代表呼吸系统的支持，C代表循环系统的支持。

12. 心脏停搏时间是指从循环停止到
    A. 意识恢复   B. 自主呼吸恢复
    C. 呼吸心跳恢复正常   D. 重建有效人工循环
    E. 心脏自动节律恢复

12. 答案：C

13. ARDS最早期的症状是
    A. 病人发绀   B. 明显呼吸困难
    C. 呼吸加快   D. 呼吸道分泌物增多
    E. 肺部听诊有啰音

13. 答案：C
解析 ARDS症状视病程有所不同。早期症状：在损伤后4~6小时以原发病表现为主，呼吸可增快，可无典型呼吸窘迫。X线胸片无阳性发现。晚期症状：极度呼吸困难和严重发绀，出现神经精神症状如嗜睡、谵妄、昏迷等。X线胸片示融合成大片状浸润阴影，支气管充气征明显。

14. 等渗性缺水短期内出现血容量明显不足时，提示体液丧失超过体重的
    A. 3%   B. 3.5%
    C. 4%   D. 4.5%
    E. 5%

14. 答案：E
解析 当病人出现血容量不足的症状时，主要表现为脉搏细速、血压下降等，表示细胞外液已丧失体液达体重的5%，需快速静脉补入等渗盐水或平衡盐溶液。

15. 答案：C
解析 一般在服毒后4~6小时内
洗胃最有效。

16. 答案：B
解析 有机磷中毒出现骨骼肌肌肉
痉挛，主要是由于胆碱酯酶活性
降低。

17. 答案：E
解析 抢救巴比妥类中毒所致呼
吸衰竭的首要措施是保持呼吸道
通畅，人工辅助呼吸。

18. 答案：A
解析 茶碱能松弛平滑肌，兴奋
中枢及心脏，并有利尿作用，对
处于痉挛状态的支气管其松弛作
用更为突出，对心源性及肺源性
哮喘均有效。其机制为：①促儿
茶酚胺类物质释放；②对腺苷受
体的阻断作用；③抗炎作用，减
少炎性细胞向支气管浸润；④高
浓度抑制PDE，增加cAMP。

19. 答案：E
解析 咯血处置的目的是预防和
抢救因咯血所致的窒息，并防止
肺结核播散。①小量：安静休
息，消除紧张情绪，可用小量镇
静、止咳剂，禁止使用强镇静
剂，以免抑制呼吸中枢和咳嗽反
射。②中等以上咯血：取患侧卧
位，可给予血管升压素（垂体后
叶素）10U稀释后缓慢静脉推注，
垂体后叶素收缩小动脉，使循
环血量减少而达到较好止血效
果。注意高血压、冠状动脉粥样
硬化性心脏病、心力衰竭病人和
孕妇禁用。③大咯血：对支气管
动脉破坏造成的大咯血可采用支
气管动脉栓塞法。在大咯血时，
病人突然停止咯血，并出现呼吸
急促、面色苍白、口唇发绀、烦
躁不安等症状时，常为咯血窒
息，应及时抢救。置病人头低足
高45°的俯卧位，同时拍击健侧
背部，保持充分体位引流，尽快
使积血和血块由气管排出，或直
接刺激咽部以咳出血块。有条件
时可进行气管插管，硬质支气管
镜吸引或气管切开。

15. 一般在服毒后几小时内洗胃最有效
   A. 48小时内　　　　　　　B. 24小时内
   C. 4~6小时内　　　　　　D. 8小时内
   E. 12小时内

16. 有机磷中毒出现骨骼肌肌肉痉挛，主要是由于
   A. 乙酰胆碱释放减少　　　B. 胆碱酯酶活性降低
   C. 终板膜上的受体增加　　D. 乙酰胆碱释放增多
   E. 胆碱酯酶活性增强

17. 抢救巴比妥类中毒所致呼吸衰竭的首要措施是
   A. 呼吸兴奋剂的应用
   B. 洗胃
   C. 利尿药物的应用
   D. 激素的应用
   E. 保持呼吸道通畅，人工辅助呼吸

18. 支气管哮喘与心源性哮喘一时难以鉴别时，可采用下
   列哪种药物
   A. 氨茶碱　　　　　　　　B. 吗啡或杜冷丁
   C. 呋塞米　　　　　　　　D. 去乙酰毛花苷
   E. 肾上腺素

19. 肺结核小量咯血（痰中带血丝）的处理是
   A. 可待因0.03g
   B. 10%葡萄糖酸钙10ml
   C. 脑垂体后叶激素5~10U
   D. 6–氨基己酸4~6g
   E. 安静休息，消除紧张情绪

20. 突然发作的吸气性呼吸困难，临床上最常见于
    A. 自发性气胸
    B. 气管内异物或梗阻
    C. 心源性哮喘
    D. 支气管哮喘
    E. 阻塞性肺气肿

21. 肺心病心力衰竭时，强心剂的应用注意事项是
    A. 常选用作用快、排泄快的强心剂缓慢静脉注射
    B. 如需用，应给予口服，并迅速达到洋地黄化
    C. 属禁忌证，因易发生中毒
    D. 最好用强心剂的同时，并用普萘洛尔类药
    E. 以心率快慢作为衡量强心剂的疗效

22. 亚硝酸盐或大剂量亚甲蓝，硫代硫酸钠疗法用于哪项抢救
    A. 酒精中毒
    B. 亚硝酸盐中毒
    C. 有机磷中毒
    D. 氰化物中毒
    E. 重金属中毒

23. 在肝脏氧化后毒性增强的有机磷农药是
    A. 氧乐果、乐果
    B. 甲拌磷、甲胺磷
    C. 甲基对硫磷、马拉硫磷
    D. 对硫磷、内吸磷、美曲膦酯
    E. 碘依可酯、敌敌畏

20. 答案：B

解析　吸气性呼吸困难见于各种原因引起的喉、气管、大支气管的狭窄与梗阻：①喉部疾患，如急性喉炎、喉水肿、喉痉挛、白喉、喉癌等；②气管疾病，如支气管肿瘤、气管异物或气管受压（甲状腺肿大、淋巴结肿大或主动脉瘤压迫）等。其特点是吸气显著困难，高度狭窄时呼吸肌极度紧张，胸骨上窝、锁骨上窝、肋间隙在吸气时明显下陷（称为三四征），常伴有频繁干咳及高调的吸气性喘鸣音。

21. 答案：A

解析　肺心病心力衰竭强心剂的选用：洋地黄用于治疗肺心病心力衰竭评价不一，主要是因为肺心病缺氧而使得对洋地黄的敏感性增高，易致中毒，如心律失常，甚至猝死。因此，对肺心病心力衰竭使用洋地黄应持慎重态度。然而，对肺心病心力衰竭一概反对使用洋地黄亦是不合适的。在下列情况仍应考虑使用洋地黄：①感染已控制，呼吸功能已改善，利尿剂治疗右心功能未能改善者；②合并室上性快速心律失常，如室上性心动过速、心房颤动（心室率>100次/min）者；③以右心衰竭为主要表现而无明显急性感染的病人；④合并急性左心衰竭者。其用药原则是选用小剂量（常规剂量的1/3~1/2）、作用快、排泄快的强心剂，常用去乙酰毛花苷（西地兰）0.2~0.4mg或毒毛旋花子苷K 0.125~0.25mg加入葡萄糖液20ml内缓慢静脉注射。应注意纠正低氧和低钾血症，不宜依据心率快慢作为观察疗效。因为低氧和低钾血症可引起心率增快。

22. 答案：D

解析　氰化物中毒的抢救主要用亚硝酸盐或大剂量亚甲蓝、硫代硫酸钠疗法。

23. 答案：D

解析　对硫磷、内吸磷、美曲膦酯在肝脏氧化后毒性增强。

24. 答案：D

解析　有机磷农药属有机磷酸酯类化合物，是使用最多的杀虫剂。有机磷杀虫药经皮肤、消化道、呼吸道黏膜吸收后，很快分布全身各脏器，以肝中浓度最高，肌肉和脑中最少。它主要抑制乙酰胆碱酯酶的活性，使乙酰胆碱不能水解，从而引起相应的中毒症状。

25. 答案：B

解析　迷走神经对心脏的作用：①抑制窦房结的自律性，使其激动形成减慢甚至暂停，对房室交接区的抑制作用较轻。②延长房室交界区的不应期，缩短心房的不应期。③使房室交接区的传导减慢，心房传导加快。

26. 答案：E

解析　阿-斯综合征即心源性晕厥，是由于心排出量急剧减少，致急性脑缺血所引起的晕厥和/或抽搐。过缓性心律失常，完全性或高度心脏传导阻滞或由不完全性转变为完全性房室性传导阻滞时，窦性停搏、窦性静止或严重窦性心动过缓、颈动脉窦综合征等，以上均易导致阿-斯综合征。

27. 答案：C

解析　根据急性心肌梗死的心电图图形的演变过程和时间，可分为超急性期、急性期、恢复期和陈旧期。最早的病理改变是发生在急性心肌梗死后数分钟或数小时内。心电图表现为T波高耸，以后迅速出现S-T段斜行抬高，与高耸直立的T波相连，尚未出现异常Q波。

28. 答案：D

解析　典型心绞痛发作有五大特点：①突发的胸痛，位于胸骨体中上部的后方，可放射至左肩、左背、左上肢前内侧达无名指与小指。②疼痛的性质为钝性疼痛，呈缩窄性、窒息性或伴严重的压迫感。重者出汗，脸色苍白，常迫使病人停止活动。③常有一定的诱发因素，如精神紧张、情绪激动、受寒、饱餐、过度劳累等。④历时短暂，常为1~5分钟，很少有超过10~15分钟的。⑤休息或含用硝酸甘油片后能迅速缓解。

24. 有机磷杀虫药中毒，在人体分布最多的器官为

　　A. 肺　　　　　　　　　　B. 脾

　　C. 肾　　　　　　　　　　D. 肝

　　E. 脑

25. 用刺激迷走神经的方法，可以纠正的心律失常是

　　A. 窦性心律不齐

　　B. 阵发性室上性心动过速

　　C. 心房扑动

　　D. 心房颤动

　　E. 室性心动过速

26. 以下各项中，最易引起阿-斯综合征的是

　　A. 心房扑动

　　B. 阵发性室上性心动过速

　　C. 非持续性室性心动过速

　　D. 窦性心动过速

　　E. 三度房室传导阻滞

27. 急性心肌梗死最早期心电图改变为

　　A. ST 段明显抬高，呈弓背向上的单向曲线

　　B. 出现异常 Q 波和 ST 段抬高

　　C. T 波高耸

　　D. 出现异常 Q 波，ST 段抬高和 T 波倒置

　　E. 以 R 波为主的导联，ST 段呈水平型下降

28. 下列**不符合**典型心绞痛的是

　　A. 体力负荷、情绪激动时发生

　　B. 常突然发生而迫使病人立即停止活动

　　C. 疼痛历时 1~5 分钟

　　D. 疼痛部位在左心前区

　　E. 疼痛放射至左肩及左上肢内侧

29. 以下哪种疾病引起的休克，其外周血管阻力将明显下降
   A. 上消化道大出血　　B. 急性心肌梗死
   C. 革兰氏阴性杆菌败血症　D. 急性心包填塞
   E. 室性心动过速

30. 甲亢危象的治疗，**错误**的是
   A. 纠正水电解质失衡，物理降温
   B. 应用利血平或普萘洛尔
   C. 口服复方碘或静脉滴注碘化钠，停用抗甲状腺药
   D. 地塞米松静脉滴注
   E. 防治感染

31. 消化性溃疡最常见的并发症是
   A. 出血　　　　　　B. 穿孔
   C. 幽门梗阻　　　　D. 癌变
   E. 电解质紊乱

32. 以下关于急性出血性坏死性胰腺炎的主要表现，**错误**的是
   A. 低血糖　　　　　B. 腹胀
   C. 腹膜炎　　　　　D. 腹痛
   E. 休克

33. 治疗高血钾引起的心跳停止，最佳的药物选用为
   A. 阿托品　　　　　B. 肾上腺素
   C. 氯化钙　　　　　D. 溴苄铵
   E. 氯化钾

29. 答案：C
解析　引起休克其外周血管阻力将明显下降的是革兰氏阴性杆菌败血症。

30. 答案：C
解析　甲状腺危象又称甲亢危象，其治疗原则为：①迅速抑制甲状腺激素合成：一般首选丙硫氧嘧啶300mg每6小时口服或鼻饲1次，或甲巯咪唑30mg每6小时1次。大剂量硫脲类药物可在1小时内阻断甲状腺素合成。②迅速抑制甲状腺激素释放：通常用碘化钠静脉滴注或口服复方碘溶液。应用碘剂应注意：一是碘剂应在使用硫脲类药物1小时后二药同时使用；二是当急性症状控制后，碘剂可减量，一般用药3~7天可停药；三是用碘剂术前准备的外科手术诱发危象，再用碘剂无效。四是极少数人对碘有不良反应，如药疹、结膜炎、腮腺炎及中毒性肝炎等。③清除血中过多的甲状腺激素：措施有换血、血浆去除、血液透析、腹膜透析等。以上这些在其他措施无效时，有条件的医院可试用。④降低周围组织对甲状腺激素的反应：如普萘洛尔口服或静脉滴注，或用利血平肌内注射。⑤应用肾上腺糖皮质激素：氢化可的松或地塞米松分次静脉滴注。⑥对症治疗：如抗感染、纠正水电解质紊乱、吸氧、降温、抗心力衰竭、抗休克治疗等。

31. 答案：A
解析　出血是消化性溃疡最常见并发症，其发生率占本病病人的20%~25%，也是上消化道出血的最常见原因。

32. 答案：A
解析　急性出血性坏死性胰腺炎的主要表现为：骤起上腹剧痛或在急性水肿性胰腺炎治疗过程中出现高热、弥漫性腹膜炎、麻痹性肠梗阻、上腹部肿块、消化道出血、神经精神症状、休克。

33. 答案：C
解析　高钾导致心律失常即为危重的征象，立即以10%葡萄糖酸钙或氯化钙静脉注射。（合并低血钙者尤佳）钙只能对抗钾对心肌的作用，而不能使血钾降低。

34. 答案：E

解析　脑出血是指脑实质的出血，多数发生在内囊附近的小动脉破裂出血，原因多见于高血压等，症状可有三偏综合征等，也有其他脑动脉出血的情况，如脑干出血，严重者可有脑疝等。蛛网膜下腔出血是连接蛛网膜与大脑表面的血管破裂引起的出血，在血压增高、情绪激动等情况下破裂引起出血，常见于先天性脑动脉瘤。血液在蛛网膜下腔，主要是出现颅内压增高的症状，脑脊液检查可呈血性。

35. 答案：B

解析　上臂中 1/3 处有桡神经通过，止血时在此结扎会损伤桡神经。

36. 答案：E

解析　前胸刀刺伤、休克、颈静脉怒张应首先考虑心包填塞。

37. 答案：C

解析　无论何种原因所致心脏骤停，当发现伤病者心跳突然停止时，应立即施行胸外心脏按压术。

38. 答案：C

解析　胸外心脏按压有效指标一般有：①在快速按压时，颈动脉处可触及搏动；②按压后病人面色、口唇、甲床及皮肤等色泽变红；③按压后病人扩大的瞳孔变小；④按压后病人的呼吸改善或出现自主呼吸。

39. 答案：C

解析　急性肾衰竭进入多尿期病情将继续恶化。

40. 答案：C

解析《2020年美国心脏协会心肺复苏及心血管急救指南》推荐，徒手心肺复苏时，心脏按压与人工呼吸的频率比例为30:2。

---

34. 脑出血和蛛网膜下腔出血的主要鉴别点为
    A. 昏迷程度
    B. 有无高血压
    C. 有无脑疝形成
    D. 起病速度
    E. 出血部位

35. 上肢出血应用止血带止血时，止血带**不应**扎在
    A. 上臂上 1/3
    B. 上臂中 1/3
    C. 上臂中上 1/3
    D. 上臂中下 1/3
    E. 上臂下 1/3

36. 前胸刀刺伤、休克、颈静脉怒张，应首先考虑
    A. 胸腔内大出血
    B. 闭合性血胸
    C. 开放性气胸
    D. 严重肺损伤
    E. 心包填塞

37. 心搏骤停紧急处理原则中，下列哪项是**错误**的
    A. 迅速开始人工呼吸
    B. 立即开放静脉输液通道
    C. 待心电图确诊后开始胸外按压
    D. 立即开始胸外按压
    E. 准备好电击除颤

38. 衡量胸外心脏按压有效的标志中，**错误**的是
    A. 摸到颈动脉搏动
    B. 口唇发绀减轻
    C. 收缩压在 80mmHg 以上
    D. 散大的瞳孔开始缩小
    E. 偶尔出现自主呼吸动作

39. 下列关于急性肾衰竭的说法，哪项**不正确**
    A. 主要与创伤和外科手术有关
    B. 病理主要是肾缺血、肾小管上皮损伤及其功能障碍
    C. 进入多尿期病情将不再恶化
    D. 少尿期常伴有高钾血症
    E. 临床上分少尿（或无尿）期和多尿期

40. 徒手心肺复苏时，心脏按压与人工呼吸的频率比例为
    A. 5:1
    B. 5:2

C. 30 : 2   D. 15 : 1

E. 10 : 1

41. 休克早期的表现应**除外**

    A. 皮肤苍白   B. 脉压 <20mmHg

    C. 烦躁不安   D. 呼吸加快

    E. 恶心、呕吐

42. 癫痫持续状态是指

    A. 连续单纯部分发作

    B. 全面性强直-阵挛性发作频繁出现，间歇期仍意识
       不清

    C. 一侧肢体间断抽搐

    D. 长期用药抽搐仍经常发作

    E. 复杂部分性发作持续数天

43. 人体内有效循环血量的丧失达下列哪项时，机体将无
法代偿而出现休克的临床症状

    A. >5%   B. >8%

    C. >10%   D. >20%

    E. >40%

44. 室性心动过速与室上性心动过速的鉴别，下列最有意
义的是

    A. 心室率160次/min

    B. 心电图QRS宽大畸形

    C. 既往发现室性期前收缩

    D. 心电图示心室夺获及室性融合波

    E. 心脏增大

45. 混合毒类毒蛇为

    A. 银环蛇   B. 竹叶青

    C. 五步蛇   D. 眼镜王蛇

    E. 蝰蛇

41. 答案：B
解析　休克早期的临床表现：面色苍白，四肢厥冷，出冷汗，脉搏细数，尿量减少，烦躁不安，神志淡漠，收缩压可略降低，甚至正常，舒张压升高，脉压减小。

42. 答案：B
解析　癫痫持续状态是指出现两次或多次的癫痫发作而在抽搐发作之间没有神经功能的完全恢复，或者癫痫性抽搐持续30分钟或更长时间。

43. 答案：D
解析　人体内有效循环血量的丧失达20%时即可出现休克。

44. 答案：D
解析　包括房室交界及以上的异位起搏称为室上性，以下的是室性。室上性心动过速最大的特点就是突发突止。室性心动过速就是连续3个以上室性期前收缩，QRS波宽大，有房室分离，室性融合波，心室夺获。

45. 答案：D
解析　中国的毒蛇有40余种，多分布于长江以南的广大省份。蛇毒按其性质可分为：神经毒、血循毒、混合毒三大类。金环蛇、银环蛇、海蛇、白花蛇等主要含神经毒；蝰蛇、尖吻腹、竹叶青等主要含血循毒；眼镜蛇、眼镜王蛇、蝮蛇等主要含混合毒。

46. 答案：A
解析 食物中毒最佳洗胃时间为6小时以内。

47. 答案：C

48. 答案：C
49. 答案：A
解析 肺结核病人大咯血时应采取患侧卧位，以防止出血流入健侧加重窒息。

50. 答案：D
解析 高温作业工人应比普通人多补充水分、盐分、蛋白质及热量。

51. 答案：D
解析 ①热性惊厥：发热时病人可表现为不同程度的中枢神经系统功能障碍，在小儿易出现全身或局部肌肉抽搐，称为热性惊厥。在老年人身上同样也会出现，表现为四肢抽搐、双目圆睁、牙关紧伴有白沫。②热衰竭：高温环境劳动时出现的血液循环技能衰竭。可出现血压下降、脉搏呼吸加快、大量出汗、皮肤变凉、血浆和细胞间液减少、晕眩、虚脱等症状，这时体温正常。在炎热的天气下作体力劳动或长跑都可能引致热衰竭，严重的更会中暑。③热痉挛：是一种高温中暑现象，在干热环境条件下劳动、出汗过度，随汗液排出很多 NaCl，发生肢体和腹壁肌肉的痉挛现象。病人体温并不升高，补充食盐水即可缓解。热痉挛通常是受热导致虚脱的第一次警告，过度劳累之后，胳膊、腿和腹部等处的肌肉都会发生这种痉挛，一般由于身体盐分缺乏而引起（因为流汗过多，特别是食盐不足时）。④热射病：热射病是由于散热途径受阻，引起热蓄积，体温调节障碍所致。临床特点是在高温等中枢神经系统症状，严重者可以导致死亡。

46. 食物中毒最佳洗胃时间是
   A. 6小时内　　　　　　B. 8小时内
   C. 12小时　　　　　　D. 24小时
   E. 14天

47. 吗啡禁用于支气管哮喘是因为
   A. 扩张外周血管
   B. 消除不良情绪
   C. 抑制呼吸中枢，兴奋支气管平滑肌
   D. 兴奋呼吸中枢
   E. 扩张支气管

48. 重度哮喘病人经支气管扩张剂治疗病情持续加重，下一步治疗用药应选择
   A. 色甘酸钠抗过敏治疗
   B. 气雾剂吸入
   C. 加用肾上腺皮质激素及充分的补液
   D. 选择广谱抗生素
   E. 去乙酰毛花苷静脉注射

49. 肺结核大咯血时，应采取的体位是
   A. 患侧卧位　　　　　　B. 健侧卧位
   C. 坐位　　　　　　　　D. 俯卧位
   E. 仰卧位

50. 高温作业工人在供给饮料和补充营养时，下列**不合理**的是
   A. 饮料应含适当的盐分
   B. 饮水方式以少量多次为宜
   C. 水分与盐分应与出汗量相当
   D. 膳食总热量应比普通工人低
   E. 蛋白质占总热量比例比普通工人高

51. 中暑最危重的临床类型是
   A. 先兆中暑　　　　　　B. 热痉挛
   C. 热性惊厥　　　　　　D. 热射病
   E. 热衰竭

52. 下列关于急性有机磷农药中毒轻度、中度中毒的临床
表现，叙述**错误**的是
A. 瞳孔缩小   B. 肌纤维颤动
C. 流涎   D. 视力模糊
E. 肺部湿啰音

52. 答案：E
解析 肺部出现湿啰音表示肺部有肺水肿，是重度中毒的表现。

53. 急性有机磷中毒病人应用阿托品过量引起中毒，解毒
剂是
A. 依地强钠钙   B. 毛果芸香碱
C. 青霉胺   D. 亚甲蓝
E. 二巯基丙醇

53. 答案：B
解析 毛果芸香碱（或新斯的明）能兴奋M胆碱受体，可迅速对抗阿托品中毒症状（包括谵妄和昏迷），因其在体内代谢迅速，病人可在1~2小时内再度昏迷，故需反复给药。阿托品中毒病人出现瞳孔明显扩大、神志模糊、烦躁、谵语、惊厥、昏迷和尿潴留等症状，应立即停用阿托品。

54. 在心肺复苏期间，对于难治性室性心动过速和心室颤
动，建议应用
A. 肾上腺素（0.5~1.0mg）
B. 阿托品（0.6~2.0mg）
C. 利多卡因
D. 10%葡萄糖酸钙5~10mg静脉滴注
E. 异丙基肾上腺素（15~20μg/min）

54. 答案：A
解析 心肺复苏时用药通常首选药物是肾上腺素。

55. 下列关于急性一氧化碳中毒的临床表现，叙述**错误**
的是
A. 昏迷   B. 口唇黏膜呈樱桃红色
C. 抽搐   D. 呼吸困难
E. 贫血

55. 答案：E

56. 下列疾病所导致的呼吸困难中，属于吸气性呼吸困难
的是
A. 喉炎
B. 肺实变
C. 哮喘
D. 喘息性慢性支气管炎
E. 肺气肿

56. 答案：A
解析 吸气性呼吸困难主要见于喉、气管、支气管狭窄或阻塞。

57. 下列哪项属于癫痫持续状态
A. 全面强直阵挛性频繁发生，持续24小时

57. 答案：E
解析 癫痫持续状态是指持续频繁的癫痫发作，形成一种固定的状态，包括以此发作持续30分钟以上，或连续多次发作，在两次发作期间意识或行为功能未恢复者。

B. 连续的失神发作

C. 局部抽搐持续数小时

D. 发作自一处开始，按大脑皮质运动区逐渐扩展

E. 全面强直性阵挛性发作频繁发生，伴意识持续不清

58. 答案：C
解析　全身性发作分六类，只有肌阵挛发作及失张力发作不伴意识丧失。

58. 不伴意识丧失的癫痫发作属

A. 失神发作　　　　　　　B. 阵挛性发作

C. 肌阵挛发作　　　　　　D. 强直性发作

E. 强直性阵挛性发作

59. 答案：C
解析　诊断癫痫发作最重要的依据是病人的病史，如先兆症状、发作时状态及发作后意识模糊等，而不是依靠神经系检查和实验室检查。

59. 癫痫的临床诊断的最主要依据是

A. 脑电图改变　　　　　　B. 目睹发作

C. 确切的病史　　　　　　D. 家族史

E. 头颅CT检查

60. 答案：C
解析　阿托品属于抗胆碱类药物，不属于镇静催眠类药物。

60. 下列哪一项**不是**镇静催眠药物

A. 安定　　　　　　　　　B. 眠尔通

C. 阿托品　　　　　　　　D. 苯妥英钠

E. 水合氯醛

61. 答案：D

61. 降低颅内压增高的最有效易行的方法是

A. 腰椎穿刺大量引流脑脊液

B. 施行人工冬眠物理降温

C. 进行控制性过度换气

D. 使用脱水剂或利尿剂

E. 将病员置于高压氧舱内

62. 答案：C
解析　头皮血肿的处理局部加压包扎即可，由于头皮血运丰富，血肿吸收快，伤口愈合快，一般情况下不需要做其他特殊处理。

63. 答案：A
解析　凡遇病人大量失血、重度感染或严重创伤时，应考虑到休克发生的可能性，临床观察中，如病人精神兴奋、烦躁不安、冷汗不止、心率加速、脉搏细速、脉压缩小、尿量减少，即可诊断为休克。若神志淡漠、反应迟钝、皮肤苍白、四肢发凉、口渴不已、呼吸浅快、脉搏细速、血压下降收缩压低于9.33kPa（70mmHg），病人已进入休克抑制期。所以诊断休克的主要依据是它的临床表现。

62. 头皮血肿的处理原则，正确的是

A. 均需切开引流

B. 均需用穿刺抽除积血加压包扎

C. 采用局部适当加压包扎

D. 巨大头皮血肿以易引起中线移位故脱水治疗

E. 均需静脉输血抗休克

63. 诊断休克的主要依据是

A. 临床表现

B. 脉率变快

C. 血压下降

D. 动脉氧分压<60mmHg

E. 尿少

64. 下列哪项毒物**不宜**洗胃

    A. 强碱中毒   B. 镇静催眠剂中毒

    C. 有机磷农药中毒   D. 急性酒精中毒

    E. 急性灭鼠药中毒

64. 答案：A
解析　对强碱中毒病人插管可能引起胃穿孔，故不宜进行洗胃。

65. 呼吸衰竭病人已昏迷，大量痰液阻塞气道，**错误**的治疗是

    A. 吸氧   B. 呼吸兴奋剂

    C. 雾化吸入   D. 排痰

    E. 抗感染

65. 答案：B
解析　呼吸兴奋剂的使用原则：①必须保持气道通畅，否则会促发呼吸肌疲劳，进而加重CO_2潴留；②脑缺氧、水肿未纠正而出现频繁抽搐者慎用；③病人的呼吸肌功能基本正常；④不可突然停药。

66. 下述哪项所致心排血量减少，**不宜**用血管扩张药治疗

    A. 心包积液   B. 室间隔缺损

    C. 二尖瓣关闭不全   D. 高血压心脏病

    E. 充血性心脏病

66. 答案：A
解析　由于大量的心包积液或迅速增长的少量积液，使心室舒张受阻，心排血量降低，血压下降，肯定不能用血管扩张剂，否则血压会更低。

67. 呼吸困难最常见于

    A. 右心功能不全伴高度水肿

    B. 右心功能不全伴腹水

    C. 右心功能不全伴胸腔积液

    D. 右心衰竭

    E. 左心功能不全

67. 答案：E
解析　心力衰竭以左心衰竭最为常见，而左心衰竭以肺淤血及心排血量降低表现为主症状，多为程度不同的呼吸困难。

68. 下列哪种情况产生急性肺水肿时，宜用吗啡

    A. 风心病二尖瓣狭窄伴肺部感染

    B. 急性心肌梗死伴休克

    C. 急性心肌梗死伴持续性疼痛

    D. 主动脉瓣关闭不全伴呼吸抑制

    E. 急进性高血压伴神志不清

68. 答案：C
解析　急性肺水肿吗啡的作用：①控制病人情绪，减缓心律；②扩张血管，增加回流；③降低血压，减轻负荷。吗啡为急性心肌梗死缓解疼痛、焦虑、防止再灌注损伤的首选药物。

69. 答案：C
解析 心源性哮喘是由于左心衰竭和急性肺水肿等引起的发作性气喘，其发作时的临床表现可与支气管哮喘相似。心源性哮喘病人既往有高血压或心脏病史，哮喘时，伴有频繁咳嗽、咳泡沫样特别是血沫样痰，心脏扩大，心律失常和心音异常等。

70. 答案：B
解析 前负荷是指心肌收缩之前所遇到的阻力或负荷。即在舒张末期，心室所承受的容量负荷或压力就是前负荷，实际上是心室舒张末期容量或心室舒张末期室壁张力的反应，与静脉回心血量有关。

71. 答案：D
解析 急性肺水肿表现剧烈的气喘、端坐呼吸、极度焦虑和咳吐含泡沫的黏液痰（典型为粉红色泡沫样痰）、发绀等肺部淤血症状。

72. 答案：C
解析 硝普钠为一种能特异性松弛血管平滑肌，对动脉和静脉系统有均衡作用的血管扩张剂。硝普钠治疗心力衰竭的作用机制为通过降低总外周阻力，增加心输出量，扩张静脉，以减少回心血量，从而改善心功能。

73. 答案：C
解析 胆管结石急性发作和急性胆管炎典型的三联征为：突发剑突下偏右阵发性绞痛、畏寒发热、黄疸。

74. 答案：B
解析 颅内压增高的三联征为：头痛、呕吐、视乳头水肿。

69. 心源性哮喘与支气管哮喘主要**不同点**是
　A. 病史较长，反复发作
　B. 心前区收缩期杂音
　C. 心脏扩大伴奔马律
　D. 两肺干湿啰音
　E. 无肺气肿体征

70. 下列情况哪一项造成心脏前负荷增加而导致心力衰竭
　A. 主动脉狭窄　　　　　　B. 输液过多过快
　C. 肺心病　　　　　　　　D. 心包炎
　E. 二尖瓣狭窄

71. 急性肺水肿最有特征性的表现是
　A. 严重呼吸困难　　　　　B. 发绀
　C. 咳嗽或呼吸有哮鸣音　　D. 咯大量粉红色泡沫痰
　E. 两肺满布干湿啰音

72. 硝普钠治疗心力衰竭的作用机制是
　A. 减慢心率
　B. 降低心肌耗氧量
　C. 降低心脏的前负荷和后负荷
　D. 心搏出量增加
　E. 加强心肌收缩力

73. 胆管结石急性发作和急性胆管炎典型的三联征是
　A. 突发右上腹阵发性绞痛、畏寒发热、胆囊肿大
　B. 突发上腹部束带状剧痛、轻度黄疸、低血压
　C. 突发剑突下偏右阵发性绞痛、畏寒发热、黄疸
　D. 畏寒发热、肝区持续性闷胀痛、低血压
　E. 以上均不是

74. 颅内压增高的三联征是
　A. 头痛、呕吐、眩晕
　B. 头痛、呕吐、视乳头水肿
　C. 头痛、呕吐、癫痫
　D. 头痛、呕吐、复视
　E. 头痛、呕吐、精神症状

75. 诊断心搏骤停迅速可靠的指标是
    A. 瞳孔散大 　　　　　　B. 呼吸停止
    C. 大动脉搏动消失 　　　D. 血压测不到
    E. 脉搏不清

解析　大动脉搏动消失是心搏骤停迅速可靠的指标。

76. 休克早期的主要特征是
    A. 尿量减少
    B. 毛细血管充盈迟缓
    C. 脉压缩小
    D. 血压下降
    E. 脉速而细弱

76. 答案：C
解析　休克早期收缩压可偏低或接近正常，亦可因儿茶酚胺分泌增多而偏高，但不稳定，舒张压升高，故脉压减低。

77. 急性中毒时，下列哪种毒物中毒可用2%碳酸氢钠洗胃
    A. 敌百虫中毒 　　　　　B. 硫酸中毒
    C. 汞中毒 　　　　　　　D. 硝酸中毒
    E. 盐酸中毒

77. 答案：C
解析　2%碳酸氢钠可用于汞中毒，而敌百虫中毒、强酸中毒禁用。

78. 有关上消化道出血的临床表现，下列说法错误的是
    A. 正细胞正色素性贫血、网织红细胞增高
    B. 呕血多为棕褐色、咖啡样，是血液经胃酸作用形成硫化铁所致
    C. 24小时内失血量在60ml以上者可表现黑粪
    D. 血尿素氮升高，一般不超过6.7mmol/L，3~4天后降至正常
    E. 呕血者必有黑粪

78. 答案：B
解析　呕血多为棕褐色、咖啡样，是血液经胃酸作用形成正铁血红素所致；黑便：即黑粪，大便呈柏油样，黏稠而发亮，为Hb（血红蛋白）的铁经肠内硫化物作用形成硫化铁所致。

79. 下列关于上消化道出血错误的是
    A. 可以在胃内灌注去甲肾上腺素来治疗非静脉曲张破裂出血
    B. 静脉曲张破裂出血可采用垂体后叶素、生长抑素等
    C. 出血量<600ml不引起血压降低
    D. 活动性出血者禁食
    E. 出血后血尿素氮升高

79. 答案：C
解析　出血量<400ml时不引起血压降低。

80. 答案：D
解析 二氧化碳潴留的病理改变是二氧化碳轻度升高可引起中枢神经系统、呼吸系统、循环系统兴奋，容易引起呼吸性酸中毒、代谢性酸中毒。

81. 答案：A
解析 低电压和高电压都可以使器官的生物电节律周期发生障碍，15~150Hz的低频交流电危害性较高频交流电大，尤其是50~60Hz时，易作用于心电周期，从而引起心室颤动。

82. 答案：C
解析 少量至中量咯血病人可适当予镇静、镇咳治疗，但大咯血一般不用镇咳药物，尤其是年老体弱、肺功能不全者不宜使用。禁用吗啡、哌替啶等，以免过度抑制咳嗽引起窒息。

83. 答案：D
解析 巴比妥类药物中毒可引起中枢呼吸抑制，治疗应选用呼吸中枢兴奋剂，同时应给予洗胃、导泻、碱化尿液、利尿等治疗。

84. 答案：A
解析 大咯血窒息临床表现主要因大气道阻塞引起机体缺氧，可表现出胸闷、气促、三四征及神志改变，少有剧烈胸痛。

85. 答案：B
解析 复杂部分性发作，起源于颞叶，累及皮缘系统及新皮质，又称颞叶发作、精神运动性发作。

80. 关于二氧化碳潴留临床表现的描述，下列**不正确**的是
    A. 二氧化碳潴留轻度升高则引起呼吸加快、心率加快
    B. 二氧化碳潴留持续升高引起交感抑制作用
    C. 二氧化碳潴留容易引起呼吸性酸中毒
    D. 二氧化碳潴留容易引起呼吸性碱中毒
    E. 二氧化碳潴留容易引起出现高钾血症

81. 关于电击伤的叙述哪项**不正确**
    A. 高频交流电危害性较低频交流电大
    B. 交流电的危害性较直流电为大
    C. 电流引起肌肉强烈收缩
    D. 电击伤引起心室颤动
    E. 电击伤累及脑干，呼吸、心跳迅速停止

82. 咯血病人下列哪项处理**不合适**
    A. 患侧卧位
    B. 鼓励病人咳出滞留于呼吸道的积血
    C. 剧烈咳嗽者予哌替啶镇咳镇静
    D. 静脉滴注垂体后叶素
    E. 肌内注射维生素K_1

83. 巴比妥类中毒，病人处于深昏迷状态，治疗首选
    A. 辅酶   B. 吸氧
    C. 甘露醇   D. 呼吸中枢兴奋剂
    E. 红霉素

84. 以下哪项**不是**大咯血窒息的临床表现
    A. 剧烈胸痛   B. 唇、面发绀
    C. 三凹征   D. 烦躁不安，甚至昏迷
    E. 呼吸音减弱或消失

85. "颞叶发作"又称为
    A. 单纯部分性发作   B. 复杂部分性发作
    C. 肌阵挛发作   D. 失神发作
    E. 强直发作

86. 诊断腹腔内脏损伤最有价值的方法是
    A. 超声波检查　　　　　　B. 腹腔穿刺腹腔灌洗术
    C. 腹部压痛　　　　　　　D. X线检查
    E. 同位素检查

86. 答案：B
解析　腹腔穿刺腹腔灌洗术对判断腹腔内脏损伤阳性率可达90%，对判断腹腔内有无脏器损伤和哪类脏器损伤有很大帮助。如抽不到凝血，提示实质性脏器损伤；如抽出胃肠内容物、胆汁、尿液、浑浊腹水等可以作出相应判断。

87. 病人，女性，20岁，作静脉胆道造影检查时，出现意识淡漠，心悸，出冷汗，口唇发绀，面色苍白，HR 110次/min，R 25次/min，BP 60/40mmHg，应首先选用
    A. 多巴胺　　　　　　　　B. 地塞米松
    C. 异丙嗪　　　　　　　　D. 肾上腺素
    E. 钙剂

87. 答案：D
解析　病人考虑为过敏性休克，首选肾上腺素。

88. 下列关于休克的叙述，正确的是
    A. 通常在迅速失血超过全身总血量的10%时即出现休克
    B. 失血性休克时，应首先快速输入10%~50%葡萄糖溶液，继之大量输血
    C. 损伤性休克不属于低血容量休克
    D. 感染性休克多是革兰氏阴性杆菌所释放的内毒素引起的内毒素性休克
    E. 感染性休克的治疗原则是首先控制感染

88. 答案：D
解析　通常在迅速失血量800~1 000ml时即出现休克；失血性休克时，应首先快速输入葡萄糖生理盐水，及时止血和输血；损伤性休克属于低血容量性休克；任何休克的治疗首先必须迅速补有效血容量，以保证心排出量。仅D是对的。

89. 在成人心肺复苏中，潮气量大小为
    A. 200~300ml　　　　　　B. 400~500ml
    C. 500~600ml　　　　　　D. 600~700ml
    E. 800~1 000ml

89. 答案：C
解析　《2020年美国心脏协会心肺复苏及心血管急救指南》中建议，成人心肺复苏中，潮气量大小为500~600ml，避免过度通气。

90. 关于心肺复苏给药途径，不主张
    A. 心内注射　　　　　　　B. 中心静脉
    C. 外周静脉　　　　　　　D. 气管内给药
    E. 骨髓内

90. 答案：A
解析　心肺复苏时的给药途径有：中心静脉给药、周围静脉给药、气管内给药、骨髓内给药。既往使用的心内给药途径由于对心脏损害大、操作困难，已不主张使用。

91. 急性一氧化碳中毒救治中，下列不正确的是
    A. 高压氧治疗　　　　　　B. 20%甘露醇滴注
    C. 胞二磷胆碱滴注　　　　D. 注射呋塞米
    E. 亚甲蓝静脉注射

91. 答案：E
解析　亚甲蓝是高铁血红蛋白解毒药，对急性一氧化碳中毒无效。

1. 答案：B

解析　胸膜反应是指因诊断或治疗胸膜疾病行胸腔穿刺的过程中，病人出现的连续咳嗽、头晕、胸闷、面色苍白、出汗、甚至昏厥等一系列反应。一旦出现胸膜反应，立即停止胸腔穿刺，取平卧位，注意保暖，观察脉搏、血压、神志的变化。症状轻者，经休息或心理疏导即能自行缓解。对于出汗明显、血压偏低的病人，给予吸氧及补充10%葡萄糖500ml，必要时皮下注射1:1 000肾上腺素0.3~0.5ml，防止休克。

2. 答案：D

解析　过度通气是由于通气过度超过生理代谢需要而引起的一种症状，常见于女性具有神经症的表现或有诱发精神紧张的因素，是没有器质性病变的任何原因，而发作时有呼吸运动加快，产生动脉血二氧化碳分压降低（低于5kPa），呼吸性碱中毒，并有交感神经系统兴奋，临床上表现各种各样症状。

3. 答案：C

解析　心室颤动是指心室发生无序的激动，致使心室规律有序的激动和舒缩功能消失，其均为功能性的心脏停搏，是致死性心律失常。

4. 答案：D

解析　根据病人血压低而CVP高，首先考虑病人为心功能不全、心源性休克。首先需积极补充血容量，低分子右旋糖酐用于扩容，还可以降低血液黏滞性，改善微循环。在此基础上再予强心药物应用，此时用呋塞米和硝普钠都可能使血压进一步下降，间羟胺有升血压作用，但强心作用不大。

A2型题

1. 病人，女性，24岁，大量胸腔积液，呼吸困难，穿刺抽液时突然面色苍白，出冷汗，血压下降，应给予哪项处理

A. 氨茶碱＋葡萄糖静脉滴注

B. 平卧，0.1%肾上腺素0.5ml皮下注射

C. 去乙酰毛花苷0.4mg缓慢静脉推注

D. 立即快速输注低分子右旋糖酐

E. 静脉快速滴注升压药物

2. 病人，女性，18岁，既往健康，生气后突然感呼吸困难并恐惧，哭泣，四肢麻木，头晕，发病30分钟动脉血气分析：pH 7.64，PaO_2 12.8kPa（96mmHg），$PaCO_2$ 2.6kPa（20mmHg），下列病因可能性大的是

A. 自发性气胸　　　　　　　B. 肺梗死

C. 支气管哮喘发作　　　　　D. 过度通气

E. 急性喉炎

3. 病人，男性，46岁，胸骨后痛1.5小时。来院检查：血压11.97/7.98kPa（90/60mmHg），双肺湿啰音。心电图提示胸前导联ST段普遍抬高，偶发室性期前收缩，在送入病房途中突然抽搐，经抢救无效死亡。死亡原因最可能为

A. 心源性休克　　　　　　　B. 急性左心衰竭

C. 心室颤动　　　　　　　　D. 心脏破裂

E. 脑栓塞

4. 病人，男性，52岁，突发心前区闷痛，四肢厥冷，出汗而就诊。查体：血压90/65mmHg，脉搏106次/min，尿相对密度1.024，CVP 31mmHg（4.1kPa）。治疗首先使用的药物是

A. 呋塞米　　　　　　　　　B. 硝普钠

C. 去乙酰毛花苷　　　　　　D. 低分子右旋糖酐

E. 间羟胺

5. 病人，男性，52岁，因昏迷1天入院。实验室检查：血清钠150mmol/L，血清钾5mmol/L，血清氯102mmol/L，BUN 10.2mmol/L，血糖34mmol/L，血pH 7.24，尿蛋白（＋），尿酮体（＋）。急诊首要治疗是

   A. 皮下注射胰岛素50U，静脉滴注50U

   B. 小剂量胰岛素+5%葡萄糖注射液静脉滴注

   C. 小剂量胰岛素+低渗盐水静脉滴注

   D. 小剂量胰岛素+等渗盐水静脉滴注

   E. 5%碳酸氢钠静脉滴注纠正酸中毒

6. 病人，女性，30岁，患急性化脓性扁桃体炎。在某医院注射室注射青霉素后突发呼吸困难，喉头喘鸣，嘴唇发绀。医务人员立即给予肾上腺素皮下注射的同时，缓解呼吸困难的措施宜首选

   A. 鼻导管吸氧
   B. 面罩吸氧
   C. 放置口咽管
   D. 环甲膜穿刺
   E. 气管内插管

7. 病人，20岁，阵发性呼气性呼吸困难，烦躁不安持续5小时，静脉注射氨茶碱无效。查体：满肺哮鸣音，有肺气肿征，心率130次/min，律齐，无杂音，血压14.6/9.31kPa（110/70mmHg）。紧急处理可用

   A. 去乙酰毛花苷静脉推注

   B. 呋塞米静脉推注

   C. 吗啡皮下注射

   D. 氢化可的松或甲泼尼龙静脉滴注

   E. 大剂量青霉素静脉滴注

8. 某肺心病病人，66岁，近1周来咳喘加重，发绀，腹胀，下肢水肿，神志清楚。动脉血气分析：pH 7.32，$PaCO_2$ 8.3kPa（64mmHg），PaO_2 6.5kPa（50mmHg），氧疗应给予

   A. 高压氧治疗

   B. 鼻导管低浓度、间歇给氧

   C. 吸入高浓度氧

5. 答案：D

解析 补液对重症酮症酸中毒病人十分重要，不仅有利于失水的纠正，而且有助于血糖的下降和酮症的消除。补液量应根据病人的失水程度因人而异。小剂量胰岛素疗法即可对酮体生成产生最大抑制，而又不至于引起低血糖及低血钾。糖尿病酮症酸中毒的生化基础是酮体生成过多，而非HCO_3^-丢失过多。治疗应主要采用胰岛素抑制酮体生成，促进酮体的氧化，酮体氧化后产生HCO_3^-，酸中毒自行纠正。过早、过多地给予$NaHCO_3$有害无益。

6. 答案：D

解析 本例病人是喉头水肿，上气道梗阻。气管内插管有一定的难度并需要时间，而环甲膜穿刺给氧是最合适的抢救方法。

7. 答案：D

解析 重症哮喘病人给予氨茶碱无效时，可考虑做强化治疗。即按照严重哮喘发作处理（给予大剂量激素等治疗），待症状完全控制、肺功能恢复最佳水平和PEF波动率正常2~4天后，逐渐减少激素用量。

8. 答案：E

解析 Ⅱ型呼吸衰竭吸氧浓度切忌过高，否则会导致呼吸抑制的危险，正确的吸氧方法是低浓度持续吸氧，还应观察病人的神志、呼吸、心率、血压、发绀和尿量等情况。因为Ⅱ型呼吸衰竭不仅有缺氧又有二氧化碳的滞留。长期的二氧化碳的滞留，呼吸中枢对其敏感性下降，而且动脉二氧化碳分压升高超过一定的限度，即可对呼吸有抑制作用，呼吸中枢兴奋性的维护只有依靠缺氧对外周感受器的刺激。这种病人给氧宜低浓度、低流量，既要改善严重的缺氧血症，又要维持缺氧状态（8.0kPa左右）对呼吸的刺激作用，避免迅速纠正缺氧造成$PaCO_2$的进一步升高。

9. 答案：B

解析 严重高血压导致急性心力衰竭肺水肿发作时，降压、扩张动静脉、强心、利尿是较好的治疗方案。

10. 答案：A

解析 去乙酰毛花苷为毛花苷丙的脱乙酰基衍生物，其作用同洋地黄，但比地高辛快，排泄更快，积蓄性少。常以注射给药用于快速饱和，然后用其他慢速、中速类强心苷做维持治疗。去乙酰毛花苷适用于急性充血性心力衰竭、室上性心动过速、心房颤动。首剂常以去乙酰毛花苷0.4mg/40ml葡萄糖液静脉注射。

11. 答案：E

解析 低钙血症治疗时，宜补充钙剂。但对手足搐搦病人注入钙剂后不见好转者，应想到低镁血症的可能。

12. 答案：C

解析 深昏迷：对任何刺激均无反应，全身肌肉松弛，眼球固定，瞳孔散大，脑干反射消失，生命体征发生明显变化，呼吸不规律。

D. 间歇吸入高浓度氧

E. 鼻导管低浓度、持续给氧

9. 病人，男性，60岁，高血压病人，突然心悸、气促，咳粉红色泡沫痰。查体：血压26.6/15.96kPa（200/120mmHg），心率136次/min。除其他治疗外，还应选用的药物是
   A. 去乙酰毛花苷、硝酸甘油、异丙肾上腺素
   B. 硝普钠、去乙酰毛花苷、呋塞米
   C. 毒毛旋花子甙K、硝普钠、普萘洛尔
   D. 胍乙啶、酚妥拉明、去乙酰毛花苷
   E. 硝酸甘油、去乙酰毛花苷、多巴胺

10. 病人，男性，57岁，因呼吸困难3小时入院。病人烦躁、发绀，咳白色泡沫痰。查体：端坐呼吸，血压160/110mmHg，心率136次/min。心电图示心房颤动，迅速用下列哪项治疗
    A. 去乙酰毛花苷0.4mg/40ml葡萄糖液静脉注射
    B. 去乙酰毛花苷0.4mg/500ml葡萄糖液静脉滴注
    C. 地高辛0.125mg每天口服
    D. 地高辛0.25mg每天口服
    E. 不予洋地黄

11. 一急性胰腺炎病人出现手足搐搦，给予静脉注射10%葡萄糖酸钙后仍未能控制，查血钙10mg/dl。应考虑存在的情况是
    A. 低血钙　　　　　　　　B. 低血钾
    C. 低血钠　　　　　　　　D. 酸中毒
    E. 低血镁

12. 病人，男性，26岁，心肺复苏术后。体格检查：P124次/min，呼吸机治疗中，无自主呼吸，瞳孔散大，对光反射消失，刺痛无眨眼，无应答，无肢体反应。病人意识障碍程度为
    A. 轻度昏迷　　　　　　　B. 中度昏迷
    C. 深度昏迷　　　　　　　D. 脑死亡
    E. 持续植物状态

13. 病人，女性，30岁，喘息、呼吸困难发作1天，过去有类似发作史。查体：气促，发绀，双肺满布哮鸣音，心率120次/min，律齐，无杂音。院外已用过氨茶碱、特布他林无效，对该病人除立即吸氧外，应首先给予的治疗措施为

    A. 联合应用氨茶碱、特布他林静脉滴注

    B. 联合应用抗生素静脉滴注

    C. 琥珀酸氢化可的松静脉滴注

    D. 二丙酸倍氯米松气雾吸入

    E. 5%碳酸氢钠静脉滴注

13. 答案：C
解析 病人哮喘发作持续24小时，气促，心率120次/min，氨茶碱等平喘药物效果欠佳，属重症至危重症，除吸氧外还应及时予以糖皮质激素治疗，故选C。

14. 病人，男性，58岁，因肺心病呼吸衰竭入院，入院查体神志清晰，血气分析：PaO_2 30mmHg，$PaCO_2$ 60mmHg。吸氧后神志不清，血气分析：PaO_2 70mmHg，$PaCO_2$ 80mmHg。该病人病情恶化的原因最可能是

    A. 感染加重   B. 气道阻力增加

    C. 氧疗不当   D. 心力衰竭加重

    E. 周围循环衰竭

14. 答案：C
解析 呼吸衰竭病人当 $PaCO_2$ 大于80mmHg时会对呼吸中枢产生抑制和麻醉效应，此时呼吸运动主要靠 PaO_2 降低对外周化学感受器的刺激作用得以维持。此时若进行氧疗时吸入高浓度氧气，由于解除了低氧对呼吸的刺激作用，可造成呼吸抑制。

15. 病人，男性，35岁，反复晕厥、抽搐2天。查体：心率38次/min，律齐，心尖区第一心音强弱不等，血压14.63/9.31kPa（110/70mmHg），晕厥的原因可能为

    A. 窦性心动过缓，窦性停搏

    B. 二度Ⅱ型房室传导阻滞（3:2下传）

    C. 二度Ⅰ型房室传导阻滞

    D. 三度房室传导阻滞

    E. 心房颤动

15. 答案：D
解析 三度房室传导阻滞常表现为：①心悸、心跳缓慢、乏力、气短、眩晕甚至晕厥，有时会出现快速心律失常而晕厥；②听诊心率30~40次/min，规则，第一心音强弱不等，脉压增大。

16. 病人，女性，30岁，风湿性心脏病史15年。平时一般活动症状不多，2天来明显心悸、气短，不能平卧。查体：心率135次/min，心律绝对不齐，心电图示心房颤动，应立即静脉给予

    A. 利多卡因   B. 维拉帕米

    C. 普萘洛尔   D. 去乙酰毛花苷

    E. 呋塞米

16. 答案：D
解析 洋地黄类药物应用指征：心房颤动伴心力衰竭。

17. 答案：D
解析 急性上气道梗阻通常呈现突发性严重呼吸困难，听诊可闻及喘鸣音，以吸气相明显，严重时可出现"三凹征"。

18. 答案：C
解析 约2/3主动脉瓣关闭不全为风心病所致。其慢性表现为脉压增大，周围血管征常见，水冲脉，股动脉枪击音等，心脏杂音为与第二心音同时开始的高调吸气样、递减型舒张早期杂音。

19. 答案：E
解 析：失血量800ml（占总血容量20%），血压基本正常或升高；失血量800~1 600ml（占总血容量的20%~40%），收缩血压70~90mmHg；失血量1 600ml以上（占总血容量的40% 以上），收缩压低于70mmHg。

20. 答案：D
解析 依据咳嗽、咳痰，或伴有喘息，每年发病持续3个月，并连续2年或2年以上，并排除其他慢性气道疾病，即可诊断慢性支气管炎。病人近1周出现咳脓痰、低热，结合病人体征及实验室检查，考虑慢性支气管炎急性发作。

21. 答案：C
解析 突然发生的持续性上腹剧烈疼痛，并迅速转移至全腹部，伴有腹膜刺激征，肝浊音界消失，故考虑消化性溃疡穿孔，腹部平片可见膈下游离气体。

17. 病人，男性，40岁，喘息发作5小时入院。为鉴别是否为上气道梗阻，最为简便的方法是
A. 拍摄X线胸片
B. 支气管镜检查
C. 胸部 CT
D. 判断哮鸣音发生于呼气相还是吸气相
E. 描绘 MEFV

18. 病人心悸气短，有风湿病史，近半年症状加重。查体：左心界扩大，心率120次/min，胸骨左缘2~3肋间可闻及舒张期杂音，脉为水冲脉，最大可能是
A. 风湿性心脏病二尖瓣关闭不全
B. 风湿性心脏病主动脉瓣狭窄
C. 风湿性心脏病主动脉瓣关闭不全
D. 风湿性心脏病二尖瓣狭窄
E. 三尖瓣狭窄

19. 某病人呕血2小时，量多，有血块，测血压仅在60mmHg处听到1次搏动，其失血量为总血容量的
A. 小于15% B. 15%~20%
C. 20%~30% D. 30%~40%
E. >40%

20. 病人，男性，54岁，反复咳嗽、咳痰6年，常发于冬春季及受凉感冒后，近2年出现活动后气促，1周来咳脓痰并有低热。体格检查：体温38℃，双肺呼吸音低，有散在干啰音及粗湿啰音，白细胞计数11.4×10⁹/L，中性粒细胞百分比83%。该病人应诊断为
A. 支气管扩张
B. 支气管哮喘合并肺部感染
C. 慢性支气管炎并阻塞性肺气肿
D. 慢性支气管炎急性发作
E. 慢性肺脓肿

21. 病人，男性，45岁，1小时前突然出现上腹剧痛，伴恶心，半小时后腹痛转移至右下腹，并向右肩部放射。

全腹压痛、反跳痛及肌紧张，腹部未触及肿块，肝浊音界消失，白细胞总数 18×10^9/L。最可能的诊断是

A. 急性阑尾炎　　　　　B. 急性胰腺炎

C. 消化性溃疡穿孔　　　D. 绞窄性肠梗阻

E. 急性胃炎

22. 病人，女性，38岁，患风湿性心脏病二尖瓣狭窄，经常出现呼吸困难、咳嗽，偶有咯血痰等症状。在当地反复治疗2年后，上述症状逐渐减轻，但出现食欲缺乏、肝区胀痛、水肿，这提示

A. 内科治疗有效　　　　B. 二尖瓣狭窄程度加重

C. 合并二尖瓣关闭不全　D. 出现风湿活跃

E. 右心室受累

22. 答案：E

解析　右心衰竭以体静脉淤血为主要表现，症状主要表现为消化道症状、劳力性呼吸困难。右心衰竭体征有：水肿、颈静脉征、肝脏肿大等，心脏体征为右心室显著扩大而出现三尖瓣关闭不全的反流性杂音。

23. 病人，男性，57岁，教师，近半月常于夜间有发作性心前区疼痛，每次持续约15分钟，但白天仍上班，昨夜又突然发作而痛醒，出冷汗，今来院急诊。心电图示 $V_3 \sim V_6$ 导联ST段抬高。该病人可诊断为

A. 急性前壁心肌梗死　　B. 卧位性心绞痛

C. 中间综合征　　　　　D. 变异性心绞痛

E. 心内膜下心肌梗死

23. 答案：D

解析　变异性心绞痛的发作与活动无关，疼痛发作在安静时，发作时心电图呈ST段抬高，发作过后ST段下降，不出现病理性Q波。

24. 病人，男性，30岁，劳动中突然剧烈头痛、呕吐，一度意识不清，醒后颈枕部痛，右侧眼睑下垂，右瞳孔大，颈强，Kernig征阳性。最可能的诊断是

A. 急性脑膜炎　　　　　B. 脑出血、脑疝

C. 小脑出血　　　　　　D. 脑干出血

E. 蛛网膜下腔出血

24. 答案：E

解析　蛛网膜下腔出血主要表现为急性起病，剧烈头痛，可伴有意识障碍或局灶性癫痫病发作及动眼神经损害。查体脑膜刺激征阳性，颅脑CT基本可明确诊断，急性期脑脊液可呈均匀血性。

25. 病人，女性，48岁，既往病史不详。过劳后突发呼吸困难，咳粉红色泡沫痰。体格检查：两肺满布湿啰音，心尖部舒张期隆隆样杂音，心电图示窦性节律，心率120次/min，右心室肥厚。急诊处置下列哪项**不宜**采用

A. 吗啡

B. 呋塞米

C. 硝普钠

D. 普萘洛尔

E. 毛花苷

25. 答案：D

解析　急性左心衰竭的治疗原则：①病人取坐位，双腿下垂，以减少静脉回流；②吸氧；③消除病人紧张情绪，必要时应用吗啡；④快速利尿，首选呋塞米；⑤血管扩张剂，以硝酸甘油为首选；⑥正性肌力药物及洋地黄类药物。而普萘洛尔、美托洛尔等具有负性肌力作用的药物，急性期不宜应用，应待心力衰竭情况稳定且无体液潴留后，可从小剂量开始应用。

26. 答案：A
解析 癫痫持续状态首选地西泮10~20mg静脉缓慢注射。

27. 答案：E
解析 青年男性，应首先考虑低钾性周期性瘫痪。

28. 答案：A
解析 体温及神经反射检查便于临床分级，评估病情严重程度。

29. 答案：E
解析 肾上腺素能使心肌收缩力加强、兴奋性增高、传导加速，心输出量增多。肾上腺素对全身各部分血管的作用，不仅有作用强弱的不同，而且还有收缩或舒张的不同。如对皮肤、黏膜和内脏（如肾脏）的血管呈现收缩作用；对冠状动脉和骨骼肌血管呈现扩张作用等。由于它能直接作用于冠状血管引起血管扩张，改善心肌供血，因此是一种作用快而强的强心药。肾上腺素还可松弛支气管平滑肌及解除支气管平滑肌痉挛，利用其兴奋心脏收缩血管及松弛支气管平滑肌等作用，可以缓解心跳微弱、血压下降、呼吸困难等症状。

26. 病人，女性，24岁，2年来有发作性神志丧失、四肢抽搐，服药不规则。今天凌晨开始又有发作，意识一直不清醒。来院后又有一次四肢抽搐发作，首先应选用的治疗药物是
    A. 地西泮 10mg 静脉注射
    B. 苯妥英钠 0.25g 肌内注射
    C. 地西泮 20mg 肌内注射
    D. 甲醛 5ml 灌肠
    E. 苯巴比妥 0.5g 肌内注射

27. 病人，男性，35岁，消瘦、乏力、怕热、手颤2个月，夜间突然出现双下肢软瘫。急诊查体：神志清，血压140/80mmHg，心率108次/min，律齐，甲状腺轻度增大、无血管杂音。导致病人双下肢软瘫的直接原因可能是
    A. 脑栓塞　　　　　　　B. 运动神经元病
    C. 重症肌无力　　　　　D. 呼吸性碱中毒
    E. 血钾异常

28. 病人，男性，45岁，盛夏季节连续3天在炼钢炉旁工作，第3天下午工作2小时感头痛、头昏，随即出现嗜睡、面色潮红、脉速、气促、皮肤干燥无汗，被送往医务室，考虑为中暑。为明确诊断，最有价值的体检项目是
    A. 体温、神经反射检查
    B. 呼吸、意识
    C. 脉搏、血压
    D. 尿量、皮肤色泽
    E. 心率、心律

29. 重度哮喘病人，经静脉滴注氨茶碱及支气管扩张剂等药物治疗10小时后，病情仍不缓解，伴大汗，双肺呼吸音极低，心率134次/min，下一步治疗用药应选择
    A. 色甘酸钠抗过敏治疗
    B. 气雾剂吸入
    C. 去乙酰毛花苷静脉注射

D. 选择广谱抗生素

E. 加用肾上腺皮质激素及充分的补液

（姚卫海）

第三节　皮肤科

A1 型题

1. 不溶于水的粉剂（30%~50%）与水相混合而成的外用剂型为

   A. 溶液　　　　　　　　B. 糊剂

   C. 乳剂　　　　　　　　D. 洗剂

   E. 贴剂

2. 有水泡、糜烂、渗出的皮损，适宜的外用药物剂型为

   A. 溶液　　　　　　　　B. 糊剂

   C. 乳剂　　　　　　　　D. 洗剂

   E. 贴剂

3. 梅毒为感染（　　　）所致

   A. 杜克雷嗜血杆菌　　　B. 肉芽肿荚膜杆菌

   C. 苍白密螺旋体　　　　D. 加德纳菌

   E. 人乳头状瘤病毒

4. 重型药疹应及早应用

   A. 抗组胺药　　　　　　B. 免疫抑制剂

   C. 抗生素　　　　　　　D. 糖皮质激素

   E. 皮肤保护剂

1. 答案：D
   解析　洗剂是水和粉剂混合在一起的制剂，久置后不溶于水的药粉沉淀于水底，使用时需震荡摇匀。

2. 答案：A
   解析　溶液具有清洁、止痒、消肿、收敛的作用，适用于急性皮肤病，红肿明显、渗出较多或脓性分泌物多的皮损，或糜烂伴轻度痂皮性损害。

3. 答案：C
   解析　梅毒是由梅毒螺旋体（苍白密螺旋体）引起的慢性、系统性性传播疾病。

4. 答案：D
   解析　药疹又称药物性皮炎，轻症者给予应用抗组胺药物、维生素C及钙剂，重症者加用糖皮质激素。

5. 答案：C

解析　C选项刮除鳞屑可见半透明薄膜及点状出血为寻常性银屑病特征性表现。

6. 答案：D

解析　神经性皮炎又称慢性单纯性苔藓，是以阵发性皮肤瘙痒和皮肤苔藓化为特征的慢性皮肤病。

7. 答案：D

解析　过敏性紫癜为全身小血管的变态反应性炎症，表现为皮肤紫癜、关节炎、腹痛和肾脏损害，不具传染性，但有一定遗传倾向。过敏性紫癜为自限性疾病，一般预后良好。

8. 答案：A

解析　天疱疮为严重的复发性自身免疫性大疱性疾病，皮损特点为皮肤或黏膜上出现松弛性水疱、糜烂。病人多为中青年人，糖皮质激素为首选治疗药物。

9. 答案：B

解析　脂溢性角化病是最常见的表皮良性肿瘤，主要见于40岁以上的成年人。其发病与皮肤老化、遗传易感性等因素有关，常采用冷冻、削切、刮除术、光电技术等治疗。

10. 答案：B

解析　皮下组织由疏松结缔组织和脂肪小叶构成，其上接真皮，下与筋膜、肌肉腱膜或骨膜相连。

11. 答案：C

解析　寻常痤疮多见于青年，好发于面颊、前额、胸背等寻常痤疮较丰富部位。初起可见毛囊口处丘疹，并可挤出淡黄色脂栓，即所谓的粉刺。如毛囊口开放，脂栓因氧化及粉尘所染而呈黑色，称为黑头粉刺。

5. 关于玫瑰糠疹，**错误**的是
A. 可出现先驱斑或母斑
B. 可能与上呼吸道感染有关
C. 刮除鳞屑可见半透明薄膜及点状出血
D. 可自行消退
E. 春秋季多发

6. 慢性单纯性苔藓（神经性皮炎）的常见皮损为
A. 丘疹 　　　　　　　　　B. 血痂
C. 色素沉着 　　　　　　　D. 苔藓样变
E. 糜烂

7. 关于过敏性紫癜，下列**错误**的是
A. 可有肾脏损害
B. 可出现腹痛
C. 可有关节疼痛
D. 可见血小板明显减少
E. 可见皮肤黏膜瘀点或紫癜

8. 天疱疮的治疗首选
A. 糖皮质激素 　　　　　　B. 免疫抑制剂
C. 抗生素 　　　　　　　　D. 抗组胺药
E. 皮肤保护剂

9. 属于良性皮肤肿瘤的是
A. 阴茎鲍温病 　　　　　　B. 脂溢性角化病
C. 柏哲病 　　　　　　　　D. 基底细胞癌
E. 鳞状细胞癌

10. 皮下组织的组成主要是
A. 血管 　　　　　　　　　B. 脂肪组织
C. 角质形成细胞 　　　　　D. 皮脂腺
E. 筋膜

11. 哪种病**不发生**在手掌
A. 寻常疣 　　　　　　　　B. 梅毒

C. 寻常痤疮 　　　　　D. 银屑病

E. 藓

12. 单纯疱疹好发于

A. 四肢 　　　　　　　B. 躯干

C. 口周 　　　　　　　D. 皮肤黏膜交界处

E. 颈部

13. 我国手、足癣最主要的致病菌是

A. 石膏样小孢子菌 　　B. 犬小孢子菌

C. 断发毛癣菌 　　　　D. 红色毛癣菌

E. 表皮癣菌

14. 染头发后头皮发红伴瘙痒，自服"消炎药"未见好转，2天后出现头部及面部红肿、水疱，诊断为

A. 药物性皮炎 　　　　B. 自身敏感性皮炎

C. 接触性皮炎 　　　　D. 急性湿疹

E. 神经性皮炎

15. 下列**不符合**急性湿疹的是

A. 皮疹形态单一，边界清楚

B. 对称分布

C. 剧烈瘙痒

D. 常有渗液、糜烂

E. 易反复发作

16. 下列哪项**不符合**寻常性银屑病的临床表现

A. 银白色鳞屑 　　　　B. 束状

C. 甲板顶针状凹陷 　　D. 消退期常见同形反应

E. 多数病人病情冬重夏轻

17. 关于一期梅毒，下列说法**错误**的是

A. 一般病人起病前有不洁性交史

B. 硬下疳是主要表现

C. 梅毒血清试验阴性可排除一期梅毒

D. 潜伏期平均为2~4周

E. 在硬下疳处取材以暗视野检查可见苍白密螺旋体

12. 答案：D

解析　本病系由人类单纯疱疹病毒（HSV）所致，多侵犯皮肤黏膜交界处，皮疹为限局性簇集性小水疱，病毒长期潜伏和反复发作为其临床特征。

13. 答案：D

解析　手、足癣是发生于掌、跖与指、趾间皮肤的浅部真菌感染。手、足癣的致病菌主要有红色毛癣菌、须癣毛癣菌和絮状表皮癣菌。我国手、足癣最主要的致病菌是红色毛癣菌。

14. 答案：C

解析　接触性皮炎是皮肤接触外界物质而引发的炎症性皮肤病，表现为红斑、肿胀、丘疹、水疱、甚至大疱，治疗以外用药为主，疗效不佳或严重时需口服药物。

15. 答案：A

解析　急性湿疹是由多种内、外因素引起的表皮及真皮浅层的炎症性皮肤病，具有多样性皮疹和渗出倾向，伴剧烈瘙痒，易反复发作，常与变态反应有一定关系。

16. 答案：D

解析　银屑病等皮肤病的进行期，在无皮损处进行搔抓、针刺、手术等可出现与原发病相同的典型皮损，称为同形反应。

17. 答案：C

解析　一期梅毒的诊断主要根据接触史、潜伏史、典型临床表现，同时结合实验室检查（暗视野显微镜、镀银染色、吉姆萨染色或直接免疫荧光检查发现TP；梅毒血清试验早期阴性，后期阳性），应注意不可仅凭借一次梅毒血清学试验阴性结果排除梅毒。

18. 答案：D
解析 皮肤分为表皮和真皮。表皮是皮肤的浅层结构，由复层扁平上皮构成。从基底层到表面可分为五层，即基底层—棘层—颗粒层—透明层—角质层。

18. 皮肤由内向外分层正确的是
A. 基底层—角质层—透明层—棘层—颗粒层
B. 基底层—透明层—棘层—角质层—颗粒层
C. 基底层—颗粒层—透明层—棘层—角质层
D. 基底层—棘层—颗粒层—透明层—角质层
E. 基底层—颗粒层—棘层—透明层—角质层

19. 答案：C
解析 天疱疮是一种慢性、复发性、严重的表皮内棘刺松解性大疱性皮肤病。

19. 天疱疮的水疱位置为
A. 皮下　　　　　　　　B. 表皮基底层
C. 表皮棘层　　　　　　D. 角层内
E. 真皮

20. 答案：A
解析 尼氏征又称棘细胞松解征，是指某些皮肤病发生棘层松解性水疱（如寻常型天疱疮）时的触诊表现。

20. 尼氏征阳性，说明
A. 棘层松解　　　　　　B. 颗粒层分离
C. 角化过度　　　　　　D. 角化不全
E. 角质层肥厚

A2型题

1. 答案：C
解析 皮肤异色症是皮肌炎特征性皮损之一，在同一部位红斑鳞屑基础上逐渐出现褐色色素沉着，点状色素脱失，点状角化，轻度皮肤萎缩，毛细血管扩张等，自觉瘙痒，多见于面、颈、上胸躯干部。

1. 病人，女性，40岁，双上眼睑红斑水肿，胸部有皮肤异色症改变，肩部肌肉容易疲劳，并疼痛，最可能的诊断是
A. 系统性红斑狼疮　　　B. 系统性硬皮病
C. 皮肌炎　　　　　　　D. 成人性硬肿病
E. 混合型结缔组织病

2. 答案：C
解析 单侧型（节段型）白癜风表现为一处或多处白斑呈节段分布，在中线处突然消失，一般认为该种类型可支持神经学说。

2. 某白癜风患儿，右上眼睑、右上唇、右上肢可见边界清楚的脱色斑，皮损不超过身体中线。该患儿情况支持白癜风的发病机制中哪种学说
A. 自身免疫学说　　　　B. 遗传学说
C. 神经学说　　　　　　D. 黑素细胞自毁学说
E. 微量元素缺乏学说

3. 答案：A
解析 梅毒假阳性即梅毒血清试验出现阳性的指标，但实际还考虑出现梅毒可能性不大的情况。部分患免疫系统疾病，如红斑狼疮、硬皮病以及血液疾病的病人、老年人、孕妇都可以出现梅毒螺旋体血清试验的阳性。

3. 某16岁女性系统性红斑狼疮病人，查RPR 1/16阳性，TPPA 1/320阳性，否认硬下疳及性生活史，查体皮肤黏膜无特殊，父母梅毒血清反应均阴性，最可能情况是
A. 生物学假阳性　　　　B. 早期梅毒

C. 晚期梅毒   D. 潜伏期梅毒

E. 先天梅毒

4. 某病人皮肤广泛出现风团、瘙痒，伴发热，血白细胞增高，嗜中性粒细胞增多，咽喉肿痛，最可能的诊断是

  A. 日光性荨麻疹   B. 胆碱能性荨麻疹

  C. 感染所致荨麻疹   D. 风疹

  E. 药疹

5. 病人，女性，24岁，近几个月容易疲劳，早晨寒冷时双手指尖变白、发凉，感觉疼痛，因游走性关节痛伴发热就诊。查体：体温38.5℃，颜面对称性红斑，右肘关节稍肿胀，有压痛。本病例最可能的诊断是

  A. 系统性红斑狼疮

  B. 系统性硬皮病

  C. 皮肌炎

  D. 成人性硬肿病

  E. 混合性结缔组织病

6. 某5岁男孩，反复皮疹，伴瘙痒3年，常于春秋季复发。就诊时查体发现四肢、躯干散在蚕豆大小淡红色水肿性丘疹，部分皮疹表面见针头或豌豆大小水疱，其诊断为

  A. 水痘   B. 湿疹

  C. 荨麻疹   D. 痒疹

  E. 丘疹性荨麻疹

7. 某成年女病人，发热、流涕、咽痛，拟"感冒"自服消炎镇痛药，3天后口角出现簇集小水疱，伴轻度瘙痒和灼热感。否认药物过敏史，口周、鼻周每年都有2~3次类似皮疹。最可能的诊断是

  A. 脓疱疮   B. 固定性药疹

  C. 天疱疮   D. 单纯疱疹

  E. 带状疱疹

---

4. 答案：C

解析 荨麻疹发作同时血白细胞增高，嗜中性粒细胞增多一般认为是感染所致。

5. 答案：A

解析 系统性红斑狼疮（SLE）进入活动期时，大多数病人会出现全身炎症症状，包括发热（低、中度热为主）、乏力、疲倦、厌食、体重下降等，同时鼻梁部及两侧颧部出现类似蝶形的区域红斑。关节是SLE的常见症状，表现为多关节对称性肿痛、晨僵。

6. 答案：D

解析 小儿痒疹多在儿童期发病。皮损开始主要为红色丘疹，粟粒至绿豆大小，也可以是风团或丘疹样、荨麻疹样皮疹，以后成为孤立结节性丘疹或小结节损害，由于搔抓可以出现抓痕、血痂或湿疹样改变。四肢伸侧为常见部位，但背部、头面部等均可发生。自觉症状为瘙痒剧烈，皮疹消退后留有色素沉着，也可以反复发作。

7. 答案：D

解析 单纯疱疹好发于皮肤黏膜交界处，以唇缘、口角、鼻孔周围等处多见。初起局部皮肤发痒、灼热或刺痛，进而充血、红晕，然后出现针头或米粒大小簇集水疱群，基底微红，水疱彼此并不融合，但可同时出现多簇水疱群。水疱壁薄，疱液清亮，短期可自行溃破、糜烂、渗液，2~10天后干燥结痂，脱痂后不留瘢痕。某些诱发因素如发热、受凉、日晒、情绪激动、胃肠功能紊乱、药物过敏、过度疲劳、机械性刺激以及月经、妊娠等均促成本病发生。

B1 型题

【1~3题共用备选答案】
A. 脓疱疮　　　　　　　　　　B. 疥疮
C. 带状疱疹　　　　　　　　　D. 湿疹
E. 以上均不是

1. 答案：D

1. 皮损对称分布，多形性损害，剧烈瘙痒，易转为慢性，应诊断为

2. 答案：C

2. 一侧腰部皮肤有簇集状丘疱疹，呈带状分布，疼痛剧烈，应诊断为

3. 答案：A

3. 两下肢皮肤有散在性疱疹，其边缘有轻度红晕，疱内为脓液，应诊断为

【4~6题共用备选答案】
A. 寻常性银屑　　　　　　　　B. 脂溢性皮炎
C. 神经性皮炎　　　　　　　　D. 斑秃
E. 慢性湿疹

4. 答案：E

4. 病变多在四肢屈侧，皮损多为苔藓样变，但仍有丘疹、水疱、点状糜烂等，应诊断为

5. 答案：A

5. 皮损基底为淡红色，上覆银白色鳞屑，剥除鳞屑后可见薄膜现象及点状出血，应诊断为

6. 答案：C

6. 皮损多为圆形或多角形的扁平丘疹，融合成片，剧烈瘙痒，搔抓后皮损肥厚，皮沟加深，易形成苔藓样变，应诊断为

【7~9题共用备选答案】
A. 假性湿疣　　　　　　　　　B. 扁平湿疣
C. 阴茎珍珠状丘疹　　　　　　D. 阴茎癌
E. 尖锐湿疣

7. 多发于女性外阴，皮损为白色或淡红色小丘疹，表面光滑如鱼子状，群集分布，应诊断为 | 7. 答案：A

8. 多发于皮肤黏膜交界处，皮损为有蒂或无蒂的淡红色或污秽的表皮赘生物，形态多样，应诊断为 | 8. 答案：E

9. 好发于外阴、肛周、乳房下等易摩擦浸渍部位。湿性丘疹形如扁豆，表面湿烂，有少量渗液，可融合成斑块，有时呈疣状或乳头瘤状，分泌物有臭味，应诊断为 | 9. 答案：B

简 述 题

1. 简述湿疹皮损特点。

答案　湿疹皮损特点为：皮损对称分布，多形损害，剧烈瘙痒，有渗出倾向，反复发作，易成慢性。

2. 如何区别软下疳和硬下疳？

答案　硬下疳和软下疳均表现为外阴及生殖器溃疡，但两者是有区别的。硬下疳潜伏期长，为浅表性溃疡，边缘隆起，边缘及基底部呈软骨状，不痛不痒，可伴有无痛性横痃，分泌物梅毒血清反应阳性。软下疳为杜克雷嗜血杆菌引起，潜伏期短，发病急，炎症明显，基底柔软，为深溃疡，疼痛剧烈，可伴有疼痛性横痃。

3. 寻常性银屑病病程中三期的皮损表现分别是什么？

答案　寻常性银屑病病程可分为三期。①进行期：新皮损不断出现，原皮损不断扩大，颜色鲜红，鳞屑较多。针刺、摩擦等损伤可出现皮损，即"同形反应"阳性。②静止期：病情稳定，基本无新皮损出现。原皮疹色暗红，鳞屑减少，既不扩大，也不消退。③退行期：皮损缩小，颜色变淡，鳞屑减少，或从中心开始消退，遗留暂时性的色素减退或色素沉着斑。

4. 什么是狼疮带试验？

答案　狼疮带试验，用直接免疫荧光法在病人表皮与真皮连接处观察，可见免疫球蛋白和补体在此间的沉积带，多呈颗粒状、球状或线条状排列的黄绿色荧光带。系统性红斑狼疮的病人做此检查，暴露部位的正常皮肤的阳性率为50%~70%，而皮损处高达90%以上，对诊断本病意义重大。

5. 急性荨麻疹出现急症后，如何积极有效地治疗？

答案　急性荨麻疹出现急症后，严重者可短期应用皮质类固醇激素。发病急骤而广泛，或喉头水肿、呼吸困难时，或伴胃肠道症状时，可皮下或肌内注射0.1%肾上腺素，或静脉滴注氢化可的松或地塞米松。出现喉头水肿、窒息严重者，必要时行气管切开术。

6. 玫瑰痤疮可分为几型？各有什么特点？

答案　玫瑰痤疮通常分为三型。①红斑毛细血管扩张型：表现为以面中部为主的红斑，亦可累及面颊、前额及下颌。最初表现为红斑，可在进食辛辣刺激性食物、气温骤变及精神情绪紧张兴奋时明显。然后变成持久性红斑，并逐渐出现毛细血管扩张，呈树枝状，主要分布在鼻尖及鼻翼，常伴有毛孔粗大和皮脂分泌增多。可持续数月至数年，之后转为丘疹脓疱型。②丘疹脓疱型：在红斑和毛细血管扩张的基础上，反复出现痤疮样毛囊性丘疹、脓疱，但无粉刺形成。皮损有时可表现为深在的炎症性结节或囊肿。③鼻赘型：由于长期充血、反复感染，鼻部结缔组织增殖、皮脂腺异常增大，形成大小不等的隆起性结节，导致鼻尖部外观肥大，畸形如赘生物。鼻赘表面可见明显扩大的皮脂腺口，挤压时有条状白色黏稠皮脂溢出。严重的鼻赘多见于40岁以上的男性。

名词解释

1. 同形反应

答案 银屑病等皮肤病的进行期在无皮损处进行搔抓、针刺、手术等可出现与原发病相同的典型皮损，称为同形反应，又称为Koebner现象。

2. 硬下疳

答案 梅毒一期的典型临床表现，由梅毒螺旋体侵入破损的皮肤黏膜，同时大量繁殖，并引发免疫反应，导致局部出现红斑、丘疹、硬结、溃疡，即硬下疳。

3. 皮肤划痕症

答案 在荨麻疹皮肤表面用钝器以适当压力划过，可出现红色线条、红晕、风团的三联反应，称为皮肤划痕症阳性。

4. 雷诺现象

答案 雷诺现象是指在寒冷刺激、情绪激动、长期使用震颤性工具以及多种疾病影响下，四肢末端呈现皮肤颜色间歇性苍白、发绀和潮红的变化，多见于女性。

（姚卫海）

第四节 眼科

本节知识点为睑腺炎、睑板腺囊肿、结膜炎、角膜炎、白内障、青光眼、眼外伤急救、屈光不正、糖尿病及高血压性视网膜病变。基本技能要求为视力检查、外眼一般检查、眼底镜的使用、正常眼底的识别。

A1型题

1. 使用标准对数视力表检查时，病人在3m处才能辨识最大的视标，该眼的远视力应记为
   A. 0.03 　　　　　　B. 0.04
   C. 0.06 　　　　　　D. 0.1
   E. 0.3

2. 应用角膜映光法估计斜视度，下列说法正确的是
   A. 映光点在角膜缘为斜视60°
   B. 映光点在瞳孔缘为斜视15°
   C. 映光点偏鼻侧为内斜
   D. 映光点偏颞侧为外斜
   E. 映光点在瞳孔缘与角膜缘之间为斜视45°

2. 答案：B
解析　角膜映光法估计斜视度时，映光点偏鼻侧为外斜，偏颞侧为内斜。映光点在瞳孔缘约斜视15°，在角膜缘约斜视45°，落在二者中央时大概为30°。

3. 关于睑腺炎，下列说法**错误**的是
   A. 是常见的眼睑腺体的急性化脓性细菌感染
   B. 又称麦粒肿
   C. 最常见的致病菌为淋球菌
   D. 睫毛毛囊或其附属的皮脂腺或汗腺感染称为外睑腺炎
   E. 睑板腺感染为内睑腺炎

3. 答案：C
解析　睑腺炎是细菌侵入眼睑腺体而引起的一种急性化脓性炎症，最常见致病菌为葡萄球菌，特别是金黄色葡萄球菌。如为睫毛毛囊或其附属的皮脂腺或汗腺感染，称为外睑腺炎；如果是睑板腺感染，称为内睑腺炎。

4. 关于睑板腺囊肿，下列说法正确的是
   A. 是感染性肉芽肿性炎症
   B. 早期应充分冷敷，如肿物无法消除可手术切除
   C. 切除睑板腺囊肿时，切口应与睑缘垂直
   D. 囊肿内容物刮除干净后手术即可结束
   E. 老年人或复发性睑板腺囊肿，应将肿物送病理检查

4. 答案：E
解析　睑板腺囊肿是一种无菌性肉芽肿性炎症，是因为睑板腺开口阻塞，腺体产生的分泌物潴留，对睑板周围组织产生慢性刺激而引起肉芽组织增生，又称霰粒肿。早期应热敷，如肿物无法消除可手术切除。切除时，外霰粒肿皮肤切口应平行睑缘，内霰粒肿结膜切口应垂直于睑缘，除刮干净囊腔内容物外，还应剪除囊壁，防止复发。老年人或复发性睑板腺囊肿，应将肿物送病理检查。

5. 下列预防结膜炎传播的主要措施中，**错误**的是
   A. 对于超急性细菌性结膜炎，医务人员检查时不用戴防护镜
   B. 一眼患病，应防另一眼感染
   C. 严格消毒医疗器皿

5. 答案：A
解析　结膜炎多为接触传染，提倡勤洗手、洗脸，不用手和衣袖擦眼。传染性结膜炎病人应隔离，病人用过的盥洗用具必须采取隔离并消毒处理。医务人员应该做好预防，佩戴手套及防护镜，检查病人后要洗手消毒，防止交叉感染。

D. 传染性结膜炎病人应隔离，勤洗手、洗脸

E. 患有结膜炎的病人未治愈时不应在公共游泳池游泳

6. 答案：C
解析 淋球菌性结膜炎主要表现为眼红，伴大量脓性分泌物。病毒性结膜炎为眼痛，伴水样分泌物。巨乳头性结膜炎为佩戴隐形眼镜病人出现的眼部异物感。过敏性结膜炎、沙眼、包涵体性结膜炎均会出现强烈的眼痒症状。

6. 主要表现为强烈眼痒的结膜炎是

A. 淋球菌性结膜炎

B. 单纯疱疹病毒性结膜炎

C. 过敏性结膜炎

D. 腺病毒性结膜炎

E. 巨乳头性结膜炎

7. 答案：E
解析 真菌性感染时，应局部及全身抗真菌治疗，感染活动期不得使用糖皮质激素眼液。如保守治疗无效，可考虑行角膜移植手术。如眼内并发虹膜睫状体炎，为避免瞳孔后粘连，应使用阿托品或托比酰胺眼液散瞳。

7. 关于真菌性角膜炎治疗的表述，下述**不正确**的是

A. 口服或静脉抗真菌治疗

B. 忌用糖皮质激素眼液

C. 当保守治疗无效时，可行角膜移植术

D. 局部滴用抗真菌眼液，如两性霉素B、氟康唑等

E. 并发虹膜睫状体炎者，可用毛果芸香碱点眼缩瞳

8. 答案：C
解析 因人种差异和眼球解剖结构的不同，世界各国的青光眼类型具有差异。中国人以闭角型青光眼居多，而欧美国家白种人则以开角型青光眼多见。新生血管性青光眼多继发于视网膜静脉阻塞或糖尿病性视网膜病变，先天性青光眼为幼儿出生所患有的疾病。

8. 在我国，青光眼最常见的类型是

A. 新生血管性青光眼

B. 原发性开角型青光眼

C. 原发性闭角型青光眼

D. 恶性青光眼

E. 先天性青光眼

9. 答案：D
解析 白内障的手术时机需根据视力、病人行动能力及自身意愿综合评估。从复明的角度出发，我国建议最佳矫正视力低于0.3的白内障病人接受白内障手术。

9. 下列关于白内障的说法，**错误**的是

A. 晶状体混浊，且矫正视力小于0.5，称为有临床意义的白内障

B. 白内障是目前全球第一位的致盲性眼病

C. 糖尿病、外伤、辐射、中毒等因素都可以引起白内障

D. 一旦确诊为白内障，应尽快行白内障手术

E. 白内障发病率随年龄增长，80岁以上人群中，白内障的发病率为100%

10. 答案：D
解析 屈光不正包括近视、远视和散光，其中高度近视是指屈光度大于−6.00D的近视。老视不属于屈光不正。

10. 屈光不正的类别，**不包括**

A. 远视 　　　　　　　　 B. 近视

C. 高度近视　　　　　　D. 老视

E. 散光

11. 青少年近视防控的原则**不包括**
    A. 保持正确的坐姿
    B. 选择合适的照明强度，避免在昏暗环境中阅读
    C. 近视患儿如能看得清楚，可以不用戴眼镜
    D. 减少电子产品使用，缩短看近时间，课间远眺放松眼睛
    E. 每天1~2小时自然光下的户外活动

11. 答案：C
解析　近视防控的关键因素是减少看近，增加自然光线刺激，如若一旦形成近视，根据度数的高低应及时佩戴眼镜，避免视网膜长期离焦导致近视的进一步加深。

12. 眼表化学性烧伤的急救，最紧迫的是
    A. 滴消炎眼药水
    B. 散瞳
    C. 滴入碱性或酸性药物进行中和
    D. 结膜下注射维生素C
    E. 大量生理盐水彻底冲洗眼部

12. 答案：E
解析　尽早在现场利用现有条件进行充分的眼部冲洗，是眼化学伤急救最重要和急迫的处理措施。随后根据眼部情况，再进行散瞳、消炎、酸碱中和等药物治疗。

13. 如果您在社区医院接诊到一个眼外伤合并全身多处伤的病人，首先应注意
    A. 视力情况
    B. 眼内有无出血
    C. 有无眼内感染
    D. 有无出血性休克及重要的脏器损伤
    E. 眼球有无破裂

13. 答案：D
解析　接诊眼外伤的时候不能忽略全身情况，一定要在确保病人生命体征平稳的前提下，再处理眼部疾患。

14. 干燥综合征的病人出现干眼，其眼部表现**不包括**
    A. 眼部强烈的干涩感，瞬目时异物刺激感
    B. 眼部易疲劳，视物模糊不清
    C. 畏光、流泪
    D. 眼球剧烈胀痛伴头痛
    E. 对烟尘的敏感性增强，不能耐受

14. 答案：D
解析　干眼病人眼部缺乏水液或泪液蒸发过快，角结膜干燥，导致病人出现干涩异物感，对烟尘不能耐受，眼疲劳，视物模糊及畏光流泪等。

15. 成年人双眼突出，最常见的病因是
    A. 眼眶蜂窝织炎　　　　B. 视网膜母细胞瘤

15. 答案：E
解析　眼眶蜂窝织炎表现为单眼红肿突出、皮温升高及触痛。视网膜母细胞瘤及横纹肌肉瘤属于恶性肿瘤，以单眼发病为主。成人最常见双眼突出的病因是甲状腺相关性眼病。

C. 横纹肌肉瘤　　　　　　D. 眼眶炎性假瘤

E. 甲状腺相关性眼病

16. 答案：E
解析 视网膜中央动脉阻塞的眼底表现是视网膜弥漫性混浊水肿，视乳头可因缺血呈苍白色，黄斑中心凹可见樱桃红斑，视网膜动脉变细，严重时可完全闭塞。视网膜出血为静脉阻塞的体征。

16. 单眼视力骤然丧失，医生诊断为视网膜中央动脉阻塞，其眼底表现**不包括**

A. 黄斑区见樱桃红斑

B. 视网膜动脉变细、闭塞

C. 视网膜大片灰白色水肿

D. 视乳头苍白

E. 视网膜出血

17. 答案：A
解析 糖尿病性视网膜病变早期可见末端血管膨大形成的微血管瘤，伴有渗出。

17. 微血管瘤是下列哪种疾病的常见体征

A. 糖尿病性视网膜病变

B. 白血病

C. 高血压性视网膜病变

D. 视网膜中央静脉阻塞

E. 视网膜脱离

18. 答案：C
解析 本题为识记内容，正常视网膜动、静脉直径应为2:3。

18. 正常视网膜的动、静脉管径的比例是

A. 5:6　　　　　　　B. 4:5

C. 2:3　　　　　　　D. 3:4

E. 1:2

19. 答案：A
解析 鞍区肿瘤压迫视交叉，使在该处发生交叉的内侧视神经受压迫，临床表现为双眼外侧视敏度下降，出现双颞侧偏盲。

19. 鞍区肿瘤病人的视野表现是

A. 双眼颞侧偏盲　　　　B. 上方偏盲

C. 同右侧偏盲　　　　　D. 同左侧偏盲

E. 双眼鼻侧偏盲

20. 答案：A
解析 视网膜脱离病人会出现明显的视力下降，眼前闪光感伴黑影遮挡，因眼压下降，不会出现眼球胀痛的情况。

20. 视网膜脱离病人的症状和体征，**不包括**

A. 眼部胀痛

B. 眼压下降

C. 眼前固定黑影遮挡

D. 频发白色闪光感

E. 视力下降，或伴视物变形

A3型题

【1~3题共用题干】

男性，42岁，右眼视物模糊、变形及颜色变暗10天。查右眼视力0.3，视乳头颜色正常，边界清楚，动静脉未见明显异常，黄斑部可见盘状水肿区，中心凹反射未见。

1. 该病人最可能是
   A. 黄斑部视网膜前膜
   B. 中心性浆液性脉络膜视网膜病变
   C. 中心性渗出性脉络膜视网膜病变
   D. 周边部视网膜浅脱离
   E. 特发性黄斑裂孔

1. 答案：B
   解析 中心性浆液性脉络膜视网膜病变病人中，男性比女性更容易患病，发病年龄多在30~50岁之间。

2. 为进一步明确诊断，需要进行的辅助检查是
   A. 荧光素眼底血管造影   B. 视野检查
   C. 视觉诱发电位   D. 视网膜电图
   E. 对比敏感度

2. 答案：A
   解析 荧光素眼底血管造影时，色素上皮脱离区在动脉前期就有荧光渗漏，随着造影过程其亮度逐渐增强，并持续到造影后期。当正常的脉络膜荧光消失之后仍然清晰可见。

3. 治疗原则**不包括**
   A. 禁用皮质类固醇
   B. 多能自愈，不需任何药物
   C. 不能自愈者可考虑激光光凝渗漏点，但注意勿损伤中心视力
   D. 可用碘制剂
   E. 可内服皮质类固醇

3. 答案：E
   解析 皮质类固醇可以诱发本病或使神经上皮层下浆液性漏出增加，甚至形成泡状视网膜脱离，禁用。

【4~6题共用题干】

某男性，40岁，因左眼被玉米叶划伤5天入院。查：左眼睫状充血，角膜颞上方可见一约2mm×3mm病灶，略隆起，较干燥，周边呈毛刺状改变，角膜基质层水肿，前房可见约1mm积脓。

4. 该病例最可能的诊断
   A. 蚕食性角膜溃疡   B. 真菌性角膜炎

4. 答案：B
   解析 真菌性角膜炎是一种由致病真菌引起的、致盲率极高的感染性角膜病，病人常有树枝、稻草等眼部植物性外伤史。

C. 铜绿假单胞菌性角膜炎　　D. 棘阿米巴角膜炎

E. 树枝状角膜炎

5. 答案：B

解析　实验室检查找到真菌和菌丝可以确诊，涂片检查是早期快速诊断真菌感染的有效方法。

5. 最有利的诊断依据是

A. 植物外伤史

B. 角膜刮片染色或培养找到菌丝

C. OCT

D. 视野

E. UBM

6. 答案：C

解析　局部使用抗真菌药物治疗，对并发虹膜睫状体炎者，应使用阿托品滴眼剂或眼膏散瞳，不宜使用糖皮质激素。

6. 关于该病人的治疗，**不正确**的是

A. 局部应用氟康唑液点眼

B. 全身应用抗真菌药

C. 适量应用糖皮质激素

D. 并发虹睫炎者用1%阿托品散瞳

E. 保守治疗无效时，可行角膜移植

【7~9题共用题干】

女性，51岁，右眼剧烈胀痛，头痛伴视物不见来诊。发病前与丈夫剧烈争吵后出现症状。查体：右眼视力0.03，混合充血，角膜雾状水肿，前房浅，瞳孔散大，对光反射迟钝，晶状体轻度混浊，眼底窥不清。

7. 答案：B

解析　眼压升高为急性闭角型青光眼的表现。

7. 首先应进行的检查为

A. 眼电图　　　　　　　　B. 眼压测量

C. 房水闪辉细胞　　　　　D. 查视野

E. 荧光素眼底血管造影

8. 答案：B

解析　浅前房、角膜水肿、瞳孔散大伴眼压升高为急性闭角型青光眼的体征。

8. 病人最可能的诊断是

A. 慢性开角型青光眼

B. 急性闭角型青光眼

C. 慢性闭角型青光眼

D. 青光眼睫状体炎综合征

E. 高眼压症

9. 病人可选用下列降眼压药物，**除了**
   A. 毛果芸香碱滴眼液
   B. 卡替洛尔滴眼液
   C. 溴莫尼定滴眼液
   D. 布林佐胺滴眼液
   E. 他氟前列腺素滴眼液

9. 答案：E
解析 青光眼急性发作期应避免使用前列腺素类药物，因可诱发或加重葡萄膜炎、诱发黄斑囊样水肿。

【10~12题共用题干】

男性，65岁，高血压20年，右眼视物模糊8小时。检查：右眼视力手动，角膜透明，前房深浅正常，瞳孔散大，对光反射迟钝，视乳头色淡、边缘模糊，动脉管径变细，后极部视网膜呈乳白色，黄斑区可见樱桃红斑。

10. 该病人最可能是
   A. 玻璃体出血   B. 缺血性视神经病变
   C. 视网膜中央动脉阻塞   D. 视网膜脱离
   E. 视神经炎

10. 答案：C
解析 单眼视力骤然丧失，视网膜动脉变细，伴黄斑区樱桃红斑是视网膜中央动脉阻塞的典型表现。

11. 本病最应该与其相鉴别的疾病是
   A. 视网膜脱离   B. 缺血性视神经病变
   C. 球后视神经炎   D. 视网膜中央动脉阻塞
   E. 玻璃体出血

11. 答案：B
解析 缺血性神经病变为视力逐渐下降、视神经乳头水肿、无动脉变细、视野有典型表现。

12. 有效的治疗方法**不包括**
   A. 扩张血管   B. 溶栓
   C. 前房穿刺降眼压   D. 吸氧
   E. 抗血小板

12. 答案：B
解析 发病8小时，已过溶栓时间窗，不能使用纤溶酶，避免继发颅内出血等。

【13~15题共用题干】

新生儿生后第3天，双眼发红流泪，伴有脓性分泌物。查：双眼睑高度水肿，结膜充血水肿，结膜囊可见大量黄绿色脓性分泌物，角膜清。

13. 患儿最可能是
   A. 病毒性结膜炎

13. 答案：B
解析 淋病奈瑟球菌感染所致新生儿结膜炎，典型表现为新生儿出生后大量眼部脓性分泌物。

B. 新生儿淋球菌性结膜炎

C. 包涵体性结膜炎

D. 春季结膜炎

E. Stevens-Johnson综合征

14. 答案：A
解析 病原学检查为感染性疾病诊断的金标准。

14. 为诊断和治疗，应完成

A. 分泌物细菌培养和药敏试验

B. 新生儿眼底检查

C. 分泌物PCR

D. 眼部超声

E. 眼眶CT

15. 答案：B
解析 治疗淋病奈瑟球菌感染首选青霉素制剂。

15. 一旦确诊，应首选何种药物进行治疗

A. 激素

B. 青霉素

C. 抗病毒药

D. 局部点广谱抗菌眼药水

E. 补钙

【16~18题共用题干】

男性，46岁，右眼下睑扪及皮下硬结半月余。查：右眼视力正常，眼睑皮肤隆起，眼睑皮下可扪及绿豆大肿块，界清，与皮肤无粘连，无压痛，局部睑结膜充血，未见脓点形成。

16. 答案：C
解析 眼睑无痛性皮下硬结，多考虑睑板腺囊肿。

16. 诊断最大的可能性是

A. 内睑腺炎   B. 外睑腺炎

C. 睑板腺囊肿   D. 眦部睑缘炎

E. 鳞屑性睑缘炎

17. 答案：D
解析 睑板腺囊肿继发感染时可考虑使用抗生素，热敷眼睑有效但不能根治，对于较大的睑板腺囊肿可手术摘除，口服复合维生素B不用于治疗睑板腺囊肿。

17. 最应该采取的治疗为

A. 热敷眼睑   B. 局部涂抗生素眼膏

C. 口服抗生素   D. 手术切除肿物

E. 口服复合维生素B

18. 手术时，医生将切下的肿块送去做病理检查，是为了**排除**
    A. 皮样囊肿　　　　　B. 恶性黑色素瘤
    C. 鳞癌　　　　　　　D. 睑板腺癌
    E. 基底细胞癌

18. 答案：D
解析　中老年病人睑板腺囊肿需警惕睑板腺癌的可能性，需行病理检查。

【19~21题共用题干】

某女性，33岁，双眼干涩不适10余年。右眼视力0.5，左眼视力0.3，双眼睑结膜充血，泪河极浅，角膜清，晶状体无混浊，眼底未见异常。

19. 该病例的诊断最可能是
    A. 结膜炎　　　　　　B. 沙眼
    C. 角膜炎　　　　　　D. 白内障
    E. 干眼症

19. 答案：E
解析　干眼症患者常见眼部主诉包括眼干、眼红，双眼检查提示泪河极浅，其余诊断一般不以眼干为第一主诉。

20. 为进一步明确诊断，还需行以下检查，**除了**
    A. 泪膜破裂时间测定　　B. 泪液分泌试验I
    C. 角膜荧光素染色　　　D. 泪河高度测量
    E. 眼底照相

20. 答案：E
解析　ABCD项均为干眼症相关检查。

21. 一旦确诊，应采取的治疗措施是
    A. 排除有无全身性自身免疫病
    B. 人工泪液滴眼液
    C. 泪小点栓塞
    D. 佩戴湿房镜
    E. 以上全对

21. 答案：E
解析　干眼症的治疗旨在通过增加或补充泪液生成、减缓泪液蒸发、减少泪液引流或减轻眼表炎症，从而改善症状，B、C、D选项均属于干眼症的治疗措施，全身性自身免疫病如干燥综合征也可能引起干眼症，应予排除。

【22~24题共用题干】

某男性病人，21岁，在工地上搅拌生石灰时，右眼被溅起的石灰烫伤。

22. 在现场的急救应立即
    A. 包扎右眼　　　　　B. 氯霉素滴眼
    C. 揉搓右眼　　　　　D. 涂红霉素眼膏
    E. 大量清水反复冲洗

22. 答案：E
解析　眼部化学性外伤应在受伤现场争分夺秒进行冲洗，至少半小时。

23. 答案：C

解析　详见本节A3型题22题解析。

24. 答案：E

解析　在修复的过程中，应注意预防和治疗因眼表损伤而合并的感染，以及避免瞳孔后粘连。碱烧伤因为角膜基质溶解，伤情会逐渐加重，且后期容易形成新生血管，严重影响视力。

25. 答案：B

解析　前部缺血性视神经病变是由于后睫状动脉循环障碍造成视神经乳头供血不足，引起眼睛急性缺氧而水肿的病变。患者常主诉数小时或数日内单眼视力下降，眼科检查通常可发现视力下降、视盘水肿、视乳头周围裂片状出血等。

26. 答案：E

解析　视野检查是诊断视神经病变最有价值的辅助检查。

27. 答案：C

解析　前部缺血性视神经病变是由于后睫状动脉循环障碍造成视神经乳头供血不足，因此最重要的治疗措施是改善微循环，增加视神经血供。

23. 如果现场用清水冲洗右眼，应**至少**冲洗

   A. 60分钟   B. 40分钟

   C. 30分钟   D. 20分钟

   E. 10分钟

24. 角膜碱烧伤后果严重，其最主要的原因是碱性物质会

   A. 引起感染   B. 造成瞳孔后粘连

   C. 溶解角膜基质   D. 形成新生血管

   E. 以上均是

【25~27题共用题干】

男性，63岁，高血压病史22年，出现右眼视物不清5天。视力右眼0.02，不能矫正，前节未见异常，晶体轻度混浊，视乳头边界不清，颜色淡白，视盘周围可见视网膜下出血，血管纹理不清，黄斑中心凹反射未见，周边网膜未见异常，眼压18mmHg。

25. 该病人最可能的诊断是

   A. 视网膜中央动脉栓塞

   B. 前部缺血性视神经病变

   C. 急性球后视神经炎

   D. 视乳头血管炎

   E. 视乳头水肿

26. 对帮助确诊最有价值的检查是

   A. 颅脑CT   B. 眼底血管造影FFA

   C. 视网膜电图ERG   D. 眼部超声

   E. 视野检查

27. 最应该使用的药物是

   A. 抗病毒药物   B. 激素

   C. 扩张微小血管   D. 神经营养

   E. 抗生素

【28~30题共用题干】

男性，61岁，糖尿病史10年，高血压25年。3天前左

眼无诱因出现视力下降，眼底检查见左眼视盘界清、色淡红，动脉管径变细，反光增强明显，静脉迂曲增粗，后极部视网膜见微动脉瘤，可见少量硬性渗出。

28. 可能性最大的诊断是
   A. 糖尿病性视网膜病变
   B. 急性闭角型青光眼
   C. 恶性高血压性视网膜病变
   D. 年龄相关性白内障
   E. 缺血性视神经病变

28. 答案：A
解析　视网膜点片状出血伴微血管瘤是非增殖期糖尿病性视网膜病变的主要体征。

29. 为进一步确定诊断及分型，最应完成的检查是
   A. 荧光素眼底血管造影（FFA）
   B. 光学相干断层扫描（OCT）
   C. 眼眶增强磁共振
   D. 超广角眼底照相
   E. 视觉诱发电位

29. 答案：A
解析　通过荧光素眼底血管造影可以明确血管渗漏情况，指导下一步治疗。

30. 造影检查中，见到病人视网膜大片无灌注区形成，新生血管增殖，此时最应选择的治疗是
   A. 玻璃体腔注药
   B. 玻璃体切割术
   C. 视网膜激光光凝术
   D. 口服羟苯磺酸钙等药物
   E. 单纯控制血糖

30. 答案：C
解析　对于增殖性糖尿病性视网膜病变，应尽早行全视网膜激光光凝术，以封闭无灌注区，消除新生血管，减少病变区耗氧。

（吴　京）

第五节　耳鼻咽喉科

本节知识点分布涉及耳鼻咽喉科常见疾病的临床表现、诊断和处理原则及部分基础解剖。主要包括耳鼻咽喉炎性疾病、特殊感染、先天性疾病、外伤、肿瘤、异物、

突发性耳聋、面瘫、眩晕、阻塞性睡眠呼吸障碍，以及与全身疾病相关的耳鼻咽喉症状与表现等。

A1 型题

1. 答案：A
解析 鼓膜紧张部结构分为3层，外为上皮层，中为纤维组织层，内为黏膜层。

1. 鼓膜紧张部结构分层从外到内为
   A. 上皮层—纤维组织层—黏膜层
   B. 上皮层—黏膜层—纤维组织层
   C. 纤维组织层—黏膜层—上皮层
   D. 纤维组织层—上皮层—黏膜层
   E. 黏膜层—纤维组织层—上皮层

2. 答案：E
解析 中耳位于外耳和内耳之间，包括鼓室、鼓窦、乳突、咽鼓管4部分。

2. 中耳包含
   A. 鼓膜所对应的鼓室部分
   B. 上鼓室、中鼓室、下鼓室
   C. 鼓室、乳突、咽鼓管
   D. 鼓室、鼓窦、乳突
   E. 鼓室、鼓窦、乳突、咽鼓管

3. 答案：C
解析 中耳鼓室内侧壁即为内耳外侧壁，又称迷路壁，包括鼓岬、前庭窗、蜗窗、面神经水平部等重要结构。

3. 鼓室内侧壁结构主要为
   A. 颈内动脉壁、鼓膜张肌半管开口、咽鼓管鼓室口
   B. 颈静脉壁
   C. 鼓岬、前庭窗、蜗窗、面神经水平部
   D. 鼓窦入口、鼓室窦、面神经隐窝
   E. 鼓室盖

4. 答案：E
解析 外耳道疖主要致病菌为金黄色葡萄球菌，大疱性鼓膜炎是由病毒感染引起的鼓膜和邻近鼓膜的外耳道皮肤的急性炎症。

4. 以下哪种耳部疾病为细菌感染导致
   A. 外耳道湿疹　　　　　　B. 外耳道真菌病
   C. 耳廓假性囊肿　　　　　D. 大疱性鼓膜炎
   E. 外耳道疖

5. 答案：B
解析 分泌性中耳炎症状包括耳内闭塞感、听力下降、耳鸣，部分病人可有耳痛。

5. 分泌性中耳炎的临床症状**不包括**
   A. 耳痛　　　　　　　　　B. 眩晕
   C. 听力下降　　　　　　　D. 耳内闭塞感
   E. 耳鸣

6. 婴幼儿易患急性化脓性中耳炎的主要原因是
   A. 咽鼓管短、宽、平直
   B. 咽鼓管峡部较宽
   C. 咽鼓管发育不成熟
   D. 婴幼儿抵抗力低
   E. 婴幼儿免疫系统不完善

6. 答案：A
解析 小儿的咽鼓管具有短、平、宽，咽口的位置较低等特点，鼻咽部的病原体更易侵入中耳。

7. 关于中耳胆脂瘤施行乳突根治术的目的，下列最重要的是
   A. 获得干耳
   B. 彻底清除病灶，预防颅内外并发症
   C. 提高听力
   D. 改善中耳腔内压力
   E. 二期鼓室成形

7. 答案：B
解析 中耳胆脂瘤施行乳突根治术目的是彻底清除病变组织以防残留复发，同时预防颅内外并发症。

8. 化脓性中耳乳突炎最严重的颅内并发症为
   A. 乙状窦血栓性静脉炎
   B. 硬脑膜外脓肿
   C. 耳源性脑膜炎
   D. 硬脑膜下脓肿
   E. 耳源性脑脓肿

8. 答案：E
解析 化脓性中耳乳突炎最严重的颅内并发症为耳源性脑脓肿。脓肿大多位于颞叶，小脑次之，或两者同时存在。化脓性中耳乳突炎未得到及时、有效地处理易引发脑疝，危及病人生命。

9. 年龄1~6岁，双耳重度或极重度感音神经性聋患儿最佳的治疗方法是
   A. 人工耳蜗植入术　　B. 佩戴助听器
   C. 药物治疗　　　　　D. 听力康复训练
   E. 中耳植入性助听器

9. 答案：A
解析 仿生耳又称人工耳蜗，主要用于治疗双耳重度或极重度感音神经性聋，植入最佳年龄段为1~6岁。

10. 周围性面瘫区别于中枢性面瘫最明显的特征为
    A. 患侧不能蹙额，对侧不能闭眼
    B. 患侧不能闭眼，对侧不能蹙额
    C. 患侧不能蹙额、不能闭眼
    D. 口角向患侧歪斜
    E. 以上都不对

10. 答案：C
解析 周围性面瘫时患侧面部上下表情肌均瘫痪，出现无法蹙额、抬眉、闭眼，口角向健侧歪斜等症状。中枢性面瘫时双侧上部面肌运动存在，蹙额、闭眼、抬眉功能良好，而对侧下部面肌随意运动消失并口角向患侧歪斜。

11. 答案：E
解析　变应性鼻炎并非细菌感染导致，故不需使用抗生素治疗。

12. 答案：B
解析　脑脊液鼻漏情况下行鼻腔填塞可能增加颅内感染的风险。

13. 答案：C
解析　鼻中隔前下方由颈外动脉的鼻后中隔动脉、上唇动脉、腭降动脉与颈内动脉的筛前动脉、筛后动脉相互吻合，在黏膜下层构成网状血管丛，称Little区。Little区位置表浅，儿童及青少年该部位易受外伤、炎症等因素刺激引起鼻出血。

14. 答案：C
解析　放射治疗为鼻咽癌的首选治疗方法。手术治疗适用于放射治疗后仍有肿瘤残留及肿瘤复发不宜再行放射治疗者。化学治疗可作为辅助治疗。

15. 答案：D
解析　骨痂形成时间为2周，故术后应嘱病人2周内不能挤压鼻部或用力擤鼻，以防复位部分鼻骨再次塌陷。

16. 答案：C
解析　鼻骨复位超过2周，由于骨痂的形成会增加复位的难度。

17. 答案：B
解析　长期使用鼻腔减充血剂可引起药物性鼻炎，故连续使用一般不宜超过7天。

11. 下列哪一种药**不是**用于变应性鼻炎的治疗
   A. 减充血剂　　　　　　　B. 糖皮质激素
   C. 抗胆碱药　　　　　　　D. H₁受体拮抗剂
   E. 抗生素

12. 鼻外伤引起的脑脊液鼻漏的处理，下列**不正确**的是
   A. 降低颅内压　　　　　　B. 鼻腔填塞
   C. 预防感染　　　　　　　D. 观察意识状态
   E. 手术治疗

13. 儿童及青少年常见的鼻出血部位在
   A. 下鼻道穹隆　　　　　　B. 中鼻道后部
   C. 鼻中隔前下方Little区　D. 嗅裂区
   E. 蝶筛隐窝

14. 鼻咽癌的首选治疗方法是
   A. 根治性手术加淋巴结清扫
   B. 支持治疗
   C. 放射治疗
   D. 免疫治疗
   E. 化学治疗

15. 鼻骨骨折行鼻骨复位术后，建议病人（　　）天内不要挤压鼻部及用力擤鼻
   A. 5　　　　　　　　　　　B. 7
   C. 10　　　　　　　　　　 D. 14
   E. 20

16. 鼻骨复位术**不宜**超过
   A. 1周　　　　　　　　　　B. 10天
   C. 14天　　　　　　　　　 D. 3周
   E. 12天

17. 下列可引起药物性鼻炎的鼻腔用药是
   A. 鼻用糖皮质激素　　　　B. 鼻用减充血剂

C. 复方薄荷滴鼻剂　　　　D. 鼻用抗组胺药

E. 链霉素滴鼻剂

18. 变应性鼻炎属于

A. Ⅰ型变态反应　　　　　B. Ⅱ型变态反应

C. Ⅲ型变态反应　　　　　D. Ⅳ型变态反应

E. Ⅴ型变态反应

18. 答案：A
解析　变应性鼻炎是由IgE介导的Ⅰ型变态反应。

19. 某成年病人单侧有进行性鼻阻塞症状，并伴有血性鼻涕，应首先考虑

A. 慢性鼻窦炎　　　　　　B. 慢性鼻炎

C. 鼻部恶性肿瘤　　　　　D. 鼻中隔偏曲

E. 全身因素所致鼻阻塞

19. 答案：C
解析　凡成人单侧鼻腔进行性鼻塞，分泌物中经常带血均应首先考虑鼻腔恶性肿瘤。

20. 下列哪项**不是**引起鼻中隔穿孔的常见原因

A. 外伤　　　　　　　　　B. 肿瘤及恶性肉芽肿

C. 梅毒　　　　　　　　　D. 鼻中隔手术

E. 真菌性鼻窦炎

20. 答案：E
解析　A~D选项均是引起鼻中隔穿孔常见的原因。真菌性鼻窦炎非侵袭型者鼻窦黏膜、骨壁无真菌侵犯，侵袭型者可破坏窦腔壁及眶、颅底骨质，但一般不涉及鼻中隔。

21. 鼻中隔脓肿如未及时诊治，最可能出现的严重并发症是

A. 塌鼻畸形　　　　　　　B. 鼻腔粘连

C. 嗅觉永久性缺失　　　　D. 脑膜炎

E. 海绵窦血栓性静脉炎

21. 答案：A
解析　鼻中隔脓肿可破坏鼻中隔软骨并使之坏死，鼻部因失去支撑而导致外鼻塌陷。

22. 下列关于急性咽炎临床表现的特征，叙述**错误**的是

A. 口咽部黏膜呈急性弥漫性充血、肿胀

B. 咽后部淋巴滤泡增生、表面可见片状白色伪膜

C. 悬雍垂及软腭水肿

D. 下颌角淋巴结肿大、压痛

E. 吞咽疼痛

22. 答案：B
解析　急性咽炎临床表现：口咽及鼻咽黏膜呈急性弥漫性充血，腭弓、悬雍垂水肿，咽后壁淋巴滤泡和咽侧索红肿。细菌感染者，咽后壁淋巴滤泡中央可出现黄白色点状渗出物。颌下淋巴结肿大，且有压痛。

23. 关于慢性咽炎临床表现的特征，以下**不符**的是

A. 一般无明显全身症状

B. 咽部有异物感或灼热感

C. 进食吞咽困难

23. 答案：C
解析　慢性咽炎全身症状不明显，以局部症状为主。咽部有不适感、异物感、痒感、灼热感，由于咽后壁常有较黏稠的分泌物刺激，晨起时可出现较频繁的刺激性咳嗽，伴恶心。

D. 咽后壁常有黏稠分泌物附着

E. 一般无明显疼痛

24. 答案：A

解析　PSG 是目前 OSAHS 诊断及病情程度评判的标准手段，平均 AHI 达 5 次 /h 及以上时，方能诊断为 OSAHS。

24. 诊断阻塞性睡眠呼吸暂停低通气综合征（OSAHS）时，整夜多导睡眠监测（PSG）中呼吸暂停低通气指数（AHI）平均应**不小于**

A. 5 次 /h　　　　　　　B. 10 次 /h

C. 15 次 /h　　　　　　D. 20 次 /h

E. 25 次 /h

25. 答案：D

解析　气管切开后病人拔管正确的要求是全堵管后呼吸正常 48 小时。

25. 下列关于气管切开后病人拔管的要求，叙述正确的是

A. 全堵管后呼吸正常 12 小时

B. 全堵管后呼吸正常 24 小时

C. 全堵管后呼吸正常 36 小时

D. 全堵管后呼吸正常 48 小时

E. 全堵管后呼吸正常 72 小时

26. 答案：E

解析　声嘶是喉癌尤其是声带癌的典型表现，癌肿破溃或侵犯血管时，可出现咯血。随着喉癌肿物增大，可堵塞喉、喉咽腔，出现呼吸及吞咽困难。回吸涕带血是鼻咽癌的重要临床表现。

26. 喉癌病人通常**不会**出现的症状是

A. 声嘶

B. 咯血

C. 呼吸困难

D. 吞咽困难

E. 回吸涕带血

27. 答案：A

解析　OSAHS 诊断中，PSG 主要用于定性诊断，但无法对阻塞平面进行定位。B~E 项均可作为 OSAHS 阻塞平面的定位诊断方法。

27. 阻塞性睡眠呼吸暂停低通气综合征（OSAHS）阻塞平面的定位诊断方法**不包括**

A. PSG 监测

B. 上气道持续压力测定

C. 上气道 MRI

D. 诱导睡眠纤维内镜检查

E. Müller 检查法

28. 答案：C

解析　耳、鼻、咽喉、头颈部结核中以喉结核最为多见，咽结核次之，耳结核再次之，鼻结核相对最少见。

28. 耳、鼻、咽喉以及头颈部结核中最多见的是

A. 鼻结核　　　　　　　B. 咽结核

C. 喉结核　　　　　　　D. 耳结核

E. 扁桃体结核

29. 下列关于鼻咽癌的早期症状，叙述**错误**的是
    A. 涕血   B. 耳鸣
    C. 耳闭   D. 鼻塞
    E. 头痛

第二章 外科相关疾病

29. 答案：D
解析　当鼻咽癌浸润至后鼻孔区时方可致机械性堵塞。

30. 引起阻塞性睡眠呼吸暂停低通气综合征（OSAHS）的病因**不包括**
    A. 鼻息肉   B. 腺样体肥大
    C. 下颌骨发育不良   D. 慢性阻塞性肺疾病
    E. 鼻中隔偏曲

30. 答案：D
解析　任何引起上气道结构狭窄、阻塞的因素均可引起OSAHS，如鼻腔、鼻咽、口咽、喉咽和喉腔部位的狭窄及阻塞，上、下颌骨发育不良等。慢性阻塞性肺疾病不会引起上呼吸道狭窄、阻塞，故不会引起OSAHS。

31. 喉部最容易长息肉的部位是
    A. 声带   B. 室带
    C. 声门下   D. 喉室
    E. 杓区

31. 答案：A
解析　息肉好发于声带游离缘前1/3与中1/3处。喉其他部位也可发生，但发病率低。

32. 声带新生物的首发症状是
    A. 喉痛   B. 喉喘鸣
    C. 咯血   D. 声嘶
    E. 呼吸困难

32. 答案：D
解析　主要因声带新生物影响声带闭合和/或运动而引起声嘶。

33. 喉癌发生远处转移时，最常见的转移部位为
    A. 脑组织   B. 肺
    C. 肝   D. 骨
    E. 肾

33. 答案：B
解析　喉癌的远处转移可发生于疾病的晚期。最常见的转移部位为肺，其次为肝、骨和肾等。

34. 关于耳内用药，下列**错误**的是
    A. 使用前应清洁外耳道
    B. 滴耳剂使用时其温度应接近人体正常温度
    C. 鼓膜穿孔病人可使用酚类滴耳剂
    D. 一般耳内用药不宜使用粉剂
    E. 滴药时应患耳朝上并保持5~10分钟

34. 答案：C
解析　酚类滴耳剂可损伤中耳黏膜，鼓膜穿孔者不能使用。

35. 使用鼻喷剂的使用方法，下列正确的是
    A. 擤净鼻涕，平卧头后仰，鼻孔垂直朝上放入喷嘴
    B. 擤净鼻涕，坐位，喷嘴方向朝向同侧眼内角放入鼻孔

35. 答案：D
解析　鼻喷药物的作用部位是位于鼻腔外侧壁的窦口鼻道复合体。

C. 擤净鼻涕，坐位，喷嘴方向与鼻中隔平行放入鼻孔

D. 擤净鼻涕，坐位，喷嘴方向朝向同侧眼外角放入鼻孔

E. 擤净鼻涕，坐位，喷嘴方向朝向对侧眼内角放入鼻孔

36. 答案：E

解析　腺样体肥大伴有腭裂畸形者为腺样体切除禁忌证。A~D选项为腺样体切除适应证。

36. 下列哪种情况**不适合**行腺样体切除术

A. 腺样体肥大，堵塞后鼻孔致张口呼吸、打鼾

B. 常引起鼻窦炎

C. 常引发咽喉炎或慢性咳嗽

D. 引发经久不愈分泌性中耳炎

E. 腺样体肥大伴有腭裂畸形者

37. 答案：C

解析　乙型溶血性链球菌是本病的主要致病菌。非溶血性链球菌、葡萄球菌、肺炎链球菌、流感嗜血杆菌及腺病毒等也可引起本病。

37. 急性扁桃体炎的主要致病菌为

A. 葡萄球菌   B. 肺炎双球菌

C. 乙型溶血性链球菌   D. 流感嗜血杆菌

E. 厌氧菌

38. 答案：B

解析　一般急性扁桃体炎是由于细菌感染引起。青霉素类药物能够帮助病人消除炎症，能够更好地防止咽喉肿胀，治疗周期较短。

38. 急性扁桃体炎治疗的首选药物为

A. 先锋霉素   B. 青霉素

C. 中药   D. 激素

E. 红霉素

39. 答案：B

解析　由于诱发性耳声发射的检测具有客观、简便、省时、无创、灵敏等优点，目前在临床上已广泛用于婴幼儿的听力筛选。

39. 婴幼儿听力筛选方法中，哪项检查最好

A. 纯音测听   B. 耳声发射

C. 声导抗   D. 听性脑干电位

E. 音叉检查

40. 答案：E

解析　耳声发射是婴幼儿听力筛查的首选检查方法，目的是预估感音神经性聋的听阈。A~D选项情况都可因探头阻塞影响筛查结果，故检查者应考虑这些因素对筛查结果的影响。

40. 婴幼儿听力筛查时，下列哪项**不是**可能影响检查结果的因素

A. 分泌性中耳炎

B. 外耳道盯聍或羊水堵塞

C. 外耳道过度弯曲

D. 外耳道明显过小

E. 婴幼儿受检体位

41. 以下哪种情况下可以进行前庭功能检查
    A. 眩晕急性发作期
    B. 严重中枢神经系统疾病
    C. 癫痫病史
    D. 精神疾病病人
    E. 检查前1周服用过作用于中枢神经系统药物

41. 答案：E
解析 A~D项及颅内高压、脑血管意外急性期、检查前2~3天服用过作用于中枢神经系统药物等，都不应进行前庭功能检查。而E项不影响前庭功能检查。

42. 食管异物最易停留在
    A. 食管入口
    B. 食管第2狭窄
    C. 食管第3狭窄
    D. 食管第4狭窄
    E. 食管憩室

42. 答案：A
解析 第一狭窄是食管入口，由环咽肌收缩而致，是食管最狭窄的部位。

A2型题

1. 病人，女性，38岁，游泳后自行用棉签清理耳道，出现右耳胀痛伴溢液3天，首先考虑的疾病是
    A. 外耳道真菌病
    B. 外耳道疖
    C. 急性外耳道炎
    D. 坏死性外耳道炎
    E. 外耳湿疹

1. 答案：C
解析 自行盲目清理耳道极易造成外耳道皮肤损伤引起感染，导致外耳道肿胀、疼痛、流液。该病例符合急性外耳道炎发病特点。

2. 患儿近日有轻度鼻塞、流涕，夜间突发左侧耳痛。体温39.0℃，血常规提示白细胞$17.2 \times 10^9/L$，耳内镜下见鼓膜弥漫性充血肿胀并向外膨出。临床诊断为急性化脓性中耳炎，目前哪一项治疗**不合适**
    A. 口服足量抗生素
    B. 口服适量糖皮质激素
    C. 可用2%苯酚甘油滴耳镇痛消炎
    D. 鼻用减充血剂
    E. 如鼓膜穿孔后应用3%过氧化氢溶液清理脓液

2. 答案：B
解析 A、C~E项均为急性化脓性中耳炎正确的治疗措施，有助于消炎、镇痛、引流、促进咽鼓管功能恢复。常规急性化脓性中耳炎治疗不需口服糖皮质激素。

3. 病人，男性，60岁，左耳间断性流脓伴听力下降40余年，脓液有臭味，偶伴少许血性。纯音测听提示左耳传导性耳聋，平均气骨导差为30dB。颞骨CT提示左耳上鼓室软组织影，鼓窦入口扩大，周围骨质破坏边界清晰。耳内镜下见左耳鼓膜松弛部穿孔，穿孔处可见灰白色豆渣样新生物，应首先考虑
    A. 慢性化脓性中耳炎
    B. 中耳胆脂瘤

3. 答案：B
解析 中耳胆脂瘤穿孔部位大多位于鼓膜松弛部。临床表现主要为耳内间断流脓，传导性耳聋，分泌物可有臭味，伴肉芽增生可有脓血性分泌物，CT可见中耳骨质破坏，多边界清晰。

C. 中耳癌 　　　　　　　　　　D. 中耳结核

E. 鼓室体瘤

4. 答案：A
解析 鼻前庭炎与鼻前庭湿疹的鉴别在于后者常是全身湿疹的局部表现，瘙痒较剧烈，常见于过敏体质儿童。

4. 病人，男性，25岁，煤矿工人，因双侧鼻部发热、发痒2个月就诊。查体：双侧鼻前庭有触痛，鼻毛稀少，皮肤增厚，有痂皮，最可能的诊断为

A. 鼻前庭炎 　　　　　　　　　B. 鼻疖

C. 酒渣鼻 　　　　　　　　　　D. 鼻前庭湿疹

E. 慢性鼻炎

5. 答案：D
解析 鼻疖如被挤压，感染可由小静脉、面静脉、眼上、眼下静脉逆行向上直达海绵窦，形成海绵窦血栓性静脉炎。其临床表现为寒战、高热、头痛剧烈、病人眼睑及结膜水肿、眼球突出固定、视乳头水肿甚至失明。

5. 某鼻疖病人突然表现寒战、高热、头剧痛，应首先考虑并发

A. 颊部蜂窝织炎 　　　　　　　B. 眼蜂窝织炎

C. 上唇蜂窝织炎 　　　　　　　D. 海绵窦血栓性静脉炎

E. 脑膜炎

6. 答案：A
解析 鼻腔异物常见于幼儿，多为单侧，早期可无症状。如异物存留过久引起感染，可出现患侧鼻腔分泌物增多，臭味重，故幼儿有以上症状应首先考虑鼻腔异物。

6. 患儿，男性，3岁，因左侧鼻塞、流脓血涕1周就诊。查体：外鼻无畸形，左侧鼻腔可见大量脓血性分泌物，伴有恶臭，最有可能的诊断为

A. 鼻腔异物 　　　　　　　　　B. 鼻息肉

C. 鼻腔肿瘤 　　　　　　　　　D. 急性鼻窦炎

E. 鼻前庭疖肿

7. 答案：B
解析 急性上颌窦炎头痛特点主要为晨起轻，逐渐加重，午后头痛特别严重，这与上颌窦窦口位置及体位有关。眶上神经痛常伴有反射性头痛，痛点较明确，指压痛点处，疼痛暂时缓解。

7. 病人，女性，18岁，因双侧鼻塞、脓涕、头痛10余天就诊。晨起时头痛轻，而后逐渐加重，至午后特别严重。查体：中鼻甲红肿，中鼻道可见脓性分泌物。最有可能的诊断为

A. 急性筛窦炎 　　　　　　　　B. 急性上颌窦炎

C. 急性额窦炎 　　　　　　　　D. 急性蝶窦炎

E. 眶上神经痛

8. 答案：C
解析 因鼻咽纤维血管瘤极易出血，术前禁忌活检。MRI检查可进一步明确肿块累及的范围以及肿块的基底部位。DSA可了解肿瘤血供，并可行供血血管栓塞以减少出血。

8. 病人，男性，20岁，因反复鼻腔大量出血来就诊。查体：神清，贫血貌，鼻咽部可见有一圆形粉红色新生物，表面血管丰富。CT检查示：肿块有明显增强，临床考虑为鼻咽纤维血管瘤，下列哪项处理是**错误**的

A. 鼻咽部MRI检查

B. 颈部数字减影血管造影（DSA）

C. 病理活检进一步确诊

D. 术中可实施控制性低血压

E. 主要采取手术治疗

9. 病人，男性，36岁，咽痛伴发热1周，伴右侧耳部痛，张口困难。查体：急性病容，右侧舌腭弓上方及软腭红肿隆起明显，悬雍垂歪向左侧，双扁桃体急性充血，表面少量分泌物，右侧颌下淋巴结肿大、压痛。该病人首先考虑

A. 急性扁桃体炎　　　　B. 扁桃体周脓肿

C. 咽旁脓肿　　　　　　D. 急性会厌炎

E. 急性咽炎

9. 答案：B

解析　扁桃体周脓肿继发于急性扁桃体炎，前上型者患侧扁桃体、舌腭弓上方及软腭红肿隆起明显，悬雍垂常被推向对侧，常因深部翼内肌受累导致不同程度张口受限。

10. 病人，女性，47岁，声音嘶哑2个月。间接喉镜检查见右侧声带前中1/3交界处游离缘有半透明粉色新生物，表面光滑，声带活动良好，闭合有隙。该病人首先考虑

A. 声带小结　　　　　　B. 声带息肉

C. 喉乳头状瘤　　　　　D. 声门型喉癌

E. 喉结核

10. 答案：B

解析　声带小结为双侧声带游离缘前中1/3交界处对称性结节状隆起。声带息肉好发于一侧或双侧声带游离缘前中1/3交界处，常为半透明粉红色，表面光滑。喉乳头状瘤呈淡红或暗红色，表面呈乳头状。喉癌表面粗糙，呈菜花状，边界不清，常有声带活动受限。喉结核常有喉部疼痛和声嘶，喉镜下见喉黏膜苍白水肿，有表浅溃疡，上可覆有伪膜。

11. 患儿，2岁，声嘶、发热3天，伴犬吠样咳嗽。查体：精神软，体温38.1℃，鼻翼扇动，三凹征，双肺呼吸音对称，未闻及干、湿啰音。间接喉镜检查不配合。该患儿首先考虑

A. 急性扁桃体炎　　　　B. 急性会厌炎

C. 急性喉炎　　　　　　D. 急性咽炎

E. 急性支气管炎

11. 答案：C

解析　声嘶及犬吠样咳嗽是小儿急性喉炎典型症状。急性支气管炎可有刺激性咳嗽，常无声嘶，听诊双肺呼吸音减低，有啰音或哮鸣音。

12. 病人，男性，50岁，左耳反复流脓40余年。近2个月左耳持续流脓，偶伴血性脓液，并出现左眼闭不紧。检查见左耳道有粉色新生物，CT显示中耳腔密度增高，局部骨质破坏。针对该病人应尽快采取的措施是

A. 加大全身抗炎力度

B. 耳拭子培养，药敏试验

12. 答案：E

解析　中耳恶性肿瘤病人多有长期慢性中耳炎病史。一旦患耳发现新生物，并有血性分泌物、面瘫、中耳骨质破坏等情况，应考虑恶性肿瘤可能，尽快行组织活检。

C. 抗生素和激素滴耳剂滴耳

D. 尽快行乳突根治术

E. 在抗炎治疗同时尽快做新生物活检

13. 病人，女性，48岁，左耳慢性化脓性中耳炎30余年。检查见鼓膜紧张穿孔，残余鼓膜可见白色斑块，鼓室干，黏膜增厚。纯音测听为传导性聋，气骨导差40dB。考虑为

A. 耳硬化症   B. 中耳胆脂瘤

C. 鼓室硬化症   D. 分泌性中耳炎

E. 粘连性中耳炎

14. 一小儿吃花生米，突发惊慌、气促，抱送急诊发现吸气极度困难，出现"三凹征"，最可能的诊断是

A. 小儿肺炎   B. 胸膜炎

C. 气管异物   D. 支气管哮喘发作

E. 受环境惊吓

A3型题

【1~3题共用题干】

病人，女性，32岁，左耳间断性流脓伴听力下降3年。耳部检查：左耳鼓膜紧张部中等大小穿孔，鼓室内干燥。颞骨CT提示乳突无明显异常，纯音测听检查为传导性聋，平均气骨导差约25dB。

1. 该患者可初步判定为

A. 慢性化脓性中耳炎   B. 中耳胆脂瘤

C. 分泌性中耳炎   D. 耳硬化症

E. 粘连性中耳炎

2. 以下哪一项检查**不需要**进行

A. 咽鼓管功能测定   B. 音叉试验

C. 听性脑干反应检查   D. 耳内镜检查

E. 颞骨CT

---

13. 答案：C

解析 鼓室硬化症是指长期慢性化脓性中耳炎导致的中耳结缔组织透明性变和钙质沉着，可见残余鼓膜浑浊或有钙斑。同时鼓室腔结缔组织病变导致听骨链活动受限而听力下降，气骨导差在35~55dB。耳硬化症由内耳骨迷路的骨密质出现局灶性疏松导致镫骨底板活动受限引起，粘连性中耳炎多为长期分泌性中耳炎所致，二者通常无长期慢性化脓性中耳炎病史。

14. 答案：C

解析 根据其病史和特有症状可诊断为气管异物。

1. 答案：A

解析 病人左耳间断性流脓伴听力下降3年，慢性化脓性中耳炎可能性大。且颞骨CT提示乳突无明显异常，纯音测听检查为传导性聋，平均气骨导差约25dB，可排除其他选项。

2. 答案：C

解析 慢性化脓性中耳炎病人通常为传导性耳聋，一般不需要进行听性脑干反应检查。

3. 该病人目前最佳的治疗方案为
   A. 药物保守治疗　　　　　B. 听骨链重建术
   C. 改良乳突根治术　　　　D. 鼓膜修补术
   E. 上鼓室切开术

【4~6题共用题干】

病人，男性，43岁，因反复鼻塞、流脓涕、嗅觉减退10年，加重1年就诊。

4. 首先应对病人进行的常规检查是
   A. 鼻窦CT　　　　　　　B. 前鼻镜检查
   C. 鼻窦MRI　　　　　　D. 脓培养，药敏试验
   E. 嗅觉功能检查

5. 如上述检查发现双侧鼻腔充满荔肉样新生物，为进一步了解鼻腔、鼻窦情况应做的辅助检查是
   A. 鼻窦CT　　　　　　　B. 鼻内镜检查
   C. 鼻窦MRI　　　　　　D. X线鼻窦平片检查
   E. 鼻窦超声检查

6. 鼻窦CT提示双侧鼻腔充满新生物伴全组鼻窦炎，行鼻内镜手术前应做的准备可**不包括**
   A. 使用抗生素　　　　　　B. 口服糖皮质激素
   C. 使用鼻喷激素　　　　　D. 常规术前身体检查
   E. 上颌窦穿刺冲洗

【7~9题共用题干】

病人，男性，57岁，声嘶1年，伴呼吸困难2周。入院后病人出现喉喘鸣音，烦躁不易入睡。查体：神清，精神软，心律125次/min，呼吸30次/min，三凹征明显。间接喉镜见喉腔内新生物，表面粗糙，左侧杓部固定，声门被新生物遮及，左侧颈部可及一肿大淋巴结，大小约2.5cm×2.8cm，质硬，活动差。

7. 该病人出现呼吸困难，首先考虑
   A. 喉阻塞一度　　　　　　B. 喉阻塞二度

---

3. 答案：D
解析　该病人为慢性化脓性中耳炎静止期，纯音听阈气骨导差小于30dB，说明听骨链无明显破坏。且颞骨CT乳突也未见异常，故可单纯采取鼓膜修补手术进行治疗。

4. 答案：B
解析　根据题干信息，为了明确鼻腔情况，首要的常规检查是前鼻镜检查。而后可做鼻内窥镜及鼻窦CT检查以进一步明确鼻腔、鼻窦情况。

5. 答案：A
解析　鼻内镜检查仅反映鼻腔情况，当鼻腔充满新生物时检查作用有限。鼻窦CT则能较好地反映鼻腔、鼻窦整体情况，有助于判断新生物的来源，波及范围及有无骨质破坏等。

6. 答案：E
解析　对于慢性鼻窦炎伴鼻息肉病例，拟行鼻内镜鼻窦手术。术前准备的目的是控制减轻鼻黏膜炎性水肿，从而减少术中出血，利于手术操作。A~C项均符合上述目的。D项是术前必做的检查。E项目前已非术前必做准备，尤其对鼻腔新生物堵塞病人。

7. 答案：C
解析　病人三凹征明显，提示有上气道阻塞。同时病人有喉喘鸣音，烦躁不易入睡，符合喉阻塞三度表现。

C. 喉阻塞三度　　　　　　　D. 喉阻塞四度

E. 呼气性呼吸困难

8. 答案：E
解析　病人考虑为喉部肿瘤，已出现喉阻塞三度，短期内无法缓解，应尽快行气管切开术以解除呼吸困难。

8. 鉴于病人目前病情，应尽快采取的措施是

A. 喉部新生物组织活检　　　B. 喉部增强CT

C. 支气管镜检查　　　　　　D. 给予正压吸氧

E. 气管切开术

9. 答案：D
解析　病理诊断是判断新生物性质的金标准，其余均为辅助诊断方法。

9. 为明确喉部病变的性质，最合适的诊断方法是

A. 喉部增强CT　　　　　　　B. 喉部增强MRI

C. 动态喉镜检查　　　　　　D. 喉部新生物组织活检

E. 全身PET-CT

【10~12题共用题干】

患儿，男性，3岁，8天前患急性上呼吸道感染。出现高热2天，咽痛拒食，说话含糊不清。检查：咽充血，一侧咽后壁隆起，腭咽弓及软腭前移。

10. 答案：E
解析　病人有上呼吸道感冒病史后出现高热咽痛2天，且检查发现一侧咽后壁隆起，考虑急性型咽后脓肿。

10. 该患者的初步诊断是

A. 急性扁桃体炎

B. 扁桃体周围脓肿（前上型）

C. 扁桃体周围脓肿（后上型）

D. 急性型咽旁脓肿

E. 急性型咽后脓肿

11. 答案：C
解析　幼儿每侧咽后隙有3~8个淋巴结，急性上呼吸道感染容易引起咽后隙化脓性淋巴结炎，最后形成脓肿。

11. 可能的发病原因是

A. 颈椎结核引起的寒性脓肿

B. 贝佐尔德脓肿

C. 咽后间隙化脓性淋巴结炎

D. 小儿不慎误咽鱼骨

E. 扁桃体隐窝脓栓

12. 答案：A
解析　切开排脓时病人取仰卧位，将头、胸部放低，头稍后仰。以防切排时脓液流入下呼吸道。

12. 下列处理措施中，**错误**的是

A. 切开排脓时尽量采取半坐位

B. 应用抗生素冲洗脓腔

C. 大量静脉滴注青霉素

D. 一般不考虑颈外切开入路排脓引流

E. 做气管切开的准备

【13~15题共用题干】

病人，男性，28岁，咽痛伴咽异物感2天，咽痛加剧较快。体温38.5℃，讲话较含糊，吸气稍需用力。查体：双侧扁桃体、咽后壁、悬雍垂稍有充血。

13. 首先应考虑的疾病是

    A. 急性喉炎   B. 急性扁桃体炎

    C. 喉部肿瘤   D. 急性会厌炎

    E. 急性咽炎

13. 答案：D

解析 病人症状严重而咽部病变较轻，符合急性会厌炎临床特点，应首先考虑急性会厌炎。

14. 为明确诊断，应立即行

    A. 喉部CT

    B. 喉部MRI

    C. 咽拭子培养，药敏试验

    D. 间接喉镜或电子喉镜检查

    E. 进一步详细询问病史

14. 答案：D

解析 间接喉镜或电子喉镜检查能快捷、清晰地察看下咽及喉部情况，并明确病变的具体部位。

15. 明确诊断后，最合适的处理方式是

    A. 大剂量广谱抗生素静脉滴注，吸氧

    B. 立即给予激素雾化吸入

    C. 广谱抗生素、激素静脉滴注，密切注意呼吸并做气管切开准备

    D. 立即行气管切开防止窒息

    E. 广谱抗生素静脉滴注并同时激素雾化吸入

15. 答案：C

解析 急性会厌炎最大特点为起病急，进展快，可出现窒息危及生命。因此积极抗炎消肿治疗的同时，必须密切注意呼吸并做好紧急气管切开准备。

【16~18题共用题干】

病人，女性，38岁，因左耳耵聍栓塞，门诊行耵聍取出术，既往无重大疾病史。病人心情紧张，取耵聍过程中诉疼痛并有咳嗽，紧接着突然发生晕厥。

16. 该患者应尽快采取的措施是

    A. 立即行心肺复苏术

    B. 立即转运至抢救室

    C. 静脉推注葡萄糖酸钙

16. 答案：D

解析 时病人突发晕厥是临床较为常见的情况，主要是因为刺激外耳道迷走神经引起了反射性晕厥。处理的方法是就地将病人躺平，改善病人因血压下降引起的脑部缺血，数分钟后多能恢复。同时应关注病人的生命体征并排除其他全身疾病因素，及时做进一步抢救准备。

D. 立即将病人就地躺平,观察生命体征,联系抢救室

E. 立即皮下注射肾上腺素

---

17. 答案:C
解析 迷走神经耳支分布于外耳道后壁,取耵聍时易受刺激引起迷走神经性反射性晕厥。

17. 该病人发生晕厥,最可能的诊断是
A. 过敏性反应 B. 癫痫发作
C. 迷走神经性晕厥 D. 疼痛性休克
E. 低血糖休克

---

18. 答案:D
解析 详见本节A3型题17题解析。

18. 外耳道取耵聍导致晕厥发生,最可能是刺激了病人哪个部位
A. 外耳道上壁 B. 外耳道下壁
C. 外耳道前壁 D. 外耳道后壁
E. 鼓膜

A4型题

【1~3题共用题干】

病人,女性,55岁,左耳反复流脓30余年,左耳周疼痛,伴口角歪斜2周。专科查体:左侧外耳道可见粉红色新生肿物,触之易出血,质脆,分泌物有臭味。颞骨CT提示:左侧外耳道后壁骨质有破坏,中耳充满软组织影,周围骨质虫蚀样破坏,听小骨破坏消失,内耳形态正常。

---

1. 答案:C
解析 中耳恶性肿瘤常有长期慢性化脓性中耳炎病史。临床表现主要为耳道流脓或伴血性脓液,可有同侧周围性面瘫,耳道或中耳腔有新生物,触之易出血。颞骨CT表现为中耳骨质虫蚀样破坏,或可伴有外耳道骨壁的破坏缺失。

1. 该患者可初步判定为
A. 慢性化脓性中耳炎 B. 面神经鞘膜瘤
C. 中耳癌 D. 中耳胆脂瘤
E. 外耳恶性肿瘤

---

2. 答案:A
解析 活检可以明确肿物性质。

2. 如果要明确诊断,需做哪一项检查
A. 肿物活检 B. 磁共振检查
C. 纯音听阈检查 D. 耳分泌物培养
E. 全身PET-CT检查

---

3. 答案:D
解析 目前国内认为手术联合放射治疗是治疗中耳癌较好的方式,对于全身情况无法耐受手术的病人可进行单纯放射治疗。

3. 以下哪种治疗方法更合适该患者
A. 单纯化学治疗
B. 根据肿物范围决定手术方式,术后化疗

C. 单纯放射治疗

D. 根据肿物范围决定手术方式，术后放疗

E. 手术治疗

【4~6题共用题干】

患儿，女性，7岁，感冒咳嗽后突发双耳听力下降，头晕，走路不稳。纯音听阈检查：双耳感音神经性耳聋，据家长讲述患儿此前曾有类似发病。

4. 患儿最可能的诊断为

   A. 突发性聋
   B. 分泌性中耳炎
   C. 听神经病
   D. 大前庭水管综合征
   E. 梅尼埃病

5. 为进一步明确诊断最需要进行的检查是

   A. 颞骨高分辨率CT
   B. 内耳磁共振
   C. 耳聋基因检测
   D. 听性脑干反应检查
   E. 耳内镜检查

6. 针对此类患儿，一旦发病，最佳的治疗方案是

   A. 佩戴助听器
   B. 人工耳蜗植入术
   C. 鼓室成形术
   D. 药物保守治疗
   E. 人工镫骨手术

【7~9题共用题干】

病人，男性，40岁，因头面部撞伤后1小时就诊。查体：外鼻塌陷，双侧鼻腔可见淡血性液体流出。

7. 下列**不能**提示脑脊液鼻漏的是

   A. 手帕或纸上的痕迹中心呈粉红色而周边色淡、清澈
   B. 低头用力或压迫颈静脉流量增加
   C. 有反复发生细菌性脑膜炎病史
   D. 分泌物葡萄糖定量分析结果>1.7mmol/L
   E. 流出的液体干燥后呈痂状

4. 答案：D
解析　根据患儿发病年龄、病史、症状表现及纯音测听检查，最有可能的诊断为大前庭水管综合征。

5. 答案：A
解析　颞骨高分辨率CT检查显示双侧前庭水管扩大，是大前庭水管综合征最主要的诊断依据。耳聋基因检测有助于明确病因，但不是最主要诊断依据。

6. 答案：D
解析　对于大前庭水管综合征突发的听力下降，应尽快按照突发性耳聋治疗方案积极治疗，尽可能挽救听力，维持下降前听力水平。

7. 答案：E
解析　脑脊液鼻漏主要表现为鼻腔间断或持续流出清亮、水样液体，早期因与血混合，液体可为淡红色。外伤性脑脊液鼻漏可同时有血性液体自鼻孔流出，其痕迹的中心呈红色而周边清澈，或鼻孔流出的无色液体干燥后不呈痂状者。后期可发生感染，出现C、D选项情况，故A~D选项均可提示或确定该患者为脑脊液鼻漏。

489

8. 答案：B

解析　脑脊液鼻漏多由颅面部外伤致颅前窝底骨折引起。

9. 答案：E

解析　外伤性脑脊液鼻漏大部分可用保守治疗治愈。可采取A~D选项以及头高卧位、限制饮水量和食盐摄入量等措施促使漏孔自愈，如观察2~4周仍不见好转，再考虑手术治疗。

10. 答案：C

解析　病人为幼儿，发病经过典型，且右肺呼吸音减低，故首先考虑右侧支气管异物。

11. 答案：A

解析　纤维/电子气管镜检查是确诊气管、支气管异物最可靠的方法。

12. 答案：C

解析　支气管异物吸入病人可出现肺不张、肺气肿、气胸、肺炎、纵隔气肿等并发症。该患儿突然出现呼吸困难，右侧胸廓饱满且右肺呼吸音消失，符合气胸的临床表现。

8. 该病人确诊有脑脊液鼻漏，引起该病的颅脑外伤最常见的是
   A. 颅中窝底骨折
   B. 颅前窝底骨折
   C. 颞骨骨折
   D. 额骨骨折
   E. 颅后窝底骨折

9. 对于新发的脑脊液鼻漏，处理**不正确**的是
   A. 预防感染
   B. 降低颅内压
   C. 止咳通便
   D. 避免喷嚏和用力擤鼻
   E. 尽早手术治疗

【10~12题共用题干】

患儿，女性，5岁，吃瓜子时突发剧烈呛咳并反复呛咳1天。来院急诊时有轻微咳嗽，肺部听诊发现右肺呼吸音较左肺低。

10. 该患儿首先考虑为
    A. 支气管哮喘
    B. 支气管炎
    C. 支气管异物
    D. 气管异物
    E. 急性喉炎

11. 为明确该疾病诊断，在患儿配合尚好时，首选
    A. 纤维/电子气管镜检查
    B. 胸片
    C. 肺部CT
    D. 喉内镜检查
    E. 胸部X线透视

12. 在围手术期准备期间，患儿突然出现呼吸困难。查体发现右侧胸廓饱满，右肺呼吸音消失。患儿最可能出现的并发症是
    A. 肺炎
    B. 肺不张
    C. 气胸
    D. 纵隔感染
    E. 呼吸衰竭

【13~15题共用题干】

病人，男性，57岁，咽痛伴发热2天。查体：急性病容，咽部充血，双侧腭扁桃体2度肿大、充血，表面

可见散在脓点。双侧下颌下淋巴结肿大、压痛。

13. 该病人首先考虑
    A. 急性咽炎　　　　　　　　B. 急性会厌炎
    C. 急性扁桃体炎　　　　　　D. 急性喉炎
    E. 扁桃体恶性肿瘤

13. 答案：C
解析　病人符合急性化脓性扁桃体炎发病的临床特点：起病急，咽痛明显、多伴有发热、扁桃体脓性渗出物。

14. 该病人抗生素静脉输液治疗5天不见好转，且咽痛加重，张口困难。查体见右侧舌腭弓上方明显充血隆起，悬雍垂充血、肿胀。目前首先考虑
    A. 冠周炎　　　　　　　　　B. 扁桃体周脓肿
    C. 咽后脓肿　　　　　　　　D. 扁桃体脓肿
    E. 咽旁隙脓肿

14. 答案：B
解析　扁桃体周脓肿常继发于急性扁桃体炎起病后的5~7天，表现为咽痛加重，吞咽、张口困难，前上型者舌腭弓上方明显充血隆起，悬雍垂充血、肿胀，被推向对侧。

15. 为进一步明确诊断，拟行局部穿刺，穿刺点选择错误的是
    A. 肿胀最为膨隆处　　　　　B. 肿胀有波动感处
    C. Thompson 点　　　　　　D. Chiari 点
    E. 扁桃体表面有脓点处

15. 答案：E
解析　Thompson点位于悬雍垂基部水平线与舌腭弓游离缘下端垂直线之交点。Chiari点位于悬雍垂基部与上列第八磨牙连线的中点。A~D选项均可作为穿刺点，可根据病人具体情况选择。

【16~18题共用题干】

病人，女性，32岁，左耳闷塞感伴耳鸣2天。近期无感冒鼻塞流涕史，既往无中耳炎流脓病史。耳部检查：双侧外耳道通畅，鼓膜完整、标志清。

16. 最可能的诊断是
    A. 传导性聋　　　　　　　　B. 混合性聋
    C. 突发性聋　　　　　　　　D. 咽鼓管功能障碍
    E. 分泌性中耳炎

16. 答案：C
解析　低频听力下降为主的突发感音神经性聋首发症状常为耳闷塞感，或伴耳鸣，易与咽鼓管功能障碍、分泌性中耳炎相混淆，导致诊治方向错误。

17. 为进一步明确诊断，最快捷有效的检查是
    A. 声导抗检查
    B. 纯音测听，耳声发射检查
    C. 耳声发射检查
    D. 纯音测听，声导抗检查
    E. 听性脑干反应检查

17. 答案：D
解析　纯音听力图能直观反映是否存在听力下降及听力下降的性质，鼓室导抗图能判断是否存在鼓室负压及积液。此二项检查可鉴别突发性聋与咽鼓管功能障碍、分泌性中耳炎。

18. 答案：D

解析　主要依据突发性聋治疗原则。

19. 答案：B

解析　第二鳃裂瘘管临床常见，外瘘口多位于胸锁乳突肌前缘中下1/3处。第三鳃裂瘘管与第二鳃裂瘘管位置相似。

20. 答案：A

解析　经瘘口注入造影剂，行影像学检查明确瘘管的走行。

21. 答案：D

解析　手术切除是根治鳃裂瘘管的方法。

18. 上述疾病确诊后，治疗原则是

　　A. 咽鼓管吹张治疗

　　B. 鼓膜穿刺治疗

　　C. 单纯高压氧治疗

　　D. 激素，改善循环，抗纤溶等药物治疗

　　E. 黏液促排药物治疗

【19～21题共用题干】

病人，男性，27岁。4年前发现胸锁乳突肌前缘中下1/3处有一瘘口，间有分泌物溢出，颈部未发现其他肿块。

19. 最可能的诊断是

　　A. 第一鳃裂瘘管

　　B. 第二或第三鳃裂瘘管

　　C. 甲状舌管瘘管

　　D. 颈淋巴结核破溃形成窦道

　　E. 淋巴瘤

20. 进一步明确瘘管的走行，应做的检查是

　　A. 经瘘口注入造影剂，行影像学检查

　　B. 超声

　　C. 活组织检查

　　D. MRI

　　E. 手术探查

21. 有效的治疗方法为

　　A. 瘘管用化学药物腐蚀

　　B. 冷冻疗法

　　C. 淋巴瘤化学治疗

　　D. 手术彻底切除瘘管

　　E. 抗结核治疗

B1型题

【1～3题共用备选答案】

　　A. 72小时内突然发生的、原因不明的感音神经性听力损失

B. 反复眩晕伴波动性听力下降、耳鸣，眩晕发作时间20分钟到数小时

C. 儿童头部轻微外伤或感冒后双耳波动性、进行性听力下降

D. 翻身或起卧时突发短暂眩晕，通常不超过1分钟

E. 突发旋转性眩晕、平衡障碍伴恶心、呕吐，眩晕持续数天，听力无变化

1. 梅尼埃病的主要临床表现为

2. 大前庭水管综合征的主要临床症状是

3. 前庭神经炎的临床表现是

【4~6题共用备选答案】

A. 纵行骨折

B. 横行骨折

C. 混合型骨折

D. 岩尖骨折

E. 两种以上骨折同时存在

4. 颞骨骨折分型中，最为多见的是

5. 颞骨骨折后出现眩晕、感音神经性听力下降、面神经麻痹，最有可能是哪种类型的骨折

6. 可损伤第Ⅱ～Ⅵ对脑神经，发生弱视、上睑下垂等眼部症状，最有可能是哪种类型的骨折

【7~9题共用备选答案】

A. 鼓室成形术   B. 内淋巴囊减压术

C. 人工耳蜗植入术   D. 颞骨次全切除术

E. 人工镫骨植入术

7. 慢性化脓性中耳炎需采取的手术治疗是

1. 答案：B

解析 梅尼埃病临床表现为反复发作的旋转性眩晕，波动性感音神经性听力损失，耳鸣和/或耳胀满感，眩晕发作时间20分钟到数小时。

2. 答案：C

解析 大前庭水管综合征是导致儿童耳聋最常见的内耳畸形。常因头部轻微外伤、感冒、用力咳嗽后导致颅内压增高，引起渐进性、波动性听力下降。

3. 答案：E

解析 该病临床表现为突发性单侧前庭功能减退或前庭功能丧失，可表现为突发性旋转性眩晕、平衡障碍，伴恶心、呕吐，眩晕一般持续数天，自发性眼震向健侧，听力无变化。

4. 答案：A

解析 颞骨骨折中纵行骨折最为多见。

5. 答案：B

解析 颞骨横行骨折多损伤内耳、面神经迷路段，临床可表现为感音神经性聋、眩晕、面神经麻痹。

6. 答案：D

解析 岩尖骨折很少见，可损伤第Ⅱ～Ⅵ对脑神经，发生弱视、眼裂变小、上睑下垂、瞳孔扩大、眼球运动障碍、复视、斜视等眼部症状。

7. 答案：A

解析 慢性化脓性中耳炎的主要手术方法为鼓室成形术。

8. 答案：B
解析 对于频繁发作、药物保守治疗无效的梅尼埃病病人，可选择内淋巴囊减压术、半规管填塞术等外科治疗手段。

9. 答案：D
解析 中耳恶性肿瘤常见的手术方式包括扩大乳突根治术、颞骨次全切除术等。

10. 答案：C
解析 蝶腭动脉是鼻腔的主要供血动脉，经蝶腭孔入鼻腔后分为鼻后外侧动脉和鼻后中隔动脉，供应鼻腔外侧壁的大部分及鼻中隔大部分。

11. 答案：A
解析 筛前动脉、筛后动脉、鼻腭动脉、上唇动脉与腭大动脉在鼻中隔前下部黏膜下互相吻合，形成动脉丛，称为Little区动脉丛，是常见的鼻出血部位。

12. 答案：E
解析 眼动脉自视神经管颅口前5mm从颈内动脉分出，走行在视神经管的下外方，入眶后分出筛前、筛后动脉。

13. 答案：A
解析 鼻息肉常伴发于慢性鼻窦炎，多为双侧发病。鼻息肉外观多呈荔肉样，起源于双侧中鼻道及鼻窦黏膜，可突入鼻腔、鼻窦引起鼻塞。

14. 答案：B
解析 鼻腔鼻窦内翻性乳头状瘤多为单侧发病，鼻窦MRI检查对明确肿瘤起源和范围作用较大，T1加权像增强扫描可见明显的"脑回征"，确诊需依靠组织活检。

15. 答案：D
解析 鼻腔鼻窦恶性肿瘤常单侧发病，呈侵袭性生长，可破坏鼻腔鼻窦的骨质。鼻窦增强CT多表现单侧鼻腔、鼻窦软组织影，强化明显，并有周围骨质破坏。可通过组织活检明确。

8. 梅尼埃病药物保守治疗无效，可选择的手术治疗是

9. 中耳恶性肿瘤可采取的手术治疗是

【10~12题共用备选答案】
A. 筛前动脉
B. 鼻后外侧动脉
C. 蝶腭动脉
D. 眶下动脉
E. 眼动脉

10. 鼻腔的主要供血动脉是

11. Little区动脉丛的组成部分包含

12. 入眶后分为筛前动脉与筛后动脉的是

【13~15题共用备选答案】
A. 鼻息肉
B. 鼻腔鼻窦内翻性乳头状瘤
C. 鼻腔鼻窦血管瘤
D. 鼻腔鼻窦恶性肿瘤
E. 鼻前庭囊肿

13. 慢性鼻窦炎病人进行性鼻塞，鼻内镜检查发现双侧中鼻道有荔肉样新生物突入鼻腔，首先考虑

14. 如鼻窦MRI检查提示单侧鼻腔鼻窦内软组织密度影，T1加权像增强扫描可见明显的"脑回征"，应首先考虑的诊断是

15. 如鼻窦CT检查提示单侧鼻腔鼻窦内软组织密度增高影，增强扫描强化明显，周围骨质呈虫蚀状破坏，应首先考虑的诊断是

【16~18题共用备选答案】

    A. 前额或颌面部痛，晨起轻，午后重

    B. 前额部痛，晨起逐渐加重，午后减轻，晚间消失

    C. 枕后或眼球深处痛，早晨轻，午后重

    D. 疼痛局限于内眦或鼻根部，也可放射至颅顶

    E. 全脑部疼痛

16. 急性额窦炎的头痛特点为

17. 急性筛窦炎的头痛特点为

18. 急性蝶窦炎的头痛特点为

16. 答案：B
解析　急性额窦炎表现为前额部疼痛，具有明显的周期性特点。即晨起后疼痛明显，渐加重，中午最明显，午后渐减轻，夜间可完全缓解。

17. 答案：D
解析　急性筛窦炎可表现为内眦或鼻根处疼痛，晨起明显，午后减轻。

18. 答案：C
解析　急性蝶窦炎疼痛位置较深，可表现为眼球后或枕后钝痛，有时可引起广泛的反射性痛。疼痛也多晨起轻，午后重。

【19~21题共用备选答案】

    A. 鼻侧切开术   B. 鼻内镜鼻窦手术

    C. 上颌窦穿刺冲洗术   D. 鼻窦根治术

    E. 保守治疗

19. 儿童单纯鼻窦炎多采用

20. 成人慢性鼻窦炎伴鼻息肉多采用

21. 鼻腔、鼻窦恶性肿瘤多采用

19. 答案：E
解析　儿童单纯鼻窦炎多采用保守治疗。

20. 答案：B
解析　成人慢性鼻窦炎伴鼻息肉多采用鼻内镜鼻窦手术。

21. 答案：C
解析　鼻腔、鼻窦恶性肿瘤多采用鼻侧切开术。

【22~24题共用备选答案】

    A. 清水样鼻漏   B. 黏液样鼻漏

    C. 黏脓性鼻漏   D. 血性鼻漏

    E. 脓血性鼻漏

22. 变应性鼻炎易出现的鼻漏现象是

23. 慢性鼻炎易出现的鼻漏现象是

24. 慢性鼻窦炎易出现的鼻漏现象是

22. 答案：A
解析　由鼻黏膜血管通透性增加和杯状细胞、腺体分泌亢进引起，为清水样鼻漏。

23. 答案：B
解析　慢性鼻炎鼻腔黏膜增生肥厚，分泌物为黏液性液体。

24. 答案：C
解析　慢性鼻窦炎鼻腔常间断性或长期持续分泌物增多，多为黏脓性，一般无血性液。

25. 答案：A
解析 鼻咽癌以放射治疗为主。
26. 答案：B
解析 喉癌采用以外科治疗为主的综合治疗。
27. 答案：C
解析 上颌窦癌采用以外科治疗为主的综合治疗，于术前或术后配合放射治疗。

28. 答案：B
解析 成人食管第一狭窄为食管入口，由环咽肌收缩而致，距门齿距离为16cm。
29. 答案：C
解析 成人食管第二狭窄为主动脉弓压迫食管所致，距门齿距离为23cm。
30. 答案：E
解析 成人食管第四狭窄为食管穿过横膈所致，距门齿距离为36cm。

31. 答案：B
解析 根据成人OSAHS严重程度分级标准，AHI为5~15次/h，诊断为轻度OSAHS。
32. 答案：D
解析 根据成人OSAHS严重程度分级标准，AHI>15~30次/h，诊断为中度OSAHS。
33. 答案：E
解析 根据成人OSAHS严重程度分级标准，AHI>30次/h，诊断为重度OSAHS。

【25~27题共用备选答案】

A. 放射治疗为主   B. 手术治疗为主
C. 手术治疗及放射治疗   D. 化学治疗为主
E. 免疫治疗为主

25. 鼻咽癌的主要治疗方式是

26. 喉癌的主要治疗方式是

27. 上颌窦癌的主要治疗方式是

【28~30题共用备选答案】

A. 14cm   B. 16cm
C. 23cm   D. 28cm
E. 36cm

28. 成人食管第一狭窄，距门齿距离为

29. 成人食管第二狭窄，距门齿距离为

30. 成人食管第四狭窄，距门齿距离为

【31~33题共用备选答案】

A. AHI：5~10次/h   B. AHI：5~15次/h
C. AHI>10~30次/h   D. AHI>15~30次/h
E. AHI>30次/h

31. 成人轻度OSAHS的判断依据为

32. 成人中度OSAHS的判断依据为

33. 成人重度OSAHS的判断依据为

【34~36题共用备选答案】

A. 异物吸入期　　　　　B. 安静期

C. 炎症期　　　　　　　D. 并发症期

E. 活动期

34. 异物进入气管、支气管后，病人仅有轻微咳嗽，此时属于临床分期的哪期

35. 异物进入气管、支气管后，病人出现咳嗽、肺不张和肺气肿表现，此时属于临床分期的哪期

36. 异物进入气管、支气管后，病人出现剧烈呛咳，短暂憋气，此时属于临床分期的哪期

34. 答案：B

35. 答案：C

36. 答案：A

解析　异物进入气管、支气管后，一般会出现下列临床分期过程：异物吸入期、安静期、炎症期和并发症期。异物吸入期：病人会出现剧烈呛咳，短暂憋气和面色青紫。安静期：异物停留于某一部位，刺激性减小，病人出现轻微咳嗽而无其他症状，易被忽视。炎症期：异物的局部刺激和继发性炎症，加重了气管、支气管堵塞，可出现咳嗽、肺不张和肺气肿表现。并发症期：随着炎症发展，可出现肺炎、肺脓肿或脓胸等。

简 述 题

1. 简述外耳道真菌病（真菌性外耳道炎）的病因。

答案　①正常人的外耳道处于偏酸性的环境，由于耳道内进水或不适当的用药改变外耳道pH，有利于真菌的滋生。②游泳、挖耳等引起外耳道的炎症，中耳炎流出的脓液的浸泡，外耳道分泌物的堆积和刺激，有利于真菌的繁殖。③全身性慢性疾病，机体抵抗力下降，或全身长期大剂量应用抗生素，导致真菌繁殖。④抗生素的不正确使用和滥用，也增加了机体真菌感染的机会。

2. 简述中耳胆脂瘤的症状。

答案　①耳流脓：间断或长期持续性流脓，感染时发作或增多，多为黏脓性分泌物。有肉芽或息肉时可有血性分泌物，脓液有臭味，后天原发性胆脂瘤早期可无耳内流脓。②听力下降：听力损失轻重程度不等，多为传导性，也可为混合性聋。由于胆脂瘤可作为传音桥梁，有时即使听骨部分破坏，听力损失也不明显。部分可伴有高调或低调耳鸣。③眩晕：迷路骨壁破坏形成迷路瘘孔，可因耳道压力改变发生眩晕。细菌毒素致迷路炎也可发生眩晕。④面神经麻痹：胆脂瘤压迫面神经或感染累及面神经可出现面神经麻痹的症状，发病初期行面神经减压手术预后良好。⑤其他颅内、外并发症：可引起耳后骨膜下脓肿、Bezold脓肿、Mouret脓肿、硬脑膜外、下脓肿，脑膜炎、脑脓肿、乙状窦血栓性静脉炎等严重颅内外并发症。

3. 简述良性阵发性位置性眩晕的临床表现与治疗方法。

答案　该病临床表现为病人头位变化时出现短暂强烈旋转性眩晕，持续时间60秒以内，伴眼震，可有恶心、呕吐，常发生于坐位变至躺卧位、躺卧位变至坐位时，或出现于在床上翻身时。发作病程可数小时至数天，个别可达数月或数年。该病有自愈倾向。治疗方法：①抗眩晕药物；②管石手法复位法；③前庭康复治疗，如习服治疗、平衡功

能训练；④如上述治疗方法无效并且严重影响病人生活质量，可采用手术治疗，如半规管阻塞术。

4. 简述鼻出血的原因。

答案 鼻出血的局部原因如下：

（1）外伤。

（2）气压性损伤。

（3）鼻中隔偏曲，鼻中隔穿孔也常有鼻出血症状。

（4）炎症：①非特异性炎症，包括干燥性鼻炎、萎缩性鼻炎、急性鼻炎、急性上颌窦炎等，常为鼻出血的原因；②特异性感染，包括鼻结核、鼻白喉、鼻梅毒等，因黏膜溃烂易致鼻出血。

（5）肿瘤。

（6）其他：鼻腔异物、鼻腔水蛭，可引起反复大量出血。在高原地区，因相对湿度过低，多患干燥性鼻炎，为地区性鼻出血的重要原因。

鼻出血的全身原因如下：

（1）血液疾病：①血小板量或质的异常；②凝血机制的异常。

（2）急性传染病。

（3）心血管疾病：①动脉压过高，如高血压、动脉硬化症、肾炎、伴有高血压的子痫等；②静脉压增高，如二尖瓣狭窄、胸腔或纵隔和颈部巨大肿块、肺气肿、肺水肿及支气管肺炎等。

（4）维生素缺乏：维生素C、维生素K、P及微量元素钙等缺乏时，均易发生鼻出血。

（5）化学药品及药物中毒：磷、汞、砷、苯等中毒，可破坏造血系统的功能引起鼻出血；长期服用水杨酸类药物，可致凝血酶原减少而易出血。

（6）内分泌失调：代偿性月经、先兆性鼻出血常发生于青春发育期，多因血中雌激素含量减少，鼻黏膜血管扩张所致。

（7）遗传性出血性毛细血管扩张症，肝、肾慢性疾病以及风湿热等，也可伴发鼻出血。

5. 简述变应性鼻炎的治疗。

答案 ①避免接触过敏原。②药物治疗（对症治疗）：使用鼻用糖皮质激素、抗组胺药、肥大细胞膜稳定剂、抗白三烯药、抗胆碱药等抗变态反应，缓解鼻痒、喷嚏和鼻分泌亢进，也可减轻鼻塞；鼻用减充血药可缓解鼻塞；鼻腔盐水冲洗、花粉阻隔剂可减少或阻断与各种过敏原的接触。③变应原特异性免疫治疗：通过皮下注射或舌下含服特异性变应原，提高病人对致敏变应原的耐受性。④手术治疗：对于部分药物和/或免疫治疗效果不理想的病例，可考虑行选择性神经切断术。

6. 简述喉阻塞的处理原则。

答案 根据其病因及呼吸困难的程度，采用药物或手术治疗。①一度：明确病因，积极进行病因治疗。如由炎症引起，使用足量抗生素和糖皮质激素。②二度：因炎症引起者，用足量有效的抗生素和糖皮质激素，大多可避免气管切开术。若为异物，应迅速取出。如为喉肿瘤、喉外伤、双侧声带麻痹等一时不能去除病因者，应考虑作气管切开术。③三度：由炎症引起，喉阻塞时间较短者，在密切观察下可积极使用药物治疗，并作好气管切开术的准备。若药物治疗未见好转，全身情况较差时，宜及早行气管切开术。若为肿瘤引起者，则应立即行气管切开术。④四度：立即行气管切开术。若病情紧急，可先行环甲膜切开术或气管插管，再行气管切开术。

7. 简述扁桃体切除术的适应证。

答案 ①慢性扁桃体炎反复急性发作或多次并发扁桃体周脓肿。②扁桃体过度肥大，妨碍吞咽、呼吸及发声功能。③慢性扁桃体炎已成为引起其他脏器病变的"病灶"，或与邻近器官的病变有关联。④白喉带菌者，经保守治疗无效时。⑤各种扁桃体良性肿瘤，可连同扁桃体一并切除。对恶性肿瘤则应慎重选择适应证及手术的范围。

8. 简述扁桃体周脓肿的治疗。

答案 脓肿形成前，按急性扁桃体炎处理，选用足量抗生素及适量的糖皮质激素控制炎症。脓肿形成后：①穿刺抽脓。②切开排脓：前上型者，可在穿刺抽脓处，或选择最隆起或有波动感处切开，也可选择Thompson点、Chiari点处切开；后上型者，则在腭咽弓处切开排脓。后续复诊必要时可多次撑开排脓。③扁桃体切除：确诊后，在抗生素的有效控制下，施行病侧扁桃体切除，具有排脓彻底、恢复快且无复发的优点。对多次脓肿发作者，应在炎症消退2周后，将扁桃体切除。

9. 简述咽鼓管的结构与功能。

答案 咽鼓管位于颞骨鼓部与岩部交界处，颈内动脉管的前外侧，上方仅有薄骨板与鼓膜张肌相隔，为沟通鼓室与鼻咽的管道，经鼓室口、咽口分别与鼓室和鼻咽相通，成人全长约35mm。其外1/3为骨部，内2/3为软骨部，二者交界处最窄，走向为自鼓室口向内、向前、向下达咽口。咽鼓管有调节鼓室气压、排除鼓室分泌物、防止咽部液体进入鼓室作用。小儿咽鼓管较成人的短，走向平，内径宽，故小儿鼻或鼻咽部感染较易经此管侵入中耳。

10. 简述气管切开术的适应证。

答案 ①喉阻塞：由各种原因引起的三、四度喉阻塞和颈部气管阻塞，以及呼吸困难较明显而病因又不能很快解除时，应及时行气管切开术。②下呼吸道分泌物潴留：由各种原因引起的下呼吸道分泌物潴留时，为了吸痰和保持气道通畅，可考虑气管切开。术后吸入的空气不再经过咽、喉部，减少了呼吸道无效腔，进一步有利于肺功能的恢复。此外，气管切开后也为使用人工辅助呼吸器提供了方便。③预防性气管切开：对于某些口腔、鼻咽、颌面、咽、喉部大手术，为防止血液流入下呼吸道，保持术后呼吸道通畅，可施行预防性气管切开。④颈部外伤伴有咽喉或气管、颈段食管损伤者，如损伤后立即出现呼吸困难，应及时行气管切开；无明显呼吸困难者，应严密观察，作好紧急气管切开手术准备。

11. 简述根据耳鸣产生部位的分类与病因，以及其他可引起耳鸣的因素。

答案

（1）耳源性耳鸣：①外耳、中耳病变引起的耳鸣。主要由于外界声波传入受阻，环境噪声掩蔽作用减弱，而体内生理性杂音相对增强造成耳鸣。另外，鼓室内颈静脉球体瘤、中耳积液可引起与脉搏节律一致的搏动性耳鸣。②耳蜗病变引起的耳鸣。多因耳蜗内损伤的毛细胞持久去极化，引起神经元兴奋而自发放电所致。③蜗后病变。多因病变压迫听神经使之产生异常神经冲动导致耳鸣。如听神经瘤。④听觉中枢病变。如肿瘤、血管病变、多发硬化等累及听觉中枢蜗核及传入、传出神经纤维时可导致耳鸣。

（2）非耳源性耳鸣：①血管源性耳鸣。多由颅内外血管病变引起。如动-静脉瘘、动脉瘤、动静脉畸形等，可引起与脉搏节律一致的搏动性耳鸣。②肌源性耳鸣。腭肌阵挛可产生单侧或双侧不规则"咯咯"声，中耳肌痉挛性收缩可产生典型节律性咔嗒声。③咽鼓管病变。咽鼓管异常开放可听到与呼吸节律同步的耳鸣声。④颞颌关节病变。病人张闭口可听到咔哒耳鸣声。

（3）其他因素引起的耳鸣：①全身疾病引起的耳鸣。如甲状腺功能异常、糖尿病、贫血、高血压、高血脂、肾病、自身免疫性疾病、毒血症、颈椎病、多发性硬化、Paget病、碘-锌缺乏等。②药物性耳鸣。包括耳毒性和非耳毒性药物，如某些抗生素、抗癌药、抗菌药、血管扩张药、中枢神经兴奋药等。③精神心理因素引起的耳鸣。包括焦虑症、抑郁症、长期失眠、重大精神打击等。④环境因素影响。如长期处于噪音环境。

名词解释

1. 感音神经性聋

答案 感音神经性聋是指由于内耳毛细胞、血管纹、听神经或听觉传导路径受损，声音的感受与神经冲动传递障碍导致的听力减退或听力丧失。

2. 梅尼埃病

答案 梅尼埃病是一种以特发性膜迷路积水为病理特征的内耳病。临床表现为反复发作的旋转性眩晕，波动性感音神经性听力损失，耳鸣和/或耳胀满感。

3. 大前庭水管综合征（large vestibular aqueduct syndrome，LVAS）

答案 大前庭水管综合征也称先天性前庭导水管扩大，是一种常染色体隐性遗传的先天性内耳畸形引起的感音神经性听力障碍性疾病，也是最常见的内耳畸形。本病病人的PDS和SLC26A4基因突变率较高。主要表现为波动性听力下降，可伴反复发作耳鸣或眩晕，听力逐步下降常致全聋。影像学上以双侧前庭水管及内淋巴囊扩大为特征。

4. 分泌性中耳炎

答案 分泌性中耳炎也称渗出性中耳炎，是以传导性聋及鼓室积液及听力下降为主要特征的中耳非化脓性炎性疾病。咽鼓管功能障碍、中耳局部感染和变态反应为其主要病因。冬春季多见，是儿童和成人听力下降常见的原因。

5. 鼻中隔偏曲

答案　凡鼻中隔偏离中线或呈不规则的偏曲，并引起鼻功能障碍，如鼻塞、鼻出血、头痛等，称为鼻中隔偏曲。

6. 窦口鼻道复合体

答案　窦口鼻道复合体（ostiomeatalex，OMC）是指以筛漏斗为中心的附近区域，包括筛漏斗、半月裂、钩突、筛泡、中鼻甲、前组鼻旁窦开口等一系列结构。OMC解剖结构较为复杂且变异多样。OMC阻塞与鼻窦炎发病密切相关。

7. 鼻源性头痛

答案　鼻源性头痛指鼻腔、鼻窦解剖或病理异常引起的头痛。鼻部病变可直接刺激鼻黏膜三叉神经末梢引起头痛，并可沿其分支反射到头部相应神经分布的其他部位。常见的原因包括：急、慢性鼻窦炎，解剖异常，气压创伤性鼻窦炎，鼻中隔偏曲，鼻窦囊肿和鼻腔鼻窦肿瘤等。

8. 咽旁隙

答案　咽旁隙位于咽后间隙两侧的筋膜间隙，形如锥体，锥底上至颅底，锥尖下达舌骨。内侧为颊咽筋膜及咽缩肌，外侧为下颌骨升支、腮腺深面和翼内肌，后界为椎前筋膜。

9. 阻塞性睡眠呼吸暂停低通气综合征

答案　阻塞性睡眠呼吸暂停低通气综合征（obstructive sleep apnea hypopnea syndrome，OSAHS）指睡眠时上气道塌陷阻塞引起的呼吸暂停和低通气，通常伴有打鼾、睡眠结构紊乱、频繁发生血氧饱和度下降、白天嗜睡、注意力不集中等，并可导致高血压、冠状动脉粥样硬化性心脏病、糖尿病等多器官多系统损害。

10. 腺样体面容

答案　腺样体面容是指由于腺样体肥大阻塞上气道，引起睡眠呼吸障碍导致面骨发育发生障碍、颌骨变长、腭骨高拱、牙列不齐、上切牙突出、唇厚、缺乏表情的面容。多发生于2~6岁儿童。

11. 声带小结

答案　声带小结又称歌者小结，多见于职业用声或用声过度者，主要表现为声嘶。典型的声带小结为双侧声带前、中1/3交界处边缘对称性结节状隆起，发声时两侧小结互相接触使声门不能完全闭合而引起声嘶。

12. 良性阵发性位置性眩晕

答案　良性阵发性位置性眩晕（benign paroxysmal positional vertigo，BPPV）又名"耳石症"，是以头位改变所诱发的、反复发作的短暂眩晕和特征性眼球震颤为表现的外周前庭病变，是最常见的耳源性眩晕疾病，常有自限性。

13. 喉喘鸣

答案　喉喘鸣是由于喉或气管发生阻塞，病人用力吸气，气流通过喉或气管狭窄处发生的特殊声音。在临床上听到病人有吸气性喉喘鸣声，提示该病人有喉阻塞，往往与吸气性呼吸困难相伴行。

14. 咽淋巴环

答案　咽黏膜下淋巴组织丰富，较大的淋巴组织团块呈环状排列，称为咽淋巴环（Waldeyer 淋巴环）。主要由上方的咽扁桃体（腺样体），两侧的咽鼓管扁桃体、腭扁桃体，下方的舌扁桃体及咽侧索，咽后壁淋巴滤泡构成内环。内环淋巴结流向颈部淋巴结，后者又互相交通，自成一环，称为外环，主要由咽后淋巴结、下颌角淋巴结、颏下淋巴结、颌下淋巴结等组成。

（朱　瑾）

第三章　儿科与妇产科相关疾病

本章知识点涉及儿科及妇产科部分，儿科学是一门研究从胎儿至青少年各年龄期身心健康和疾病防治的医学学科，妇产科学又是与儿科学并驾齐驱的医学学科，其与儿科学也有着密不可分的关系。学习妇儿部分，不仅要学好理论基础，还要不断与临床实践结合。

儿科与妇产科
相关疾病

第一节　儿科

本节知识点涉及儿科常见症状、小儿生长发育与评估、新生儿常见疾病、营养性疾病、各系统疾病等。

A1型题

1. 有关新生儿病理性黄疸，下列叙述正确的是
   A. 生后48小时内出现
   B. 胆红素每天上升>85μmol/L
   C. 足月儿于1周内消退
   D. 早产儿于3周内消退
   E. 血清胆红素足月儿<221μmol/L（12.9mg/dl），早产儿<257μmol/L（15mg/dl）

2. 有关足月儿生理性黄疸的叙述，下列叙述**不正确**的是
   A. 生后2~3天出现
   B. 血清胆红素不超过221μmol/L
   C. 以血清未结合胆红素增高为主
   D. 一般情况良好
   E. 生后3~4周黄疸消退

1. 答案：B
解析　病理性黄疸特点：黄疸在出生后24小时内出现；黄疸程度重，血清胆红素大于205.2~256.5μmol/L，或每天上升超过85μmol/L（5mg/dl）；黄疸持续时间长，足月儿大于2周，早产儿大于4周；黄疸退而复现；血清结合胆红素大于34μmol/L。

2. 答案：E
解析　新生儿胆红素代谢具有胆红素生成较多，血浆白蛋白结合胆红素的能力差，肝脏处理胆红素能力差，肝肠循环增加等特点。新生儿由于胆红素代谢的特点，50%~60%的足月儿和80%早产儿于出生后2~3天内出现黄疸。黄疸分为生理性和病理性黄疸。生理性黄疸：一般情况良好；足月儿生后2~3天出现黄疸，4~5天高峰，5~7天消退，最迟不超过2周；早产儿生后3~5天出现黄疸，5~7天到高峰，7~9天消退，早产儿可延迟到3~4周。新生儿黄疸特别在缺氧、便秘、脱水、酸中毒等情况下会加重。

3. 答案：B

解析　婴幼儿缺铁性贫血的原因有体内贮铁不足、铁的摄入不足、丢失过多、生长发育快、需铁量增加、某些疾病的影响等，主要原因是未及时添加辅食导致铁的摄入不足。

4. 答案：C

解析　小儿贫血的分度与分类：贫血可依血红蛋白和红细胞数量而分轻、中、重和极重四度。婴儿和儿童红细胞计数及血红蛋白量随年龄的增长而不同，因此诊断小儿贫血时，要注意不同年龄组的正常值，才能正确判断是否贫血。世界卫生组织曾建议：6个月~6岁 Hb<110g/L、6~14岁 Hb<120g/L作为生活在海平面小儿贫血的诊断标准。小儿贫血分为四度（表2）。

3. 引起婴幼儿缺铁性贫血的原因有多种，但最主要原因是

　　A. 体内贮铁不足

　　B. 铁的摄入不足

　　C. 生长发育快，需铁量增加

　　D. 某些疾病的影响

　　E. 铁丢失过多

4. 一小儿血红细胞计数2.5×10^{12}/L，血红蛋白70g/L，该小儿可能是

　　A. 正常血常规　　　　　B. 轻度贫血

　　C. 中度贫血　　　　　　D. 重度贫血

　　E. 极重度贫血

表2　小儿贫血的分度

程度	Hb/（g·L⁻¹）	RBC/×10¹²·L⁻¹
轻度	120~90	4.0~3.0
中度	90~60	3.0~2.0
重度	60~30	2.0~1.0
极重度	<30	<1.0

5. 答案：A

解析　饮食因素是小儿营养不良最常见的原因。小儿营养不良的病因：①喂养不当，长期摄食不足，如母乳不足又长期未及早添加辅食；人工喂养者食物的质和量未能满足需要，如乳类稀释过度，或单纯用淀粉类食品喂哺；突然断奶，婴儿不能适应新的食品等。②饮食习惯不良，饮食不定时、偏食、反刍或神经呕吐等。③疾病影响食欲，妨碍食物的消化、吸收和利用，并增加机体的消耗。早产和双胎易引起营养不良；宫内感染、孕母疾病或营养低下、胎盘和脐带结构与功能异常均可导致胎儿营养不足和宫内生长阻滞，为婴儿营养不良的先决条件。

5. 小儿营养不良的病因中最常见的是

　　A. 饮食因素　　　　　B. 日照不足

　　C. 缺少锻炼　　　　　D. 急性疾病

　　E. 免疫缺陷

6. 治疗贫血时，下列可与铁剂同时服用的是
   A. 牛乳
   B. 茶水
   C. 咖啡
   D. 钙剂
   E. 维生素C

7. 患儿面色蜡黄，手有震颤。经血常规检查得：血红细胞计数 3.1×10^{12}/L，血红蛋白78g/L，血片中以大红细胞为多，红细胞形态大小不等。应首先考虑为
   A. 营养性缺铁性贫血
   B. 营养性巨幼细胞贫血
   C. 营养性混合性贫血
   D. 生理性贫血
   E. 溶血性贫血

8. 佝偻病性手足搐搦症的典型症状中，喉痉挛主要见于
   A. 婴儿
   B. 幼儿
   C. 学龄前期儿童
   D. 学龄期儿童
   E. 青春期

9. 佝偻病活动初期的表现是
   A. 易激惹、多汗等神经精神症状
   B. 多种骨骼畸形
   C. 手镯征
   D. 肌张力低下
   E. 出牙延迟

6. 答案：E
解析 铁剂不可与牛乳、茶水、咖啡、钙剂同服用。

7. 答案：B
解析：营养性巨幼细胞贫血又名营养性大细胞性贫血，多见于婴幼儿，尤其2岁以内，我国华北、东北、西北农村多见，近年已明显减少。主要因缺乏维生素B_{12}或叶酸所致。其特点为：各期红细胞大于正常，红细胞比血色素减少更明显，粒细胞和血小板减少，粒细胞核右移，骨髓出现巨幼红细胞等造血特点，经维生素B_{12}及叶酸治疗有效。

8. 答案：A
解析 维生素D缺乏性手足搐搦症典型症状为：①惊厥，突然发生，最常见于婴儿期。表现四肢抽动、两眼上窜、面肌颤动，神志不清，持续数秒至数分，可数天发作1次，或1天多次至数十次发作。②手足搐搦，突然手、足痉挛呈弓形，双手呈腕部屈曲、手指直伸、拇指内收掌心、强直痉挛。发作时意识清楚，多见于幼儿及儿童。③喉痉挛，主要见于婴儿，因声带和喉部肌肉痉挛，引起吸气困难，喉鸣、哭闹时严重，重者可发生窒息死亡。

9. 答案：A
解析 佝偻病活动早期多在3月龄左右发病。主要表现为神经精神症状，如小儿激惹、烦躁、睡眠不安、夜惊（啼）。常伴有与室温、季节无关的多汗，尤其是头部多汗刺激经常摇头，导致枕秃。此期常无明显骨骼变化。血生化改变为：血钙正常或稍低，血磷降低，碱性磷酸酶增高，血清$25-(OH)_2-D_3$可降低。

10. 答案：D

解析 颅骨软化多见于3~6月龄婴儿，以手指轻压枕骨或顶骨中央，随压力而暂时内陷，随手指放松而弹回，似压乒乓球感觉。方颅多见于8~9月龄以上的患儿，严重时可呈鞍状，十字状颅形。胸部畸形多见于1岁左右小儿，如肋骨串珠、肋膈沟、鸡胸、漏斗胸等。腕踝畸形多见于6月龄以上的小儿，骺端肥厚，形成钝圆环形隆起，称为佝偻病手镯或脚镯。下肢畸形多见于小儿开始行走时，由于骨质软化和肌肉关节松弛，在走、立的重力作用下，而出现的"O"形或"X"形腿。

11. 答案：C

解析 营养不良是因为缺乏热量和/或蛋白质所致的一种营养缺乏症。营养不良最先出现的症状是体重不增，继之体重下降、生长发育停滞、精神萎靡，并出现各器官功能减退，易继发感染。因皮下脂肪减少或消失而表现出明显消瘦是本病的特点。皮下脂肪消减的顺序：先在腹部、背部、臀部、四肢，面颊脂肪最后消失。

12. 答案：B

解析 生理性体重下降常发生在生后7~10天内。

13. 答案：B

解析 新生儿的生理反射有：觅食反射、吸吮反射、拥抱反射、握持反射等。2岁以内Babinski征可呈阳性。

14. 答案：D

解析 新生儿常见的几种生理状态有：生理性黄疸、马牙、乳腺肿大、生理性假月经等。

15. 答案：E

解析 新生儿胃呈水平位，胃底发育差，下食管括约肌压力低，幽门括约肌较发达，因而易出现溢奶。

16. 答案：E

解析 Apgar评分，即阿氏评分、新生儿评分。Apgar这个名字的英文字母刚好对应检查项目的英文首字母，包括：肌张力（activity）、脉搏（pulse）、皱眉动作即对刺激的反应（grimace）、外貌（肤色）（appearance）、呼吸（respiration）。

10. 3~6月龄佝偻病患儿，最多见的骨骼系统改变是

A. 方颅　　　　　　　　　B. 胸廓畸形

C. 手镯、脚镯征　　　　　D. 颅骨软化

E. 下肢畸形

11. 营养不良患儿皮下脂肪减少的顺序是

A. 躯干、臀部、四肢—腹部—面颊部

B. 面颊部—腹部—躯干、臀部、四肢

C. 腹部—躯干、臀部、四肢—面颊部

D. 四肢—躯干—腹部—面颊部

E. 臀部—躯干—腹部—面颊部

12. 生理性体重下降常发生在生后

A. 1周内　　　　　　　　B. 7~10天内

C. 3周内　　　　　　　　D. 3天内

E. 1个月内

13. 新生儿的神经反射，下列**不正常**的是

A. 觅食反射阳性　　　　　B. 拥抱反射阴性

C. 握持反射阳性　　　　　D. Babinski征阳性

E. 腹壁反射阴性

14. 关于新生儿常见的几种生理状态，下列**错误**的是

A. 生理性黄疸　　　　　　B. 马牙

C. 乳腺肿大　　　　　　　D. 红臀

E. 假月经

15. 新生儿易出现溢奶的原因，**不包括**

A. 下食管括约肌压力低　　B. 胃底发育差

C. 胃呈水平位　　　　　　D. 幽门括约肌较发达

E. 胃扭转

16. 下列哪项**不是**新生儿窒息Apgar评分的内容

A. 皮肤颜色　　　　　　　B. 心率

C. 呼吸　　　　　　　　　D. 肌张力

E. 拥抱反射

17. 有关小儿年龄分期，划分正确的是
    A. 新生儿期从出生到生后 1 个月
    B. 婴儿期从生后到满 10 个月
    C. 幼儿期 1~3 岁
    D. 学龄前期 5~7 岁
    E. 学龄期 7~15 岁

18. 婴儿期的年龄范围是
    A. 从出生到满 1 岁
    B. 从满月到 1 岁以前
    C. 从出生后 7 天到 1 岁以前
    D. 从出生到 2 岁以前
    E. 从出生到 3 岁以前

19. 小儿发病率及死亡率最高的年龄期是
    A. 婴儿期　　　　　　　B. 新生儿期
    C. 幼儿期　　　　　　　D. 学龄前期
    E. 学龄期

20. 以下哪项**不是**幼儿期的主要特点
    A. 智能发育迅速　　　　B. 易患各种传染病
    C. 易发生意外伤害事故　D. 体格发育较前减速
    E. 接触社会事物渐多

21. 判断小儿体格生长的主要指标有
    A. 体重、身长、体围的测量
    B. 对外界反应能力的发育
    C. 运动功能的发育
    D. 语言发育
    E. 牙齿的发育

22. 小儿生长发育，下述**错误**的是
    A. 生长发育是连续的过程，有阶段的过程
    B. 各系统的发育遵循一定的规律
    C. 淋巴系统发育于青春期前达高峰
    D. 不同年龄段生长速度不同
    E. 生长发育是按一定规律进行的，无个体差异

17. 答案：C
解析　区别各期儿童的年龄分期范围为重点考察内容。小儿年龄时期分为7个年龄分期。①胎儿期：从卵和精子结合到小儿出生，此期大约为40周（280天）。②新生儿期：自出生后脐带结扎时起到足28天。③婴儿期：自出生到满1岁。④幼儿期：1岁后到满3岁。⑤学龄前期：3岁后到入学前（6~7岁）。⑥学龄期：6~7岁到13~14岁。⑦青春期：女孩从11~12岁到17~18岁；男孩从13~14岁到18~20岁。

18. 答案：A
解析　区别各期儿童的年龄分期范围，婴儿期自出生到满1岁。

19. 答案：B
解析　新生儿的生理调节还未成熟，对外界的适应能力较差，易受到外界的影响而发病，因此发病率高、死亡率高。

20. 答案：B
解析　幼儿期为1~3岁，其特点是：①体格生长发育速度相对婴儿时期有所减慢；②神经精神发育依然迅速，语言和动作能力明显发展，学会独立行走；③活动范围日益扩大，但缺乏自我保护能力，极易发生意外伤害。

21. 答案：A
解析　体格生长应选择易于测量、有较大人群代表性的指标来指示。一般常用的形态指标有体重、身高（长）、坐高、头围、胸围、上臂围、皮下脂肪等。

22. 答案：E
解析　生长发育是连续的过程，有阶段、有规律进行、有个体差异。

23. 答案：C
解析　头围测量自眉弓上方最突出处经枕后结节绕头1周，反映脑和颅骨的发育程度。头围增长快提示脑积水、脑肿瘤等疾病可能。

24. 答案：B
解析　儿童身高的影响因素：遗传、内分泌、宫内生长水平、营养、睡眠等。2岁以后若每年身高增长低于5cm，为生长速度下降。儿童睡眠不足影响生长激素分泌。

25. 答案：C
解析　前囟的正确测量方法是对边中点连线。

26. 答案：D
解析　女孩青春期从11~12岁到17~18岁；男孩从13~14岁到18~20岁为青春期。最主要的特点是生殖系统迅速发育成熟，体格发育明显增快，体重、身长增长幅度加大，第二性征日益明显，女孩出现月经，男孩发生遗精。神经内分泌调节尚不稳定，还容易出现心理和精神行为方面的变化。

27. 答案：B
解析　正常新生儿头围约为34cm，6月龄时约为42cm，1岁时约为46cm，2岁时为48cm，5岁时约为50cm，15岁时即与成人相近，约为55cm。头围反映颅骨与脑的发育。头围过小常见于小头畸形或大脑发育不全，头围过大常见于脑积水。

28. 答案：B
解析　儿童生长发育的规律：由上到下、由近到远、由粗到细、由低级到高级、由简单到复杂。

23. 关于头围，下述**错误**的是
A. 头围与脑的发育密切相关
B. 头围测量自眉弓上方最突出处经枕后结节绕头1周
C. 头围增长越快提示脑发育越好
D. 头围的测量在2岁以内最有价值
E. 头围小于 $\bar{X}-2SD$ 提示脑发育不良

24. 身高的增长受以下因素影响，但**除外**
A. 遗传
B. 短期疾病及营养波动
C. 内分泌
D. 宫内生长水平
E. 睡眠

25. 前囟的正确测量方法是
A. 对角顶点连线　　　B. 邻角顶点连线
C. 对边中点连线　　　D. 周径长度
E. 邻边中点连线

26. 青春期生长发育最明显的特点是
A. 体格生长加快
B. 神经发育成熟
C. 内分泌调节稳定
D. 生殖系统迅速发育成熟
E. 体重、身长增长幅度加大

27. 某1岁小儿头围测量为54cm，应考虑的疾病是
A. 营养不良　　　B. 脑积水
C. 脑发育不良　　　D. 甲状腺功能减低症
E. 佝偻病

28. 下列哪项**不是**小儿生长发育的一般规律
A. 由上到下　　　B. 由远到近
C. 由粗到细　　　D. 由低级到高级
E. 由简单到复杂

29. 小儿生长发育过程中，两个生长高峰分别为
    A. 胎儿期和新生儿期
    B. 新生儿期和婴儿期
    C. 婴儿期和幼儿期
    D. 幼儿期和青春期
    E. 青春期和婴儿期

29. 答案：E
解析　小儿生长发育过程中，两个生长高峰分别为青春期和婴儿期。

30. 小儿头围与胸围大致相等的年龄是
    A. 3岁　　　　　　　B. 1岁
    C. 7岁　　　　　　　D. 2岁
    E. 5岁

30. 答案：B
解析　头围反映颅骨与脑的发育，出生时头围大于胸围。小儿头围与胸围大致相等的年龄是1岁，以后胸围大于头围。

31. 根据小儿生长发育与评估，下列哪项符合2岁小儿标准体重（kg）、身长（cm）、头围（cm）参数
    A. 9，70，40　　　　B. 10，80，42
    C. 11，85，46　　　　D. 12，89，48
    E. 14，90，48

31. 答案：D
解析　2岁小儿标准体重、身长计算公式：体重=年龄×2+8=12（kg）；身长=年龄×7+75=89（cm）。正常新生儿头围约为34cm，6个月时约为42cm，1岁时约为46cm，2岁时为48cm。

32. 新生儿保健的重点应放在
    A. 生后第1周　　　　B. 生后10天内
    C. 生后第2周　　　　D. 生后第3周
    E. 生后第4周

32. 答案：A
解析　生后第1周死亡率最高，是新生儿期间保健的重点。

33. 关于麻疹疫苗的初种时间，下列正确的是
    A. 生后2~3天　　　　B. 生后2个月
    C. 生后5个月　　　　D. 生后8个月
    E. 生后12个月

33. 答案：D
解析　国家计划免疫程序麻疹疫苗的初种时间是8月龄。

34. 母乳喂养的优点**不包括**
    A. 含白蛋白多而酪蛋白少，在胃内的凝块小
    B. 脂肪颗粒小，且富有解脂酶
    C. 含较多的消化酶，有利于消化
    D. 含钙磷比牛乳高，较少发生低钙血症
    E. 含铁与牛乳相同，但吸收率高

34. 答案：D
解析　母乳喂养的优点：①母乳营养丰富，而且蛋白质、脂肪、碳水化合物的比例适当，完全适合于小儿的需要。同时，蛋白质中乳白蛋白多，凝块小。糖类则以乙型乳糖为主，可促进双歧杆菌的生长，而双歧杆菌能抑制大肠埃希菌的生长，因此母乳喂养的婴儿比较少患腹泻等。脂肪中含较多不饱和脂肪酸和解脂酶，有利于消化吸收。②母乳含有抗感染物质，具有增进婴儿免疫力的作用。③母乳温度适宜，几乎无菌，可直接喂养，经济方便，还能密切母婴关系，增进母婴感情。④母乳喂养可帮助母亲产后的恢复。母乳含钙磷比牛乳低，但更容易吸收。

35. 答案：B
解析　生长发育是小儿特有的能量。

36. 答案：D
解析　新生儿败血症的抗生素治疗：抽血培养后即开始用抗生素不必等培养结果，病原菌未明确前可选择既针对革兰氏阳性（G⁺）菌又针对革兰氏阴性（G⁻）菌的抗生素，开始时宜采用静脉分次给药，疗程10~14天。注意熟悉药物剂量及其毒性反应。

37. 答案：C
解析　早期快速诊断新生儿败血症最有意义的是急相蛋白测定。

38. 答案：A
解析　婴儿腹泻的特点：①多发生在夏季；②起病急；③夏季引起婴儿腹泻的主要病原菌是致腹泻大肠埃希菌。

39. 答案：C
解析　轮状病毒是秋、冬季婴幼儿腹泻的常见原因。经粪-口传播，多无明显感染中毒症状。病初1~2天常发生呕吐，随后出现腹泻。大便次数多、量多、水分多，黄色水样或蛋花样便带少量黏液，无腥臭味。轮状病毒感染可侵犯多个脏器，可产生神经系统症状。

40. 答案：D
解析　轻型腹泻大便次数每天10次以下，镜检可见大便含大量脂肪球，无明显全身症状，无明显脱水和电解质紊乱。重型腹泻大便每天10余次或数十次，大便镜检可见脂肪球及少量白细胞。有明显全身中毒症状及水、电解质和酸碱平衡紊乱症状。

35. 小儿特有的能量需求方面是
A. 基础代谢　　　　　　　B. 生长发育
C. 食物特殊动力作用　　　D. 活动所需
E. 排泄损失能量

36. 新生儿败血症的抗生素治疗中，下列**不正确**的是
A. 抽血培养后即开始用抗生素
B. 选用有杀菌作用的药物
C. 开始时宜采用静脉分次给药
D. 因肝肾功能不完善，抗生素用药不应超过7天
E. 注意熟悉药物剂量及其毒性反应

37. 对早期快速诊断新生儿败血症最有意义的是
A. 血细菌培养
B. 血白细胞层直接涂片检菌
C. 急相蛋白测定
D. 分泌物涂片检菌
E. 外周血检查

38. 夏季引起婴儿腹泻的主要病原菌是
A. 致腹泻大肠埃希菌　　　B. 金黄色葡萄球菌
C. 副大肠埃希菌　　　　　D. 变形杆菌
E. 克雷伯菌

39. 引起秋冬腹泻最常见的病原体是
A. 腺病毒　　　　　　　　B. 柯萨奇病毒
C. 轮状病毒　　　　　　　D. 致腹泻大肠埃希菌
E. 金黄色葡萄球菌

40. 重型与轻型婴儿腹泻的主要区别点是
A. 每天大便次数达10余次
B. 恶心、呕吐、纳呆
C. 体温升高达37.5℃以上
D. 水、电解质明显紊乱
E. 粪便呈黄花汤样或水样

41. 下列哪项**不是**法洛四联症的主要临床表现
   A. 青紫　　　　　　　B. 脑缺氧发作
   C. 杵状指　　　　　　D. 蹲踞动作
   E. 肺炎

42. 动脉导管未闭的特征性体征是
   A. 心室增大
   B. 外周血压脉压增宽
   C. 胸骨左缘听到收缩期和舒张期杂音二音亢进
   D. 胸骨左缘听到连续性杂音
   E. 肺动脉瓣区第二音增强

43. 法洛四联症缺氧发作的主要原因是
   A. 室间隔缺损
   B. 肺动脉狭窄
   C. 主动脉骑跨程度严重
   D. 右心室极度肥厚
   E. 右心室漏斗部痉挛

A2型题

1. 一健康小儿会翻身，能笑出声，认识熟人和陌生人，其年龄可能是
   A. 2~3月龄　　　　　B. 4~5月龄
   C. 6~7月龄　　　　　D. 8~9月龄
   E. 10~11月龄

2. 正常10月龄小儿，下列哪项检查结果属于**不正常**
   A. 体重8kg　　　　　B. 身长74cm
   C. 乳牙4颗　　　　　D. 头围48cm
   E. 能推车走几步

3. 男孩，体格检查：体重10.5kg，身长80cm，前囟已闭，出牙12颗，胸围大于头围，下列哪项动作该小儿尚**不能**进行
   A. 独走　　　　　　　B. 弯腰拾东西
   C. 能爬台阶　　　　　D. 能蹲着玩
   E. 能跑跳

41. 答案：E
解析　法洛四联症由以下四种畸形组成：①肺动脉狭窄（最主要）；②室间隔缺损；③主动脉骑跨；④右心室肥厚。主要表现为青紫，患儿多有蹲踞症状，长期缺氧致使肢端毛细血管扩张增生，局部软组织也增生肥大，指末端膨大如鼓槌状，称杵状指。

42. 答案：D
解析　动脉导管未闭的特征性体征是胸骨左缘听到连续性杂音。

43. 答案：E
解析　法洛四联症常见的并发症为：脑血栓、脑脓肿和亚急性细菌性心内膜炎。缺氧发作的主要原因是右心室漏斗部痉挛。缺氧发作时的紧急处理：轻症者置患儿于膝胸卧位即可缓解，重症者给予皮下注射吗啡，并及时吸氧和纠正酸中毒等处理。

1. 答案：B
解析　运动功能发育的一般规律是：自上而下，由近而远，从粗到细，由不协调到协调。2个月抬头、6个月会坐、8个月会爬、1岁会走。语言是表达思维和意识的一种方式，小儿3个月咿呀发音，7个月能发出"爸爸""妈妈"等复音，12个月能叫出物品的名称，15个月能说出几个词和自己的名字。

2. 答案：D
解析　头围：正常新生儿头围约为34cm，6月龄时约为42cm，1岁时约为46cm，2岁时为48cm。

3. 答案：E
解析　该小儿生长发育评估情况：①头围：胸围大于头围，提示1岁以上。②前囟：1~1.5岁闭合。③2岁以内乳牙数=月龄－（4~6）。该小儿出牙12颗，胸围大于头围，前囟已闭，能独走，故年龄大约为18月龄。④其体重：6+月龄×0.25=6+18×0.25=10.5（kg）；⑤其身长：年龄×7+75=85.5（cm）；⑥小儿大运动的特点：一听二看三抬头，四撑五抓六翻身，七坐八爬九扶立，周岁走二岁跑三岁跳。该小儿不足2岁，暂时不能完成跑跳动作。

4. 答案：D
解析 新生儿缺氧缺血性脑病是由于窒息等原因引起的脑部损伤疾病，多见于围产儿，尤其是发生窒息的足月儿。主要原因是宫内窒迫和分娩过程中或出生时的窒息，临床上以意识改变、肌张力变化、呼吸暂停为特征。主要表现为：意识淡漠、嗜睡、惊厥、肌痉挛、肌张力减退、呼吸伴心动过缓、呼吸暂停。严重者则伴脑干功能障碍。重者常有智力障碍、癫痫、脑性瘫痪等后遗症。

1. 答案：E
解析 详见本节A2型题第1题解析。

2. 答案：A
解析 详见本节A2型题第1题解析。

3. 答案：A
解析 儿童体格发育的主要指标是身高、体重、头围、胸、上臂围等。①头围：2岁时为48cm，15岁时接近成人（54~58cm）。②胸围：代表肺与胸廓的生长（骨发育不良，甲低）。1岁时头围为46cm等于胸围，1岁后胸围＝头围＋年龄－1cm。③臂围代表上臂骨骼肌肉、皮下脂肪和皮肤的发育。常以此评估小儿的营养状况。5岁以下儿童：上臂围大于13.5cm为营养良好；12.5~13.5cm，为营养中等；小于12.5cm为营养不良。④体重：年龄×2＋8＝7×2＋8＝22kg。⑤身高：年龄×7＋75＝7×7＋75＝123cm，该小儿主要是身高异常。

4. 足月儿，有窒息史，生后2天嗜睡，面色微红，呼吸32次/min，心率95次/min，前囟紧张，心音较低钝，四肢肌张力差，拥抱反射消失。最可能的诊断是
   A. 吸入综合征
   B. 湿肺
   C. 新生儿肺透明膜病
   D. 缺氧缺血性脑病
   E. 低血糖

A3型题

【1~2题共用题干】
母亲带3个月的正常婴儿来体格检查。

1. 其抬头动作应该是
   A. 俯卧位时鼻及口腔不能离开床面
   B. 竖直抱时不能抬头
   C. 直抱时勉强竖起，但左右前后晃动
   D. 俯卧位时以肘支撑上半身，抬起头颈部
   E. 俯卧位时抬头两手支撑，并左右旋转头颈部

2. 其婴儿现有的语言的能力有
   A. 咿呀发音
   B. 能发2个字的重复音节，如"爸爸""妈妈"
   C. 能发单音词，如"爸""妈"
   D. 只能哭喊，无其他语声
   E. 只能哭喊，逗引不太会笑

【3~4题共用题干】
7岁男孩，来院检查：心、肺正常，腹软。

3. 测量项目结果如下，您认为哪一项结果异常
   A. 身高90cm   B. 体重24kg
   C. 头围54cm   D. 胸围56cm
   E. 臂围14.5cm

4. 如果要拍摄X线片，该7岁儿童，腕部骨化中心数大概是

  A. 3个   B. 5个

  C. 7个   D.8个

  E.10个

A4型题

【1~3题共用题干】

1岁6个月男婴，腹泻1个月，每天3~5次，时稀时稠。其为足月儿，生后加牛奶喂养，未见辅食。查体：神清，表情呆滞，体重5kg，眼窝及前囟明显凹陷，皮肤弹性差，泪少，心率120次/min，肺（－），腹软，腹壁脂肪消失。

1. 入院诊断主要为

  A. 轻度营养不良，慢性腹泻，重度脱水

  B. 中度营养不良，慢性腹泻，中度脱水

  C. 重度营养不良，慢性腹泻，轻度脱水

  D. 重度营养不良，迁延性腹泻，中度脱水

  E. 中度营养不良，迁延性腹泻，重度脱水

2. 治疗方案中，**不妥**的是

  A. 补液总量比一般少1/3，速度宜稍慢

  B. 尽可能给高蛋白、高热量、易消化吸收的食物

  C. 注意预防自发性低血糖

  D. 立即给足够的热量，每天120~150kcal/kg

  E. 扩容后应注意补钾，给钾约1周

3. 患儿住院过程中，晨起突然神志不清，面色苍白，脉搏细弱，呼吸浅表，多汗，首先应采取的紧急措施是

  A. 静脉注射洛贝林

  B. 静脉注射毛花苷C

  C. 静脉注射高渗葡萄糖

  D. 静脉注射氨茶碱

  E. 静脉注射甘露醇

4. 答案：D

解析　1~9岁腕部骨化中心数＝年龄+1。

1. 答案：D

解析　体重低于同性别同胎龄儿参照人群3个标准差为重度营养不良。腹泻时间超过1个月为迁延性腹泻；失水量为体重的5%~10%。精神萎靡或者烦躁不安，皮肤苍白、干燥、弹性较差，眼窝和前囟明显凹陷，哭时泪少，口唇黏膜干燥，四肢稍凉，尿量明显减少为中度脱水。

2. 答案：D

解析　营养不良患儿治疗原则是祛除病因、调整饮食，促进消化和治疗并发症。中重度营养不良患儿一旦摄入稍多便可出现消化不良、加重腹泻，饮食调整应根据实际的消化能力和病情逐渐增加，一般每天40~70kcal/kg，逐渐增加。

3. 答案：C

解析　患儿营养不良，现考虑低血容量休克，应予液体复苏，同时补充能量，首先应静脉注射高渗葡萄糖。

4. 答案：A
解析 患儿10月龄，以面色苍白为主要表现，考虑患儿存在贫血可能，原因不明。喂养史：母乳喂养为主，间断添加辅食。需首先完善血常规检查初步了解贫血程度及可能病因。

5. 答案：B
解析 患儿血常规 Hb 88g/L，MCV 78fl，MCH 26pg，MCHC 31%，提示中度贫血，红细胞体积小，红细胞内色素偏低。结合10月龄仍未以辅食为主，考虑营养性缺铁性贫血可能性大。血清铁蛋白为铁缺乏敏感的检测指标，列为首选检查。

6. 答案：C
解析 在缺铁性贫血的诊断标准中，血清铁蛋白若降低至≤10μg/ml，即可出现生化或临床方面的缺铁现象。此后血清铁下降至50μg/ml以下，甚至低至30μg/ml以下，其他选项类贫血不会出现典型的上述指标的变化。

7. 答案：D
解析 营养性缺铁性贫血最佳的治疗是首选口服铁剂，二价铁盐较易吸收。

【4~7题共用题干】

10个月男婴，面色苍白2个月，母乳喂养，未断奶，间断添加辅食。平时易感染，浅表淋巴结不大，心尖收缩期Ⅱ级杂音，肺（-），肝、脾肋下未及。

4. 为了诊断，应首选检查是
  A. 血常规
  B. 尿常规
  C. 骨髓检查
  D. 大便常规
  E. 胸部X线片

5. 外周血 RBC 3.8×10^{12}/L，Hb 88g/L，MCV 78fl，MCH 26pg，MCHC 31%，进一步检查应选
  A. 血清铁
  B. 血清铁蛋白
  C. 维生素B_{12}测定
  D. 叶酸测定
  E. 血红蛋白电泳

6. 检查结果显示：RBC 4.0×10^{12}/L，Hb 75g/L，MCV 63fl，血清铁蛋白10μg/L，血清铁25μmol/L，最可能的诊断是
  A. 地中海贫血
  B. 营养性巨幼细胞贫血
  C. 营养性缺铁性贫血
  D. 感染性贫血
  E. 失血性贫血

7. 最佳的治疗是
  A. 注射铁剂
  B. 注射维生素B_{12}
  C. 口服三价铁
  D. 口服二价铁
  E. 口服叶酸

B1型题

【1~5题共用备选答案】
  A. 胎儿期
  B. 新生儿期
  C. 婴儿期
  D. 幼儿期
  E. 学龄前期

1. 从出生到生后28天，为个体发育的哪个阶段

2. 从卵和精子结合到小儿出生，此期大约40周（280天），为个体发育的哪个阶段

3. 自出生到满1岁，为个体发育的哪个阶段

4. 1岁后到满3岁，为个体发育的哪个阶段

5. 3岁后到入学前（6~7岁），为个体发育的哪个阶段

【6~8题共用备选答案】

通过前囟的检查，下列情况见于哪一种疾病

A. 头小畸形　　　　　　　B. 脑积水

C. 脱水　　　　　　　　　D. 甲状腺功能低下

E. 佝偻病

6. 前囟早闭

7. 前囟晚闭

8. 前囟凹陷

【9~12题共用备选答案】

A. 口服　　　　　　　　　B. 皮内注射

C. 肌内注射　　　　　　　D. 皮下注射

E. 静脉注射

9. 卡介苗接种的方法是

10. 脊髓灰质炎接种的方法是

11. 麻疹疫苗接种的方法是

12. 百白破疫苗接种的方法是

1. 答案：B
解析　新生儿期：自出生后脐带结扎时起到足28天。
2. 答案：A
解析　胎儿期是指从卵和精子结合到小儿出生，此期大约40周（280天）。
3. 答案：C
解析　婴儿期指自出生到满1岁。
4. 答案：C
解析　幼儿期指1岁后到满3岁。
5. 答案：D
解析　学龄前期指3岁后到入学前（6~7岁）。

6. 答案：A
解析　前囟出生时1~1.5cm，1~1.5岁闭合。前囟早闭见于头小畸形。
7. 答案：E
解析　详见B1型题第6题解析。前囟晚闭见于佝偻病。
8. 答案：C
解析　详见B1型题第6题解析。前囟凹陷见于脱水。

9. 答案：B
解析　卡介苗接种的方法为皮内注射。
10. 答案：A
解析　脊髓灰质炎接种的方法为口服。
11. 答案：D
解析　麻疹疫苗接种的方法为皮下注射。
12. 答案：C
解析　百白破疫苗接种的方法为肌内注射。

简 述 题

1. 简述新生儿复苏的步骤。

答案 A（air away）尽量吸尽呼吸道黏液。B（breathing）建立呼吸，增加通气。C（circulation）维持正常循环，保证足够心搏量。D（drug）药物治疗。E（evaluation）评价。初步复苏：A+B+C+触觉刺激。整个步骤需在20秒内完成。D 药物治疗：建立有效的静脉通路，保证药物应用。

2. 简述维生素D缺乏性手足搐搦症的临床表现及治疗。

答案 多见于6个月以内的小婴儿。临床表现主要为惊厥、喉痉挛和手足抽搐。①隐匿性：面神经征，腓反射，陶瑟征；②典型发作：血清钙低于1.75mmol/L 时可出现惊厥、喉痉挛和手足抽搐。

治疗：①急救处理，氧气吸入、迅速控制惊厥或喉痉挛；②钙剂治疗，10%葡萄糖酸钙5~10ml，加入10%葡萄糖溶液5~20ml，缓慢静脉注射或者滴注，不可皮下或肌内注射钙剂，以免造成局部坏死。

3. 简述新生儿黄疸的分类。

答案 ①生理性黄疸：一般情况良好；足月儿生后2~3天出现黄疸，4~5天高峰，5~7天消退，最迟不超过两周；早产儿生后3~5天出现黄疸，5~7天到高峰，7~9天消退，最迟3~4周；每天血清血红素升高<85μmol/L（5mg/dl）。②病理性黄疸：生后24小时内出现黄疸；血清胆红素足月儿>12.9mg/dl，早产儿>15mg/dl，或每天上升>5mg/dl；黄疸持续时间足月儿>2周，早产儿>4周；黄疸退而复现；血清结合胆红素>34μmol/L（2mg/dl）。若具备上述任何症状均可诊断为病理性黄疸。

4. 简述新生儿败血症的临床表现。

答案 ①一般表现为反应低下、面色欠佳、嗜睡、不吃、不哭、不动、体重不增、体温不升；②局部感染灶：脐炎、脓疱疮、疖肿、蜂窝组织炎、眼部炎症等；③可有以下特殊表现：黄疸、肝脾大、出血倾向、休克征象、中毒性肠麻痹，脑膜炎等。

5. 简述新生儿败血症的潜在并发症。

答案 新生儿败血症的潜在并发症为休克、DIC、脑膜炎、中毒性肠麻痹。

6. 简述各种常见肠炎的特点。

答案 ①轮状病毒感染：秋、冬季婴幼儿腹泻常见原因。经粪-口传播，多无明显感染中毒症状。病初1~2天常发生呕吐，随后出现腹泻。大便次数多、量多、水分多，黄色水样或蛋花样便带少量黏液，无腥臭味。轮状病毒感染可侵犯多个脏器，可产生神经系统症状。②产毒性细菌引起的肠炎：多发生在夏季，起病急。轻症仅大便次数稍增，性状轻微改变。重症腹泻频繁，量多，呈水样或蛋花样混有黏液，镜检无白细胞。伴呕吐，常发生脱水、电解质和酸碱平衡紊乱。③侵袭性细菌引起的肠炎：多见于夏季。腹泻频繁，大便呈黏液状，带脓血，有腥臭味。常伴恶心、呕吐、腹痛和里急后重，可出现严重的中毒症状如高热、意识改变，甚至感染性休克。大便显微镜检查有大量白细胞及数量不等的红细胞。与细菌性痢疾相鉴别：大便培养。④出血性大肠埃希菌肠炎：大便次数增多，开始为黄色水样便，后转为血水病，有特殊臭味。大便镜检有大量红细胞，常无白细胞，伴腹痛。⑤抗生素诱发的肠炎：表现为发热、呕吐、腹泻、不同程度的中毒症状、脱水和电解质紊乱。典型大便为暗绿色，量多带黏液，少数为血便。

7. 简述维生素D缺乏性佝偻病的病因。

答案　①日光照射不足；②维生素D摄入不足；③食物中钙磷比例不当；④生长过速，维生素D的需要量增加；⑤疾病与药物的影响。本病好发于3月龄~2岁的小儿。主要表现为：骨骼改变，运动功能以及智力发育迟缓。

8. 简述新生儿临床常见的先天性心脏病。

答案　新生儿临床常见的先天性心脏病：室间隔缺损、房间隔缺损、动脉导管未闭、肺动脉狭窄、法洛四联症和完全性大动脉转位。

9. 简述使用去乙酰毛花苷的注意事项。

答案　①每次应用洋地黄前应测心率，患儿心率大于90次/min，年长儿小于70次/min时需暂停用药。②严格按剂量给药，如用量小于0.5mg，应用生理盐水稀释后用1ml注射器抽取，再加入葡萄糖溶液中缓慢泵入，时间不少于30分钟。去乙酰毛花苷与钙剂有协同作用，应避免同时使用。③注意有无心率过慢、心律失常、恶心、呕吐、食欲减退、色视、视力模糊、嗜睡、头晕等毒性反应。

10. 法洛四联症由哪四种畸形组成？

答案　①肺动脉狭窄（最主要）；②室间隔缺损；③主动脉骑跨；④右心室肥厚。

11. 简述法洛四联症的主要表现、最常见的并发症及缺氧发作时的紧急处理。

答案　法洛四联症主要表现为青紫；患儿多有蹲踞症状；长期缺氧致使肢端毛细血管扩张增生，局部软组织也增生肥大，指末端膨大如鼓槌状，称杵状指。最常见的并发症为：脑血栓、脑脓肿和亚急性细菌性心内膜炎。法洛四联症缺氧发作时的紧急处理：轻症者置患儿于膝胸卧位即可缓解，重症者给予皮下注射吗啡，并及时吸氧和纠正酸中毒等处理。

12. 简述佝偻病串珠的治疗措施。

答案　合理喂养，多晒太阳。给予维生素D制剂，2~4周后改为预防量，每天400U。"O"形腿按摩外侧肌，"X"形腿按摩内侧肌。新生儿出生后每天给予维生素D 400~800U。

13. 简述儿童各期的年龄分期范围。

答案　小儿年龄时期分为7个年龄期。①胎儿期：从卵和精子结合到小儿出生，此期大约40周（280天）。②新生儿期：自出生后脐带结扎时起到足28天。③婴儿期：自出生到满1岁。④幼儿期：1岁后到满3岁。⑤学龄前期：3岁后到入学前（6~7岁）。⑥学龄期：6~7岁到13~14岁。⑦青春期：女孩从11~12岁到17~18岁；男孩从13~14岁到18~20岁。

名词解释

1. 胎儿期

答案 胎儿期指从卵和精子结合到小儿出生，此期大约40周（280天）。

2. 维生素D缺乏性佝偻病

答案 维生素D缺乏性佝偻病是由于维生素D缺乏导致钙、磷代谢失常，从而使正在生长的骨骺端软骨板不能正常钙化，造成以骨骼病变为特征的一种全身慢性营养性疾病，主要见于2岁以下婴幼儿。

3. 维生素D缺乏性手足抽搐症

答案 维生素D缺乏性手足抽搐症又称佝偻病性低钙惊厥，多见于6个月以内的小婴儿，主要是由于维生素D缺乏、血钙降低导致神经肌肉兴奋性增高，出现惊厥，喉痉挛或手足抽搐等症状。

4. 生理性贫血

答案 婴儿由于生长发育迅速，循环血量迅速增加等因素，红细胞数和血红蛋白量逐渐降低，至2~3月龄时红细胞降至$3.0 \times 10^{12}/L$左右，血红蛋白量降至100g/L左右，出现轻度贫血。

5. 佝偻病串珠

答案 肋骨与肋软骨交界处呈钝圆形隆起，上下排列如串珠状，可触及或看到，称为佝偻病串珠。

6. 郝氏沟

答案 膈肌附着部位的肋骨长期受到膈肌牵拉而内陷，形成一条沿肋骨走向的横沟，称为郝氏沟。

7. 新生儿败血症

答案 新生儿败血症指病原体侵入新生儿血液循环，并在其中生长、繁殖、产生毒素并发生的全身炎症反应综合征，常见细菌为葡萄球菌。

8. 腹泻病

答案 腹泻病是一组由多病原、多因素引起的以大便次数增多和大便性状改变为特点的消化道综合征。临床特点为腹泻和呕吐，严重时可有脱水、电解质和酸碱紊乱，四季均可发病。

9. 肾病综合征

答案 肾病综合征（NS）是一种由多种病因引起的肾小球基膜通透性增加，导致血浆内大量蛋白质从尿中丢失的临床综合征。临床特点：①大量蛋白尿；②低白蛋白血症；③高脂血症；④明显水肿。

10. 生理性黄疸

答案 新生儿由于胆红素代谢的特点，约50%~60%的足月儿和80%早产儿于出生后

2~3天内出现黄疸。新生儿黄疸特别在缺氧、便秘、脱水、酸中毒等情况下会加重。

（李亚军）

第二节　妇产科

　　本节知识点分布涉及妇产科常见症状、常见宫颈和阴道炎症、阴道异常出血、子宫肌瘤、卵巢囊肿、导致急性腹痛的疾病。基本技能要求包括围生期保健、围绝经期保健、计划生育以及其他技能要求等。

A1型题

1. 最常见的排卵障碍相关的异常子宫出血为
   A. 黄体功能不足
   B. 子宫内膜不规则脱落
   C. 排卵期出血
   D. 排卵型月经过多
   E. 无排卵性异常子宫出血

2. 与子宫内膜癌的癌前病变关系最密切的是
   A. 不伴有不典型的子宫内膜增生
   B. 不典型子宫内膜增生
   C. 萎缩型子宫内膜
   D. 增殖期子宫内膜
   E. 分泌期子宫内膜

3. 关于排卵性异常子宫出血的治疗，下列正确的是
   A. 排卵期出血可从月经第1天起服雌激素
   B. 排卵型月经过多用大量雌激素止血
   C. 内膜脱落不宜用克罗米芬治疗
   D. 黄体功能不足可在体温升高第3天起用hCG治疗
   E. 黄体功能不全亦可给甲睾酮治疗

1. 答案：E
解析　机体内外任何因素均可通过大脑皮层和中枢神经系统影响下丘脑－垂体－卵巢轴之间的相互调节，使卵巢功能失调并影响子宫内膜的周期性变化，导致月经不调。排卵障碍相关异常子宫出血可分为排卵性和无排卵性两类，多数病人属于无排卵性异常子宫出血。

2. 答案：B
解析　子宫内膜增生分类如下：①不伴有不典型的子宫内膜增生，属良性病变。②不典型子宫内膜增生，即癌前期病变。③根据子宫内膜的组织学变化，月经周期分为增殖期、分泌期、月经期。④萎缩型子宫内膜：内膜萎缩菲薄，腺体少而小，腺管狭而直，腺上皮为单层立方形或矮柱状细胞，间质少而致密，胶原纤维相对增多。

3. 答案：D
解析　排卵期功能性出血的治疗为：下次月经前10~14天开始，每天口服甲羟孕酮10mg。作用是调节下丘脑－垂体－卵巢轴的功能，使黄体及时萎缩，内膜及时完整脱落。还可促卵泡发育和排卵，以利于正常黄体的形成。基础体温上升后3天起注射hCG 2 000~3 000U肌内注射，隔日1次，共5次，有促进LH峰形成、刺激及维持黄体功能的作用。

4. 答案：E

解析 取器适应证：①因不良反应、治疗无效或出现并发症者；②改用其他避孕措施或绝育者；③带器妊娠者；④计划再生育者；⑤放置期限已满要求更换者；⑥绝经1年者。取器时间：月经干净后3~7天；持续阴道流血者，应服抗炎药物3天后再取出；带器妊娠可在人工流产手术同时取出。

5. 答案：D

解析 尖锐湿疣又称生殖器疣或性病疣，是一种常见的性传播性疾病。由人乳头状瘤病毒（HPV）引起，发病与机体免疫状态关系密切。HPV喜温暖潮湿，故外生殖器为易感部位。多见于性活跃的中、青年。

6. 答案：A

解析 月经前中期出血多因雌激素不足，可加服炔雌醇5~15μg；若在后半期出血，可能因孕激素不足，可加服避孕片1/2~1片，至22天服完。

7. 答案：B

解析 治疗子宫内膜异位症的药物有炔诺酮、甲地孕酮、甲孕酮、异炔诺酮、达那唑，可直接抑制卵巢甾体激素的合成，使子宫内膜萎缩导致短暂闭经。

8. 答案：B

解析 避孕药的副反应有：类早孕反应，胃黏膜被雌激素刺激引起恶心、头晕、食欲缺乏等。阴道不规则流血（突破性出血）多见于服用短效避孕药者。月经过多、经期延长多见于使用长效剂型者。其余详见本节A1型题第6题解析。

9. 答案：B

解析 闭经是常见症状，可分为原发性和继发性两种。前者指年龄超过16岁，第二性征已发育；或年龄超过14岁，第二性征尚未发育，且无月经来潮者。继发性闭经则指以往曾建立正常月经，此后因某种病理性原因而月经停止6个月，或按自身原来月经周期计算停经3个周期以上者。

4. 宫内节育器取器适应证，**错误**的是

A. 带器妊娠者

B. 计划再生育者

C. 绝经1年者

D. 放置期限已满要求更换者

E. 放置初期有少量阴道出血

5. 尖锐湿疣的病原体是

A. 白念珠菌　　　　　　B. 苍白密螺旋体

C. 革兰氏阴性双球菌　　D. 人乳头状瘤病毒

E. 人类免疫缺陷病毒

6. 口服避孕药后月经第9天不规则出血，正确的处理方法是

A. 加服少量雌激素　　　B. 需立即停药

C. 加服少量孕激素　　　D. 加服少量雄性激素

E. 加倍服药

7. **不是**治疗子宫内膜异位症的药物是

A. 甲孕酮　　　　　　　B. 雌二醇

C. 达那唑　　　　　　　D. LH-RH类似药

E. 甲睾酮

8. 关于女用短效口服避孕药的不良反应，正确的是

A. 类早孕反应是由于孕激素刺激胃黏膜所致

B. 服药期间在月经周期前半期发生不规则少量出血

C. 雌激素不足引起

D. 白带增多是孕激素作用的结果

E. 体重增加系孕激素引起钠水潴留的结果

9. 闭经是指月经停止

A. 至少3个月　　　　　　B. 至少6个月

C. 至少12个月　　　　　D. 至少2年

E. 停经时间超过2个周期

10. 子宫内膜异位症确定诊断最有效的辅助检查方法是

A. 超声检查　　　　　　B. 腹腔镜检查

C. 宫腔镜检查　　　　　D. 子宫输卵管碘油造影

E. 诊断性刮宫

11. 以下治疗**错误**的是

A. 黄体功能不全行孕激素替代疗法

B. 围绝经期异常子宫出血以调整月经周期，减少血量为原则

C. 围绝经期异常子宫出血止血给予大剂量雌激素

D. 青春期异常子宫出血以止血、调整周期、促卵巢功能恢复为原则

E. 青春期异常子宫出血调整月经周期给予雌、孕激素序贯疗法

12. 慢性子宫颈炎病理类型**不包括**

A. 宫颈肥大　　　　　　B. 宫颈息肉

C. 宫颈横裂　　　　　　D. 宫颈黏膜炎

E. 宫颈腺囊肿

13. 关于急性子宫颈炎治疗，**错误**的是

A. 主要为抗生素药物治疗

B. 对于年龄小于25岁，多性伴且无保护性交者，可选用经验性抗生素治疗

C. 对于淋菌性子宫颈炎病人，治疗时应同时加用抗衣原体感染药物

D. 治疗同时性伴侣不需要治疗

E. 抗菌药物的剂量和疗程必须足够

14. 宫颈与阴道黏膜可见散在的红色斑点，应考虑的诊断为

A. 滴虫性阴道炎

B. 盆腔炎

C. 细菌性阴道病

D. 念珠菌性阴道炎

E. 链球菌性阴道炎

10. 答案：B

解析　子宫内膜异位症必要时进行超声检查、腹腔镜检查、组织病理学检查方能确诊，特别是进行腹腔镜检查和活组织检查后方能最后确诊和确定分期。

11. 答案：C

解析　无排卵性异常子宫出血青春期少女应以止血和调整周期为主，促使卵巢恢复功能及排卵；围绝经期女性止血后以调整周期、减少出血量为原则。围绝经期调整周期应于月经周期后半期服用甲羟孕酮，每天8~10mg，连服10天以调节周期，3个周期为一个疗程。若疗效不满意，可配伍雄激素。有排卵性异常子宫出血可给孕激素和绒毛膜促性腺激素。

12. 答案：C

解析　慢性子宫颈炎病理类型包括：宫颈肥大、宫颈息肉以及宫颈黏膜炎。未产妇宫颈外口呈圆形；已产妇宫颈外口由于分娩的影响而呈横裂形，可分为前后两唇，这是鉴别未产妇与经产妇的标志之一。

13. 答案：D

解析　急性子宫颈炎的治疗主要为抗生素治疗。可根据不同情况，采用经验性抗生素治疗及针对病原体的抗生素治疗。由于淋病奈瑟球菌感染常伴有衣原体感染，因此，若为淋菌性子宫颈炎，治疗时应同时应用抗衣原体感染药物治疗。若子宫颈炎病人的病原体为淋病奈瑟球菌或沙眼衣原体，应对其性伴侣进行相应的检查及治疗。

14. 答案：A

解析　滴虫性阴道炎的主要症状是白带量多，呈稀薄泡沫状，灰黄色或黄绿色，有腥味，若伴有细菌感染，则呈脓性。妇科检查可见阴道黏膜水肿、充血，有散在的红色点状丘疹，以穹隆部明显，阴道内有上述典型分泌物。

15. 答案：A

解析 低级别鳞状上皮内病变约60%会自然消退。在随访过程中，病变发展或持续存在两年者宜进行治疗。细胞学为高级别鳞状上皮内病变，阴道镜检查充分者，可采用冷冻和激光等消融治疗。若阴道镜检查不充分或不能排除 HSIL 或 ECC 阳性者，亦采用宫颈锥切术。

16. 答案：C

解析 关于宫颈癌的转移途径，直接蔓延是最常见的转移途径，常向下累及阴道壁，极少向上累及宫腔。淋巴转移的一级组包括子宫旁、闭孔、髂内、髂外、髂总、骶前淋巴结；二级组包括腹股沟深浅淋巴结、主动脉旁淋巴结。血行转移极少见，晚期可转移至肺、肝或骨骼等。

17. 答案：D

解析 排卵提示体内已有孕激素，即卵巢内黄体形成。孕激素使子宫内膜呈分泌变化，阴道涂片可见细胞褶卷、呈舟状。宫颈黏液涂片可见椭圆小体而不是羊齿状结晶。

18. 答案：D

解析 雌激素水平低落时，阴道脱落细胞表层细胞减少。

19. 答案：C

解析 全身治疗同时加用局部治疗，可提高疗效。

15. 关于宫颈鳞状上皮内病变的治疗，正确的是
   A. 低级别鳞状上皮内病变约60%会自然消退
   B. 在随访过程中，低级别鳞状上皮内病变发展或持续存在6个月，宜进行治疗
   C. 高级别鳞状上皮内病变阴道镜检查充分者应采用宫颈锥切术
   D. 低级别鳞状上皮内病变可发展为浸润癌必须治疗
   E. 高级别鳞状上皮内病变如阴道镜检查不充分，不宜进行宫颈锥切术

16. 关于宫颈癌的转移途径，正确的是
   A. 淋巴转移是最常见的转移途径
   B. 直接蔓延少见，常向上累及宫腔
   C. 血行转移极少见，晚期可转移至肺，肝或骨骼等
   D. 淋巴转移一级组包括腹股沟深浅淋巴结、腹主动脉旁淋巴结
   E. 淋巴转移二级组包括髂内、髂外、髂总淋巴结

17. 下列**不提示**已排卵的是
   A. 卵巢内黄体形成
   B. 子宫内膜呈分泌期变化
   C. 基础体温升高 0.3~0.5℃
   D. 宫颈黏液涂片可见羊齿状结晶
   E. 阴道涂片可见细胞褶卷呈舟状

18. 卵巢功能检查，**错误**的是
   A. 宫颈黏液受卵巢激素的影响有周期性变化
   B. 基础体温测定中排卵后体温上升 0.3~0.5℃
   C. 排卵后孕激素作用，子宫内膜为分泌期
   D. 雌激素水平低落时，阴道脱落细胞表层细胞增多
   E. 子宫内膜病理检查整个月经周期均为增生期，说明卵巢无排卵

19. 关于滴虫性阴道炎的说法，下列**错误**的是
   A. 稀薄泡沫状白带
   B. 滴虫最适应的温度25~42℃
   C. 滴虫性阴道炎局部用药最佳

D. 妊娠早期不宜服用甲硝唑治疗

E. 滴虫可吞噬精子可致不孕

20. 滴虫性阴道炎治愈的标准是

A. 白带悬滴法检查滴虫转阴性

B. 连续症状消失

C. 连续 3 次白带检查均为阴性

D. 经过药物治疗 3 个疗程

E. 月经前检查无滴虫

20. 答案：C

解析　在每次月经后复查，连续3次白带检查均为阴性方为治愈。

21. 宫颈癌的好发部位为

A. 宫颈阴道部

B. 宫颈管内

C. 宫颈管外

D. 宫颈鳞柱上皮交界处

E. 宫颈间质部

21. 答案：D

解析　宫颈癌的好发部位是宫颈鳞柱上皮交界处。

22. 关于卵巢肿瘤并发症，**错误**的是

A. 卵巢肿瘤蒂扭转

B. 卵巢肿瘤破裂

C. 卵巢肿瘤嵌顿

D. 卵巢良性肿瘤恶性变

E. 卵巢肿瘤并发感染

22. 答案：C

解析　卵巢肿瘤并发症包括蒂扭转、破裂、感染、恶变，其中蒂扭转是最常见的并发症。也是常见的妇科急腹症。

23. 关于念珠菌性阴道炎，**错误**的是

A. 白念珠菌最适合繁殖的 pH 为 5.5 左右

B. 白带呈凝乳状或豆渣状

C. 念珠菌平时可存在于口腔、肠道、阴道中

D. 多见于糖尿病

E. 应给予抗生素治疗

23. 答案：E

解析　长期应用抗生素易发生念珠菌感染。

24. 子宫内膜异位症的预防**错误**的是

A. 防止经血逆流

B. 避免手术操作引起子宫内膜种植

C. 经期禁性交及妇科检查

D. 无孔处女膜、阴道闭锁及早手术

E. 缝合子宫手术时，一般缝扎时可穿入子宫内膜

24. 答案：E

解析　子宫内膜异位症的预防：①防止经血逆流。②避免手术操作引起子宫内膜种植。凡进入宫腔内的经腹手术应将子宫切口周围术野用纱布垫保护好，防止宫腔内容物溢入腹腔或腹壁切口。缝合子宫时，缝针不要穿入子宫内膜。宫颈及阴道手术均应在月经干净后 3~7 天进行。人工流产吸宫时，宫腔内负压不可突然降低。

25. 答案：A
解析 急性扭转时，病人突然发生下腹一侧剧痛，呈绞痛，伴恶心、呕吐。妇科检查可扪及肿块，张力较大，压痛，以瘤蒂部位最明显，并有肌紧张。确诊后须立即手术。

26. 答案：B
解析 黏膜下肌瘤使宫腔内膜面积增大和子宫收缩不良，或伴有子宫内膜增生过长可引起月经量增多、经期延长；长期大量出血可造成失血性贫血。

27. 答案：C
解析 阴道流血为子宫内膜癌最主要的症状，常表现为绝经后又出现不规则阴道流血，血量一般不多，未绝经者表现为经量增多、经期延长或经间期出血。

28. 答案：B
解析 阴道毛滴虫寄生在人体阴道和泌尿道，引起滴虫性阴道炎和尿道炎。阴道毛滴虫的生活史仅有滋养体阶段而无包囊阶段。固定染色后呈梨形，体长7~23μm，前端有一个泡状核，核上缘有5颗排列成环状的基体，由此发出5根鞭毛胞质内有深染的颗粒，为该虫特有的氧化酶体（hydrogenosome）。毛滴虫能在25~42℃条件下生长繁殖，3~5℃的低温可生存21天，在46℃时仍能生存20~60分钟，脱离人体后在半干燥的条件下也可生存数小时。毛滴虫不但寄生于缺氧的阴道内，并可侵入尿道和尿道旁腺，甚至上行至输尿管及肾盂。最适宜于毛滴虫生长的pH是5.5~6。滴虫在阴道中消耗糖原，妨碍乳酸杆菌的酵解作用，影响乳酸浓度，从而使阴道pH转为中性或碱性。

29. 答案：C
解析 本题为基本概念题，妊娠早期指妊娠12周以前。

25. 卵巢肿瘤蒂扭转最初典型临床表现是
    A. 突然发生一侧剧烈腹痛
    B. 发热达39℃
    C. 频繁呕吐
    D. 白细胞总数明显上升
    E. 可叩出移动性浊音

26. 子宫肌瘤继发贫血最常见于
    A. 浆膜下子宫肌瘤
    B. 黏膜下子宫肌瘤
    C. 肌瘤囊性变性
    D. 肌瘤红色变性
    E. 肌壁间子宫肌瘤

27. 子宫内膜癌最主要的临床表现为
    A. 下腹及腰骶部疼痛
    B. 贫血、消瘦、恶病质
    C. 不规则阴道流血
    D. 白带增多伴阴部痒
    E. 下腹部可扪及包块

28. 关于阴道毛滴虫的描述，不正确的是
    A. 适宜的生长温度为25~40℃
    B. 滴虫的生活史既有滋养体又有包囊期
    C. pH为5.2~6.6的潮湿环境有利于滴虫生长
    D. 它不仅寄生于阴道，还常侵入尿道或尿道旁腺等
    E. 它能吞噬或消耗阴道上皮细胞内糖原，阻碍乳酸生成

29. 妊娠早期是下列哪个阶段
    A. 1~8周　　B. 1~10周
    C. 1~12周　　D. 1~13^{+6}周
    E. 1~14周

30. 产后出血最常见的原因为
    A. 外阴或阴道撕裂   B. 子宫破裂
    C. 子宫收缩乏力   D. 胎盘滞留
    E. 胎盘早剥

31. 下列哪一项被认为是引起妊娠剧吐的原因
    A. 高水平的血 hCG   B. 心理问题
    C. 潜在感染   D. 过度饮食
    E. 胃肠功能紊乱

A2型题

1. 病人，女性，50岁。近半年月经不规则，量时多时少，时有头痛、头晕、阵发性潮热，情绪不稳定。妇科检查：子宫正常大小，双侧附件无异常。最可能的诊断是
   A. 青春期异常子宫出血
   B. 围绝经期异常子宫出血
   C. 绝经综合征
   D. 原发性痛经
   E. 继发性痛经

2. 病人，女性，26岁，停经60天后阴道出血11天。检查：子宫正常大小，质软，宫颈黏液见典型羊齿叶状结晶。应考虑为
   A. 先兆流产
   B. 卵巢性闭经
   C. 异位妊娠
   D. 无排卵性异常子宫出血
   E. 黄体萎缩不全所致的出血

3. 病人，女性，15岁，于14岁初潮，行经第1天疼痛最剧，持续2~3天缓解，伴恶心呕吐。直肠直检：子宫正常大小，双侧附件（－），应诊断为
   A. 青春期异常子宫出血
   B. 围绝经期异常子宫出血
   C. 绝经期综合征
   D. 原发性痛经
   E. 继发性痛经

30. 答案：C
解析　产后出血最常见的原因是子宫收缩乏力，然而，胎盘滞留和阴道撕裂也占了相当大的比例。子宫收缩乏力是指子宫不能有效收缩的状态。由于子宫不能收缩，供应胎盘的血管不会受到挤压，因此会大量出血。子宫会因多种原因变得不收缩，如分娩时间延长、婴儿体积大、多次妊娠和胎盘滞留。

31. 答案：A
解析　妊娠剧吐是一种严重的晨吐症状，女性会出现过度的恶心和呕吐，这使得她们无法摄入足够的食物和水。它被认为是由高水平的血 hCG 引起的。事实表明，它在多胎妊娠中更常见，且往往只影响怀孕前12周的女性。

1. 答案：C
解析　绝经综合征是指由于女性绝经前后出现性激素波动或减少所致的一系列躯体及精神心理症状，包括月经紊乱，血管舒缩症状，自主神经失调症状，精神神经症状，泌尿生殖器绝经后综合征，骨质疏松，阿尔茨海默病，心血管病变等。

2. 答案：D
解析　无排卵性异常子宫出血可发生在女性的各个时期，多见于青春期和围绝经期。其特点是月经周期紊乱，经期长短不一，经量时多时少，甚至大量出血。宫颈黏液结晶检查经前出现羊齿状结晶提示无排卵。

3. 答案：D
解析　原发性痛经疼痛多自月经来潮后开始，最早出现在经前12小时，行经第1天疼痛最剧，常为下腹阵发性绞痛和腰骶部痛。持续2~3天缓解。有时伴恶心、呕吐、腹泻、头晕、乏力等症状，严重时面色发白、出冷汗，甚至晕厥。妇科检查无异常发现。

4. 答案：D
解析　念珠菌感染主要症状是外阴瘙痒和白带增多。典型的白带呈凝乳状或豆渣状，有细菌混合感染时可呈脓性白带。检查时见阴道黏膜、前庭部有白色膜状黏附，擦去后露出红肿的黏膜、浅表溃疡及渗血。取白带用悬滴法或涂片染色法镜检，发现白念珠菌的芽孢和假菌丝即可诊断。

5. 答案：C
解析　宫颈活检及分段诊刮标本送病理检查，可以辨别阴道出血原因在子宫颈还是子宫内膜。

6. 答案：C
解析　宫外孕诊断：①停经史；②出现不规则阴道出血；③下腹剧痛伴恶心、呕吐，查体贫血貌；④宫颈明显举痛，左下腹压痛；⑤尿妊娠试验阳性。

7. 答案：C
解析　右附件肿物：13cm×12cm×6cm大小、囊实感，突然出现右下腹持续性剧烈疼痛，伴恶心、呕吐，考虑卵巢肿瘤蒂扭转。

4. 病人，女性，48岁，已婚，因肝脓肿住院，应用抗生素20天。近1周来外阴瘙痒明显，白带呈凝乳状或豆腐渣状。检查发现阴道黏膜发红，有白色膜状物，擦除后露出红肿黏膜面。最可能的诊断是
A. 慢性阴道炎　　　　　　B. 外阴瘙痒症
C. 滴虫性阴道炎　　　　　D. 真菌性阴道炎
E. 细菌性阴道炎

5. 病人，女性，55岁，绝经1年后阴道出血2个月，开始量多，后时多时少。检查宫颈轻糜，子宫前位稍大，双附件正常。确诊的方法是
A. 宫颈刮片细胞学检查
B. 阴道镜检查
C. 宫颈活检及分段诊刮标本送病理检查
D. 腹腔镜检
E. 后穹隆刮取细胞涂片

6. 病人，女性，33岁，平素月经规律，末次月经在2月5日。于停经3天时出现不规则阴道出血，色深褐、量少、淋漓不断，1周后行尿妊娠试验阳性。于2小时前突然出现下腹剧痛伴恶心、呕吐，查体贫血貌，妇科检查子宫正常大小，宫颈明显举痛，左下腹压痛。拟诊断为
A. 卵巢囊肿蒂扭转　　　　B. 难免流产
C. 宫外孕　　　　　　　　D. 急性阑尾炎
E. 急性盆腔炎

7. 病人，女性，34岁，孕4个月。因突然出现右下腹持续性剧烈疼痛，伴恶心、呕吐。经检查：子宫如孕4个月大小、质软、右附件肿物13cm×12cm×6cm大小、囊实感，近右侧宫角区痛明显，拒按。最可能的诊断
A. 卵巢肿瘤感染　　　　　B. 卵巢肿瘤破裂
C. 卵巢肿瘤蒂扭转　　　　D. 阑尾脓肿
E. 先兆流产

8. 病人，女性，30岁，4年前顺产一女婴。因盆腔肿物行开腹探查术，术中见子宫正常大小、双卵巢鹅蛋大小，囊性，包膜完整，冰冻切片报告为"良性囊性畸胎瘤"。最适当的处理方法是

A. 双卵巢肿物剔除术

B. 双卵巢切除术

C. 一侧切除、一侧剔除术

D. 双附件切除术

E. 子宫全切+双附件切除术

8. 答案：A
解析　病人为30岁女性，患有"良性囊性畸胎瘤"，宜尽量保留正常卵巢组织，行双卵巢肿物剔除术。

9. 病人，女性，50岁，阴道不规则出血1年余。分泌物臭，宫颈呈菜花样，左侧宫旁组织增厚达盆壁，阴道下1/3处质硬、不平。为确诊应行

A. 阴道脱落细胞检查

B. 阴道镜检查

C. 宫颈碘试验

D. 宫颈活体组织检查

E. 宫腔镜检查

9. 答案：D
解析　宫颈活体组织检查可确诊菜花样的宫颈癌。

10. 病人，女性，18岁，未婚，2个月前发现腹部肿块，伴胸、腹水，均为淡黄色渗出液。病人月经正常，一般情况好，妇检子宫前位，大小正常，其右前方实质性肿块15cm×12cm×10cm，表面光滑，浮球感。下列最可能的诊断是

A. 卵巢颗粒细胞瘤

B. 卵巢无性细胞瘤

C. 卵巢纤维瘤伴胸腹水

D. 卵巢恶性畸胎瘤

E. 盆腔结核

10. 答案：C
解析　卵巢纤维瘤表面光滑，质硬，呈灰白色；或为多发结节状，结节大小不等。其切面均显示交错的结缔组织束，并可有变性区域，甚至形成囊腔，可以合并腹水及胸腔积液（梅格斯综合征）。

11. 病人，女性，40岁，诊断为子宫黏膜下肌瘤继发贫血，血红蛋白60g/L，肌瘤未突出宫口。恰当的处理应为

A. 观察随访　　　　　B. 大剂量雌激素

C. 大剂量孕激素　　　D. 子宫全切除术

E. 放射治疗

11. 答案：D
解析　子宫肌瘤≥2.5个妊娠月子宫大小，或肿瘤不大，但症状明显以致继发贫血者，需行手术治疗。手术方式有经腹、腹腔镜下的子宫切除术和肌瘤摘除术，宫腔镜下黏膜下肌瘤切除术。

12. 答案：C

解析 子宫内膜癌部分内容详见A1型题第27题解析。阴道排液早期多为浆液性或浆液血性白带。晚期并发感染则为脓性或脓血性分泌物，伴恶臭。

12. 病人，女性，54岁，绝经1年，不规则阴道出血伴浆液血性白带1月余。妇科检查：阴道内无异常，宫颈光滑，子宫体略大，质软，双附件正常。此病人最可能的诊断是

A. 围绝经期异常子宫出血

B. 宫颈癌

C. 子宫内膜癌

D. 子宫肉瘤

E. 输卵管癌

13. 答案：E

解析 浆液性囊腺瘤多见于30~40岁女性，是最常见的良性卵巢肿瘤之一，可分为单纯性浆液性囊腺瘤与乳头状浆液性囊腺瘤两种。少数肿瘤乳头生长于浆液性囊腺瘤表面，凡乳头达囊腺瘤表面者，皆产生腹水。

13. 病人，女性，48岁，绝经4年，腹胀，腹部胀大3个月，腹腔穿刺抽出血性腹水，细胞学检查见到腺癌细胞。妇科检查：外阴、阴道萎缩，宫颈光滑，子宫后位，较正常略小，右附件扪及12cm×10cm×10cm质软活动的包块。胸片：双侧胸腔少量积液。疑诊卵巢肿瘤，可能性最大的为

A. 纤维瘤　　　　　　　　B. 颗粒细胞瘤

C. 内胚窦瘤　　　　　　　D. 库肯勃瘤

E. 浆液性囊腺瘤

14. 答案：C

解析 宫颈癌最早出现的临床症状为接触性出血，出血常发生在性交后或妇检后，以后可能有月经间期或绝经后少量断续出血，晚期流血量增多。白带最初量少，随病情进展，癌组织坏死、感染，产生大量米汤样恶臭白带。晚期病人病变累及盆壁、神经，可出现腰骶、下腹部或坐骨神经痛。长期或大量出血，可发生贫血、恶病质；侵犯膀胱可出现尿频、排尿困难；侵犯直肠可有腹泻、里急后重等症状。检查发现宫颈赘生物，故最有可能的诊断为宫颈癌。

14. 病人，女性，45岁，接触性出血20天，白带米汤样，有恶臭，宫颈Ⅱ度糜烂，有4cm×3cm的质脆赘生物，易出血。子宫大小正常，触诊及双附件（－）。最可能的诊断是

A. 子宫颈息肉　　　　　　B. 宫颈糜烂

C. 宫颈癌　　　　　　　　D. 子宫颈结核

E. 宫颈绒癌

15. 梅毒的病原体是

A. 白念珠菌　　　　　　　B. 苍白密螺旋体

C. 革兰氏阴性双球菌　　　D. 人乳头状瘤病毒

E. 人类免疫缺陷病毒

15. 答案：B

解析 梅毒是由梅毒螺旋体（苍白密螺旋体）引起的慢性、系统性、性传播疾病。

16. 病人，女性，40岁，月经周期延长，经量增多及经期延长，此次月经量多，持续15天，妇科检查子宫稍大稍软。以下止血措施更为有效的是

    A. 静脉注射巴曲酶　　　　B. 刮宫术

    C. 口服大量甲孕酮　　　　D. 口服大剂量雌激素

    E. 口服甲睾酮

16. 答案：B

解析　对大量出血者，要求在6小时内明显见效，24~48小时内血止。宜住院行诊断性刮宫，刮出物送病检，既达到止血目的，又能明确诊断。

17. 病人，女性，30岁，婚后4年未孕，近2年来经血量增多，伴经期腹痛加重。妇科检查：后穹隆可扪及黄豆大小数个触痛结节，子宫略大，质中等，活动差，子宫右侧可扪及6cm×4cm×4cm包块，质韧，不活动，压痛（＋）。此病例最可能的诊断是

    A. 子宫浆膜下肌瘤

    B. 子宫腺肌瘤

    C. 子宫内膜异位症

    D. 右侧卵巢畸胎瘤

    E. 结核性盆腔包块伴卵巢巧克力囊肿

17. 答案：C

解析　育龄女性有进行性痛经和不孕史，检查子宫后倾固定，附件区有粘连性包块，子宫骶骨韧带或子宫直肠陷凹处有触痛性结节，即可初步诊断为盆腔子宫内膜异位症。

18. 病人，女性，26岁，G_1P_0，因患葡萄胎住院治疗50天。经清宫后，行各项必要化验均在正常范围，出院后下一步处理是

    A. 出现异常情况再随诊

    B. 定期做阴道细胞涂片检查

    C. 定期复查血hCG

    D. 定期做胸部X线片检查

    E. 出院后休息半年可再继续妊娠

18. 答案：C

解析　葡萄胎排出后，仍有恶变的可能，故应定期随访，至少2年。葡萄胎清除后，每周查血或尿hCG1次，阴性后每2周复查1次，然后每月1次持续半年，半年后改为3个月1次，第2年起改为每半年1次，共随访2年。

19. 病人，女性，45岁，自觉阴道口脱出肿物1年。妇科检查：宫颈及部分宫体脱出阴道口外，宫颈肥大，8点处可见溃疡，应诊为

    A. 子宫Ⅲ度脱垂

    B. 子宫Ⅱ度脱垂（轻度）

    C. 子宫Ⅱ度脱垂（重度）

    D. 子宫Ⅰ度脱垂（轻度）

    E. 子宫Ⅰ度脱垂（重度）

19. 答案：C

解析　以病人平卧用力向下屏气时子宫下降的程度，将子宫脱垂分为3度：Ⅰ度轻，宫颈外口距处女膜缘<4cm；Ⅰ度重，宫颈已达处女膜缘，于阴道口即可见到；Ⅱ度轻，宫颈已脱出阴道口外，但宫体尚在阴道内；Ⅱ度重，宫颈及部分宫体已脱出阴道口外；Ⅲ度，宫颈及宫体全部脱出阴道口外。

20. 答案：C

解析 子宫破裂发生瞬间，产妇突然感到下腹部撕裂样剧痛，随即宫缩停止，顿感轻松而转为安静。不久又出现腹部持续性疼痛，并出现休克表现和阴道出血。子宫完全破裂后，有全腹压痛、肌紧张、反跳痛、移动性浊音。胎体可清楚扪及，子宫缩小位于胎儿侧方，胎动和胎心音消失。阴道检查可见宫颈口回缩，胎先露上升，下段破裂有时可触及裂口与腹腔相通。若子宫不完全破裂，休克表现一般较轻，腹部检查子宫轮廓清楚，仅在破裂部位有明显压痛，往往并发阔韧带血肿及后腹膜血肿，可于宫旁触及包块，其边界不清，逐渐增大，压痛明显。

21. 答案：A

解析 妊娠晚期出现高血压、蛋白尿、头痛、视物模糊，应考虑妊娠高血压疾病。孕妇血压160/104mmHg，尿蛋白（＋），无抽搐，诊断为重度子痫前期，应积极治疗，不能等待自然分娩。催产素引产只适用于宫颈条件成熟者，本例尚未临产严禁静脉滴注催产素。

22. 答案：D

解析 妊娠晚期出现高血压、蛋白尿、头痛、视物模糊，应考虑妊娠高血压疾病。孕妇出现抽搐、昏迷，因诊断为子痫。处理原则：控制抽搐，待抽搐控制2小时后终止妊娠。静脉推注硫酸镁是控制子痫抽搐的措施。本例妊娠38周，不宜引产，应积极治疗24~48小时后再剖宫产，为子痫前期的治疗原则。

23. 答案：C

解析 本例既往无糖尿病史，空腹血糖＞5.1mmol/L、2小时血糖＞8.5mmol/L，应诊断为GDM。

20. 初产妇孕40周，临产16小时，宫口开口1cm，以5%葡萄糖液500ml及缩宫素5U，40~50滴/min静脉滴注，4小时后宫口开大9cm。产妇诉腹痛，呕吐、烦躁。检查下腹部：压痛、反跳痛明显，子宫轮廓不清，胎动、胎心消失，阴道少量出血。最可能的诊断是

A. 前置胎盘
B. 胎盘早剥
C. 子宫破裂
D. 先兆子宫破裂
E. 妊娠合并急性胰腺炎

21. 初产妇孕38周，下肢水肿伴头晕眼花、视物模糊1周，血压160/104mmHg，尿蛋白（＋）。NSR有反应型。正确处理为

A. 立即剖宫产
B. 积极治疗，等待自然分娩
C. 积极治疗1周，终止妊娠
D. 立即静脉滴注催产素引产
E. 积极治疗24~48小时终止妊娠

22. 初产妇孕38周，血压170/110mmHg，尿蛋白（＋＋＋）。突然抽搐后昏迷，首选的治疗方法是

A. 静脉推注硫酸镁
B. 引产
C. 积极治疗，24小时后终止妊娠
D. 积极控制抽搐，病情控制2小时内终止妊娠
E. 控制抽搐，稳定病情，至自然分娩

23. 女性，37岁，妊娠5个月，发现尿糖（＋），口服葡萄糖耐量试验结果：空腹血糖6.6mmol/L，2小时血糖10.6mmol/L，既往无糖尿病病史。最可能的诊断是

A. 肾性糖尿
B. 糖尿病合并妊娠
C. 妊娠期糖尿病
D. 继发性糖尿病
E. 其他特殊类型糖尿病

24. 病人，女性，32岁，外因瘙痒伴烧灼感4天。妇科检查见外阴局部充血，小阴唇内侧及阴道黏膜表面有白色片状薄膜或凝乳状物。最可能的诊断为
    A. 细菌性阴道炎
    B. 滴虫阴道炎
    C. 外阴阴道念珠菌病
    D. 淋菌性阴道炎
    E. 萎缩性阴道炎

25. 病人，女性，32岁，药物流产后3天出现左下腹痛伴发热2天。妇科检查：阴道脓性分泌物，宫颈举痛，子宫饱满，压痛（+），右附件区明显压痛。最可能的诊断
    A. 卵巢巧克力囊肿破裂
    B. 急性阑尾炎
    C. 卵巢黄体破裂
    D. 异位妊娠破裂
    E. 急性盆腔炎

26. 病人，女性，30岁，继发性不孕伴痛经3年。妇科检查：宫颈光滑，子宫后位，正常大小，粘连固定，经阴道后穹隆扪及触痛结节，可诊断为
    A. 慢性盆腔炎
    B. 子宫内膜异位症
    C. 卵巢癌
    D. 子宫腺肌病
    E. 盆腔淤血症

27. 病人，女性，33岁，阴道接触性出血，初步诊断为"宫颈癌"。宫颈刮片多次检查为阳性，而宫颈活检为阴性，为确诊需做进一步检查
    A. CT
    B. MRI
    C. 碘试验
    D. 宫颈锥切术
    E. 不做任何处理，1个月后再次活检

28. 病人，女性，32岁。月经周期正常，经量多。已婚未育，有生育要求，目前避孕中。妇科检查及超声提示子宫前壁肌瘤，直径8cm，血红蛋白80g/L，该病人

24. 答案：C
解析 外阴阴道念珠菌病主要表现为外阴瘙痒、疼痛及阴道分泌物。阴道分泌物由脱落上皮细胞和菌丝体、酵母菌和假菌丝组成，为白色稠厚呈凝乳状或豆腐渣样。妇科检查见外阴红斑水肿，常伴抓痕，阴道黏膜红肿，小阴唇内侧及阴道黏膜附有白色块状物，擦除后露出红肿黏膜面。细菌性阴道炎阴道黏膜无明显充血。滴虫阴道炎分泌物为黄绿色、稀薄、脓性、泡沫状、有臭味。淋菌性阴道炎为脓性分泌物。

25. 答案：E
解析 药物流产史，发热，下腹痛，阴道分泌物增多，宫颈举痛，子宫增大伴有压痛，可诊断为急性盆腔炎。卵巢巧克力囊肿破裂时，囊内容物流入盆腹腔可引起突发剧烈腹痛，疼痛多见于经期前后、性交后，一般无发热。急性阑尾炎表现为有下腹痛，无阴道分泌物、宫颈举痛。卵巢黄体破裂为月经中期或后半期突然一侧腹痛，有或无阴道流血，可有腹腔内出血征象。

26. 答案：B
解析 凡育龄女性有继发性痛经进行性加重和不孕病史，妇科检查扪及盆腔触痛性结节或子宫旁不活动的囊性包块，即可诊断为子宫内膜异位症。典型盆腔内膜异位症可发现子宫多后倾固定、粘连。

27. 答案：D
解析 宫颈锥切术主要用于宫颈涂片多次阳性而宫颈活检阴性者。

28. 答案：A
解析 本例子宫肌瘤合并继发性贫血，应手术治疗。由于要求保留生育能力，只能先行肌瘤切除术，待恢复后再妊娠。

应采取的最佳治疗方案是

A. 先行肌瘤切除术，待恢复后再考虑妊娠

B. 先解决生育问题，再行肌瘤切除术

C. 行子宫次全切除术

D. 密切随访

E. 药物治疗，待肌瘤缩小后妊娠

29. 病人，女性，50岁，绝经3年，阴道流血5天。查体：子宫稍大稍软。行分段诊刮，宫腔内膜及宫颈刮出病理结果为腺癌。手术方式为

A. 筋膜外子宫切除术保留双附件

B. 次广泛子宫切除+双附件切除

C. 广泛子宫切除+双附件切除

D. 广泛子宫切除+双侧盆腔淋巴结切除

E. 广泛子宫切除+双侧盆腔淋巴结切除+腹主动脉旁淋巴结切除

30. 病人，女性，24岁，活动后突然左下腹剧痛，伴有恶心、呕吐，月经规律，末次月经为8天前。妇科检查：左侧附件区可触及拳头大小囊实性包块，触痛，推移后疼痛加剧。首先考虑为

A. 卵巢黄体破裂

B. 输卵管妊娠破裂

C. 急性盆腔炎

D. 急性阑尾炎

E. 卵巢囊肿蒂扭转

31. 病人，女性，近半年来发生与月经有关的周期性鼻出血，首先应考虑

A. 血小板减少性紫癜

B. 鼻咽癌

C. 子宫内膜异位症

D. 流行性出血热

E. 血友病

A3型题

【1~3题共用题干】

病人，女性，62岁，绝经12年，近3个月阴道出血2次，每次持续4天。妇科检查：外阴、阴道无萎缩，宫颈光滑，子宫前位，正常大小，右侧附件区10cm×5cm×3cm肿物，质地中等，光滑，实性，活动良好，无腹水，全身淋巴结无转移。

1. 最可能的诊断为
   A. 子宫内膜癌
   B. 卵巢颗粒细胞瘤
   C. 卵巢无性细胞瘤
   D. 卵巢畸胎瘤
   E. 卵巢睾丸母细胞瘤

2. 最恰当的治疗为
   A. 化学治疗及放射治疗
   B. 放射治疗为主
   C. 右侧附件切除术
   D. 全子宫及双附件切除术
   E. 全子宫、双附件及大网膜切除术

3. 辅助治疗应加用
   A. 化学治疗
   B. 放射治疗
   C. 雌激素治疗
   D. 雄激素治疗
   E. 孕激素治疗

【4~6题共用题干】

病人，女性，30岁，已婚。月经规律，停经40天，右下腹剧痛4小时伴头晕及肛门坠胀感。查体：血压80/56mmHg，面色苍白，痛苦貌，下腹部压痛及反跳痛（+），右侧著，肌紧张不明显，移动性浊音（+）。妇科检查：宫颈举痛，宫体稍大，右附件区触及不规则包块，大小约4cm×3cm×3cm，压痛（+），血红蛋白100g/L。

1. 答案：B
解析　性索肿瘤如颗粒细胞瘤及卵泡膜细胞瘤可分泌雌激素，引起老年女性子宫内膜增生和绝经后阴道出血。50%以上的颗粒细胞瘤为恶性。

2. 答案：E
解析　发生于近绝经期或绝经期女性的一侧或双侧卵巢瘤，除非病人全身情况不能承受，否则均以行双侧附件及全子宫切除术为宜。恶性卵巢肿瘤采取手术为主，尽可能彻底切除，如加大网膜切除术。术后采取化学治疗或放射治疗。

3. 答案：A
解析　恶性卵巢肿瘤采取手术为主，尽力清除病灶，术后采取化学治疗或放射治疗。化学治疗是主要的辅助治疗手段，常用化学治疗药物为顺铂（DDP）、阿霉素（ADR）、环磷酰胺（CTX）、氟尿嘧啶（5-FU）等，提倡大剂量、间歇、联合用药。放射治疗是综合治疗中的辅助疗法，可使病灶缩小，症状减轻。

4. 答案：B

解析　已婚育龄期女性，平时月经规律，停经40天，考虑早孕。病人右下腹痛4小时，失血性休克，宫颈举痛，右附件区扪及包块，考虑输卵管妊娠破裂。

5. 答案：B

解析　输卵管妊娠破裂常用检查为阴道后穹隆穿刺抽出不凝血。

6. 答案：D

解析　本例为输卵管妊娠破裂伴失血性休克。急救措施是输液、输血纠正休克，同时手术探查。局部注射甲氨蝶呤为输卵管妊娠尚未破裂时采用的措施。

1. 答案：B

解析　念珠菌平时可存在于口腔、肠道、阴道中，但在环境条件适宜时才迅速繁殖，引起感染。幼女、孕妇、糖尿病女性、长期应用抗生素、肾上腺皮质激素和雌激素的女性易发生念珠菌感染。

2. 答案：A

解析　滴虫最适宜在pH为5.2~6.6的环境中生长繁殖。在pH 5.0以下或7.5以上的环境中则不生长。滴虫性阴道炎的主要症状是白带量多，呈稀薄泡沫状，灰黄色或黄绿色，有腥味。

3. 答案：A

解析　宫颈刮片细胞学检查是普查采用的主要方法，必须在宫颈移行带处刮片检查。

4. 该病人最可能的诊断

　　A. 卵巢黄体囊肿破裂

　　B. 输卵管妊娠破裂

　　C. 卵巢囊肿蒂扭转

　　D. 卵巢滤泡囊肿破裂

　　E. 卵巢子宫内膜异位囊肿破裂

5. 辅助检查宜选

　　A. 宫腔镜　　　　　　B. 阴道后穹隆穿刺

　　C. 腹部CT　　　　　 D. 腹部X线

　　E. 腹腔镜

6. 正确处理措施

　　A. 中药活血化瘀　　　B. 肌内注射甲氨蝶呤

　　C. 局部注射甲氨蝶呤　D. 手术治疗

　　E. 对症处理，严密观察

B1型题

【1~2题共用备选答案】

　　A. 滴虫性阴道炎　　　B. 霉菌性阴道炎

　　C. 老年性阴道炎　　　D. 幼女性阴道炎

　　E. 淋球菌性阴道炎

1. 妊娠、糖尿病病人及接受大量雌激素治疗者易于发生的疾病是

2. 白带呈脓性泡沫状、用酸性液体冲洗阴道可提高疗效的疾病是

【3~4题共用备选答案】

　　A. 宫颈刮片细胞学检查

　　B. 宫颈碘试验

　　C. 阴道镜检查

　　D. 子宫颈活体组织检查

　　E. 后穹隆涂片检查

3. 普查宫颈癌时，最有实用价值的检查方法是

4. 确诊宫颈癌的可靠检查为

【5~6题共用备选答案】

A. 腹部包块

B. 月经量增多，周期缩短，经期延长

C. 尿频、排尿障碍等压迫症状

D. 阴道分泌物增多伴不规则阴道出血

E. 腹痛、发热

5. 子宫肌瘤合并子宫内膜增生过长可有的症状是

6. 子宫肌瘤合并妊娠时红色变性可有的症状是

【7~8题共用备选答案】

A. 黏膜下子宫肌瘤

B. 浆膜下子宫肌瘤

C. 肌壁间肌瘤

D. 阔韧带肌瘤

E. 子宫颈肌瘤

7. 最易出现蒂扭转的肌瘤是

8. 最易发生阴道大量出血及肌瘤坏死是

【9~11题共用备选答案】

A. 子宫性闭经   B. 卵巢性闭经

C. 垂体性闭经   D. 下丘脑闭经

E. 哺乳期闭经

9. Turner综合征可出现

10. 希恩综合征可出现

11. 多囊卵巢综合征可出现

4. 答案：D
解析　阴道镜下在涂碘不着色区行多点活组织检查，为确诊宫颈癌的可靠方法。

5. 答案：B
解析　当浆膜下肌瘤发生蒂扭转或肌瘤红色变性时，可发生急性腹痛。黏膜下肌瘤刺激子宫收缩，常引起痉挛性疼痛或痛经。月经量增多，周期缩短，经期延长则由子宫肌瘤伴有子宫内膜增生过长而引起。

6. 答案：E
解析　子宫肌瘤合并妊娠出现腹痛、发热者，不应忽视观察肌瘤的变化，有可能是肌瘤出现红色变性。肌瘤红色变性多见于妊娠期，属于少见的妇科急腹症。

7. 答案：B
解析　浆膜下肌瘤发生蒂扭转或肌瘤红色变性时，可发生急性腹痛。黏膜下肌瘤使宫腔内膜面积增大和子宫收缩不良，或伴有子宫内膜增生过长可引起月经量增多、经期延长。临床上常常需要对子宫肌瘤发生于黏膜下还是浆膜下进行判断。

8. 答案：A
解析　黏膜下肌瘤内容详见B1型题7题解析。

9. 答案：B
解析　Turner综合征属先天性无卵巢或卵巢发育不良，为卵巢性闭经。

10. 答案：C
解析　希恩综合征是由于产后出血、失血性休克，造成腺垂体缺血坏死、功能减退，使促性腺激素、促甲状腺素及促肾上腺激素分泌量均明显下降，出现闭经、性欲减退、生殖器官萎缩、毛发脱落、第二性征衰退，还可伴有畏寒、嗜睡、基础代谢率下降、低血糖、低血压等。

11. 答案：D
解析　多囊卵巢综合征是由于下丘脑-腺垂体-卵巢轴功能失调，卵巢持续不排卵，雄激素产生过多，雌激素相对不足，导致闭经。

【12~13题共用备选答案】

A. 月经间隔时间正常，但经期延长9~10天，量多

B. 月经周期紊乱，经期长短不一，出血时多时少

C. 月经周期缩短，月经频发

D. 月经周期正常，量多

E. 月经中期出血，量少

12. 无排卵性异常子宫出血可出现

13. 黄体功能不全可出现

【14~15题共用备选答案】

A. 顺铂+阿霉素

B. 顺铂+拓扑替康

C. 卡铂+紫杉醇

D. 卡铂+吉西他滨

E. 顺铂+博来霉素+依托泊苷

14. 上皮性卵巢癌首选

15. 卵巢恶性生殖细胞肿瘤首选

【16~17题共用备选答案】

A. 直接或间接传播　　B. 飞沫传播

C. 内源性感染　　D. 血液传播

E. 垂直传播

16. 滴虫阴道炎主要感染方式是

17. 外阴阴道假丝酵母菌病的主要感染方式是

【18~20题共用备选答案】

A. 流产　　B. 异位妊娠

C. 早产　　D. 妊娠高血压综合征

E. 前置胎盘

---

12. 答案：B

解析　无排卵性异常子宫出血特点是月经周期紊乱，经期长短不一，经量时多时少，甚至大量出血。出血期无下腹疼痛或其他不适，失血过多者常伴贫血，基础体温呈单相形。

13. 答案：C

解析　黄体功能不全月经周期缩短，月经频发，经期大多正常，经量正常或时多时少，基础体温呈双相型。

14. 答案：C

解析　上皮性卵巢癌首选TC方案即卡铂+紫杉醇，或PC方案即顺铂+环磷酰胺，或TP方案即紫杉醇+顺铂。

15. 答案：E

解析　卵巢恶性生殖细胞肿瘤常用化疗方案为BEP方案即顺铂+博来霉素+依托泊苷、EP方案即依托泊苷+顺铂、VIP方案即顺铂+长春碱+异环磷酰胺。

16. 答案：A

解析　滴虫阴道炎由阴道毛滴虫引起，主要经性交直接传播。

17. 答案：C

解析　外阴阴道假丝酵母菌病，主要为内源性传染（寄生于阴道、口腔及肠道等处，在条件适宜时引起感染）。

18. 妊娠晚期反复无痛性阴道流血的是

19. 引起急性腹痛的是

20. 可发生抽搐的是

18. 答案：E
解析　前置胎盘的典型症状是妊娠晚期或临产时，发生无明显诱因无痛性反复阴道流血。
19. 答案：B
解析　异位妊娠典型症状是停经、腹痛、阴道流血。
20. 答案：D
解析　子痫属于妊娠期高血压综合征的重型，常发生子痫性抽搐，表现为骤然抽搐，全身肌肉痉挛，抽搐临发作前及发作期间病人神志丧失。

简 述 题

1. 简述滴虫性阴道炎的定义、传染途径及治疗方法和治愈标准。

答案　定义：滴虫性阴道炎是由毛滴虫引起。寄生在人体的毛滴虫有阴道毛滴虫、人毛滴虫和口腔毛滴虫，分别寄生于泌尿生殖系统、肠道和口腔。阴道毛滴虫引起滴虫性阴道炎，是一种主要通过性交传播的寄生虫疾病，具有传染性。传染途径：①经性交直接传播；②经公共浴池、浴盆、浴巾、游泳池、坐式便器、衣物等间接传播；③医源性传播。

治疗：①全身用药，甲硝唑；②局部用药，甲硝唑片每晚塞入阴道1次，10次为一疗程。治愈标准：治疗后检查滴虫阴性时，仍应每次月经后复查白带，若经3次检查均阴性，方可称为治愈。

2. 简述慢性宫颈炎的治疗。

答案　慢性宫颈炎的治疗以局部治疗为主，可采用物理治疗、药物治疗及手术治疗，而以物理治疗最常用。①物理治疗：电熨法、激光治疗、冷冻治疗、红外线凝结疗法及微波疗法。②药物治疗：局部药物治疗适用于糜烂面积小和炎症浸润较浅的病例。③手术治疗，有宫颈息肉者行息肉摘除术。

3. 简述CIN分级。

答案　CIN Ⅰ级：轻度非典型增生，异型细胞局限在上皮层的下1/3；CIN Ⅱ级：中度非典型增生，异型细胞局限在上皮层的下1/3~2/3；CIN Ⅲ级：异型细胞几乎累及或全部累及上皮层，即宫颈重度不典型增生及宫颈原位癌。

4. 简述宫颈炎的临床表现及临床类型。

答案　大部分无症状，有些表现为阴道分泌物增多呈黏脓性，引起外阴瘙痒或灼痛感。临床类型：①宫颈糜烂；②宫颈息肉；③宫颈肥大；④宫颈腺囊肿；⑤宫颈管黏膜炎。

5. 简述Apgar评分。

答案　Apgar评分是以出生后1分钟内的心率、呼吸、肌张力、喉反射及皮肤颜色5项体征为证据，每项为0~2分，满分为10分。8~10分属于正常新生儿；4~7分为轻度窒息，又称青紫窒息，需清理呼吸道、人工呼吸、吸氧、用药等措施才能恢复；3~7分为重度窒息，又称苍白窒息，缺氧严重需紧急抢救，行直视下喉镜气管内插管并给氧。对缺氧较严重的新生儿，应在出生后5分钟、10分钟时再次评分，直至连续两次评分均≥8分。1分钟评分反映出生后情况，5分钟评分反映复苏效果。

6. 简述宫内节育器（intrauterine device，IUD）的副反应。

答案　不规则阴道流血是放置IUD常见的副反应，主要表现为经量增多，经期延长一般不需处理，3~6个月后逐渐恢复。少数病人放置IUD出现白带增多和腹胀痛。并发症：①节育器异位；②节育器嵌顿或断裂；③节育器下移或脱落；④带器妊娠。

7. 简述急性盆腔炎的病因、临床表现及治疗。

答案　病因：①产后或流产后感染；②宫腔内手术操作后感染；③经期卫生不良；④感染性传播疾病；④邻近器官炎症直接蔓延；⑥慢性盆腔炎急性发作；⑦宫内节育器的放置。

临床表现：下腹痛伴发热，月经期发病可出现经量增多、经期延长，非月经期发病可有白带增多。治疗：①支持疗法；②药物治疗；③手术治疗；④中药治疗。

8. 简述卵巢功能检查项目及意义。

答案　①B型超声监测卵泡发育，根据卵巢的大小、形态，卵巢内有无优势卵泡、有无排卵了解卵巢功能；②基础体温测定，对于了解有无排卵，认知卵巢的排卵功能有重要意义；③阴道脱落细胞涂片检查，可用于宫颈癌筛查，观察雌激素水平，观察有无排卵；④宫颈黏液结晶检查，用于检查黏液性质，可用于判断卵巢排卵功能；⑤月经来潮前子宫内膜活组织检查，可直接反映子宫内膜病变，判断子宫发育程度及有无子宫颈管及宫腔粘连；⑥女性激素测定等，可用于了解血中雌孕激素、促性腺激素水平。

9. 简述卵巢肿瘤并发症的诊断和处理。

答案　①蒂扭转：突然发生一侧下腹剧痛，常伴恶心、呕吐甚至休克。检查扪及肿物张力较大，有压痛，以瘤蒂部最明显。术时应在蒂根下方钳夹，将肿瘤和扭转的瘤蒂一并切除，钳夹前不可回复扭转，以防栓塞脱落。②破裂：小囊肿或单纯浆液性囊腺瘤破裂时，病人仅感轻度腹痛。大囊肿或成熟性畸胎瘤破裂后，常致剧烈腹痛、恶心呕吐，有时导致内出血、腹膜炎及休克。检查可发现腹部压痛、腹肌紧张或有腹水征，疑有肿瘤破裂应立即剖腹探查。术中应尽量吸净囊液，清洗腹腔及盆腔，注意破口边缘有无恶变。③感染：临床表现为发热、腹痛、肿块及腹部压痛、腹肌紧张及白细胞升高等。治疗应先用抗生素，然后手术切除肿瘤。④恶变：早期无症状，出现腹水属晚期，确诊为卵巢肿瘤者应尽早手术。

10. 简述念珠菌阴道炎临床表现及治疗。

答案　临床表现：外阴瘙痒、灼痛，严重时坐卧不宁，可伴有尿频、尿痛及性交痛。急性期白带增多，为白色稠厚呈凝乳或豆腐渣样。治疗：①消除诱因。③局部用药；③全身用药；④复发病例的治疗，应在月经前复查白带。

11. 简述子宫肌瘤的治疗。

答案　随访观察：若肌瘤小且无症状，通常不需治疗。药物治疗：肌瘤在2个月妊娠子宫大小以内，症状不明显或较轻，近绝经年龄及全身情况不能手术者。手术治疗：肌瘤大于2.5个月妊娠子宫大小或症状明显致继发贫血者。

12. 简述子宫内膜异位症治疗。

答案　期待疗法：经期有轻微疼痛时，试给予吲哚美辛、萘普生、布洛芬或双氯芬酸钠等对症治疗。药物治疗：①短效避孕药；②高效孕激素；③达那唑；④孕三烯酮；⑤促性腺激素释放激素激动剂。手术治疗：保留生育功能手术、保留卵巢功能手术、根治性手术。药物与手术联合治疗。

13. 何为黄体破裂？

答案　黄体破裂是女性急性腹痛的常见病因。它的疼痛表现为突发的撕裂样腹痛，短时间后变为持续性坠痛，轻者疼痛逐渐减轻，重者疼痛逐渐加剧，并伴腹腔内出血。正常情况下在月经第14天左右，女性会发生排卵，此时排出的卵泡如果没有遇到精子，便会转变成黄体，然后在腹腔内逐渐萎缩。但在此期间，如腹腔受到强烈刺激与撞击，个别人会导致黄体破裂、出血，引发急性腹痛。在出现腹痛的同时，还会出现肛门下坠感、有便意、心慌、大汗、头晕、面色苍白等症状。

14. 简述导致急性腹痛的妇科疾病。

答案　导致急性腹痛的妇科疾病：黄体破裂、卵巢囊肿蒂扭转、宫外孕破裂、急性附件炎、意外流产等。

15. 引起异常阴道出血的原因有哪些？

答案　①卵巢内分泌功能失调：包括无排卵性异常子宫出血和排卵性异常子宫出血两类，以及月经间期卵泡破裂，雌激素水平短暂下降所致子宫出血。②与妊娠有关：常见的有流产、异位妊娠、妊娠滋养细胞疾病、产后胎盘部分残留、子宫复旧不全等。③生殖器炎症：如外阴溃疡、阴道炎、急性宫颈炎、宫颈息肉和子宫内膜炎等。④生殖器肿瘤：子宫肌瘤是引起阴道流血的常见良性肿瘤，其他几乎均为恶性肿瘤，包括外阴癌、阴道癌、宫颈癌、子宫内膜癌、子宫肉瘤、绒毛膜癌等。⑤损伤、异物和外源性性激素等：生殖道创伤如外阴、阴道骑跨伤、性交所致处女膜或阴道损伤，均可发生出血。雌激素或孕激素使用不当（也包括含性激素保健品使用不当）可引起异常阴道出血。⑥全身性疾病：如血小板减少性紫癜、再生障碍性贫血、白血病、肝功能损害等，均可导致异常阴道出血，同时很可能伴有其他部位容易出血或出血很难止住。

16. 简述ADA建议的GDM血糖控制水平。

答案　孕妇无明显饥饿感，空腹血糖控制在3.3~5.6mmol/L；餐前30分钟：3.3~5.8mmol/L；餐后2小时：4.4~6.7mmol/L；夜间：4.4~6.7mmol/L。

17. 骨盆底由外向内分为3层，请分别简述。

答案　①外层：位于外生殖器及会阴皮肤及皮下组织的下面，由会阴浅筋膜及其深面的球海绵体肌、坐骨海绵体肌、会阴浅横肌和肛门外括约肌组成；②中层：即为泌尿生殖膈，由上下两层筋膜及其间的会阴深横肌和尿道括约肌组成；③内层：即为盆膈，是骨盆底最坚韧的一层，由肛提肌及其内、外面各覆一层筋膜组成。自前向后依次有尿道、阴道和直肠穿过。

18. 简述妊娠高血压终止妊娠的指征。

答案 ①妊娠高血压、子痫前期病人可期待治疗至37周终止妊娠。②重度子痫前期病人，妊娠<24周治疗疾病，病情不稳定者建议终止妊娠；孕24至28周，根据母儿情况及当地医疗条件和医疗水平决定是否期待治疗。③孕24~28周有病情不稳定者积极治疗，24~48小时病情仍加重，促胎肺成熟后终止妊娠。

19. 简述稽留流产的处理原则。

答案 ①处理前查血常规、血凝，必要时查DIC系列；②术前口服雌激素制剂（己烯雌酚），提高子宫肌对缩宫素的敏感性；③如凝血异常，酌情输新鲜血、凝血因子等，并配血，做好手术准备；④刮宫术适用于子宫小于12周时；引产适用于子宫大于12周。

20. 简述异位妊娠临床表现。

答案 典型临床表现为停经后腹痛与阴道流血。①停经；②腹痛，主要症状，为患侧酸胀痛、撕裂样痛；③阴道流血：为子宫蜕膜剥离所致；④晕厥、休克：腹腔出血所致，与阴道流血不成正比；⑤腹部包块：血肿形成，并与周围粘连所致。

体征：①一般情况，贫血貌，脉快而细弱，血压下降甚至休克；②腹部检查，有压痛和反跳痛，腹肌紧张不明显，出血多时可有移动性浊音；③盆腔检查，子宫稍大而软，子宫有漂浮感，在子宫侧方可触及小包块及轻压痛后穹隆饱满及触痛，宫颈有举痛或摇摆痛。

21. 简述硫酸镁治疗子痫的用药指征及注意事项。

答案 用药指征：①控制子痫抽搐及防止再抽搐；②预防重度子痫前期发展成为子痫；③子痫前期临产前用药预防抽搐。注意事项：血清镁离子有效治疗浓度为1.8~3.0mmol/L，若>3.5mmol/L，即发生镁中毒症状。

22. 简述产前检查的次数及时间。

答案 ①首次检查从确诊早孕时开始（6~8周）。②妊娠20周起进行产前系列检查。③妊娠20~36周期间：每4周检查1次。④自妊娠37周起：每周检查1次。即妊娠20、24、28、32、36、37、38、39、40周共做产前检查9~11次，高危孕妇酌情增加产前检查次数。

23. 简述盆腔炎性疾病诊断标准。

答案 最低标准（妇科检查）：宫颈举痛或子宫压痛或附件区压痛。附加标准（实验室检查）：①体温超过38.3℃（口表）；②阴道或宫颈异常黏液、脓性分泌物；③阴道分泌物0.9%氯化钠溶液涂片见到大量白细胞；④血红细胞沉降率（ESR）升高；⑤血CRP（C反应蛋白）升高；⑥实验室证实的宫颈淋病奈瑟球菌或衣原体阳性。

特异标准（病理或影像学检查）：①子宫内膜活检组织学证实子宫内膜炎；②阴道超声或磁共振显示输卵管增粗，输卵管积液，伴或不伴有盆腔积液，输卵管卵巢肿块，以及腹腔镜检查发现盆腔炎性疾病征象。

24. 简述宫颈癌治疗方法。

答案 以手术和放射治疗为主、化学治疗为辅的综合治疗，一般早期用手术治疗，晚期用放射治疗。手术：优点是年轻病人可保留卵巢及阴道功能，主要用于早期（ⅠA～ⅡA）宫颈癌病人。①ⅠA1期：行扩大筋膜外全子宫切除术；②ⅠA2期：行改良根治性子宫切除术及盆腔淋巴结清扫术；③ⅠB1、ⅠB2、ⅡA1：广泛性子宫切除及盆腔淋巴结切除术，必要时行腹主动脉旁淋巴结取样；④部分ⅠB3、ⅡA2：广泛性子宫切除及盆腔淋巴结切除术和腹主动脉旁淋巴结取样，或同时放、化疗后行全子宫切除。

放射治疗适应于：①部分ⅠB3期和ⅡA2期和ⅡB～ⅣA期病人；②全身状况不适宜手术的早期病人；③子宫颈大块病灶的术前放疗；④手术治疗后发现有高危因素的辅助治疗。化学治疗：常采用以铂类为基础的联合化疗方案。

25. 何为宫颈上皮内瘤样变？

答案 宫颈上皮内瘤样变是一组疾病的统称，其包括宫颈不典型增生及宫颈原位癌，是宫颈浸润癌的癌前病变。

26. 简述绝经后骨质疏松症的治疗

答案 绝经后女性雌激素缺乏，骨质吸收增加，导致骨量快速丢失，出现骨质疏松。50岁以上女性，半数以上会发生绝经后骨质疏松。①一线药物可选择双膦酸盐类药物、选择性雌激素受体调节剂等。②特立帕肽用于治疗严重的骨质疏松症。③有绝经相关症状的女性，可使用激素替代疗法，如结合雌激素、17β-雌二醇等。④根据临床情况，除主要治疗药物外，还可给予钙、活性维生素D_3、维生素K_2。

27. 如何预防骨质疏松？

答案 ①建议病人持续进行负重锻炼、走路、单脚站立等运动。②建议病人食用富含钙、维生素D、维生素K的食物。③对年龄超过65岁和65岁以下已绝经，且有骨折危险因素如高酒精摄入量、吸烟、家族史的女性，进行骨密度检测。④对长期继发性闭经、绝经早及绝经前双侧卵巢切除术后病人，提供激素替代治疗。⑤绝经后给予激素替代治疗。

28. 如何治疗盆腔器官脱垂？

答案 ①对POP-QⅠ～Ⅱ度有症状病人进行盆腔肌肉训练指导。②POP-QⅡ度有症状的病例使用子宫托方法或手术。③在第一年每1~3个月进行一次检查，在子宫托安装后每16个月进行一次检查，以确认其有效性，并确保没有发生阴道壁侵蚀等不良事件。④指导子宫托的安装和拆除，以降低不良事件的风险。⑤在子宫托安装后发生阴道壁糜烂时，应使用阴道雌三醇。⑥在门诊管理困难而病人愿意的情况下，在获得知情同意后进行手术。

29. 外阴非感染性瘙痒的原因和治疗方法是什么？

答案 ①确定有无过敏原。如果有接触性皮炎的可能，应消除任何可能的刺激物和过敏原，即任何可能的原因。②对于轻症情况下的病人，使用润肤剂和非甾体抗炎药。③在中度到严重的病例中，使用局部类固醇。④如果病情没有改善，怀疑是另一种疾病时，应咨询专家。

30. 如何诊断盆腔器官脱垂？

答案 ①用POP-Q系统进行妇科检查可诊断盆腔器官脱垂。②通过病史了解脱垂相关症状也可帮助诊断，包括：盆腔压迫、阴道膨胀感、尿潴留和/或排便困难；一些患者需要用手指在阴道内还纳脱出物，才能进行排便或排尿。脱垂的阴道组织可能脱出于阴道口外，形成溃疡，从而出现长期的出血和分泌物异常。

名词解释

1. 多囊卵巢综合征

答案　多囊卵巢综合征（PCOS）又称Stein-Leventhal综合征，是一种发病多因性、临床表现呈多态性的内分泌综合征，以雄性激素过多和持续无排卵为临床主要特征。

2. 宫颈鳞状上皮化生

答案　当鳞柱交界位于宫颈阴道部时，暴露于阴道的柱状上皮受阴道酸性影响，移行带柱状上皮下未分化储备细胞开始增生，并逐渐转化为鳞状上皮，继之柱状上皮脱落，而被复层鳞状细胞所替代，即为宫颈鳞状上皮化生。

3. 浆膜下肌瘤

答案　浆膜下肌瘤（subserous myoma）向子宫浆膜面生长，突起在子宫表面，约占20%。肌瘤表面仅由子宫浆膜层覆盖。当瘤体继续向浆膜面生长，仅有一蒂与子宫肌壁相连，成为带蒂的浆膜下肌瘤。

4. 卵巢周期

答案　从青春期到绝经期前，卵巢在形态和功能上发生周期性变化，称为卵巢周期。每一周期都有一批卵泡发育，但只有其中1~2个发育成熟，其余的在发育过程中退化、闭锁。卵巢周期包括卵泡的发育及成熟、排卵、黄体的形成和退化。

5. 阿谢曼综合征

答案　阿谢曼综合征（Asherman syndrome），又称为子宫腔粘连综合征，是指因创伤、继发感染等原因所造成的子宫腔、子宫峡部、子宫颈管等子宫腔部分，或全部粘连而引起的一组临床症候群损伤性闭经。

6. 围绝经期

答案　围绝经期是指指围绕绝经的一段时间，包括从接近绝经出现与绝经有关内分泌、生物学和临床特征起至最后一次月经后一年，即绝经过渡期至最后一次月经后一年。

7. 异常子宫出血

答案　异常子宫出血是指以下丘脑-垂体-卵巢-子宫轴功能失调，而非为生殖道器质性病变所引起的，以月经失调为特征的异常性子宫出血。

8. 细菌性阴道病

答案　细菌性阴道病（bacterial vaginosis，BV）是一种混合性细菌感染，是由于阴道内乳酸杆菌减少，而其他细菌大量繁殖，主要由加德纳尔菌、多种厌氧菌及支原体引起的混合感染。

9. 子宫内膜异位症

答案　具有活性的子宫内膜组织（腺体和间质）出现在子宫内膜以外部位称为子宫

内膜异位症，简称内异症。以卵巢及宫骶韧带最常见，其次为子宫、直肠子宫陷凹、腹膜脏层、阴道直肠隔等部位，是激素依赖性疾病。

10. 子宫脱垂

答案　支撑子宫的组织受损伤或薄弱，致使子宫从正常位置沿阴道下降，子宫颈外口达坐骨棘水平以下，甚至子宫完全脱出阴道。

11. 羊水栓塞

答案　羊水栓塞（amniotic fluid embolism，AFE）在分娩过程中羊水突然进入母体血循环引起急性肺栓塞、过敏性休克、弥散性血管内凝血、肾衰竭等一系列病理改变的严重分娩并发症。也可发生在足月分娩和妊娠10~14周钳刮术时。死亡率高达60%以上，是孕产妇死亡的主要原因之一。

12. 人工授精

答案　人工授精（artificial insemination，AI），系精子通过非性交方式注入女性生殖道内，使其受孕的一种技术。

13. 体外受精-胚胎移植

答案　体外受精-胚胎移植（in vitro fertilization and embryo transfer，IVF-EF）是从女性卵巢内取出卵子，在体外与精子发生受精并培养3~5天，再将发育到卵裂期或囊胚期阶段的胚胎移植到宫腔内，使其着床发育成胎儿的全过程，俗称"试管婴儿"。

14. 月经

答案　月经（menstruation）是伴随卵巢周期性变化而出现的子宫内膜周期性脱落及出血。正常月经有周期性，正常月经周期一般为21~35天，平均28天。经期一般为2~8天，平均4~6天。正常月经量为20~60ml，超过80ml为月经过多。

15. 胎姿势

答案　胎姿势（fetal attitude）即胎儿在子宫内的姿势。正常胎姿势为胎头俯屈，颏部贴近胸壁，脊柱略前弯，四肢屈曲交叉于胸腹前，其体积及体表面积均明显缩小，整个胎体成为头端小、臀端大的椭圆形。

16. 先兆流产

答案　先兆流产（threatened abortion）是妊娠28周前先出现少量阴道流血，常为暗红色或血性白带，无妊娠物排出，随后出现阵发性下腹痛或腰背痛。妇科检查宫颈口未开，胎膜未破，子宫大小与停经周数相符。经休息及治疗后症状消失，可继续妊娠。若阴道流血量增多或下腹痛加剧，可发展为难免流产。

17. 难免流产

答案　难免流产（inevitable abortion）是在先兆流产基础上，阴道流血量增多，阵发性下腹痛加剧，或出现阴道流液（胎膜破裂）。妇科检查宫颈口已扩张，有时可见胚胎组织或胎囊堵塞于宫颈口内，子宫大小与停经周数基本相符或略小。

18. 稽留流产

答案　稽留流产（missed abortion）是胚胎或胎儿已死亡滞留宫腔内未能及时自然排

出。表现为早孕反应消失，有先兆流产症状或无任何症状，子宫不再增大反而缩小。妇科检查宫颈口未开，子宫较停经周数小，质地不软，未闻及胎心。

19. 妊娠期高血压疾病

答案 妊娠期高血压疾病（hypertensive disorders complicating pregnancy）是妊娠与高血压并存的一种疾病，包括妊娠期高血压、子痫前期、子痫，以及慢性高血压并发子痫前期和慢性高血压合并妊娠。

20. HELLP综合征

答案 溶血肝功能异常血小板减少综合征，简称HELLP综合征（HELLP syndrome）是以溶血、肝酶升高及血小板减少为特点的妊娠期并发症，常危及母儿性命。

21. 羊膜带综合征

答案 羊膜带综合征（amniotic band syndrome，ABS）是一组散在的先天性畸形（包括肢体、颜面部和躯干），表现为束带征、并指/趾乃至宫内截肢，也会有颜面部、内脏和体壁复合缺失。

22. 子宫肌瘤

答案 子宫肌瘤（uterine myoma）是女性生殖器最常见的良性肿瘤，由平滑肌及结缔组织组成。常见于30~50岁女性。

23. 葡萄胎

答案 葡萄胎（hydatidiform mole）是因妊娠后胎盘绒毛滋养细胞增生、间质水肿，形成大小不一水疱，水疱间借蒂相连成串，形如葡萄。可分为完全性葡萄胎和部分性葡萄胎。

24. 绝经综合征

答案 绝经综合征（menopause syndrome）是指女性绝经前后出现性激素波动或减少所致的一系列躯体及精神心理症状。

25. 羊水栓塞

答案 羊水栓塞是由于羊水或羊水成分进入母体血液循环，而引起的肺动脉高压、低氧血症、循环衰竭、弥散性血管内凝血以及多器官功能衰竭等一系列病理生理变化的过程。以起病急骤、病情凶险、难以预测、病死率高为临床特点，是极其严重的分娩并发症。

26. 恶露

答案 产后随子宫蜕膜脱落，含有血液、坏死蜕膜等组织经阴道排出，称为恶露。

27. 阴道微生态

答案 阴道微生态是由阴道微生物群、宿主的内分泌系统、阴道解剖结构及阴道局部免疫系统共同组成的生态系统。

28. 围产期保健

答案 围产期保健是指一次妊娠从妊娠前、妊娠期、分娩期、产褥期、哺乳期为孕产妇和胎儿及新生儿的健康所进行的一系列保健措施，从而保障母婴安全，降低孕产妇死亡率和围产儿死亡率。

29. 产前检查

答案　对孕妇进行规范的产前检查、健康教育与指导、胎儿健康的监护与评估、孕期营养及体重管理和用药指导等，是降低孕产妇和围产儿并发症的发生率及死亡率、减少出生缺陷的重要措施。

30. 蜕膜

答案　受精卵着床后，在孕激素、雌激素作用下子宫内膜腺体增大，腺上皮细胞内糖原增加，结缔组织细胞肥大，血管充血，此时子宫内膜称为蜕膜。

（李亚军、王以新）